护理综合管理
与全科护理

王佩佩　王　泉　郭士华　主编

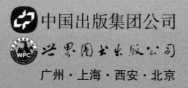

中国出版集团公司

世界图书出版公司

广州·上海·西安·北京

图书在版编目（CIP）数据

护理综合管理与全科护理 / 王佩佩，王泉，郭士华
主编. -- 广州：世界图书出版广东有限公司，2022.2
　　ISBN 978-7-5192-9267-6

　　Ⅰ. ①护… Ⅱ. ①王… ②王… ③郭… Ⅲ. ①护理学
Ⅳ. ①R47

中国版本图书馆 CIP 数据核字（2021）第 274762 号

书　　名	护理综合管理与全科护理
	HULI ZONGHE GUANLI YU QUANKE HULI
主　　编	王佩佩　王　泉　郭士华
责任编辑	曹桔方
装帧设计	天顿设计
责任技编	刘上锦
出版发行	世界图书出版有限公司　世界图书出版广东有限公司
地　　址	广州市新港西路大江冲 25 号
邮　　编	510300
电　　话	020-84460408
网　　址	http://www.gdst.com.cn
邮　　箱	wpc_gdst@163.com
经　　销	各地新华书店
印　　刷	三河市嵩川印刷有限公司
开　　本	787mm × 1092mm　1/16
印　　张	32.75
字　　数	814 千字
版　　次	2022 年 2 月第 1 版　2022 年 2 月第 1 次印刷
国际书号	ISBN 978-7-5192-9267-6
定　　价	288.00 元

主编简介

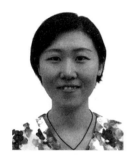

　　王佩佩，毕业于山东大学护理学专业，山东省青岛市市立医院主管护师，从事儿科临床护理工作17年。

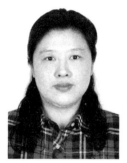

　　王泉，毕业于山东大学护理学专业，山东中医药大学第二附属医院主管护师。

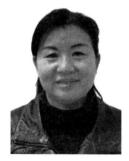

　　郭士华，毕业于潍坊医学院护理学专业，副主任护师。从事妇产科临床护理工作30余年。

编 委 会

前　言

随着科学技术的飞速发展和人民生活水平的提高,人民群众对护理质量和护理水平的需求也越来越高,因此,提高护理水平和护理管理质量已成为当前护理工作的重要任务。本书旨在为临床护理人员提供最新的理论知识和应用指导,帮助护理人员掌握基本理论知识和临床护理技能,提高护理质量。

本书从临床护理的实际出发,贯穿了各科疾病护理的基本理论、基本知识,集多年临床实践经验于一体,展现了不同疾病在临床护理中不同角度的护理方式,反映了护理理论、护理研究及临床护理的最新成果与护理学科多元化融合的特点,可供各级护理人员参考阅读。

限于编者编写经验不足及学识有限,加之编写时间较为仓促,书中若存在疏漏或欠合理之处,还望广大读者不吝指正,以期再版时修订完善。

目　　录

第一章　呼吸内科护理 ……………………………………………………………（ 1 ）

　　第一节　急性呼吸道感染 …………………………………………………………（ 1 ）

　　第二节　支气管扩张 ………………………………………………………………（ 5 ）

　　第三节　肺炎 ………………………………………………………………………（ 10 ）

第二章　心内科护理 ………………………………………………………………（ 18 ）

　　第一节　稳定型心绞痛 ……………………………………………………………（ 18 ）

　　第二节　非 ST 段抬高型急性冠脉综合征 ………………………………………（ 23 ）

　　第三节　ST 段抬高型心肌梗死 …………………………………………………（ 27 ）

　　第四节　心律失常 …………………………………………………………………（ 32 ）

第三章　消化内科护理 ……………………………………………………………（ 37 ）

　　第一节　胃炎 ………………………………………………………………………（ 37 ）

　　第二节　消化性溃疡 ………………………………………………………………（ 41 ）

　　第三节　肠结核和结核性腹膜炎 …………………………………………………（ 46 ）

　　第四节　溃疡性结肠炎 ……………………………………………………………（ 51 ）

　　第五节　肝硬化 ……………………………………………………………………（ 55 ）

　　第六节　原发性肝癌 ………………………………………………………………（ 62 ）

　　第七节　肝性脑病 …………………………………………………………………（ 72 ）

　　第八节　病毒性肝炎 ………………………………………………………………（ 78 ）

　　第九节　急性胰腺炎 ………………………………………………………………（ 96 ）

　　第十节　上消化道出血 ……………………………………………………………（101）

第四章　神经内科康复护理 ………………………………………………………（108）

　　第一节　脑卒中 ……………………………………………………………………（108）

　　第二节　脑性瘫痪 …………………………………………………………………（117）

第五章　血液净化护理 ……………………………………………………………（125）

　　第一节　血管通路护理流程 ………………………………………………………（125）

　　第二节　血液透析护理操作技术 …………………………………………………（130）

第六章　普通外科护理 ……………………………………………………………（183）

　　第一节　胃、十二指肠溃疡 ………………………………………………………（183）

　　第二节　胃、十二指肠溃疡急性穿孔 ……………………………………………（189）

第三节　胃、十二指肠溃疡大出血 …………………………………………（193）

第四节　胃癌 …………………………………………………………………（196）

第五节　小肠疾病 ……………………………………………………………（200）

第六节　直肠、肛管疾病 ……………………………………………………（209）

第七节　肝脓肿 ………………………………………………………………（217）

第八节　肝囊肿 ………………………………………………………………（222）

第九节　胆道疾病 ……………………………………………………………（227）

第十节　胰腺疾病 ……………………………………………………………（232）

第七章　泌尿外科护理 …………………………………………………………（236）

第一节　泌尿系统损伤 ………………………………………………………（236）

第二节　泌尿系统结石 ………………………………………………………（245）

第三节　泌尿及男性生殖系统结核 …………………………………………（254）

第四节　泌尿系统梗阻 ………………………………………………………（259）

第八章　妇科护理 ………………………………………………………………（266）

第一节　盆腔炎性疾病 ………………………………………………………（266）

第二节　前庭大腺炎 …………………………………………………………（269）

第三节　子宫肌瘤 ……………………………………………………………（272）

第四节　宫颈癌 ………………………………………………………………（275）

第九章　产科护理 ………………………………………………………………（283）

第一节　妊娠期合并症 ………………………………………………………（283）

第二节　妊娠并发症 …………………………………………………………（301）

第三节　自然分娩 ……………………………………………………………（330）

第四节　剖宫产 ………………………………………………………………（343）

第五节　产褥期 ………………………………………………………………（346）

第十章　儿科护理 ………………………………………………………………（353）

第一节　支气管哮喘 …………………………………………………………（353）

第二节　先天性心脏病 ………………………………………………………（358）

第三节　病毒性心肌炎 ………………………………………………………（366）

第四节　心律失常 ……………………………………………………………（368）

第五节　急性充血性心力衰竭 ………………………………………………（384）

第六节　口炎 …………………………………………………………………（388）

第七节　腹泻 …………………………………………………………………（392）

第八节　消化性溃疡 …………………………………………………………（397）

第九节　胃食管反流 …………………………………………………………（402）

第十节　溃疡性结肠炎 ………………………………………………………（407）

第十一章　老年护理 ……………………………………………………………（413）

第一节　慢性阻塞性肺疾病 …………………………………………………（413）

第二节　阻塞性睡眠呼吸暂停低通气综合征 …………………………………… （421）

第三节　高血压 ……………………………………………………………………… （423）

第四节　冠状动脉粥样硬化性心脏病 ……………………………………………… （431）

第五节　慢性肺源性心脏病 ………………………………………………………… （441）

第六节　消化道肿瘤 ………………………………………………………………… （447）

第十二章　骨科护理 …………………………………………………………………… （458）

第一节　上肢骨折 …………………………………………………………………… （458）

第二节　下肢骨折 …………………………………………………………………… （464）

第三节　肩关节脱位 ………………………………………………………………… （475）

第四节　髋关节脱位 ………………………………………………………………… （476）

第五节　血管损伤 …………………………………………………………………… （479）

第六节　周围神经损伤 ……………………………………………………………… （482）

第七节　颈椎损伤 …………………………………………………………………… （486）

第八节　脊柱骨折 …………………………………………………………………… （492）

第九节　颈椎病 ……………………………………………………………………… （498）

第十节　脊柱结核 …………………………………………………………………… （501）

第十一节　先天性畸形 ……………………………………………………………… （505）

参考文献 …………………………………………………………………………………… （512）

第一章　呼吸内科护理

第一节　急性呼吸道感染

一、急性上呼吸道感染

急性上呼吸道感染是指鼻腔、咽或喉部的急性炎症,是呼吸道最常见的传染病。本病全年均可发病,多为散发,以冬、春季多见。本病大多数由病毒引起,常见的有流感病毒(甲、乙、丙)、副流感病毒、鼻病毒、腺病毒、呼吸道合胞病毒等;细菌可继发于病毒感染或直接感染,常见溶血性链球菌,其次为流感嗜血杆菌、肺炎链球菌和葡萄球菌等。病原体常通过飞沫或被污染的用具传播。

(一)病因与诱因

1.病因

急性上呼吸道感染有 70％～80％ 由病毒引起。其中主要包括流感病毒、副流感病毒、呼吸道合胞病毒、腺病毒、鼻病毒、埃可病毒、柯萨奇病毒、麻疹病毒、风疹病毒等。细菌感染占 20％～30％,可直接或继发于病毒感染之后发生,以溶血性链球菌为最为多见,其次为流感嗜血杆菌、肺炎链球菌和葡萄球菌等,偶见革兰阴性杆菌。

2.诱因

各种可导致全身或呼吸道局部防御功能降低的原因,如受凉、淋雨、过度紧张或疲劳等均可诱发本病。

(二)发病机制

当机体或呼吸道局部防御功能降低时,原先存在于上呼吸道或外界侵入的病毒和细菌迅速繁殖,引起本病。年老体弱者、儿童和有慢性呼吸道疾病者易患本病。

(三)临床表现

1.症状与体征

根据病因和临床表现不同,分为不同的类型。

(1)普通感冒:又称上呼吸道卡他,俗称伤风或上感。以鼻咽部卡他症状为主。起病急,初期出现咽痒、咽干或咽痛或伴有鼻塞、喷嚏,流清水样鼻涕,2～3 天后变稠。可有流泪、声嘶、干咳或少量黏液痰。全身症状较轻或无,可仅有低热、轻度畏寒、头痛、食欲减退等。可见鼻腔黏膜充血、水肿、有分泌物、咽部轻度充血等体征。如无并发症,经 5～7 天后痊愈。

（2）咽炎和喉炎：常由病毒引起。急性咽炎表现为咽部发痒和有灼热感，有轻而短暂的咽痛，当有吞咽疼痛时，常提示有链球菌感染，咳嗽少见。急性喉炎表现为声嘶、说话困难、咳嗽时疼痛，常伴有发热或咽炎，可见喉部充血、水肿，局部淋巴结肿大伴触痛，可闻及喘息声。

（3）疱疹性咽峡炎：主要由柯萨奇病毒 A 所致。好发于夏季，多见于儿童。表现为咽痛明显，常伴有发热，可见咽充血，软腭、腭垂、咽和扁桃体表面有灰白色疱疹及浅表溃疡，周围有红晕。病程约 1 周。

（4）细菌性咽-扁桃体炎：多由溶血性链球菌引起。起病急，咽痛明显，伴畏寒、发热，体温可达 39℃以上。可见咽部明显充血，扁桃体肿大、充血，表面有黄色点状渗出物，颌下淋巴结肿大、有压痛。

2.并发症

本病如不及时治疗，可并发急性鼻窦炎、中耳炎、气管-支气管炎。部分患者可继发心肌炎、肾炎、风湿性疾病等。

（四）实验室和其他检查

1.血常规

病毒感染者，白细胞计数正常或偏低，淋巴细胞比例升高。细菌感染者，可见白细胞计数和中性粒细胞增多，并有核左移现象。

2.病原学检查

病毒分离、病毒抗原的血清学检查等，有利于判断病毒类型。细菌培养可判断细菌类型和药物敏感试验。

（五）诊断要点

根据咽部的症状、体征和流行情况，血常规以及胸部 X 线检查无异常表现，可做出临床诊断。通过病毒分离、血清学检查和细菌培养等，可明确病因诊断。

（六）治疗要点

1.对症治疗

重点是减轻症状、缩短病程和预防并发症。

2.抗感染治疗

目前尚无特异性抗病毒药物。由于常并发细菌感染，临床可根据病原菌和药敏试验选用抗生素。常用青霉素、头孢菌素、氨基糖苷类抗生素，也可口服大环内酯类或喹诺酮类及磺胺类抗菌药物。

3.中医治疗

常用中成药有板蓝根冲剂、感冒清热冲剂、银翘解毒片等。

（七）常用护理诊断/问题

1.舒适的改变

与鼻塞、流涕、咽痛，与病毒和（或）细菌感染有关。

2.体温升高

与感染有关。

（八）护理措施

1.一般护理

保持室内适宜的温度、湿度和空气流通；患者应注意休息，减少消耗；给予高热量、丰富维生素、易消化的食物，鼓励患者每天保持足够的饮水量，避免刺激性食物，限烟酒。

2.病情观察

观察鼻塞是双侧还是单侧、是清涕还是脓涕，咽痛是否伴声嘶；注意观察体温变化，有无咳嗽、咳痰及痰液的特点等。监测体温，体温超过38.5℃时给予物理降温或按医嘱给予解热药，预防高热惊厥，并观察记录用药效果。

3.对症护理

进食后漱口或口腔护理，防止口腔感染；高热时可行物理降温或遵医嘱选用解热镇痛药物；咽痛、声嘶时给予雾化吸入。出汗后及时给患者用温水擦净汗液，更换衣服。加强口腔护理。

4.观察并发症的早期表现

如高热持续不退或退而复升、淋巴结肿大、耳痛或外耳道流脓、咳嗽加重、呼吸困难等。

（九）健康指导

1.避免诱发因素

帮助患者及其家属掌握上呼吸道感染的常见诱因，避免受凉、过度疲劳，注意保暖；保持室内空气新鲜、阳光充足；在高发季节少去人群密集的公共场所；戒烟；防止交叉感染。

2.增强免疫力

注意劳逸结合，加强体育活动，提高机体抵抗力及抗寒能力。必要时注射疫苗预防，如流感疫苗。

3.识别并发症并及时就诊

药物治疗后，症状不缓解或出现耳鸣、耳痛、外耳道流脓等中耳炎症状或恢复期出现胸闷、心悸，眼睑浮肿、腰酸或关节痛者，应及时就诊。

二、急性气管-支气管炎

急性气管-支气管炎是由生物、物理、化学刺激或过敏等因素引起的气管-支气管黏膜的急性炎症。临床症状主要为咳嗽和咳痰。常发生于寒冷季节或气候突变时，也可继发于上呼吸道感染或为一些急性呼吸道传染病（麻疹、百日咳等）的一种临床表现。

（一）病因与发病机制

1.感染

病毒或细菌是本病最常见的病因。常见的病毒有呼吸道合胞病毒、副流感病毒、腺病毒等。细菌以肺炎球菌、流感嗜血杆菌、链球菌和葡萄球菌较常见。

2.理化因素

冷空气、粉尘、刺激性气体或烟雾对气管-支气管黏膜的急性刺激。

3.过敏反应

花粉、有机粉尘、真菌孢子、动物毛皮及排泄物等的吸入，钩虫、蛔虫的幼虫在肺移行或对细菌蛋白质的过敏均可引起本病。

感染是最主要的病因,过度劳累、受凉是常见诱因。

(二)临床表现

1.症状

起病较急,通常全身症状较轻,可有发热,体温多于 3～5 天恢复正常。大多先有上呼吸道感染症状,以咳嗽为主,初为干咳,以后有痰,黏液或黏液脓性痰,偶伴血痰。气管受累时在深呼吸和咳嗽时感胸骨后疼痛;伴支气管痉挛,可有气急和喘鸣。咳嗽、咳痰可延续 2～3 周才消失,如迁延不愈,可演变成慢性支气管炎。

2.体征

体检肺部呼吸音粗,可闻及不固定的散在干、湿啰音,咳嗽后可减少或消失。

(三)辅助检查

病毒感染者白细胞正常或偏低,细菌感染者可有白细胞总数和中性粒细胞增高。胸部 X 线检查多无异常改变或仅有肺纹理增粗。痰涂片或培养可发现致病菌。

(四)诊断要点

(1)肺部可闻及散在干、湿性啰音,咳嗽后可减轻。

(2)胸部 X 线检查无异常改变或仅有肺纹理增粗。

(3)排除流行性感冒及某些传染病早期呼吸道症状,即可做出临床诊断。

(4)痰涂片或培养有助于病因诊断。

(五)治疗要点

1.病因治疗

有细菌感染证据时应及时应用抗生素。可首选青霉素、大环内酯类,亦可选用头孢菌素类或喹诺酮类等药物或根据细菌培养和药敏试验结果选择药物。多数口服抗菌药物即可,症状较重者可肌内注射或静脉滴注给药。

2.对症治疗

咳嗽剧烈而无痰或少痰可用右美沙芬、喷托维林镇咳。咳嗽痰黏而不易咳出,可口服祛痰剂,如复方甘草合剂、盐酸氨溴索或溴己新等,也可行超声雾化吸入。支气管痉挛时可用平喘药,如茶碱类等。

(六)护理要点

1.保持呼吸道通畅

(1)保持室内空气清新、温湿度适宜,减少对支气管黏膜的刺激,以利于排痰。

(2)注意休息,经常变换体位,叩击背部,指导并鼓励患者有效咳嗽,必要时行超声雾化吸入,以湿化呼吸道,利于排痰,促进炎症消散。

(3)遵医嘱使用抗生素、止咳祛痰剂、平喘剂,密切观察用药后的反应。

(4)哮喘性支气管炎的患者,注意观察有无缺氧症状,必要时给予吸氧。

2.发热的护理

(1)密切观察体温变化,体温超过 39℃时采取物理降温或遵医嘱给予药物降温。

（2）保证充足的水分及营养的供给：多饮水，给营养丰富、易于消化的饮食。保持口腔清洁。

3.健康教育

（1）增强体质，避免劳累，防治感冒。

（2）改善生活卫生环境，防止有害气体污染，避免烟雾刺激。

（3）清除鼻、咽、喉等部位的病灶。

第二节 支气管扩张

支气管扩张是指近端中等大小支气管由于管壁的肌肉和弹性成分的破坏，导致其管腔形成异常的、不可逆性扩张、变形。本病多数为获得性，多见于儿童和青年。大多继发于急、慢性呼吸道感染和支气管阻塞后，患者多有童年麻疹、百日咳或支气管肺炎等病史。临床特点为慢性咳嗽、咳大量脓痰和（或）反复咯血。近年来随着卫生条件的改善和营养的加强，抗菌药物的早期应用，以及麻疹、百日咳疫苗预防接种的普及，由于儿童期感染引起的支气管扩张已明显减少。

一、病因与发病机制

（一）支气管-肺组织感染和阻塞

婴幼儿百日咳、麻疹、支气管肺炎是支气管-肺组织感染所致支气管扩张最常见的原因。由于儿童支气管管腔较细狭，管壁较薄弱，易阻塞，反复感染可引起支气管壁各层组织，尤其是平滑肌和弹性纤维遭到破坏，削弱了管壁的支撑作用。在咳嗽时管腔内压力升高，呼吸时受胸腔内压的牵引，逐渐形成支气管扩张。支气管周围纤维增生、广泛胸膜增厚和肺不张等牵拉管壁，也是引起支气管扩张的重要因素。此外，肿瘤、异物吸入或管外肿大的淋巴结压迫，也可导致远端支气管-肺组织感染而致支气管扩张。总之，感染引起支气管阻塞，阻塞又加重感染，两者互为因果，促使支气管扩张的发生和发展。

（二）支气管先天性发育缺损和遗传因素

临床较少见，如 Kartagener 综合征（支气管扩张伴鼻窦炎、内脏转位）、与遗传因素有关的肺囊性纤维化和遗传性 α_1-抗胰蛋白酶缺乏症。

（三）机体免疫功能失调

类风湿性关节炎、系统性红斑狼疮、溃疡性结肠炎、Crohn 病、支气管哮喘和泛细支气管炎等疾病可伴有支气管扩张，提示支气管扩张可能与机体免疫功能失调有关。

二、病理和病理生理

支气管-肺组织感染引起的支气管扩张多见于两肺下叶，且以左肺下叶和舌叶最为常见。可能是由于左肺下叶支气管细长、与主支气管夹角大，且受心脏血管压迫，引流不畅。因左舌叶支气管开口接近下叶背段,易受下叶感染累及,故左肺下叶与舌叶支气管常同时发生扩张。下叶感染时易累及左舌叶。上叶支气管扩张一般以尖、后段常见,多为结核所致,由于引流通畅,一般以咯血多见而少有脓性痰,故也称为干性支气管扩张。右肺中叶支气管细长,周围有多簇淋巴结,可因非特异性或结核性淋巴结肿大而压迫支气管,引起右肺中叶不张,称中叶综合征,也是支气管扩张的好发部位。

支气管扩张依其形状改变可分为柱状和囊状两种,亦常混合存在。显微镜下的改变为支气管管壁增厚、支气管黏膜表面溃疡形成,柱状纤毛上皮鳞状化生或萎缩,杯状细胞和黏液腺增生;受累管壁的结构,包括软骨、肌肉和弹性组织破坏并被纤维组织替代;支气管管腔扩大,内聚稠厚脓性分泌物,其远端的外周气道被分泌物阻塞或被纤维组织闭塞。支气管扩张易发生反复感染,炎症可蔓延到邻近肺实质,引起不同程度的肺炎、小脓肿或肺小叶不张,以及伴有慢性支气管炎的病理改变。炎症可致支气管壁血管增多或支气管动脉和肺动脉的终末支扩张与吻合,形成血管瘤,可出现反复大量咯血。

支气管扩张的呼吸功能改变取决于病变的范围和性质。病变局限者,肺功能测定可在正常范围。柱状扩张对呼吸功能的影响较轻微,囊状扩张病变范围较大时,可并发阻塞性肺气肿及支气管周围肺纤维化,表现为以阻塞性为主的混合性通气功能障碍,引起低氧血症和高碳酸血症。少数患者病情进一步发展,出现肺动脉高压,并发肺源性心脏病。

三、临床表现

支气管扩张可发生于任何年龄,但以青少年为多见。大多数患者在幼年曾有麻疹、百日咳或支气管肺炎迁延不愈病史,一些支气管扩张患者可能伴有慢性鼻窦炎或家族性免疫缺陷病史。

(一)症状

典型的症状为慢性咳嗽、大量脓痰和(或)反复咯血。其表现轻重与支气管病变及感染程度有关。

1.慢性咳嗽、大量脓痰

痰量与体位改变有关,晨起或夜间卧床转动体位时咳嗽、咳痰量增加。这是由于支气管扩张部位分泌物积储,改变体位时分泌物刺激支气管黏膜引起咳嗽和排痰。病情严重程度可用痰量估计:每天少于10mL为轻度,每天在10～150mL为中度,每天多于150mL为重度。感染急性发作时,黄绿色脓痰明显增多,每日可达数百毫升。如有厌氧菌感染,痰与呼吸有臭味。感染时痰液静置于玻璃瓶内有分层特征:上层为泡沫,泡沫下为脓性成分,中层为黏液,底层为坏死组织沉淀物。引起感染的常见病原体为铜绿假单胞菌、金黄色葡萄球菌、流感嗜血杆菌、肺炎链球菌和卡他莫拉菌。

2.反复咯血

半数以上患者有程度不等的反复咯血,可为血痰或大量咯血,咯血量与病情严重程度、病变范围可不一致。发生在上叶的干性支气管扩张,反复咯血为唯一症状。

3.反复肺部感染

其特点是同一肺段反复发生肺炎并迁延不愈,出现发热、咳嗽加剧、痰量增多、胸闷、胸痛等症状。一旦大量脓痰排出后,全身症状明显改善。反复继发感染可有全身中毒症状,如发热、食欲减退、乏力、消瘦、贫血等,严重时伴气促、发绀。

(二)体征

轻症或干性支气管扩张体征可不明显。病变典型者可于下胸部、背部的病变部位闻及固定、持久的粗湿啰音,呼吸音减低,严重者可伴哮鸣音,部分慢性患者伴有杵状指(趾)。出现肺气肿、肺心病等并发症时有相应体征。

四、辅助检查

(一)影像学检查

1.胸部平片

早期轻症患者常无异常,偶见一侧或双侧下肺纹理增多或增粗,典型者可见多个不规则的蜂窝状透亮阴影或沿支气管的卷发状阴影,感染时阴影内可有平面。

2.CT 扫描

高分辨 CT(HRCT)诊断的敏感性和特异性均可达到 90% 以上,现已成为支气管扩张的主要诊断方法。特征性表现为管壁增厚的柱状扩张或成串成簇的囊样改变。

3.支气管造影

支气管造影是确诊支气管扩张的主要依据。可确定支气管扩张的部位、性质、范围和病变的程度,为外科决定手术指征和切除范围提供依据。但由于这一技术为创伤性检查,现已被CT 取代。

(二)其他检查

纤维支气管镜有助于鉴别管腔内异物,肿瘤或其他阻塞性因素引起的支气管扩张,还可进行活检、局部灌洗等检查。肺功能测定可以证实由弥散性支气管扩张或相关的阻塞性肺病导致的气流受限。痰涂片及痰培养可指导抗生素治疗。急性感染时血常规白细胞及中性粒细胞增高。血清免疫球蛋白和补体检查有助于发现免疫缺陷病引起呼吸道反复感染所致的支气管扩张。

五、诊断要点

根据反复发作的咳嗽、咳脓性痰、咯血的病史和体征,以及儿童时期诱发支气管扩张的呼吸道感染史,结合 X 线、CT 检查,临床可做出诊断。如要进一步明确病变部位和范围,可做支气管造影。

六、治疗要点

治疗原则是防治呼吸道反复感染,保持呼吸道引流通畅,必要时手术治疗。

(一)清除痰液,畅通呼吸道

包括稀释脓性痰和体位引流,必要时还可经纤维支气管镜吸痰。

1.稀释脓性痰

可选用祛痰药或生理盐水 20mL 加 α-糜蛋白酶 5mg,超声雾化吸入,使痰液变稀,易于排出。支气管痉挛可影响痰液排出,如无咯血,可选用支气管舒张剂,如口服氨茶碱 0.1g,每天 3～4 次或其他茶碱类药物。必要时可加用 β₂ 受体激动剂或抗胆碱药物喷雾吸入。

2.体位引流

有助于排除积痰,减少继发感染和全身中毒症状。对痰多、黏稠而不易排出者,有时其作用强于抗生素治疗。

3.纤维支气管镜吸痰

体位引流无效时,可经纤支镜吸痰及用生理盐水冲洗稀释痰液,也可局部滴入抗生素。必要时在支气管内滴入 1/1000 肾上腺素消除黏膜水肿,减轻阻塞,有利于痰液排出。

(二)控制感染

控制感染是支气管扩张急性感染期治疗的主要措施。根据痰液细菌培养和药敏试验结果,选用有效抗菌药物。一般轻症者可口服阿莫西林或氨苄西林或第一、二代头孢菌素,氟喹诺酮类或磺胺类抗菌药。重症者,尤其是假单胞属细菌感染者,常需第三代头孢菌素加氨基糖苷类药联合静脉用药。如有厌氧菌混合感染者加用甲硝唑(灭滴灵)或替硝唑。

(三)咯血的处理

如咯血达中等量(100mL)以上,经内科治疗无效者,可行支气管动脉造影,根据出血小动脉的定位,注入明胶海绵或聚乙烯醇栓或导入钢圈行栓塞止血。

(四)手术治疗

病灶范围较局限,全身情况较好,经内科治疗后仍有反复大咯血或感染,可根据病变范围做肺段或肺叶切除术,但术前须明确出血部位。如病变范围广泛或伴有严重心、肺功能障碍者不宜手术治疗。

七、护理要点

(一)休息和环境

急性感染或病情严重者应卧床休息。保持室内空气流通,维持适宜的温、湿度,注意保暖。使用防臭、除臭剂,消除室内异味。病情稳定时避免诱因,如戒烟,避免到空气污染的公共场所和有烟雾的场所,避免接触呼吸道感染患者等。

(二)饮食护理

提供高热量、高蛋白质、富含维生素饮食,避免冰冷食物诱发咳嗽,少食多餐。因咳大量脓痰,指导患者在咳痰后及进食前用清水或漱口剂漱口,保持口腔清洁,增进食欲。鼓励患者多饮水,每天 1500mL 以上,充足的水分可稀释痰液,有利于排痰。

(三)促进排痰

帮助患者掌握有效咳嗽、雾化吸入、体位引流方法,促进痰液排出。

(四)病情观察

观察咳嗽、痰液的量、颜色和黏稠度,与体位的关系,痰液是否有臭味。观察咯血程度,以及发热、消瘦、贫血等全身症状,出现气促、发绀常表示病情严重。

（五）用药护理

按医嘱用抗生素、祛痰剂、支气管舒张药物,指导患者掌握药物的疗效、剂量、用法和不良反应。

（六）咯血护理

1.休息与体位

少量咯血嘱患者静卧休息,少活动。中量咯血应卧床休息,平卧,头偏向一侧或取患侧卧位。大量咯血取患侧向下,头低脚高位卧位,便于血液引流。保持环境安静,大量咯血者床旁备好吸痰、气管插管、气管切开等抢救设备。

2.心理护理

安慰患者,消除患者恐惧和紧张心理,防止患者屏气或声门痉挛,鼓励患者轻轻咳出积在气管内的痰液或血液,及时帮助患者去除污物,给予口腔护理祛除口腔血腥味。

3.止血治疗

垂体后叶素是咯血治疗常用药物。静脉滴注垂体后叶素可使动脉收缩,从而达到止血的目的。但其可以引起全身血管的收缩,并可引起子宫收缩,因此,使用时注意控制滴速,监测血压。在存在冠心病或高血压时慎用,妊娠者则禁止使用。药物止血失败时可采取支气管动脉栓塞治疗或外科手术治疗。

4.饮食护理

少量咯血者进温凉饮食,少量多餐,禁烟及辛辣刺激性食物,适当进食含纤维素多的食物,以保持大便通畅。中量或大量咯血者暂禁食。

5.病情观察

定期监测体温、心率、呼吸、血压,观察并记录咯血量、颜色及频率。每日咯血量在 100mL以内为小量,100～500mL 为中等量,500mL 以上或一次咯血 300mL 以上为大量。观察咯血先兆,如胸闷、气急、咽痒、咳嗽、心窝部灼热、口感甜或咸等症状。大咯血好发时间多在夜间或清晨,应严格交接班制度,密切观其病情变化,加强夜班巡视,特别注意倾听患者的诉说及情绪变化。咯血时颜色为鲜红色常提示活动性出血,应警惕咯血不畅引起窒息。密切观察患者有无胸闷、烦躁不安、气急、面色苍白、口唇发绀、咯血不畅等窒息前症状。

6.大咯血窒息的抢救

抢救的关键是及时解除呼吸道梗阻,畅通呼吸道。出现窒息征象时,如呼吸极度困难、表情恐怖、张口瞪目、两手乱抓、大汗淋漓、一侧或双侧呼吸音消失,甚至神志不清等,应立即:①将患者抱起,取头低脚高俯卧位,使上半身与床沿呈 45°～90°角,助手轻托患者头部使其后仰,以减少气道的弯曲,利于血液引流。②嘱患者一定要将血咯出,不要屏气,并轻拍健侧背部促进血块排出,迅速挖出或吸出口、咽、喉、鼻部血块。无效时立即气管插管或气管切开,解除呼吸道阻塞。③吸氧:立即高流量吸氧。④迅速建立静脉通路:最好是两条静脉通路,根据需要给予呼吸兴奋剂、止血或扩容升压治疗。⑤呼吸、心跳骤停者立即心肺复苏。

八、健康教育

支气管扩张与感染密切相关。因此,应指导患者及其家属早期发现和治疗呼吸道感染,以免发展为支气管扩张。戒烟、避免烟雾和灰尘刺激有助于避免疾病的复发,防止病情恶化。各种阻塞性损害和异物应迅速解除。

教会患者掌握有效咳嗽、雾化吸入、体位引流方法,以及抗生素的作用、用法、不良反应等。患者及其家属还应学会识别支气管扩张典型的临床表现:痰量增多、血痰、呼吸困难加重、发热、寒战和胸痛等。一旦发现症状加重,应及时就诊。

鼓励患者参加体育锻炼,增强机体免疫力和抗病能力。建立良好的生活习惯,劳逸结合,消除紧张心理,防止病情进一步恶化。

第三节　肺炎

一、肺炎概述

肺炎是指终末气道、肺泡和肺间质等在内的肺实质的炎症。常见症状为咳嗽、咳痰或原有呼吸道症状加重,并出现脓性痰或血痰,伴或不伴胸痛。大多数患者有发热,早期肺部体征无明显异常,重症者可有呼吸困难、呼吸窘迫。可由病原微生物、理化因素、免疫损伤、过敏及药物所致,其中以感染因素最多见,是呼吸系统多发病、常见病。肺炎可以是原发病,也可以是其他疾病的并发症。老年人、儿童、伴有基础疾病或免疫功能低下者,如 COPD、心力衰竭、肿瘤、应用免疫抑制剂、器官移植、久病体衰、糖尿病、尿毒症、艾滋病等并发肺炎时病死率高。

(一)分类及特点

1.按病因分类

(1)细菌性肺炎:此病最为常见,致病菌包括:①需氧革兰阳性球菌,如肺炎链球菌、金黄色葡萄球菌、甲型溶血性链球菌等;②需氧革兰阴性杆菌,如肺炎克雷伯杆菌、流感嗜血杆菌、铜绿假单胞菌等;③厌氧杆菌,如梭形杆菌、棒状杆菌等。

(2)病毒性肺炎:如冠状病毒、腺病毒、呼吸道合胞病毒、流感病毒、麻疹病毒、巨细胞病毒等。

(3)非典型病原体所致肺炎:如支原体、衣原体、军团菌等。

(4)真菌性肺炎:如白色念珠菌、曲霉菌、放线菌等。

(5)其他病原体所致肺炎:如立克次体(如 Q 热立克次体)、弓形虫、寄生虫(如肺包虫、肺吸虫、肺血吸虫)、原虫等。

(6)理化因素所致的肺炎:如放射性损伤引起的放射性肺炎;胃酸吸入引起的化学性肺炎;吸入刺激性气体、液体等化学物质引起的化学性肺炎等。

2.按解剖学分类

(1)大叶性(肺泡性)肺炎:病原体先在肺泡引起炎症,经肺泡间孔(Cohn孔)向其他肺泡扩散,致使部分肺段或整个肺段、肺叶发生炎症改变。典型者表现为肺实质炎症,通常不累及支气管,致病菌以肺炎链球菌最为常见。X线胸片显示肺叶或肺段的实质阴影。

(2)小叶性(支气管性)肺炎:病变起于支气管或细支气管,继而累及终末细支气管和肺泡。支气管腔内有分泌物,故常可闻及湿啰音,无实变的体征。病原体有肺炎链球菌、葡萄球菌、病毒、肺炎支原体等。X线显示沿肺纹理分布的不规则斑片阴影,边缘密度浅而模糊,无实变征象。

(3)间质性肺炎:以肺间质炎症为主,累及支气管壁、支气管周围间质组织及肺泡壁。因病变仅在肺间质,故呼吸道症状较轻,异常体征较少。可由细菌、支原体、衣原体、病毒或肺孢子菌等引起。X线表现为一侧或双侧肺下部的不规则条索状阴影,从肺门向外伸展,可呈网状,其间可有小片肺不张阴影。

3.按患病环境和宿主状态分类

由于病因学分类在临床上应用及实施较为困难,而在不同环境和不同宿主所发生的肺炎病原体分布及临床表现各有不同特点,目前多按肺炎的获得环境分成两类:

(1)社区获得性肺炎(CAP):CAP也称院外肺炎,是指在医院外罹患的感染性肺实质炎症,包括有明确潜伏期的病原体感染而在入院后平均潜伏期内发病的肺炎。肺炎链球菌是CAP最主要的病原体,流感嗜血杆菌和卡他莫拉菌也是CAP的重要病原体,特别是合并COPD基础病者。非典型病原体所占比例增加,与肺炎链球菌合并存在,尤其多见于肺炎衣原体。

(2)医院获得性肺炎(HAP):HAP也称医院内肺炎,是指患者在入院时既不存在也不处于潜伏期,而是在住院48小时后在医院内(包括老年护理院、康复院等)发生的肺炎,也包括在医院内发生感染而于出院后48小时内发生的肺炎。多发生在老年、体弱、慢性病或危重症患者,临床症状常不典型,治疗困难,预后差、死亡率高。常见病原体为革兰阴性杆菌,如铜绿假单胞菌、大肠杆菌、克雷伯杆菌等。

(二)发病机制

正常的呼吸道免疫防御机制(支气管内黏液-纤毛运载系统、肺泡巨噬细胞等细胞防御的完整性等)使气管隆凸以下的呼吸道保持无菌。是否发生肺炎决定于两个因素:病原体和宿主因素。

1.病原体的侵入

①吸入,即直接吸入或通过人工气道吸入空气中的致病菌;②误吸,包括上呼吸道定植菌及胃肠道的定植菌误吸(胃食管反流);③血行播散;④邻近感染部位蔓延。

2.机体的防御功能降低

各种因素使宿主呼吸道局部和全身免疫防御系统损害,即可发生肺炎。这些因素通常称为肺炎的易患因素,包括吸烟、酗酒、年老体弱、长期卧床,长期使用糖皮质激素或免疫抑制剂,接受机械通气及胸腹部大手术的患者。

(三)诊断要点

1.肺炎的诊断

根据症状和体征、胸部X线检查、血液和病原学等实验室检查来确定肺炎的诊断,见表1-1。

表1-1 常见肺炎的症状、体征和X线特征

病原体	病史、症状和体征	X线征象
肺炎链球菌	起病急、寒战、高热、咳铁锈色痰、胸痛、肺实变体征	肺叶或肺段实变,无空洞,可伴胸腔积液

病原体	病史、症状和体征	X线征象
金黄色葡萄球菌	起病急、寒战、高热、脓血痰、气急、毒血症症状、休克	肺叶或小叶浸润,早期空洞,脓胸,可见液气囊腔
肺炎克雷伯杆菌	起病急、寒战、高热、全身衰竭、咳砖红色胶冻状痰	肺叶或肺段实变,蜂窝状脓肿,叶间隙下坠
铜绿假单胞菌	毒血症症状明显,脓痰,可呈蓝绿色	弥散性支气管炎,早期肺脓肿
大肠埃希菌	原有慢性病,发热、脓痰、呼吸困难	支气管肺炎,脓胸
流感嗜血杆菌	高热、呼吸困难、呼吸衰竭	支气管肺炎、肺叶实变、无空洞
厌氧菌	吸入病史,高热、腥臭痰、毒血症症状明显	支气管肺炎、脓胸、脓气胸、多发性肺脓肿
军团菌	散发或小流行,有供水系统污染史。缓慢起病,反复寒战、高热,常伴腹痛、呕吐、腹泻	下叶斑片浸润,进展迅速,无空洞
支原体	起病缓,可小流行、乏力、肌痛头痛	下叶间质性支气管肺炎或大片浸润
念珠菌	慢性病史,畏寒、高热、黏液痰	双下肺纹理增多,支气管肺炎或大片浸润,可有空洞
曲霉菌	免疫力严重低下,发热、干咳或棕黄色痰、胸痛、咯血、喘息	两肺中下叶纹理增粗,空洞内可有球影,可随体位移动;胸腔为基地的楔形影,内有空洞;晕轮征和新月体征

2.评估严重程度

评价肺炎病情的严重程度对于决定患者在门诊或入院治疗甚至 ICU 治疗至关重要。肺炎的严重性取决于三个主要因素:局部炎症程度、肺部炎症的播散和全身炎症反应程度。重症肺炎目前还没有普遍认同的诊断标准,许多国家制订了重症肺炎的诊断标准,虽有所不同,但均注重肺部病变的范围、器官灌注和氧合状态。我国制订的重症肺炎标准为:①意识障碍;②呼吸频率>30 次/分;③$PaO_2 < 60mmHg$,$PaO_2/FiO_2 < 300$,需行机械通气治疗;④血压<90/60mmHg;⑤胸片显示双侧或多肺叶受累或入院 48 小时内病变扩大≥50%;⑥少尿;尿量<20mL/h 或<80mL/4h 或急性肾衰竭需要透析治疗。

3.确定病原体

痰标本做涂片镜检和细菌培养可帮助确定致病菌,必要时可同时做血液和胸腔积液细菌培养,以帮助确定病原菌。

(四)治疗要点

抗感染治疗是肺炎治疗的最主要环节。一旦怀疑为肺炎应尽早给予首剂抗菌药物,病情稳定后可从静脉途径转为口服治疗。选用抗生素应遵循抗菌药物治疗原则,针对性用药。可根据本地区肺炎病原体的流行病学资料,按社区获得性肺炎或医院感染肺炎选择抗生素进行经验性治疗,再根据病情演变和病原学检查结果进行调整。肺炎抗菌药物治疗至少为 5 天,大多数患者需要 7~10 天或更长疗程。如体温正常 48~72 小时,无肺炎任何一项临床不稳定征象可停用抗菌药物。肺炎临床稳定标准为:①体温≤37.8℃;②心率≤100 次/分;③呼吸频率

≤24 次/分;④血压:收缩压≥90mmHg;⑤呼吸室内空气条件下动脉血氧饱和度≥90％或 PaO_2≥60mmHg;⑥能够经口进食;⑦精神状态正常。

抗菌药物治疗后 48~72 小时应对病情进行评价,治疗有效表现为体温下降、症状改善、血白细胞逐渐降低或恢复正常,而 X 线胸片病灶吸收较迟。

(五)护理评估

1.病史

(1)患病及治疗经过:询问本病的有关病因,如有无着凉、淋雨、劳累等诱因,有无上呼吸道感染史;有无 COPD、糖尿病等慢性病史;是否使用过抗生素、激素、免疫抑制剂等;是否吸烟,吸烟量多少。

(2)目前病情与一般状况:日常活动与休息、饮食、排便是否规律,如是否有食欲减退、恶心、呕吐、腹泻等表现。

2.身体评估

(1)一般状态:意识是否清楚,有无烦躁、嗜睡、反复惊厥、表情淡漠等;有无急性病容,鼻翼翕动;有无生命体征异常,如血压下降、体温升高或下降等。

(2)皮肤、淋巴结:有无面颊绯红、口唇发绀、皮肤黏膜出血、浅表淋巴结肿大。

(3)胸部:有无三凹征;有无呼吸频率、节律异常;胸部压痛、有无叩诊实音或浊音;有无肺泡呼吸音减弱或消失、异常支气管呼吸音、干湿啰音、胸膜摩擦音等。

3.辅助检查

(1)血常规:有无白细胞计数升高、中性粒细胞核左移、淋巴细胞升高。

(2)X 线检查:有无肺纹理增粗、炎性浸润影等。

(3)痰培养:有无细菌生长,药敏试验结果如何。

(4)血气分析:是否有 PaO_2 减低和(或)$PaCO_2$ 升高。

(六)主要护理诊断/问题

1.体温过高

与肺部感染有关。

2.清理呼吸道无效

与胸痛和气管、支气管分泌物增多、黏稠及疲乏有关。

3.气体交换受损

与肺实质炎症,呼吸面积减小有关。

4.疼痛

胸痛,与肺部炎症累及壁层胸膜有关。

5.潜在并发症

感染性休克、呼吸衰竭、中毒性肠麻痹。

(七)护理目标

(1)患者体温降至正常范围。

(2)有效咳嗽、咳痰后呼吸平稳,呼吸音清。

(3)发生休克时能被及时发现和得到处理,减轻其危害。

（八）护理措施

1.体温过高

（1）生活护理：发热患者应卧床休息，高热者绝对卧床休息；躁动、惊厥、抽搐者加床栏，必要时使用约束带，以防坠床。为患者提供安静、整洁、舒适的病房，室温 18～20℃，湿度 50%～60%，保持室内空气新鲜，每天通风 2 次，每次 15～30 分钟。做好口腔护理，每天两次，鼓励患者经常漱口。

（2）饮食护理：提供足够热量、蛋白质和维生素的流质饮食或半流质饮食，以补充高热引起的营养物质消耗，避免油腻、辛辣刺激性食物。轻症且能自行进食者无须静脉补液，鼓励患者多饮水，1～2L/d；失水明显，尤其是食欲差或不能进食者可遵医嘱静脉补液，补充因发热而丢失较多的水和盐，加快毒素排泄和热量散发。心脏病患者或老年人应注意补液速度，避免过快导致急性肺水肿和心力衰竭。

（3）对症护理：

1）高热：可采用酒精擦浴、温水擦浴、冰袋、冰帽等措施物理降温，以逐渐降温为宜，防止虚脱。寒战时注意保暖，适当增加被褥。患者出汗时，应及时补充水分，协助擦汗、更换衣服，避免受凉。有惊厥病史者要预防高热惊厥。慎用阿司匹林或其他解热药，以免大汗脱水和干扰热型的观察。

2）咳嗽、咳痰。

3）胸痛：可采取病侧卧位，患者胸痛剧烈难以忍受时可遵医嘱使用止痛药。

4）发绀：有发绀、低氧血症者协助取半卧位或端坐位，并予以氧疗。

5）口唇疱疹：可涂液状石蜡或抗病毒软膏，防止继发感染。

（4）病情观察：

1）定时测血压、体温、脉搏和呼吸，观察热度及热型，注意咳嗽、咳痰及胸痛的变化。

2）重症或老年患者密切观察神志、血压及尿量变化，早期发现休克征象。

3）协助医生做好相关检查，并注意观察检查结果报告，如血常规、血气分析等的变化。

（5）用药护理：遵医嘱使用抗生素，观察疗效和不良反应。应用头孢唑林钠可出现发热、皮疹、胃肠道不适等不良反应，偶见白细胞减少和丙氨酸氨基转移酶增高；喹诺酮类药（氧氟沙星、环丙沙星）偶见皮疹、恶心等；氨基糖苷类抗生素有肾、耳毒性，老年人或肾功能减退者，应特别注意观察是否有耳鸣、头晕、唇舌发麻等不良反应的出现。

2.潜在并发症（感染性休克）

（1）病情监测：

1）生命体征：有无心率加快、脉搏细速、血压下降、脉压变小、体温不升或高热、呼吸困难等，必要时进行心电监护。

2）精神和意识状态：有无精神萎靡、表情淡漠、烦躁不安、神志模糊等。昏迷者观察瞳孔大小、对光反射情况。

3）皮肤、黏膜：有无发绀、肢端湿冷、体表静脉塌陷及皮肤花斑。

4）出入量：有无尿量减少，疑有休克应留置导尿管，测量每小时尿量及尿比重。

5）实验室检查：有无血气分析等指标的异常。

(2)实施抢救：

1)体位：患者取仰卧中凹位，抬高头胸 20°、抬高下肢 30°，有利于呼吸和静脉血回流。体温不升时注意保暖。避免不必要的搬动，上护栏，防止患者坠床。

2)吸氧：高流量吸氧，必要时使用面罩吸氧，维持 $PaO_2 > 60mmHg$。

3)保持呼吸道通畅：呼吸困难时，配合医生做好气管插管、气管切开及呼吸机辅助呼吸。

4)补充血容量：扩容是抗休克最关键的措施，应快速建立两条静脉通道，遵医嘱给予右旋糖酐或平衡液以维持有效血容量，降低血液黏稠度，防止弥散性血管内凝血。

5)纠正酸中毒：有明显酸中毒者可应用 5％碳酸氢钠静脉滴注，因其配伍禁忌较多，宜单独输入。

6)血管活性药物：在补充血容量和纠正酸中毒后，末梢循环仍无改善时可遵医嘱输入多巴胺、间羟胺等血管活性药物，但应根据血压调整滴速，以维持收缩压在 90～100mmHg 为宜，保证重要器官的血液供应，改善微循环。输注过程中要防止药液外渗，避免引起局部组织坏死和影响疗效。

7)控制感染：联合使用抗菌药控制感染时，应注意按时输注药物，保证抗菌药的血药浓度。

8)密切观察病情：随时监测患者一般情况、血压、尿量、血细胞比容等；监测中心静脉压，作为调整补液速度的指标，中心静脉压达到 $10cmH_2O$ 时输液应慎重，不宜过快，以免诱发急性心力衰竭。下列证据提示血容量已补足：口唇红润、肢端温暖、收缩压＞90mmHg，尿量＞30mL/h 以上。如血容量已补足，尿量＜400mL/d，比重＜1.018，应怀疑急性肾衰竭，需及时报告医生。

(九)护理评价

(1)患者体温恢复至正常，无胸痛不适，能进行有效咳嗽，痰容易咳出。

(2)发生休克时能被及时发现和得到处理，减轻其危害。

(十)健康教育

1.指导预防疾病

向患者及其家属讲解肺炎的病因及诱因。加强体育锻炼，增强体质，减少危险因素如吸烟、酗酒、受凉、淋雨。注意休息，劳逸结合，避免过度疲劳，感冒流行时少去公共场所，尽早防治上呼吸道感染。对年龄大于 65 岁或不足 65 岁，但有心血管、肺疾病、糖尿病、酗酒、肝硬化和免疫抑制剂(如 HIV 感染、肾功能衰竭、器官移植受者等)可注射肺炎疫苗。慢性病、长期卧床、年老体弱者，应注意经常改变体位、翻身、拍背，咳出气道痰液。对吸烟患者说明吸烟的危害性，劝其戒烟。

2.疾病知识指导

遵医嘱按时服药，了解药物的作用、用法、疗程和不良反应，定期随访。出现发热、心率增快、咳嗽、咳痰、胸痛等症状时应及时就诊。患病者给予高营养饮食，鼓励多饮水，病情危重高热者可给予清淡易消化半流质饮食。注意保暖，尽可能卧床休息。

二、肺炎链球菌肺炎

肺炎链球菌肺炎或称肺炎球菌肺炎，是由肺炎球菌引起的肺实质炎症，是最常见的肺炎，约占院外感染肺炎中的半数以上。冬季和初春为高发季节,常与呼吸道感染并行,男性多见,原先健康的青壮年、老年或婴幼儿多见。

(一)临床表现

1.症状

起病急骤,有寒战、高热、胸痛、呼吸困难、咳嗽、咳痰。一般初为刺激性干咳,咳少量黏液痰,典型者痰液可呈铁锈色。少数患者可出现恶心、呕吐、腹胀等,严重患者可出现神志模糊、烦躁、嗜睡、昏迷等神经精神症状。

2.体征

患者呈急性病容,鼻翼煽动,面颊绯红,口角和鼻周有单纯疱疹,严重者可有发绀、心动过速、心律不齐。早期肺部无明显异常体征,肺实变时,触觉语颤增强,叩诊呈浊音,听诊或管样呼吸音等实变体征,消散期可闻及湿啰音。

3.并发症

目前并发症已很少见。感染严重时可伴发感染性休克,尤其是老年人。表现为心动过速、血压降低、意识模糊、烦躁、四肢厥冷、发绀、多汗等,而高热、胸痛、咳嗽等症状并不明显。

(二)实验室和其他检查

1.血常规

白细胞总数和中性粒细胞增高,常伴核左移或胞质内有毒性颗粒。痰涂片或培养可见肺炎球菌。

2.X线检查

受累肺叶或肺段病变部模糊或炎症浸润或实变阴影,在实变阴影中可见支气管充气征。

(三)诊断要点

根据寒战、高热、胸痛、咳铁锈色痰、鼻唇疱疹等典型症状和肺实变体征,结合胸部检查结果,可做出初步诊断。病原菌检测是本病确诊的主要依据。

(四)治疗要点

1.抗菌药物治疗

一经诊断,即应给予抗菌药物治疗,不必等待细菌培养结果。首选青霉素 G 静脉滴注。对青霉素过敏者或耐青霉素或多重耐药菌株感染者,可用氟喹诺酮类、头孢噻肟或头孢曲松等药物,多重耐药菌株感染者可用万古霉素、替考拉宁等。

2.支持疗法

患者应卧床休息,注意补充足够蛋白质、热量及维生素。密切监测病情变化,注意防止休克。鼓励饮水每日 1~2L,轻症患者不需常规静脉输液,确有失水者可输液。中等或重症患者($PaO_2<60mmHg$ 或有发绀)应给氧。烦躁不安、谵妄、失眠者酌用地西泮 5mg 或水合氯醛 1~1.5g,禁用抑制呼吸的镇静药。

3.并发症的处理

经抗菌药物治疗后,高热常在 24 小时内消退或数日内逐渐下降。若体温降而复升或 3 天后仍不降者,应考虑肺炎链球菌的肺外感染,如脓胸、心包炎或关节炎等。持续发热的其他原因尚有耐青霉素的肺炎链球菌(PRSP)或混合细菌感染、药物热或并存其他疾病。肿瘤或异物阻塞支气管时,经治疗后肺炎虽可消散,但阻塞因素未除,肺炎可再次出现。若治疗不当,约5％并发脓胸,应积极排脓引流。

(五)常用护理诊断/问题

1.体温过高

与肺炎有关。

2.疼痛

与炎症累及胸膜有关。

3.清理呼吸道无效

与感染、发热及咳嗽无力有关。

(六)护理措施

1.一般护理

急性期应卧床休息,注意保暖,给易消化的流质或半流质饮食,并鼓励多饮水。

2.病情观察

观察痰液颜色和量,必要时留痰标本送验;观察生命体征及面色、神志、尿量等变化,如出现烦躁、少尿、发绀、体温骤降、脉速及血压下降等情况,应立即做好抢救准备;注意有无并发症发生,如病程延长或经治疗后发热不退或体温退后复升,多表示并发症存在。

3.对症护理

高热者头部放置冰袋或用温水、酒精擦身,尽量不用退热药;鼓励多饮水,做好口腔护理。气急、发绀者给予吸氧。咳嗽、咳痰者按医嘱服用祛痰剂,痰黏稠者可用雾化吸入等。剧咳胸痛者可取患侧卧位或用胶布固定胸壁。烦躁、失眠者可按医嘱给予水合氯醛等。腹胀、鼓肠者可用局部热敷、肛管排气。

(七)健康指导

向患者宣传肺炎的基本知识,强调预防的重要性。指导患者增加营养,保证充足的休息时间,以增强机体对感染的抵抗能力。纠正吸烟等不良习惯,避免受寒、过劳、酗酒等诱发因素。老年人及原患慢性病的患者应注意气温变化时随时增减衣服,预防上呼吸道感染。

第二章　心内科护理

第一节　稳定型心绞痛

稳定型心绞痛是在冠状动脉狭窄的基础上，由于心脏负荷增加引起的心肌急剧、暂时缺血缺氧的临床综合征。其特点为劳力诱发的阵发性前胸压榨性或窒息样疼痛感觉，主要位于胸骨后，可放射至心前区与左上肢尺侧面，也可放射至右臂和两臂的外侧面或颈与下颌部，持续数分钟，往往经休息或舌下含服硝酸甘油后迅速消失。

一、病因及发病机制

基本病因是冠状动脉粥样硬化。在心脏负荷增加时，心肌氧耗量增加，而冠状动脉的供血由于冠状动脉粥样硬化所致的冠状动脉狭窄不能相应增加，即可引起心绞痛。

二、临床表现

(一)症状

以发作性胸痛为主要临床表现，典型疼痛特点为胸骨体中、上段之后或心前区界限不清的压迫样、憋闷感或紧缩样感，也可有烧灼感，可放射至左肩、左臂尺侧，偶有至颈、咽或下颌部。发作时，患者可不自觉停止原来的活动。体力劳动、情绪激动、饱餐、受凉、心动过速等均可诱发。一般持续 3～5 分钟，休息或含服硝酸甘油可迅速缓解。

(二)体征

心绞痛发作时，可出现面色苍白、出冷汗、心率增快、血压升高。有时出现第三或第四心音奔马律。

三、辅助检查

(一)心电图

是心肌缺血、诊断心绞痛最常用的检查方法。

1.静息心电图检查

稳定型心绞痛患者静息心电图一般都是正常的，不能除外严重冠心病。常见异常改变有 ST-T 改变，包括 ST 段压低、T 波低平或倒置，ST 段改变更具特异性。

2.心绞痛发作时心电图检查

发作时出现明显的、有相当特征的心电图改变,主要为暂时性心肌缺血所引起的 ST 段移位。

3.心电图负荷试验

通过对疑有冠心病的患者增加心脏负荷(运动或药物)而诱发心肌缺血的心电图检查。最常用的阳性标准为运动中或运动后 ST 段水平型或下斜型压低 0.1mV,持续超过 2 分钟。

4.动态心电图

连续记录 24 小时或 24 小时以上的心电图,可从中发现 ST-T 改变和各种心律失常,可将出现心电图改变的时间与患者的活动和症状相对照。

(二)超声心动图

观察心室腔的大小、心室壁的厚度以及心肌收缩状态;另外,还可以观察到陈旧性心肌梗死时梗死区域的运动消失及室壁瘤形成。

(三)放射性核素检查

心肌灌注成像是通过药物静脉注射使正常心肌显影而缺血时不显影的"冷点"成像法,结合药物和运动负荷试验,可查出静息时心肌无明显缺血的患者。

(四)磁共振成像

可获得心脏解剖、心肌灌注与代谢、心室功能及冠状动脉成像的信息。

(五)心脏 X 线检查

可无异常发现或见主动脉增宽、心影增大、肺淤血等。

(六)CT 检查

可用于检测冠状动脉的钙化以及冠状动脉狭窄。

(七)左心导管检查

主要包括冠状动脉造影术和左心室造影术,是有创性造影检查。

四、诊断要点

根据典型的发作特点,休息或含服硝酸甘油后缓解,结合年龄和存在的冠心病危险因素,除外其他疾病所致的心绞痛,即可确定诊断。发作不典型者需要依靠观察硝酸甘油的疗效、发作时心电图的变化以及辅助检查来明确诊断。

五、治疗要点

原则是避免诱发因素、改善冠状动脉血供、治疗动脉粥样硬化、预防心肌梗死、改善生存质量。

(一)一般治疗

发作时立刻休息,尽量避免诱发因素;调整饮食结构,戒烟限酒;调整日常生活与工作量,减轻精神负担,保持适当运动;治疗相关疾病。

（二）药物治疗

1.抗心绞痛和抗缺血治疗

β受体拮抗剂、硝酸酯类、钙通道阻滞剂（CCB）、代谢类药物如曲美他嗪。

2.预防心肌梗死的药物

抗血小板治疗、调脂药物（他汀类药物）、血管紧张素转换酶抑制剂（ACEI）。

3.中医中药

丹参滴丸、保心丸等。

（三）控制危险因素

控制血压、血糖等。

（四）经皮冠状动脉介入治疗（PCI）

已成为冠心病治疗的重要手段。

（五）冠状动脉旁路手术（CABG）

对于复杂的冠心病患者，尤其是左主干病变、多支血管病变合并心功能不全和糖尿病的患者，CABG对缓解心绞痛和改善患者的生存有较好的效果。

六、护理措施

（一）心绞痛发作时的护理措施

详见表2-1。

表2-1　心绞痛发作时的护理措施

休息	心绞痛发作时立即停止活动，卧床休息
氧气吸入	给予氧气吸入，增加血液中的氧含量，有利于缓解心绞痛
遵医嘱用药，进行相应处理	可立即舌下含化硝酸甘油0.5mg，3～5分钟症状可缓解
病情观察	(1)观察心绞痛发作时的部位、性质、程度、诱因及缓解方式
	(2)持续给予心电监护，观察血压、心率及血氧饱和度
	(3)观察患者是否有心力衰竭、心律失常及心肌梗死等临床表现
	(4)及时描记心电图，观察心电图与心绞痛未发作时的动态变化
心理护理	(1)与患者进行沟通交流，安慰患者
	(2)鼓励患者表达内心想法，耐心向患者讲解疾病相关知识，消除紧张、焦虑或恐惧情绪
	(3)告知患者不良情绪会增加心脏负荷，增加氧耗，容易诱发心绞痛
	(4)患者的支持系统：让患者的家属或朋友多关心和鼓励患者等

（二）用药的观察及护理

详见表2-2。

表2-2　用药的观察及护理

硝酸酯类	(1)含服硝酸酯类药物，宜坐位或卧位
	(2)静脉使用时注意观察血压，控制速度

	(3)易产生耐药性,停药后会很快恢复,注意间隙给药
	(4)不良反应:面部潮红、头痛、头晕、心悸、直立性低血压
	(5)慎用:青光眼、低血压、休克、颅内压升高患者
β受体拮抗剂	(1)监测心率或脉搏,若<50次/分,及时通知医生减量或停药
	(2)支气管哮喘、心力衰竭及心动过缓的患者禁用
钙通道阻滞剂	(1)硝苯地平缓释剂可引起牙龈增生,下肢水肿
	(2)硫氮䓬酮可引起头痛、头晕、失眠等
	(3)注意观察血压及肝肾功能
	(4)主动脉狭窄、心力衰竭患者慎用
抗血小板聚集药	(1)可引起出血的风险,使用时应注意观察皮肤黏膜、胃肠道、颅内有无出血的表现
	(2)定期监测血常规、大便隐血及血压的变化
	(3)胃肠功能差的患者可饭后服用阿司匹林减少对胃黏膜的刺激
	(4)胃肠道有出血及溃疡患者慎用
血管紧张素转换酶抑制剂(ACEI)或血管紧张素受体拮抗剂(ARB)	(1)注意低血压和低灌注
	(2)监测肾功能和血钾等
	(3)血管紧张素转换酶抑制剂可引起干咳不适
他汀类药物	(1)不良反应有腹痛、腹泻、便秘、皮疹、肌痉挛、血清转氨酶升高
	(2)对他汀类药物过敏、血清转氨酶无原因持续升高、严重肝肾损害及胆汁淤积性肝硬化患者禁用

(三)健康宣教

详见表 2-3。

表 2-3 健康宣教

合理饮食	(1)进食清淡、低盐低脂、低胆固醇、富含纤维的易消化的食物
	(2)少食多餐,避免过饱
生活方式	(1)戒烟,限酒
	(2)适当控制体重
	(3)避免浓茶、咖啡
	(4)适度运动,循序渐进,劳逸结合
	(5)保持情绪乐观,减轻精神压力
预防便秘	(1)多进食蔬菜、水果
	(2)根据病情适度运动
	(3)指导患者按摩腹部,以刺激肠蠕动
	(4)对有潜在便秘危险的患者,可预防性使用通便药物
	(5)解除患者心理顾虑,指导床上排便
	(6)若出现便秘遵医嘱给予药物治疗

诱因预防	(1)避免过劳
	(2)避免饱餐
	(3)避免情绪激动
	(4)避免寒冷刺激
用药指导	(1)遵医嘱按时按量服药,不能擅自减量或停药
	(2)指导自我监测药物的疗效和不良反应
	(3)外出时随身携带硝酸甘油,正确贮存硝酸甘油,采用棕色瓶避光保存,取用后立即旋紧瓶塞,防止受潮变质而失效,开瓶使用频繁时有效期要适当缩短
	(4)正确使用硝酸甘油,应采用舌下含化,不能站立服用,需采取坐位或卧位,含后5分钟症状不缓解可再次含服一片,含服3次未缓解立即拨打急救电话
	(5)使用β受体拮抗剂注意监测心率或脉搏
	(6)应用钙通道阻滞剂及血管紧张素转换酶抑制剂时监测血压,定期复查肝肾功能
	(7)应用抗血小板聚集药时观察有无牙龈、大便出血,定期复查血常规及大便隐血

七、并发症的处理及护理

并发症的处理和护理见表2-4。

表2-4　并发症的处理和护理

心律失常	(1)立即通知医生
	(2)遵医嘱用药,观察药物疗效及不良反应
	(3)准备好抢救药物和仪器,如除颤仪、抢救车等
	(4)注意监测水电解质酸碱平衡状况,及时纠正电解质紊乱和酸碱平衡,预防或减少心律失常发生
心力衰竭	(1)体位:端坐位,两腿下垂
	(2)吸氧
	(3)遵医嘱使用利尿剂及血管扩张剂
	(4)观察用药疗效及不良反应
	(5)指导患者避免心力衰竭的诱因
心肌梗死	(1)观察患者疼痛有无缓解
	(2)观察患者的生命体征
	(3)监测心肌损伤标记物的动态变化
	(4)遵医嘱用药,观察药物疗效及不良反应
	(5)描记心电图,观察动态变化
	(6)做好溶栓及PCI的准备

第二节 非 ST 段抬高型急性冠脉综合征

急性冠脉综合征(ACS)指冠心病中急性发病的临床类型,包括不稳定型心绞痛(UA)、非 ST 段抬高型心肌梗死(NSTEMI)和 ST 段抬高型心肌梗死(STEMI)。近年又将前两者合称为非 ST 段抬高型 ACS,约占 3/4;后者称为 ST 段抬高型 ACS,约占 1/4。其中 UA 和 NSTEMI 若未及时治疗,可能进展成 STEMI。

一、发病机制

ACS 即在冠状动脉粥样硬化的基础上,发生斑块破裂或糜烂、溃疡,并发血栓形成、血管收缩、微血管栓塞等导致急性或亚急性的心肌供氧减少。不稳定型心绞痛(UA)指介于稳定型心绞痛和急性心肌梗死(AMI)之间的临床状态,它是 ACS 中的常见类型,若 UA 伴有血清心肌标志物明显升高,即可确诊为非 ST 段抬高型心肌梗死(NSTEMI)。STEMI 的病理生理特征是由于心肌丧失收缩功能所产生的左心室收缩功能降低、血流动力学异常和左心室重构所致。

二、临床表现

(一)症状

UA 和 NSTEMI 胸部不适的部位及性质与典型的稳定型心绞痛相似,但通常程度更重,持续时间更长,可达 30 分钟,胸痛可在休息时发生。UA 和 NSTEMI 的临床表现一般具有以下 3 个特征之一:

(1)静息时或夜间发生心绞痛,常持续 20 分钟以上。

(2)新近发生的心绞痛(病程在 2 个月内)且程度严重。

(3)近期心绞痛逐渐加重(包括发作的频度、持续时间、严重程度和疼痛放射到新的部位)。发作时可有出汗、恶心、呕吐、心悸或呼吸困难等表现;而原来可以缓解心绞痛的措施此时变得无效或不完全有效。不稳定型心绞痛严重度分级见表 2-5。

表 2-5 Braunwald 不稳定型心绞痛严重度分级

严重程度	定义	1 年内死亡率或心肌梗死率
Ⅰ级	严重的初发型或恶化型心绞痛,无静息时疼痛	7.3%
Ⅱ级	亚急性静息型心绞痛(在就诊前 1 个月内发生),但近 48 小时内无发作	10.3%
Ⅲ级	急性静息型心绞痛,在 48 小时内有发作	10.8%

(二)体征

胸痛发作时可出现脸色苍白、皮肤湿冷;可闻及一过性收缩期杂音。

三、辅助检查

(一)心电图

症状发作时的心电图有重要诊断意义,UA 患者症状发作时主要表现为 ST 段压低,其心电图变化随症状缓解而完全或部分消失,如心电图变化持续 12 小时,常提示发生 NSTEMI。NSTEMI 常有持续性 ST 段压低≥0.1mV 或伴对称性 T 波倒置,相应导联 R 波电压进行性降低,ST 段和 T 波的改变常持续存在。

(二)心肌标志物检查

心肌血清标志物是鉴别 UA 和 NSTEMI 的主要标准。UA 时,心肌标志物一般无异常增高,若 cTnT 及 cTnI 超过正常值,则可考虑 NSTEMI 的诊断。

(三)其他

冠状动脉造影和其他侵入性检查。

四、诊断要点

根据典型的胸痛症状和辅助检查尤其是心电图改变,结合冠心病危险因素,非 ST 段抬高型 ACS 可确诊。UA 与 NSTEMI 的鉴别主要参考心电图上 ST-T 改变的持续时间和血清心肌标志物检测结果。

五、治疗要点

应及早发现、及早住院,连续监测心电图,以发现缺血和心律失常;多次测定血清心肌标志物。UA 或 NSTEMI 的治疗目标是稳定斑块、缓解心肌缺血以及改善长期预后。

(一)一般治疗

不稳定心绞痛患者应收治 CCU,卧床休息 12～24 小时,给予心电监护。有明确低氧血症患者或存在左心室衰竭患者需给氧。病情稳定或血运重建后症状控制可建议循序渐进的活动。最初 2～3 天给予流食,症状缓解后可给予易消化的半流食,少量多餐。保持大便通畅,避免便秘,必要时可给予缓泻剂。

(二)抗栓治疗

可预防冠状动脉内进一步血栓形成、促进内源性纤溶活性溶解血栓,包括抗血小板和抗凝两部分。

(三)抗心肌缺血治疗

包括 β 受体拮抗剂、硝酸酯类药物、镇痛剂、钙离子通道阻滞剂。

(四)其他药物治疗

长期应用 ACEI 对预防再发缺血事件和死亡、改善心室重构有益;他汀类调脂药物除了对血脂的调节作用外,还可以稳定斑块、改善内皮细胞功能。

(五)其他

血运重建治疗。

六、主要护理诊断/问题

(一)疼痛

与心肌缺血缺氧有关。

(二)活动无耐力

与心肌氧的供需失调有关。

(三)焦虑或恐惧

与患者发病时不良体验有关。

(四)有便秘的危险

与卧床、活动减少、进食少及不习惯创伤解便有关。

(五)潜在并发症

猝死、心力衰竭、心肌梗死或再发心机梗死。

七、护理措施

(一)一般护理

(1)患者应卧床休息 12～24 小时,给予持续心电监护。

(2)保持病室环境安静,使患者充分休息;对患者进行必要的解释和鼓励,使其积极配合治疗,解除其焦虑和紧张情绪,减轻其心脏负担。

(3)有明确低氧血症(动脉血氧饱和度≤92%)或存在左心室功能衰竭者,遵医嘱给氧。

(4)疾病最初 2～3 天以流质饮食为主,以后随症状减轻而逐渐增加易消化的半流食,宜少量多餐,钠盐和液体的摄入量应根据尿量、呕吐量及有无心衰症状而做调整,告知患者其治疗饮食的目的和作用。

(5)病情稳定或血运重建、症状控制后,鼓励患者早期、循序渐进地活动。

(6)告知患者排便时避免用力,可通过增加饮食中膳食纤维的含量或按摩腹部来促进肠蠕动,必要时遵医嘱给予缓泻剂。

(二)病情观察

(1)遵医嘱每日和(或)出现症状时做心电图检查,标记胸前导联位置,观察心电图的动态演变。

(2)必要时给予心电监护,观察患者心率、心律、血压、血氧饱和度的情况。每 24 小时更换电极片及粘贴位置,避免影响监护效果,减少粘胶过敏发生。按时记录各项指标数值,如有变化及时通知医生。

(3)准确记录患者出入量。

(4)保证输液管路通畅,按时观察输液泵工作状态,确保药液准确输注。观察穿刺部位,预防静脉炎及药物渗出。

(三)用药护理

(1)应用硝酸甘油时,应注意用法是否正确、胸痛症状是否改善;使用静脉制剂时,应遵医嘱严格控制输液速度,观察用药后反应,同时告知患者由于药物扩张血管会导致面部潮红、头部胀痛、心悸等不适,以解除患者顾虑。

(2)应用他汀类药物时,定期监测血清氨基转移酶及肌酸激酶等生化指标。

(3)应用阿司匹林时,建议饭后服用,以减少恶心、呕吐、上腹部不适或疼痛等胃肠道症状。观察患者是否出现皮疹、皮肤黏膜出血等不良反应,如发生,及时通知医生。

(4)应用β受体拮抗剂时,监测患者心率、心律、血压变化。嘱患者在改变体位时动作应缓慢。

(5)应用低分子肝素等抗凝药物时,注意口腔、黏膜、皮肤、消化道等部位出血情况。

(6)应用吗啡的患者,应观察患者有无呼吸抑制,以及使用后疼痛程度改善的情况。

(四)心理护理

患者反复发作胸痛,使其常有紧张不安或焦虑的情绪,应向患者做好解释,减轻患者的心理压力。护士应态度和蔼,多关心体贴患者,观察病情细致,技术操作娴熟、有条不紊,以取得患者信任。向患者详细解释病情,使患者对所患疾病有所了解,同时和患者、家属就病情变化进行沟通,强调治疗的正面效果,使患者增强康复信心。

(五)健康教育

(1)指导患者改变生活方式,合理膳食,增加膳食纤维和维生素,少食多餐,避免暴饮暴食,戒烟限酒。

(2)告知患者心绞痛发作时安静卧床休息,缓解期应以有氧运动为主,如散步、打太极、骑车、游泳等,运动前做好准备活动并备好硝酸甘油,如有不适应立即停止运动。生活作息规律,保证充足睡眠。保持大便通畅,避免过度用力加重心脏负荷。

(3)指导患者出院后遵医嘱服药,不擅自增减药量或停药,做好药物不良反应的自我监测。随身携带硝酸甘油以备急需。硝酸甘油应在棕色避光瓶内保存并放于干燥阴凉处,开封6个月后不再使用,及时更换,以确保疗效。告知服用他汀类药物的患者,如出现肌痛、肝区胀痛等症状时及时就医。

(4)病情监测指导:教会患者及家属心绞痛发作时缓解胸痛的方法,胸痛发作时应立即停止活动或舌下含服硝酸甘油,如含服硝酸甘油后胸痛不能缓解,或心绞痛发作比以往频繁、程度加重、疼痛时间延长,应及时就医。定期复查心电图、血压、血脂、肝功能。

八、护理目标

(1)患者的疼痛减轻或消失。

(2)患者的活动耐力增强,活动后未诉不适。

(3)患者的焦虑或恐惧减轻或消失,情绪稳定。

(4)患者大便通畅,无便秘发生。

(5)预防措施得当,患者未发生猝死、心力衰竭、心肌梗死或再发心肌梗死。

第三节　ST 段抬高型心肌梗死

一、概述

ST 段抬高型心肌梗死(STEMI)是指因冠状动脉供血急剧减少或中断,使相应心肌严重而持久地缺血导致心肌坏死。本病属冠心病的严重类型,有 1/4 的患者死亡,其中 50％死于发病后 1 小时以内,其原因为心律失常,最多见的原因为心室颤动。

本病男性多于女性,男女之比为(2～5)∶1,多发生在 40 岁以上的人群,冬春两季发病较多,北方地区高于南方地区。

二、病因和发病机制

最常见的原因为冠状动脉粥样硬化,其他如冠状动脉栓塞、冠状动脉严重痉挛、冠状动脉炎、冠状动脉口闭塞、先天性冠状动脉畸形等。导致一支或多支血管管腔狭窄,心肌供血不足,而侧支循环尚未充分建立。在此基础上,心肌供血一旦急剧减少甚至完全中断,使心肌严重而持久缺血达 20～30 分钟以上,即可发生急性心肌梗死。

促使不稳定的斑块破裂出血及血栓形成的诱因如下。

(1)晨起 6～12 时交感神经活动增加,机体应激反应增强,心肌收缩力、心率、血压增高,冠状动脉张力增高。

(2)饱餐特别是进食多量脂肪后,血脂增高,血黏度增高。

(3)重体力活动、过分情绪激动、用力排便或血压剧烈升高,使左心室负荷明显加重。

(4)休克、脱水、出血、严重心律失常或外科手术,使心排血量骤降,冠状动脉灌注急剧减少。

三、病理生理

(1)左心室泵功能障碍,可导致急性左心功能不全或心源性休克。

(2)心脏每搏输出量和心排血量降低,使冠状动脉血流减少,非梗死区和梗死区周围心肌缺血加重。

(3)心肌电不稳定,可引发各种心律失常。

(4)左心室重构:左心室重构的结果为左心室泵功能障碍加重;各部分心肌之间复极的时相差异增大,可引起严重的心律失常。

四、诊断要点

(一)临床表现

1.先兆表现

(1)50％～81.2％的患者发病前数日有乏力,胸部不适,烦躁,心悸,气紧,心绞痛等。

（2）心绞痛发作的频率增加，性质加剧或程度加重，持续时间延长，无明显诱因，以前含服硝酸甘油有效而现在无效。

（3）心绞痛发作时伴有恶心、呕吐、血压下降、心动过缓、心功能不全、严重心律失常等。

（4）心电图出现一过性 ST 段的明显抬高。

2.症状

（1）疼痛：是最先出现的最突出的症状，多发生于清晨，性质和部位与心绞痛相同但程度更重，持续时间延长，可达数小时或更长，休息及含服硝酸甘油多效果差或无效，诱因多不明显，且常发生在安静时。患者常烦躁不安、出汗、胸闷、恐惧及有濒死感。少数患者无疼痛，直接表现为休克或心力衰竭。部分患者表现为上腹疼痛而被误诊为急腹症；部分患者疼痛放射至下颌、颈部、背部被误认为骨关节痛。

（2）全身症状：发热，体温一般 38℃，心动过速，白细胞增高，血沉增快等。

（3）胃肠道症状：疼痛剧烈时伴有恶心、呕吐和上腹胀痛、肠胀气，重症可发生呃逆。

（4）心律失常：见于 75%～95% 的患者，多发生于起病后 1～2 天，以 24 小时内最多见，可伴乏力、头晕、昏厥等症状。心律失常中以室性心律失常最多见，其次为房室传导阻滞，室上性心律失常较少见。

（5）低血压和休克：疼痛时伴血压下降未必是休克，如果疼痛缓解后收缩压仍低于 80mmHg，伴有烦躁不安，面色苍白，皮肤湿冷，脉搏细速，大汗淋漓，尿量减少（<20mL/h），意识淡漠甚至昏厥者为休克。

（6）心力衰竭：其发生率为 32%～48%，主要为急性左心力衰竭。表现为呼吸困难，口唇发绀，咳嗽，烦躁等，严重者可发生急性肺水肿，随后可出现颈静脉怒张、肝大、水肿等右心力衰竭的表现。右心室梗死患者可直接表现为右心力衰竭，同时伴血压下降。

3.体征

急性心肌梗死时心脏体征可在正常范围，体征异常者大多无特征性，可出现心动过速；心动过缓；第一心音减弱，心尖部可出现第四心音或第三心音；收缩期杂音；心包摩擦音等。

（二）辅助检查

（1）心电图。

（2）血清心肌标志物检测。

（3）冠状动脉造影及其他侵入性检查。

（4）超声心动图。

（5）X 线胸片。

（6）放射性核素。

（7）心肌显像磁共振成像。

（8）X 线计算机断层扫描。

五、治疗要点

（1）监护和一般治疗。

（2）再灌注治疗：包括药物治疗、冠状动脉介入治疗——经皮冠状动脉腔内成形术（PTCA）及支架植入术；冠状动脉旁路移植（CABG）术。

（3）治疗各种并发症如消除心律失常，控制休克，治疗心力衰竭等。

六、护理要点

（一）专科护理评估

1.身体评估

（1）一般状态：评估患者的神志状况，尤其注意有无面色苍白、表情痛苦、大汗或神志模糊、反应迟钝甚至晕厥等表现。评估患者 BMI、腰围、腹围以及睡眠、排泄形态有无异常。

（2）生命体征：评估患者体温、心率、心律、呼吸、血压、血氧饱和度有无异常。

2.病史评估

（1）评估患者年龄、性别、职业、饮食习惯、有无烟酒嗜好、家族史及锻炼习惯。

（2）评估患者此次发病有无明显的诱因、胸痛发作的特征，尤其是起病的时间、疼痛程度、是否进行性加重，有无恶心、呕吐、乏力、头晕、呼吸困难等伴随症状，是否有心律失常、休克、心力衰竭的表现。了解患病后的诊治过程，是否规律服药、服药种类以及服药后反应。评估患者对疾病知识及诱因相关知识的掌握程度、合作程度、心理状况（如患者有无焦虑、抑郁等表现）。

（3）评估患者心电图变化：ST 段抬高型心肌梗死的特征性改变：①面向坏死区的导联 ST 段抬高呈弓背向上型，面向透壁心肌坏死区的导联出现宽而深的 Q 波，面向损伤区的导联上出现 T 波倒置。②在背向心肌坏死区的导联出现相反的改变，即 R 波增高、ST 段压低和 T 波直立并增高。

非 ST 段抬高型心肌梗死的特征性改变：①无病理性 Q 波，有普遍性 ST 段压低 $\geqslant$ 0.1mV，但 aVR 导联（有时还有 V_1 导联）ST 段抬高或有对称性 T 波倒置。②无病理性 Q 波，也无 ST 段变化，仅有 T 波倒置变化。

ST 段抬高型心肌梗死的心电图演变：①急性期起病数小时内可无异常或出现异常高大两支不对称的 T 波。②急性期起病数小时后，ST 段明显抬高呈弓背向上型，与直立的 T 波连接，形成单相曲线；数小时至 2 天内出现病理性 Q 波，同时 R 波减低。③亚急性期改变若早期不进行干预，抬高的 ST 段可在数天至 2 周内逐渐回到基线水平，T 波逐渐平坦或倒置。④慢性期改变数周至数月后，T 波呈 V 形倒置，两支对称。T 波倒置可永久存在，也可在数月至数年内逐渐恢复。

ST 段抬高型心肌梗死的定位：ST 段抬高型心肌梗死的定位和范围可根据出现特征性改变的导联来判断。

（4）评估心肌损伤标志物变化：①心肌肌钙蛋白 I(cTnI) 或 T(cTnT)：是诊断心肌坏死最特异和敏感的首选指标，起病 2～4 小时后升高。cTnI 于 10～24 小时达峰值，7～10 天降至正常；cTnT 于 24～48 小时达峰值，10～14 天降至正常。②CK-MB：对判断心肌坏死的临床特异性较高，在起病后 4 小时内增高，16～24 小时达峰值，3～4 天恢复正常。适用于早期诊断和再发心肌梗死的诊断，还可用于判断溶栓效果。③肌红蛋白：有助于早期诊断，但特异性差，起病后 2 小时内即升高,12 小时内达峰值,24～48 小时内恢复正常。

(5)评估患者管路的情况,判断有无管路滑脱的可能。

3.评估患者的活动能力

判断患者发生跌倒、坠床、压疮的危险程度。

(二)护理措施

1.急性期的护理

(1)入院后遵医嘱给氧,氧流量为 3～5L/min,可减轻气短、疼痛或焦虑症状,有利于心肌氧合。

(2)心肌梗死早期易发生心律失常、心率和血压的波动,立即给予心电监护,同时注意观察患者神志、呼吸、出入量、末梢循环情况等。

(3)立即进行 22 导联心电图检查,初步判断梗死位置并采取相应护理措施:前壁心肌梗死患者应警惕发生心功能不全,注意补液速度,观察有无呼吸困难、咳嗽、咳痰等症状。如前壁梗死面积较大影响传导系统血供者,也会发生心动过缓,应注意心率变化;下壁、右室心肌梗死患者易发生低血压、心动过缓、呕吐等,密切观察心率、血压变化,遵医嘱调整用药,指导患者恶心时将头偏向一侧,防止误吸。

(4)遵医嘱立即建立静脉通路,及时给予药物治疗并注意用药后反应。

(5)遵医嘱采血,做床旁心肌损伤标志物检查,一般先做肌红蛋白和 cTnI 检测。

(6)遵医嘱给予药物负荷剂量,观察用药后反应,如有呕吐,观察呕吐物性质、颜色,观察呕吐物内有无之前已服药物,并通知医生。

(7)如患者疼痛剧烈,遵医嘱给予镇痛药物,如吗啡、硝酸酯类药物,同时观察患者血压变化及有无呼吸抑制的发生。

(8)拟行冠状动脉介入治疗的患者给予双侧腕部及腹股沟区备皮准备,备皮范围为双上肢腕关节上 10cm、从脐下到大腿中上 1/3,两侧至腋中线,包括会阴部。

(9)在患者病情允许的情况下简明扼要地向患者说明手术目的、穿刺麻醉方法、术中出现不适如何告知医生等,避免患者因手术引起进一步紧张、焦虑。

(10)接到导管室通知后,立即将患者转运至导管室,用过床易将患者移至检查床上,避免患者自行挪动加重心肌氧耗。

(11)介入治疗后如患者使用血小板糖蛋白 GPⅡb/Ⅲa 受体拮抗剂(如替罗非班)药物治疗,注射低分子肝素者应注意用量减半,同时应观察患者的皮肤、牙龈、鼻腔黏膜等是否有出血、淤斑,穿刺点是否不易止血等,必要时通知医生,遵医嘱处理。

(12)遵医嘱根据发病时间定期复查心电图及心肌酶,观察动态变化。

2.一般护理

(1)休息:发病 12 小时内绝对卧床休息,避免活动,并保持环境安静。告知患者及其家属,休息可以降低心肌氧耗量,有利于缓解疼痛,以取得合作。

(2)给氧:遵医嘱鼻导管给氧,2～5L/min,以增加心肌氧供。吸氧过程中避免患者自行摘除吸氧管。

(3)饮食:起病后 4～12 小时内给予流食,以减轻胃扩张。随后遵医嘱过渡到低脂、低胆固醇、高维生素、清淡、易消化的治疗饮食,少量多餐,患者病情允许时告知其治疗饮食的目的和作用。

(4)准备好急救用物。

(5)排泄的护理:及时增加富含纤维素的水果、蔬菜的摄入,按摩腹部以促进肠蠕动;必要时遵医嘱使用缓泻剂;告知患者不要用力排便。

3.病情观察

(1)遵医嘱每日检查心电图,标记胸前导联位置观察心电图的动态变化。患者出现症状时随时行心电图检查。

(2)给予持续心电监护,密切观察患者心率、心律、血压、氧饱和度的情况。24小时更换电极片及粘贴位置,避免影响监护效果,减少粘胶过敏发生。按照护理级别要求定时记录各项指标数值,如有变化及时通知医生。

(3)保证输液通路通畅,观察输液速度,定时观察输液泵工作状态,确保药液准确输注,观察穿刺部位,预防静脉炎及药物渗出。

(4)严格记录患者出入量,防止患者体液过多增加心脏负荷。

(5)嘱患者呕吐时将头偏向一侧,防止发生误吸。

4.用药护理

(1)应用硝酸甘油时,应注意用法是否正确、胸痛症状是否改善;使用静脉制剂时,遵医嘱严格控制输液速度,观察用药后反应,同时告知患者由于药物扩张血管会导致面部潮红、头部胀痛、心悸等不适,以解除患者顾虑。

(2)应用他汀类药物时,定期监测血清氨基转移酶及肌酸激酶等生化指标。

(3)应用阿司匹林时,建议饭后服用,以减轻恶心、呕吐、上腹部不适或疼痛等胃肠道症状。观察患者是否出现皮疹、皮肤黏膜出血等不良反应,如发生及时通知医生。

(4)应用β受体拮抗剂时,监测患者心率、心律、血压变化,同时嘱患者在改变体位时动作应缓慢。

(5)应用低分子肝素等抗凝药物时,注意观察口腔黏膜、皮肤、消化道等部位出血情况。

(6)应用吗啡的患者,应观察患者有无呼吸抑制,以及使用后疼痛程度改善的情况。

5.并发症护理

(1)猝死急性期:严密进行心电监护,以及时发现心率及心律变化。发现频发室性期前收缩、室性心动过速、多源性或R on T现象的室性期前收缩及严重的房室传导阻滞时,应警惕发生室颤或心搏骤停、心源性猝死,需立即通知医生并协助处理,同时遵医嘱监测电解质及酸碱平衡状况,备好急救药物及抢救设备。

(2)心力衰竭:AMI患者在急性期由于心肌梗死对心功能的影响可发生心力衰竭,特别是急性左心力衰竭。应严密观察患者有无呼吸困难、咳嗽、咳痰、少尿、低血压、心率加快等,严格记录出入量。嘱患者避免情绪激动、饱餐、用力排便。发生心力衰竭时,需立即通知医生并协助处理。

(3)心律失常:心肌梗死后室性异位搏动较常见,一般不需要做特殊处理。应密切观察心电监护变化,如患者有心力衰竭、低血压、胸痛伴有多形性室速、持续性单形室速,应及时通知医生,并监测电解质变化。如发生室颤,应立即协助医生除颤。

(4)心源性休克:密切观察患者心电监护及血流动力学(如中心静脉压、动脉压)监测指标,定时记录数值,遵医嘱给予补液治疗及血管活性药物,并观察给药后效果、患者尿量、血气指标等变化。

6.心理护理

急性心肌梗死患者胸痛程度异常剧烈,有时可有濒死感,患者常表现出紧张不安、焦虑、惊恐心理,应耐心倾听患者主诉,向患者解释各种仪器、监测设备的使用及治疗方法、需要患者配合的注意事项等,以减轻患者的心理压力。

7.健康宣教

发生心肌梗死后必须做好二级预防,以预防心肌梗死再发。嘱患者合理膳食,戒烟、限酒,适度运动,保持心态平和,坚持服用抗血小板药物、β受体拮抗剂、他汀类调脂药及 ACEI,控制高血压及糖尿病等危险因素,并定期复查。

除上述二级预防所述各项内容外,在日常生活中还要注意以下几点:

(1)避免过度劳累,逐步恢复日常活动,生活规律。

(2)放松精神,愉快生活,对任何事情要能泰然处之。

(3)不要在饱餐或饥饿的情况下洗澡。洗澡时水温最好与体温相当,时间不宜过长。冠心病程度较严重的患者洗澡时,应在他人帮助下进行。

(4)在严寒或强冷空气影响下,冠状动脉可发生痉挛而诱发急性心肌梗死。所以每遇气候恶劣时,冠心病患者要注意保暖或适当防护。

(5)急性心肌梗死患者在排便时,因屏气用力可使心肌耗氧量增加、加重心脏负担,易诱发心搏骤停或室颤甚至致死,因此要保持大便通畅,防止便秘。

(6)要学会识别心肌梗死的先兆症状并能正确处理。心肌梗死患者约 70% 有先兆症状,主要表现为:①既往无心绞痛的患者突然发生心绞痛或原有心绞痛的患者无诱因性发作、发作后症状突然明显加重。②心绞痛性质较以往发生改变、时间延长,使用硝酸甘油不易缓解。③疼痛伴有恶心、呕吐、大汗或明显心动过缓或过速。④心绞痛发作时伴气短、呼吸困难。⑤冠心病患者或老年人突然出现不明原因的心律失常、心力衰竭、休克或晕厥等情况时都应想到心肌梗死的可能性。一旦发生,必须认真对待,患者首先应原地休息,保持安静,避免精神过度紧张,同时舌下含服硝酸甘油或吸入硝酸甘油喷雾剂,若 20 分钟胸痛不缓解或出现严重胸痛伴恶心、呕吐、呼吸困难、晕厥时,应拨打“120”。

第四节　心律失常

一、窦性心律失常

窦性心律失常是一组以窦房结自律性异常和窦房传导障碍为病理基础的快速性和缓慢性心律失常。

（一）临床表现

1.窦性心动过速

成人窦性心律的频率超过 100 次/分称为窦性心动过速。临床上心慌、乏力、运动耐量下降是常见表现,部分患者可诱发心绞痛,引起或加重心功能不全。

2.窦性心动过缓

成人窦性心律的频率低于 60 次/分称为窦性心动过缓。生理因素引起者多无明显症状,运动或代谢增强时窦性心律可加快至正常。各种疾病所伴随的窦性心动过缓其临床表现与原发病相关。

3.病态窦房结综合征(SSS)

轻者表现为心慌、心悸、记忆力减退、乏力和运动耐量下降;重者引起心绞痛、少尿、黑蒙、晕厥,晚期可出现心力衰竭、阿-斯综合征,甚至因心脏停搏或继发心室颤动而导致患者死亡。

（二）辅助检查

1.窦性心动过速心电图特点

窦性 P 波的频率＞100 次/分,伴有房室传导或室内传导异常者,P-R 间期可延长或 QRS 波群宽大畸形。

2.窦性心动过缓心电图特点

窦性 P 波的频率＜60 次/分,伴有窦性心律不齐时,P-P 间期不规则,但各 P-P 间期之差小于 0.20 秒。

3.病态窦房结综合征

(1)心电图特点主要包括:

1)持续而显著的窦性心动过缓(50 次/分以下)。

2)窦性停搏和窦房传导阻滞。

3)窦房传导阻滞与房室传导阻滞并存。

4)心动过缓-心动过速综合征(慢-快综合征)。

5)房室交界区性逸搏心律等。

(2)动态心电图:可表现为 24 小时总心跳次数低于 8 万次(严重者低于 5 万次),反复出现大于 2 秒的长间歇。

（三）诊断

1.窦性心动过速

心慌、心悸症状,心率＞100 次/分,心电图表现符合窦性心动过速的特点。

2.窦性心动过缓

静息状态下心率慢于 60 次/分,心电图表现符合窦性心动过缓的特点。

3.病态窦房结综合征

依据症状和特征性的心电图表现,并排除生理因素、药物作用和其他疾病等对窦房结功能的影响,可诊断病态窦房结综合征。

（四）治疗

1.窦性心动过速

控制病因或消除诱因,也可选用 β 受体拮抗剂或钙离子通道阻滞剂。

2.窦性心动过缓

除有效治疗原发病外,还可适当使用 M 受体拮抗剂、β肾上腺能受体兴奋剂等提高心率。

3.病态窦房结综合征

控制病因,M 受体拮抗剂或 β肾上腺能受体兴奋剂药物治疗以及心脏起搏治疗。

(五)护理

1.护理评估

(1)身体评估:评估患者意识状态,观察脉搏、呼吸、血压有无异常。询问患者饮食习惯与嗜好、饮食量和种类。评估患者有无水肿,水肿部位、程度;评估患者皮肤有无破溃、压疮、手术伤口及外伤等。

(2)病史评估:

1)评估患者窦性心律失常的类型、发作频率、持续时间等;询问患者有无心悸、胸闷、乏力、头晕、晕厥等伴随症状。

2)评估患者此次发病有无明显诱因:体力活动、情绪激动、饮茶、喝咖啡、饮酒、吸烟,应用肾上腺素、阿托品等药物。

3)评估患者有无引起窦性心律失常的基础疾病。甲状腺功能亢进症、贫血、心肌缺血、心力衰竭等可引起窦性心动过速;甲状腺功能减退症、严重缺氧、颅内疾患等可引起窦性心动过缓;窦房结周围神经和心房肌的病变、窦房结动脉供血减少、迷走神经张力增高等可导致窦房结功能障碍。

4)查看患者当前实验室检查结果以及心电图、24 小时动态心电图。

5)询问患者目前服用药物的名称、剂量及用法,评估患者有无药物不良反应,询问患者有无明确药物过敏史。

6)评估患者既往史及家族史。

7)询问患者有无跌倒史。

8)心理-社会状况:评估患者对疾病知识的了解程度、对治疗及护理的配合程度、经济状况等,采用综合医院焦虑抑郁量表(HADS)评估患者焦虑、抑郁程度。

(3)其他:采用日常生活能力(Barthel 指数)评定量表评估患者的活动能力,采用北京大学第一医院患者跌倒危险因素评估表、北京大学第一医院患者压疮 Braden 评分表判断患者发生跌倒、坠床、压疮的危险程度。

2.护理措施

(1)一般护理:

1)保证休息:嘱患者心律失常发作时卧床休息,采取舒适体位,尽量避免左侧卧位,因左侧卧位时患者常能感觉到心脏的搏动而使不适感加重,注意保证充足的休息与睡眠。

2)给氧:遵医嘱给予患者氧气吸入,将安全用氧温馨提示牌挂于患者床头,告知患者不可自行调节氧气流量。

3)预防跌倒:病态窦房结综合征患者可出现与心动过缓有关的心、脑等脏器供血不足的症状,严重者可发生晕厥,属于跌倒高危患者。对跌倒高危患者悬挂跌倒高危标识,每周两次评估患者跌倒的危险程度,调低病床高度。定时巡视患者,将呼叫器置于患者随手可及之处,协助完成生活护理。嘱患者避免剧烈运动、情绪激动、快速变换体位等,患者外出检查时应有专人(家属、护工)陪伴。

(2)病情观察:严密监测患者的心律、心率、脉搏及血压的变化。测量心率、脉搏时应连续测定 1 分钟。对于患者心率小于 60 次/分或大于 100 次/分或出现胸闷、心悸、心慌、头晕、乏力等症状时应及时通知医生,配合处理。

(3)用药护理:严格遵医嘱按时按量给予抗心律失常药物,静脉给药时应严格控制输液速度。观察患者意识和生命体征,必要时监测心电图变化,注意用药前、用药过程中及用药后的心率、心律、P-R 间期、Q-T 间期等的变化,以判断疗效和有无不良反应。

(4)辅助检查护理:

1)心电图检查:心电监护发现心律失常或患者有不适主诉时,遵医嘱进行心电图检查。告知患者检查时的注意事项,检查过程中注意保暖及隐私保护。

2)24 小时动态心电图检查:告知患者在行此项检查期间不要淋浴,向患者强调如出现不适症状需记录发生的时间、活动内容及不适症状。

(5)心理护理:采用综合医院焦虑抑郁量表(HADS)评估患者焦虑、抑郁状况。指导患者避免引起或加重窦性心律失常的因素,保持良好心态。情绪激动时交感神经兴奋可使心率增快,激发各种类型的心律失常;反之,情绪重度低迷时,迷走神经兴奋可使心率减慢,出现心动过缓或停搏。

(6)行起搏器植入术患者的护理:有症状的病态窦房结综合征患者应接受起搏器治疗。

(7)健康宣教:

1)饮食指导:告知患者应少食多餐,避免过饱。饮食过饱会加重心脏负担,加重原有的心律失常。告知患者禁烟酒、浓茶,少饮咖啡,少食辛辣食物。

2)活动指导:存在明显症状的患者,应卧床休息,尽量减少机体耗氧;偶发、无器质性心脏病的心律失常者,不需卧床休息,可做适当活动,注意劳逸结合;有血流动力学改变的心律失常患者应适当休息,避免劳累;严重心律失常患者应绝对卧床休息,至病情好转后再逐渐起床活动。

3)用药指导:告知患者服药方法、时间及剂量,嘱患者按时服药。告知患者用药后可能出现的不良反应,一旦发生,应及时就诊。

4)教会患者及其家属自测脉搏的方法,嘱患者出院后如有不适及时就诊。

二、窦性心动过缓

(一)概述

窦性心动过缓是指成人窦性心律低于 60 次/分。

(二)病因

(1)颅内疾病、严重缺氧、低温、甲状腺功能低下、阻塞性黄疸等。

(2)药物作用:如应用胺碘酮、β 受体拮抗剂、洋地黄、钙通道阻滞剂(硫氮䓬酮、维拉帕米)等。

(3)心脏疾病:如窦房结病变、急性下壁心肌梗死等。

（三）诊断要点

1.临床表现

窦性心动过缓如心率不低于每分钟 50 次，一般无症状；如心率低于每分钟 40 次时常可引起头昏、乏力、黑蒙或晕厥等症状。脉搏小于 60 次/分。

2.心电图特点

(1)呈窦性心律：Ⅰ、Ⅱ、aVF、V$_4$～V$_6$ 导联，P 波直立；aVR 导联，P 波倒置。

(2)PP 间期大于 1 秒或 P 波频率小于 60 次/分。

（四）治疗

(1)无症状的窦性心动过缓通常无须治疗。

(2)因心率过慢而出现心排血量不足症状时可应用阿托品或异丙肾上腺素等药物。

1)阿托品：常见用法为 0.5～1mg 静脉注射。

2)异丙肾上腺素：常见用法为 1mg＋5％葡萄糖 500mL 静脉缓慢滴注或异丙肾上腺素 1mg＋生理盐水(或 5％葡萄糖)50mL 用微量泵根据心率匀速泵入。

3)沙丁胺醇：2.4mg 口服，每日 3 次。

(3)必要时考虑心脏起搏治疗。

（五）主要护理问题

1.舒适的改变——头昏、乏力

与心排血量不足有关。

2.有受伤的危险

与潜在并发症晕厥有关。

3.焦虑

与患者不适有关。

4.知识缺乏

疾病相关知识缺乏。

第三章　消化内科护理

第一节　胃炎

胃炎是指各种有害因素所致的一组胃黏膜炎症性病变的疾病,按临床发病急缓分为急性和慢性胃炎。

一、急性胃炎

(一)病因和诱因

急性胃炎是指胃黏膜的急性炎症,其主要病变是胃黏膜的糜烂和出血,故常称为急性糜烂出血性胃炎。病变可局限于胃窦、胃体,也可波及全胃。常见病因有:

1.急性应激

多由重要脏器严重病变、颅内病变及大手术、创伤、大面积烧伤、休克等所致。发病机制尚未完全明确。以胃腔内渗血常见,约 20% 患者可发生较大量出血,少数发生急性溃疡,称为应激性溃疡。

2.理化因素

化学物质,其中常见的是药物,如应用阿司匹林、吲哚美辛、磺胺、激素、铁剂、抗肿瘤药等;其他如胆汁反流、乙醇。留置胃管、胃内异物、胰腺癌放疗后都可造成物理性胃黏膜损伤。

3.幽门螺杆菌(Hp)感染

常引起急性胃炎或在慢性胃炎基础上导致病变急性活动。

(二)临床表现

轻者多无症状或仅有上腹不适、疼痛及食欲减退、恶心、呕吐等消化不良表现。胃部出血一般呈少量、间歇,可自行停止。大出血时呈呕血、黑粪。持续少量渗血可致贫血。体检可有上腹部轻压痛。

(三)辅助检查

通过纤维胃镜可确定诊断。

(四)治疗要点

1.去除病因或诱因

由药物引起者应立即停止用药,酗酒者宜戒酒。

2.对症治疗

如上消化道出血、胃酸过多等的治疗。

（五）常用护理诊断/问题

1.疼痛

与胃酸刺激或平滑肌痉挛有关。

2.营养失调,低于机体需要量

与畏食、消化吸收不良、持续出血有关。

（六）护理措施

1.病情观察

观察上腹部不适的部位,注意疼痛的性质、程度以及有无上消化道出血等。

2.一般护理

患者要注意休息,避免劳累;急性出血时应侧卧位,防止误吸,做好口腔护理。饮食上一般进无渣、温热、半流质饮食。少量出血时可给牛奶、米汤等流质,以中和胃酸,有利于胃黏膜的修复。呕血者应暂禁食。

（七）健康指导

（1）告知患者及其家属,本病为胃的一种急性损害,只要去除病因和诱因,是能治愈的,也是可以防止发展为慢性胃炎的。

（2）指导患者饮食要有规律性,少食多餐,避免刺激性食物和对胃有损害的药物或遵医嘱从小量开始、饭后服药;要节制烟酒。

（3）遵医嘱坚持服药,并定期门诊复查。

二、慢性胃炎

慢性胃炎是由各种病因引起的胃黏膜慢性炎症。主要组织病理学特征是炎症、萎缩和肠化生。发病率高,且随年龄增长而增高,占接受胃镜检查的门诊患者中的 $80\%\sim90\%$ 。男性稍多于女性。

（一）病因与发病机制

慢性胃炎的病因目前还未完全阐明,认为与下列因素有关:

1.幽门螺杆菌感染

现认为 Hp 感染是慢性胃炎最主要的病因。Hp 在慢性胃炎的检出率高达 $80\%\sim90\%$ 。Hp 可以造成黏膜上皮细胞的变性坏死及黏膜的炎症反应。Hp 的抗原物质还能引起宿主对黏膜的自身免疫反应。

2.自身免疫反应

部分慢性胃炎患者血液中能检测到壁细胞抗体（PCA）和内因子抗体（IFA）,说明慢性胃炎与自身免疫有密切关系。这些自身抗体与壁细胞结合后,在补体的参与下,破坏壁细胞,壁细胞数目减少,最终造成胃酸分泌缺乏,维生素 B_{12} 吸收不良,导致恶性贫血。自身免疫性胃炎还可伴有其他自身免疫病如桥本甲状腺炎、白癜风等。

3.十二指肠液反流

幽门括约肌松弛或胃部手术胃肠吻合后,十二指肠液易发生反流,其中的胆汁和胰酶可以造成胃黏膜的损伤,产生炎症。

4.其他

研究发现慢性胃炎还与遗传、年龄、吸烟、饮酒、环境、饮食习惯等因素有关。如水土中含过多硝酸盐、微量元素比例失调等均可增加慢性胃炎发生的危险性并影响其转归。饮食中高盐和缺乏新鲜蔬菜和水果与胃黏膜萎缩、肠化生以及胃癌的发生密切相关。

(二)临床表现

目前我国临床上仍将慢性胃炎分为慢性浅表性胃炎和慢性萎缩性胃炎两类。根据炎症分布部位分为 A、B 两型胃炎。病变常局限于胃窦部,而胃体黏膜基本正常,称为胃窦胃炎,又称 B 型胃炎;少数病例炎症局限于胃体或胃底,称为胃体胃炎,又称 A 型胃炎。

慢性胃炎起病隐匿,症状多无特异性。症状的轻重与病变的严重程度无密切关系,而与病变是否处于活动期有关。由幽门螺杆菌引起的慢性胃炎多数患者无症状,有症状者表现为上腹痛、饱胀不适,以餐后明显,有时伴嗳气、泛酸、恶心、呕吐。少数患者可有上消化道少量出血的表现。自身免疫性胃炎患者可伴有畏食、贫血、体重减轻等症状。恶性贫血患者尚有舌炎、四肢感觉异常等表现。

慢性胃炎除了上腹可有轻压痛外,一般无明显的腹部体征。

(三)辅助检查

1.内镜及胃黏膜活组织检查

二者结合是诊断慢性胃炎的最可靠方法,可通过活检确定胃炎的病理类型,并能检测幽门螺杆菌。按悉尼标准,慢性胃炎的胃镜表现可分类为:充血渗出性胃炎、平坦糜烂性胃炎、隆起糜烂性胃炎、萎缩性胃炎、出血性胃炎、反流性胃炎、皱襞增生性胃炎 7 种。

浅表性胃炎表现为黏膜充血与水肿混杂出现,镜下呈红白相间,以红为主,表面附着灰白色分泌物,可见局限性出血点和糜烂。萎缩性胃炎黏膜多苍白或灰白色,黏膜变薄,可透见黏膜下血管纹,皱襞细平,常见糜烂出血灶;局部可见颗粒状或结节状上皮增生。

2.幽门螺杆菌检测

对活检标本检测幽门螺杆菌,可采取快速尿素酶检查和胃黏膜涂片、组织切片、培养等,以增加诊断的可靠性。根除幽门螺杆菌治疗后,可在胃镜复查时重复上述检查,亦可采用非侵入性检查,如^{13}C 或^{14}C 呼气试验。

3.血清学检查

自身免疫性胃炎血清促胃泌素水平常明显升高,血清中可测得 PCA 和 IFA。多灶萎缩性胃炎时,血清促胃泌素水平正常或偏低。

(四)诊断要点

慢性胃炎无特异性临床表现,确诊依赖于胃镜和黏膜活检。Hp 检查、免疫学检查有助于病因学分析。消化性溃疡、胃癌、胃肠神经官能症、慢性胆囊炎都可以表现为上腹不适,胃镜和胆囊 B 超可以鉴别。

(五)治疗要点

1.抗菌治疗

绝大多数慢性活动性胃炎患者胃黏膜中可检出幽门螺杆菌,而根除幽门螺杆菌可使胃黏膜炎症消退。

2.保护胃黏膜

氢氧化铝凝胶、复方氢氧化铝片、硫糖铝等可保护胃黏膜不受非甾体类抗炎药（NSAIDs）和胆汁的侵害；A 型胃炎不宜用抗酸药，对于低胃酸分泌的 B 型胃炎，不提倡摄入醋类酸性饮食，反而要应用抗酸药以减少 H^+ 的反弥散。

3.对症处理

对症处理是慢性胃炎药物治疗不可缺少的部分，可改善症状，树立治疗的信心。胃肠动力药如多潘立酮或西沙必利对腹胀、恶心、呕吐、腹痛有明显疗效；助消化药有相似疗效，如乳酶生、多酶片、干酵母片、健胃消食片等均可选用；恶性贫血者应予维生素 B_{12} 注射。

4.异型增生的治疗

慢性胃炎进一步发展，胃上皮或化生的肠上皮在再生过程中发生发育异常，可形成异型增生，表现为细胞异型性和腺体结构的紊乱，异型增生是胃癌的癌前病变，应予高度重视。对轻度异型增生除给予上述积极治疗外，关键在于定期随访。补充多种维生素及微量元素对于逆转黏膜肠化生和不典型增生有一定效果。重度异型增生则宜予以预防性手术，目前多采用内镜下胃黏膜切除术。

（六）护理要点

1.起居护理

慢性胃炎急性发作时应卧床休息，注意上腹部保暖。慢性胃炎恢复期，患者生活要有规律，注意劳逸结合，避免过度劳累。

2.疼痛护理

遵医嘱给予局部热敷、按摩或给予止痛药、抗酸药等缓解上腹部的疼痛，同时应安慰、陪伴患者以使其精神放松，增强对疼痛的耐受力。还可采取中医方法止痛：①熨敷：食盐适量炒热，敷熨胃痛部位，用治胃寒作痛。②推拿：用拇指在患者中脘、内关、足三里和至阳重压揉按，用力由轻至重、由重到轻，痛感缓解后再按压 5 分钟。适用于胃脘痛诸证。③刮痧：在患者上脘、中脘、下脘部和胸骨柄及脊椎两侧，适用于胃脘痛实证、热证。④针刺：主穴常取合谷、内关、中脘、足三里、公孙。寒邪客胃和脾胃虚寒者，加灸。⑤耳针：取穴神门、胃、交感、十二指肠、肝、脾。每次选用 3～5 个穴，毫针轻中度刺激，也可用王不留行贴压。⑥探吐：食滞胃脘胀满疼痛欲吐者，可用盐汤探吐以涌吐宿食，缓解胃痛。

3.饮食护理

慢性胃炎患者应慎饮食。急性发作期少量多餐，一般进少渣、温热、清淡的流质或半流质饮食为宜。恢复期鼓励患者进食易消化食物，定时进餐，细嚼慢咽，减轻胃部负担。不暴饮暴食，避免辛辣、生冷等刺激性食物。如胃酸缺乏者食物应完全煮熟后食用，可酌情食用酸性食物如山楂、食醋等；胃酸高者应避免刺激性物质，如烟酒、浓茶、甜腻之品。可结合中医辨证选食：易食滞腹胀者平素可选食宽中和胃消食之品，如萝卜、山楂、柑橘等；喜温者可适量补充温中健脾之品，如牛奶、鸡蛋、大枣、山药、生姜、饴糖等；舌红少津者宜多食益胃生津之品，如梨、甘蔗或石斛、麦冬煎汤代茶饮。

4.心理护理

精神因素也与慢性胃炎消化不良症状的发生密切相关。对产生焦虑不安的患者,应评估焦虑的程度,帮助患者降低现存的焦虑水平,提供安全和舒适的环境,减少对感官的刺激。表现出对患者的理解和同情,谈话时语速要缓慢,态度要和蔼,不与患者进行争辩。指导放松疗法,如深呼吸、按摩、热水浴等。如果焦虑症状明显,可遵医嘱给予对症治疗的药物。

5.健康教育

(1)介绍本病有关的病因,指导患者避免诱发因素,注意生活规律,劳逸结合,保持良好心态。

(2)保持口腔清洁,避免咽、喉、口腔病灶细菌或病毒侵入胃内,引起细菌或病毒的感染。

(3)注意饮食调理和饮食卫生,多吃新鲜蔬菜、水果,尽量少吃或不吃烟熏、腌制食物。忌浓茶、咖啡,过冷、过热、粗糙和刺激性食物。

(4)对嗜烟酒患者应向其讲明危害,可与患者及其家属共同制订戒烟戒酒计划,让家属监督该计划的实施。

(5)指导患者遵医嘱服药,并介绍出院后常用药物的名称、药物作用,服用的剂量、方法及时间。服用对胃有刺激性的药物,如阿司匹林等非甾体类抗炎药物时,需餐后服用,减少药物对胃的刺激。中成药如健胃消食片、午时茶、保和丸等均有助运化,家中可常备。

(6)慢性萎缩性胃炎可有10%患者转为胃癌,患者要坚持定期复诊,特别是胃黏膜异型增生者,应定期胃镜检查。

第二节　消化性溃疡

消化性溃疡(PU)主要指发生在胃和十二指肠球部的慢性溃疡,由于溃疡的形成与胃酸及胃蛋白酶的消化作用有关,故称为消化性溃疡,凡是能与酸接触的胃肠道任何部位均可发生溃疡,但以胃溃疡(GU)和十二指肠溃疡(DU)多见,其中十二指肠溃疡更为常见。消化性溃疡在人群中发病率约为10%,可发病于任何年龄,以中年多见。DU好发于青壮年,GU好发于中老年,男性患病较女性多见。

一、病因与发病机制

PU的病因及发病机制迄今尚不完全清楚,比较一致的观点是:PU的发生是多种因素相互作用,尤其是对胃、十二指肠黏膜有损害,作用的侵袭因素与黏膜自身防御/修复因素之间失去平衡所致。当侵袭因素增强和(或)防御/修复因素削弱时,就可能出现溃疡,这是溃疡发生的基本机制。GU和DU发病机制各有侧重,前者着重于防御/修复因素的削弱而后者则侧重于侵袭因素的增强。

(一)胃、十二指肠黏膜防御和修复机制

(1)胃黏膜屏障。

（2）黏液-HCO_3^-屏障。

（3）黏膜的良好血液循环和上皮细胞强大的再生能力。

（4）外来及内在的前列腺素和表皮生长因子等。

一般而言,只有当某些因素损害了这一机制才可能发生胃酸/胃蛋白酶侵袭黏膜而导致溃疡形成。

（二）胃、十二指肠黏膜损害机制

近年的研究已明确,幽门螺杆菌（Hp）感染和非甾体类抗炎药（NSAIDs）是损害胃、十二指肠黏膜屏障导致 PU 的最常见病因。

1.幽门螺杆菌感染

胃黏膜受 Hp 感染,在其致病因子如尿素酶、细胞空泡毒素及其相关蛋白等作用下,出现局部炎症反应及高促胃液素血症,生长抑素合成、分泌水平降低,胃蛋白酶及胃酸水平升高,造成胃、十二指肠黏膜损伤引起炎症,进而发展成溃疡。

2.非甾体类抗炎药

NSAIDs 除了降低胃、十二指肠黏膜的血流量,对胃黏膜的直接刺激和损伤作用外,还可抑制环氧化酶活性,从而使内源性前列腺素合成减少,削弱胃黏膜的保护作用。

3.胃酸和胃蛋白酶

消化性溃疡的最终形成是由于胃酸/胃蛋白酶对黏膜的自身消化所致。胃蛋白酶是主细胞分泌的胃蛋白酶原经盐酸激活转变而来,它能降解蛋白质分子,对黏膜有侵袭作用,其活性受到胃酸制约,胃酸的存在是溃疡发生的决定因素。

4.其他因素

吸烟、遗传、胃、十二指肠运动异常、应激和精神因素、饮食失调等。

二、临床表现

典型的 PU 具有以下特点:①慢性过程;②发作呈周期性;③发作时上腹部疼痛呈节律性。

（一）症状

（1）上腹痛:是消化性溃疡的主要症状,性质可为钝痛、灼痛、胀痛或剧痛,但也可仅为饥饿样不适感。一般不放射,范围比较局限,多不剧烈,可以忍受。GU 疼痛多位于剑突下正中或偏左,DU 多位于上腹正中或稍偏右。节律性疼痛是消化性溃疡的特征性临床表现,GU 多在餐后 0.5～1 小时痛,下次餐前消失,表现为进食-疼痛-缓解的规律;而 DU 疼痛常在两餐之间发生（饥饿痛）,直到再进餐时停止,规律为疼痛-进食-缓解,疼痛也可于睡前或午夜出现,称夜间痛。

（2）部分病例无上述典型疼痛,而仅表现为上腹隐痛不适、泛酸、嗳气、恶心、呕吐等消化不良的症状,以 GU 较 DU 为多见。病程较长的患者因影响摄食和消化功能而出现体重减轻或因慢性失血而有贫血。

（二）体征

发作期于上腹部有一固定而局限的压痛点,缓解期无明显体征。

（三）并发症

1.出血

是消化性溃疡最常见的并发症,DU 比 GU 易发生。出血量与被侵蚀的血管大小有关,可表现为呕血与黑粪,出血量大时甚至可排鲜血便,出血量小时,粪便隐血试验阳性。

2.穿孔

当溃疡深达浆膜层时可发生穿孔,若与周围组织相连则形成穿透性溃疡。穿孔通常是外科急诊,最常发生于十二指肠溃疡。表现为腹部剧痛和急性腹膜炎的体征。当溃疡疼痛变为持续性,进食或用抗酸药后长时间疼痛不能缓解,并向背部或两侧上腹部放射时,常提示可能出现穿孔。此时腹肌紧张,呈板状腹,有压痛、反跳痛,肝浊音界缩小或难以叩出,肠鸣音减弱或消失,X 线片可见膈下游离气体。

3.幽门梗阻

见于 2%～4% 的病例,主要由 DU 或幽门管溃疡周围组织充血水肿所致。表现为餐后上腹部饱胀,频繁呕吐宿食,严重时可引起水和电解质紊乱,常发生营养不良和体重下降。

4.癌变

少数 GU 可发生癌变,尤其是 45 岁以上的患者。

三、实验室检查

（二）胃镜及胃黏膜活组织检查

是确诊 PU 的首选检查方法,胃镜下可直接观察胃和十二指肠黏膜并摄像,还可以直视下取活组织做幽门螺杆菌检查和组织病理学检查,对诊断消化性溃疡和良恶性溃疡的鉴别准确性高于 X 线钡剂检查。

（二）X 线钡剂检查

适用于对胃镜检查有禁忌或不愿接受胃镜检查者。多采用钡剂和空气双重对比造影方法。

（三）幽门螺杆菌检测

可分为侵入性和非侵入性两大类。侵入性方法需经胃镜取胃黏膜活组织进行检测,目前常用的有快速尿素酶试验、组织学检查和幽门螺杆菌培养。其中快速尿素酶试验操作简便、快速、费用低,是侵入性检查中诊断 Hp 感染的首选方法。非侵入性检查主要有 ^{13}C 或 ^{14}C 呼气试验、血清学检查和粪便 Hp 抗原检测等,^{13}C 或 ^{14}C 呼气试验检测 Hp 感染的敏感性和特异性高,可作为根除 Hp 治疗后复查的首选方法。

（四）胃液分析

GU 患者胃酸分泌正常或稍低于正常,DU 患者则常有胃酸分泌过高。但溃疡患者胃酸分泌水平个体差异很大,与正常人之间有很大的重叠,故胃酸测定对 PU 诊断的价值不大,目前临床已较少采用。

（五）粪便隐血试验

活动性 DU 或 GU 常有少量渗血,使粪便隐血试验阳性,经治疗 1～2 周转阴。若 GU 患者粪便隐血试验持续阳性,应怀疑有癌变可能。

四、治疗要点

消化性溃疡以内科治疗为主,目的是消除病因、控制症状,促进溃疡愈合、防止复发和避免并发症的发生。目前根除 Hp 和抑制胃酸的药物是治疗溃疡病的主流,黏膜保护药物也起重要的作用。

(一)药物治疗

1.降低胃酸药物

包括抗酸药和抑制胃酸分泌药两类。

(1)抗酸药:为一类弱碱药物,口服后能与胃酸作用形成盐和水,能直接中和胃酸,并可使胃蛋白酶不被激活,迅速缓解溃疡的疼痛症状。常用药物有氢氧化铝凝胶、铝碳酸镁、复方氢氧化铝、乐得胃等。

(2)抑制胃酸分泌的药物:

1)H_2 受体拮抗剂(H_2RA):能阻止组胺与其 H_2 受体相结合,使壁细胞分泌胃酸减少。常用药物有西咪替丁、雷尼替丁和法莫替丁。不良反应较少,主要为乏力、头晕、嗜睡和腹泻。

2)质子泵抑制剂(PPI):作用于壁细胞分泌胃酸终末步骤中的关键酶 H^+-K^+-ATP 酶(质子泵),使其不可逆失活,从而有效地减少胃酸分泌,其抑酸作用较 H_2RA 更强而持久,是已知的作用最强的胃酸分泌抑制剂。常用的药物有奥美拉唑、兰索拉唑、泮托拉唑、雷贝拉唑和埃索美拉唑等。

2.保护胃黏膜药物

(1)胶体次枸橼酸铋(CBS):在酸性环境中,通过与溃疡面渗出的蛋白质相结合,形成一层防止胃酸和胃蛋白酶侵袭的保护屏障。CBS 还能促进上皮分泌黏液和 HCO_3,并能促进前列腺素的合成;此外,CBS 还具有抗 Hp 的作用。一般不良反应少,但服药能使粪便成黑色。为避免铋在体内过量蓄积,不宜长期连续服用。

(2)硫糖铝:其抗溃疡作用与 CBS 相仿,但不能杀灭 Hp。由于该药在酸性环境中作用强,故应在三餐前及睡前 1 小时服用,且不宜与制酸剂同服,不良反应轻,主要为便秘。

(3)米索前列醇:具有抑制胃酸分泌、增加胃、十二指肠黏膜的黏液和碳酸氢盐分泌和增加黏膜血流等作用。常见不良反应为腹泻,因可引起子宫收缩,孕妇忌服。

3.根除幽门螺杆菌治疗

根除 Hp 可使大多数 Hp 相关性溃疡患者完全达到治疗目的。目前推荐以 PPI 或胶体铋为基础加上两种抗生素的三联治疗方案。疗程 1 周,Hp 根除率 90% 以上。对于三联疗法失败者,一般用 PPI+铋剂+两种抗生素组成的四联疗法。

(二)手术治疗

适用于伴有急性穿孔、幽门梗阻、大量出血经内科积极治疗无效者和恶性溃疡等并发症的消化性溃疡患者。

五、护理措施

(一)休息

溃疡病急性发作合并出血、疼痛剧烈者应卧床休息。避免过度劳累和精神紧张,戒烟限酒。

（二）饮食

选择营养丰富、易消化、低脂、适量蛋白质和面食为主及刺激性小的食物，定时定量进餐，使胃酸分泌有规律，少量多餐（4～5次/日），减少胃酸的分泌；细嚼慢咽，减少机械性刺激，增加唾液分泌，可稀释、中和胃酸。蛋白质类食物具有中和胃酸的作用，可适量摄取脱脂牛奶，宜安排在两餐之间饮用。少量出血或大出血停止后24小时，可进少量温凉流质饮食。

（三）用药（碱性抗酸药）护理

氢氧化铝凝胶应在餐后1小时和睡前服用，片剂应嚼服，乳剂服时应摇匀。不良反应：阻碍磷的吸收，引起磷缺乏症，重者可引起骨质疏松；长期服用可引起便秘、代谢性碱中毒与钠潴留。为防止便秘，可与氢氧化镁交替服用。注意事项如下：不宜与酸性饮料和食物同服；避免与奶制品同服，因两者相互作用可形成结合物；在密闭凉处保存，但不得冷冻。

（四）并发症护理

1.出血

发现患者上消化道大量出血时，应立即通知医生，积极配合抢救；当出血不止时应考虑手术治疗，做好术前准备。

2.幽门梗阻

观察患者呕吐量、性质、气味，准确记录出入液量，并注意监测电解质、酸碱变化。持续胃肠减压以排空胃内潴留物，使胃恢复张力及正常大小。每晚用温盐水洗胃，解除痉挛，消除胃壁水肿及炎症。改善营养，纠正低蛋白血症，静脉补液，每日2000～3000mL，加强支持疗法，保证机体能量供给。对瘢痕性幽门梗阻的患者，应立即采取手术治疗。

3.溃疡穿孔

当溃疡累及肌层甚至穿透浆膜层可发生急性穿孔，表现为突发的上腹剧痛，继而出现腹膜炎的症状、体征，部分患者可发生休克。当溃疡深达浆膜层，与邻近组织粘连时为慢性穿孔。一旦发生穿孔，立即予以禁食，放置胃管抽吸胃内容物；建立静脉通道，补充水与电解质，应用抗菌药预防感染；做好术前准备，及时手术治疗。

六、健康指导

（一）生活指导

生活有规律，避免精神过度紧张，保持良好的心态，长时间脑力劳动后要适当活动。

（二）用药指导

嘱患者慎用或勿用致溃疡的药物，如阿司匹林、咖啡因、糖皮质激素、利舍平等，按医嘱正确服药，学会观察药效和不良反应，不擅自停药和减量，防止溃疡复发。

（三）疾病知识指导

向患者及其家属讲解引起溃疡病的主要病因以及加重和诱发溃疡病的有关因素，嘱患者定期复查，并指导患者了解消化性溃疡及其并发症的相关知识和识别方法，嘱其若上腹疼痛节律发生改变并加剧或者出现呕血、黑便时，应立即就医。

第三节　肠结核和结核性腹膜炎

一、肠结核

肠结核是结核杆菌侵犯肠壁引起的慢性特异性的感染,临床上以腹痛、腹部包块伴有压痛、排便异常、腹部肿块和全身中毒症状为多见。本病患者以青壮年为多,20～40 岁者占60％～70％。女性患病率略高于男性。

(一)病因和诱因

肠结核多数由人型结核杆菌引起,少数可由牛型结核菌感染致病。主要感染途径如下:

1.胃肠道感染

它为感染的主要途径。排菌的肺结核患者可因经常吞咽下带有结核杆菌的痰液而被感染致病;或经常与开放性肺结核患者共同进餐,而餐具未经消毒和隔离;或饮用未经消毒的带菌牛奶或乳制品等。结核杆菌进入肠道后,含有结核杆菌的肠内容物因生理原因在回盲部停留时间较长,且回盲部淋巴组织丰富,淋巴组织容易受结核杆菌侵犯,因此肠结核好发在回盲部。

2.血行感染

肠外的结核病灶经血行播散而侵犯肠道。

3.直接蔓延

邻近组织器官的结核病变,如女性的盆腔结核可直接蔓延而侵犯肠壁。

(二)发病机制

人体感染后是否发病与机体的免疫力和结核杆菌的毒力和数量有关。如果入侵的结核杆菌数量多、毒力强,而人体的免疫功能低下或因胃肠道功能紊乱引起局部抵抗力下降,可以引发该病。肠结核的病理类型与人体对结核杆菌的免疫力和过敏反应有关。若人体过敏反应强,病变以渗出性为主,如此时感染的菌量大,可导致干酪样坏死而形成溃疡型肠结核;若人体免疫反应占优势,病变以肉芽组织增生为主,则称为增生型肠结核;如兼有两种病变者,则称为混合型肠结核。

(三)临床表现

1.症状与体征

本病起病缓慢,病程长,且早期症状不明显。

(1)全身症状:表现有午后低热、盗汗、乏力、消瘦等结核病的毒血症状及女性月经失调,甚至可以出现维生素缺乏、贫血、营养不良性水肿、脂肪肝等。

(2)腹痛:多位于右下腹,一般为隐痛或钝痛,进食后可诱发或加重,排便后疼痛则可暂时缓解。增生型肠结核并发肠梗阻时,可出现腹绞痛、腹胀、肠鸣音亢进、肠型及肠蠕动波。

(3)腹泻与便秘:腹泻是溃疡型肠结核的突出表现,一般每日 2～4 次,呈糊状或稀水状,无黏液、脓血便及里急后重感。但病变严重时,每日腹泻可多达十余次,粪便内可含有少量黏液、脓液,有恶臭。便秘是增生型肠结核的主要表现。本病可出现腹泻与便秘交替表现,其曾被认为是本病的临床特征。

（4）腹部包块：主要见于增殖型肠结核，常在右下腹触及，比较固定，移动度不大，质地中等，伴有轻中度压痛。

2.并发症

本病后期常并发肠梗阻、结核性腹膜炎，肠出血少见，急性肠穿孔偶有发生。

（四）实验室和其他检查

1.血液检查

可见轻、中度贫血；白细胞总数可正常，但分类中可见淋巴细胞增多；红细胞沉降率在病变活动期可明显增高，所以临床上常将其作为判断肠结核病变活动性的指标之一；结核菌素试验呈强阳性。

2.粪便检查

粪便常规检查结果多无特异性，粪便浓缩后检查时若发现结核杆菌，对痰菌阴性的患者有诊断意义。

3.X线检查

X线胃肠钡餐或钡剂灌肠检查对肠结核的诊断有重要意义。可见病变肠段黏膜皱襞粗乱，呈激惹现象，即钡剂在病变肠段排空很快，充盈不佳，而在病变的上、下段则充盈良好，表现为跳跃征象；并可有肠管狭窄、畸形、充盈缺损等影像改变。

4.纤维结肠镜检查

可直观整个结肠及回盲部，并可取结肠组织做活检，对本病的诊断和鉴别有重要意义。

（五）诊断要点

中青年患者有肠外结核，主要是肺结核；临床表现有腹泻、腹痛、右下腹压痛以及原因不明的肠梗阻，伴有发热、盗汗等结核毒血症状。结合X线和结肠镜检查可有助于诊断。

（六）治疗要点

早期病变具有可逆性，要早期治疗。休息与营养可增强患者抵抗力，是治疗的基础。

1.药物治疗

这是本病治疗关键，主要是抗结核药物治疗。目前多采用短程联合治疗，疗程6～9个月。

2.对症治疗

如对腹痛者，可用解痉剂（阿托品等）；对便秘者，可用开塞露或生理盐水低压灌肠；对腹泻者，纠正水、电解质失衡等。

3.手术治疗

完全性肠梗阻、急性肠穿孔、肠道大出血积极抢救不能止血者，需及时手术治疗。

（七）常见护理诊断/问题

1.体温过高

与结核感染所致毒血症有关。

2.腹痛

与肠结核病变刺激有关。

3.营养失调,低于机体需要量

与结核杆菌毒性作用、消化吸收障碍有关。

4.便秘

与肠道狭窄、肠梗阻有关。

5.焦虑

与病程长、疗程长等有关。

6.潜在并发症

肠梗阻、肠穿孔、肠瘘等。

(八)护理措施

1.病情观察

注意观察结核毒血症状及腹部症状体征的变化;观察患者大便性状、颜色;监测血沉变化,以判断肠结核的转归情况。

2.一般护理

保持病室环境整洁、安静、舒适;患者应卧床休息,避免劳累;全身毒血症状重者应严格卧床休息,以降低机体消耗,待病情稳定后可逐步增加活动量。患者应摄入高热量、高蛋白、高维生素、易消化的食物。肠梗阻患者应禁食,必要时胃肠减压;对病情严重者,静脉补充营养及水、电解质。

3.对症护理

腹痛时可采取分散患者注意力、腹部按摩、针灸等方法缓解疼痛,必要时遵医嘱应用阿托品等药物止痛;腹泻时应避免含纤维素多的食物,同时可适当使用止泻药物;便秘时嘱患者多食含纤维素高的食物,可使用开塞露、灌肠等通便方法。

(九)健康指导

(1)肠结核的预后取决于早期诊断与及时正规治疗,一般预后良好。必须向患者强调有关结核病的防治知识,特别是肠结核的预防重在肠外结核,如肺结核的早期诊断与积极治疗对防治肠结核至关重要。

(2)对于开放型肺结核患者,要教育其不要吞咽痰液,以免引起肠结核。注意个人卫生,提倡公筷进餐或分餐制,鲜牛奶应消毒后饮用。患者的餐具及用物均应消毒。对患者的粪便也应进行消毒处理。

(3)嘱患者注意休息,要劳逸结合,避免疲劳、受凉。

(4)遵医嘱坚持服药,不能擅自增减药量或停药。要注意观察药物的疗效和不良反应,有不适立即到医院就诊,并遵医嘱定期复查。

二、结核性腹膜炎

结核性腹膜炎是由结核分枝杆菌引起的慢性弥散性腹膜感染。多数缓慢发病,以腹痛、腹胀、腹泻、发热、乏力、消瘦为主要症状;腹部压痛、腹壁柔韧感、腹部肿块、腹水是其主要体征。可见于任何年龄,以中青年多见,女性多于男性。

（一）病因与发病机制

本病由结核分枝杆菌感染腹膜引起，多继发于肺结核或体内其他部位结核病。感染途径以腹腔内的结核病灶直接蔓延为主，肠系膜淋巴结结核、输卵管结核、肠结核等为常见的原发病灶。少数病例由血行播散引起，常可发现活动性肺结核（原发感染或粟粒型肺结核）和关节、骨、睾丸结核，并可伴结核性多浆膜炎、结核性脑膜炎等。

本病的病理改变可分为渗出、粘连、干酪三型，以前两型为多见。干酪型多由前两型演变而来，是本病的重型，并发症常见。

（二）临床表现

一般起病缓慢，早期症状较轻；少数起病急骤，以急性腹痛或骤起高热为主要表现；有时起病隐匿，无明显症状，仅因和本病无关的腹部疾病在手术进入腹腔时，才被意外发现。

1.症状

（1）腹胀与腹痛：结核性腹膜炎起病时常有腹胀，但腹痛不明显，以后可出现持续性隐痛或钝痛，也可始终没有腹痛。疼痛多位于脐周、下腹，有时在全腹。当并发不完全性肠梗阻时，有阵发性绞痛。干酪样坏死病灶溃破或肠结核急性穿孔时可表现为急腹症。

（2）腹泻：常见，一般每日不超过 3～4 次，糊状便。腹泻主要由腹膜炎所致的肠功能紊乱引起，偶可由伴有的溃疡型肠结核或干酪样坏死病变引起的肠管内瘘等引起。有时腹泻与便秘交替出现。

（3）全身症状：结核毒血症常见，主要是发热与盗汗。热型以低热与中等热为最多，约 1/3 患者有弛张热，少数可呈稽留热。高热伴有明显毒血症者，主要见于渗出型、干酪型或见于伴有粟粒型肺结核、干酪样肺炎等严重结核病的患者。后期有营养不良，表现为消瘦、水肿、贫血、舌炎、口角炎等。女性患者可出现月经改变，大多出现经期延长及经量减少，少数患者甚至出现闭经。

2.体征

（1）腹部压痛、腹壁柔韧感：腹部压痛一般轻微；少数压痛严重，且有反跳痛，常见于干酪型结核性腹膜炎。腹壁柔韧感系腹膜遭受轻度刺激或有慢性炎症的一种表现，触之似揉面团一样，故又称揉面感，是结核性腹膜炎的常见体征。

（2）腹部肿块：粘连型或干酪型结核性腹膜炎可在脐周触及腹部肿块，肿块多由增厚的大网膜、肿大的肠系膜淋巴结、粘连成团的肠曲或干酪样坏死脓性物积聚而成，其大小不一，边缘不整，表面不平，有时呈结节感，活动度小。

（3）腹水：以少量至中等量多见，中等量腹水时可有移动性浊音阳性。

3.并发症

以肠梗阻为常见，多发生在粘连型。肠瘘一般多见于干酪型，往往同时有腹腔脓肿形成。

（三）辅助检查

1.血液检查及结核菌素（PPD）试验

部分患者有轻度至中度贫血。血沉可作为病变活动的简易观察指标，活动性病变时血沉增快。PPD 试验呈强阳性有助于本病诊断。

2.腹水检查

多作为常规检查,目的是排除癌性腹水。腹水为草黄色渗出液,腹水细菌培养阳性率低。

3.腹部 B 超检查

B 超可发现少量腹水,并可协助腹腔穿刺准确定位。

4.X 线检查

腹部 X 线平片可见到钙化影,提示钙化的肠系膜淋巴结结核。胃肠 X 线钡餐检查可发现肠粘连、肠结核、肠瘘、肠腔外肿块等征象,对本病诊断有辅助价值。

5.腹腔镜检查

对诊断有困难者行腹腔镜检查并做活检具有确诊价值,但腹膜有广泛粘连者属禁忌证。

(四)诊断要点

有以下情况应考虑本病:①中青年患者,有结核病史,伴有其他器官结核病证据;②长期发热原因不明,伴有腹痛、腹胀、腹水、腹壁柔韧感或腹部包块;③腹水为渗出液性质,以淋巴细胞为主,普通细菌培养阴性;④X 线胃肠钡餐检查发现肠粘连等征象;⑤PPD 试验呈强阳性。

典型病例可做出临床诊断,予抗结核治疗(2 周以上)有效可确诊。不典型病例需结合 B 超、CT 等检查排除腹腔肿瘤,有手术指征者剖腹探查。

(五)治疗要点

1.休息与营养

加强休息和营养是重要的辅助治疗措施。

2.抗结核化学药物治疗

是本病治疗的关键。用药原则是早期、规律、联用、适量、足量、全程。根据每个患者病程以及初、复治,既往用药情况等不同,分别制订出个体化的化疗方案,进行抗结核治疗。

3.对症治疗

腹水过多出现压迫症状时,可适量放腹水以减轻症状。为加快腹水的吸收,减少其后的粘连和缓解发热等中毒症状,也可在应用足量抗结核药物的同时,给予小剂量、短期的糖皮质激素,如泼尼松龙 15mg/d。

4.手术治疗

手术适应证包括:①并发完全性肠梗阻或有不全性肠梗阻经内科治疗而未见好转者。②急性肠穿孔或腹腔脓肿经抗生素治疗未见好转者。③肠瘘经抗结核化疗与加强营养而未能闭合者。④本病诊断有困难,与急腹症不能鉴别时,可考虑剖腹探查。

(六)护理要点

1.一般护理

保持病室环境安静,空气流通,阳光充足,定期紫外线消毒。抗结核治疗期间,患者多卧床休息,避免劳累,注意腹部保暖。有发热、盗汗者应勤换内衣裤,及时更换床单,避免受凉。保证营养摄入,饮食以高热量、高蛋白、高维生素、易消化流质或半流质食物为主,如鸡蛋、瘦肉、新鲜水果与蔬菜等。为避免肠梗阻及肠穿孔等并发症,患者饮食应少渣,忌生冷、粗硬、辛辣刺激性食物,发生肠梗阻及肠穿孔时应禁食。有发热、盗汗者注意补充水分。注意餐具的消毒隔离。进食困难或重度营养不良者,遵医嘱静脉补充营养。

2.病情观察

定时测量体温、脉搏,观察患者有无发热、盗汗现象;腹部体检时注意有无腹痛、腹胀、腹部肿块及移动性浊音等。对腹痛性质突然发生变化,一般治疗无效或反而加重时,要警惕某些并发症的发生,如突发急性腹痛伴腹胀、肠鸣音亢进,可能为肠梗阻;伴压痛反跳痛,应考虑腹腔结核病灶破溃或急性穿孔,均应及时通知医生予以处理。观察腹泻的次数、量、性状,注意有无便血发生。

3.对症护理

(1)腹胀:患者出现腹胀应首先排除肠梗阻,注意评估患者有无伴随腹痛、肠鸣音是否亢进、有无停止排便排气。若怀疑肠梗阻,应予以禁食水、胃肠减压以减轻腹胀;体位选半卧位,以减轻对膈肌的压迫;严密观察病情变化,若病情加重,应警惕绞窄性肠梗阻的发生,及时通知医生准备手术治疗。因便秘引起的腹胀可使用开塞露、低压灌肠等通便方法。

(2)腹痛:可采取非药物方法,如分散注意力、局部热敷等方法缓解疼痛。必要时遵医嘱给予阿托品等药物止痛。

4.心理护理

本病病程长,抗结核治疗效果缓慢,应鼓励患者倾诉内心顾虑,并认真解释治疗和疾病预后知识,使患者保持平静心态,积极配合治疗。

5.健康教育

(1)宣传结核病传播的相关知识。指导患者积极锻炼身体,增强机体的抵抗力。提倡分餐制,注意饮食卫生,不饮用未经消毒的带菌牛奶或乳制品。肺结核患者不可吞咽痰液,应保持排便通畅。对肠外结核早发现、早治疗。

(2)鼓励患者坚持遵医嘱治疗,保证足够的疗程和剂量。告知长期用药过程中可能出现的药物不良反应,指导患者保持良好的心态,充分休息与营养。

(3)指导消毒措施:对患者的用具、粪便要消毒处理。

(4)定期复查,监测病情变化及肝肾功能,配合医生,根据病情改变调整治疗方案。

第四节　溃疡性结肠炎

溃疡性结肠炎(UC)是一种病因不明的直肠和结肠慢性非特异性炎症性疾病。主要表现为腹泻、黏液脓血便、腹痛。病情轻重不等,多呈反复发作的慢性病程。本病可发生在任何年龄,多见于20~40岁,男女发病率无明显差别。

一、病因与发病机制

UC是炎症性肠病(IBD)之一。IBD的病因和发病机制尚未完全明确,目前认为其是由多因素相互作用所致,主要包括环境、遗传、感染和免疫因素。可概括为:环境因素作用于遗传易感者,在肠道菌群的参与下,启动了肠道免疫及非免疫系统,最终导致免疫反应和炎症过程。已知肠道黏膜免疫系统异常反应所导致的炎症反应在 IBD 发病中起重要作用,可能由于抗原的持续刺激或(及)免疫调节紊乱,这种免疫炎症反应表现为过度亢进和难以自限。

UC 病变主要位于直肠和乙状结肠,限于黏膜与黏膜下层,呈连续性弥散性分布。范围多自肛端直肠开始,逆行向近段发展,甚至累及全结肠及末段回肠。结肠炎症在反复发作的慢性过程中,可形成炎性息肉、瘢痕,黏膜肌层及肌层肥厚,使结肠变形缩短、结肠袋消失,甚至肠腔缩窄。少数患者发生结肠癌变。

二、临床表现与并发症

起病多数缓慢,少数急性起病,偶见急性暴发起病。病程呈慢性经过,多表现为发作期与缓解期交替,少数症状持续并逐渐加重。饮食失调、劳累、精神刺激、感染等多为本病发作或加重的诱因。临床表现与病变范围、病型及病期等有关。

(一)消化系统表现

1.症状

(1)腹泻:见于绝大多数患者,黏液脓血便是本病活动期的重要表现。大便次数及便血的程度反映病情轻重,轻者每日排便 2～4 次,便血轻或无;重者每日可达 10 次以上,脓血显见,甚至大量便血。粪质亦与病情轻重有关,多数为糊状,重可至稀水样。病变限于直肠或累及乙状结肠患者,除可有便频、便血外,偶尔有便秘,这是病变引起直肠排空功能障碍所致。

(2)腹痛:一般有轻度至中度腹痛,多为左下腹或下腹的阵痛,亦可涉及全腹。有疼痛-便意-便后缓解的规律,常有里急后重。若并发中毒性巨结肠或炎症波及腹膜,有持续性剧烈腹痛。

(3)其他症状:可有腹胀,严重病例有食欲减退、恶心、呕吐。

2.体征

轻、中型患者仅有左下腹轻压痛,有时可触及痉挛的降结肠或乙状结肠。重型和暴发型患者常有明显压痛和鼓肠。若有腹肌紧张、反跳痛、肠鸣音减弱应注意中毒性巨结肠、肠穿孔等并发症。

(二)全身表现

全身表现多在中、重型患者活动期,常有低度至中度发热,高热多提示合并症或见于急性暴发型。重症或病情持续活动可出现乏力、消瘦、贫血、低蛋白血症、水与电解质平衡紊乱等表现。

(三)肠外表现

如外周关节炎、结节性红斑、巩膜外层炎、口腔复发性溃疡等表现在结肠炎控制或结肠切除后可以缓解或恢复;强直性脊柱炎、原发性硬化性胆管炎及少见的淀粉样变性等,可与溃疡性结肠炎共存,但与溃疡性结肠炎本身的病情变化无关。

(四)临床分型

根据病程,本病可分为初发型、慢性复发型、慢性持续型及急性暴发型,各型可相互转化,以慢性复发型最多见。根据病情程度,本病分为:①轻度:腹泻每日 4 次以下,便血轻或无,无发热、脉速,贫血无或轻,血沉正常;②重度:腹泻每日 6 次以上,并有明显黏液脓血便,体温＞37.5℃、脉搏＞90 次/分,血红蛋白＜100g/L,血沉＞30mm/h,清蛋白＜30g/L,短期内体重明显下降;③中度:介于轻度与重度之间。

(五)并发症

1.中毒性巨结肠

多发生在暴发型或重症患者。常因低钾、钡剂灌肠、使用抗胆碱能药物或阿片类制剂而诱发。临床表现为病情急剧恶化,毒血症明显,有脱水与电解质平衡紊乱,出现鼓肠、腹部压痛,肠鸣音消失。血常规白细胞计数显著升高。X 线腹部平片可见结肠扩大,结肠袋形消失。易引起急性肠穿孔,预后差。

2.直肠结肠癌变

多见于广泛性结肠炎、幼年起病而病程漫长者。

3.其他并发症

肠大出血在本病发生率约 3%。肠穿孔多与中毒性巨结肠有关。肠梗阻少见。

三、辅助检查

(一)血液检查

可有不同程度的贫血。白细胞计数在活动期可有增高。血沉加快和 C-反应蛋白增高是活动期的标志。严重者血清白蛋白下降。

(二)粪便检查

常有黏液脓血便,镜检见红细胞和脓细胞,急性发作期可见巨噬细胞。常规结合粪便病原学检查排除感染性结肠炎。

(三)自身抗体检测

血中外周型抗中性粒细胞胞质抗体(ANCA)和抗酿酒酵母抗体(ASCA)分别为 UC 和克罗恩病(CD)的相对特异性抗体,同时检测这两种抗体有助于 UC 和 CD 的诊断和鉴别诊断。

(四)结肠镜检查

首选。应做全结肠及回肠末段检查,确定病变范围,并取活组织检查。本病病变呈连续性、弥散性分布,从肛端直肠开始逆行向上扩展,内镜下所见有:①黏膜血管纹理模糊、紊乱或消失、充血、水肿、易脆、出血及脓性分泌物附着,并常见黏膜粗糙,呈细颗粒状;②病变明显处见弥散性糜烂和多发性浅溃疡;③慢性病变见假息肉及桥状黏膜,结肠袋变浅、变钝或消失。黏膜活检组织学见弥散性慢性炎症细胞浸润,活动期表现为表面糜烂、溃疡、隐窝炎、隐窝脓肿;慢性期表现为隐窝结构紊乱、杯状细胞减少和潘氏细胞化生。

(五)X 线钡剂灌肠检查

无条件做结肠镜检查时可选用。重型或暴发型病例不宜做钡剂灌肠检查,以免加重病情或诱发中毒性巨结肠。

四、诊断要点

临床表现具有持续或反复发作腹泻和黏液脓血便、腹痛、里急后重,伴有(或不伴)不同程度全身症状者,结合结肠镜检查或 X 线钡剂灌肠检查有本病特征性改变者,可诊断本病。初发病例、临床表现、结肠镜改变不典型者,暂不做出诊断,须随访 3～6 个月,观察发作情况。

五、治疗要点

治疗目的是控制急性发作,维持缓解,减少复发,防治并发症。

(一)一般治疗

强调休息、饮食和营养。腹痛、腹泻时酌情使用抗胆碱能药物或止泻药如地芬诺酯(苯乙哌啶)或洛哌丁胺,但重症患者应禁用,因有诱发中毒性巨结肠的危险。重症有继发感染者,应给予广谱抗生素,静脉给药,合用甲硝唑对厌氧菌感染有效。

(二)应用氨基水杨酸制剂

柳氮磺吡啶(SASP)一般作为首选药物。该药适用于轻、中度患者或重度经糖皮质激素治疗已有缓解者。该药口服后大部分到达结肠,经肠菌分解为 5-氨基水杨酸(5-ASA)与磺胺吡啶,前者是主要有效成分,其滞留在结肠内与肠上皮接触而发挥抗炎作用。用药方法:4g/d,分 4 次口服。病情完全缓解后可逐渐减量为 2g/d 或 3～4g/d,分次口服,至少维持 3 年。对 SASP 不能耐受者可口服5-ASA 控释剂,如美沙拉嗪、奥沙拉嗪和巴柳氮。病变局限在直肠-乙状结肠或直肠者,适合使用 5-ASA 的灌肠剂或栓剂。

(三)应用糖皮质激素

适用于对氨基水杨酸制剂疗效不佳的轻、中度患者,特别适用于重度患者及急性暴发型患者。一般予口服泼尼松 40～60mg/d;重症患者先给予较大剂量静脉滴注,如氢化可的松300mg/d、甲泼尼龙 48mg/d 或地塞米松 10mg/d,7～10 天后改为口服泼尼松 60mg/d。病情缓解后以每 1～2 周减少5～10mg 用量至停药。减量期间加用氨基水杨酸制剂逐渐接替激素治疗。病变局限在直肠、乙状结肠者,也可用激素加生理盐水做保留灌肠,以减少全身不良反应。

(四)应用免疫抑制剂

对激素治疗效果不佳或对激素依赖者,可试加用硫唑嘌呤或巯嘌呤。

(五)手术治疗

内科治疗无效,有严重合并症(并发大出血、肠穿孔、中毒性巨结肠、结肠癌)者,应及时采取手术治疗。

六、护理措施

(一)基础护理

1.休息

在急性发作期或病情严重时应卧床休息,减少精神负担,减轻体力消耗。给患者提供安静、舒适的休息环境。

2.饮食

急性活动期患者应进食无渣流质饮食,病情好转后给予高蛋白、少纤维、易消化、富营养的少渣饮食,禁食生冷食物及含纤维素多的蔬菜,避免牛奶及乳制品。病情严重者应禁食并给予胃肠外营养,使肠道得以休息减轻炎症。

3.心理护理

耐心向患者介绍疾病保健知识,使患者能积极配合治疗,注意自我调节饮食、心态,使疾病得到长期缓解,从而帮助患者树立战胜疾病的信心和勇气。

(二)疾病护理

1.对症护理

急性发作期或重型患者腹泻次数较多,要指导患者及其家属为患者做好肛周皮肤的护理。便后用肥皂与温水清洗肛门及周围皮肤,选择柔软的手纸,轻柔擦拭,必要时给予鞣酸软膏涂擦。

2.专科护理

(1)病情观察:监测患者的体温、脉搏、心率、血压的变化以及全身表现,观察排便次数和粪便的量、性状,并做记录。使用阿托品的患者应注意观察腹泻、腹部压痛及腹部肠鸣音的变化,如出现鼓肠、肠鸣音消失、腹痛加剧等,要考虑中毒性结肠扩张的发生,应及时报告医生,以得到及时抢救。

(2)用药护理:护理人员应向患者及其家属说明药物的用法、作用、不良反应等,柳氮磺胺吡啶宜在饭后服用,可减少其恶心、呕吐、食欲减退等不良反应;指导灌肠治疗后患者适当抬高臀部,延长药物在肠道内的停留时间。

(三)健康指导

(1)生活规律,注意劳逸结合,保持心情舒畅。

(2)饮食以高热量、高营养、低纤维、无刺激性食物为主。

(3)指导患者及其家属遵医嘱坚持用药的重要性及药物不良反应,出院后能正确用药。

(4)如出现腹泻、腹痛加剧、大便便血等异常情况,应及时到医院就诊,避免耽误治疗。

第五节　肝硬化

肝硬化是以肝组织弥散性纤维化、假小叶和再生结节形成为特征的慢性肝病。临床以肝功能减退和门静脉高压为主要表现,晚期可出现一系列严重的并发症。肝硬化是我国常见疾病和主要死亡病因之一。

一、病因和发病机制

引起肝硬化的病因很多,目前在我国以病毒性肝炎最为常见,欧美国家则以酒精中毒居多。

（一）病毒性肝炎

主要是乙型、丙型和丁型肝炎病毒感染。乙型和丙型或丁型肝炎病毒的重叠感染可加速病情进展，其发病机制主要与肝炎病毒所造成的免疫损伤有关，经慢性肝炎尤其是慢性活动性肝炎演变而来，故称为肝炎后性肝硬化；甲型和戊型病毒性肝炎不发展为肝硬化。

（二）血吸虫病

对于反复或长期感染血吸虫的患者，由于虫卵及其毒性产物在肝脏汇管区的刺激，引起汇管区纤维结缔组织增生，导致窦前性门静脉高压，但由于再生结节不明显，故严格来说应称为血吸虫性肝纤维化。

（三）酒精中毒

对于长期大量饮酒者（一般为每日摄入酒精 80g 达 10 年以上），乙醇及其中间代谢产物（乙醛）直接损害肝细胞，引起酒精性肝炎，并发展为肝硬化，长期酗酒所致的营养失调也对肝脏有一定的损害作用。

（四）药物及化学毒物

长期反复接触某些化学性毒物如磷、砷、四氯化碳等或长期服用某些药物如异烟肼、双醋酚丁、甲基多巴等，可引起中毒性肝炎，最终发展成肝硬化。

（五）胆汁淤积

不论是肝内胆管还是肝外胆管发生的持续性胆汁淤积，由于高浓度的胆红素及胆汁酸对肝细胞的化学性损害，可致肝细胞变性坏死和结缔组织增生，最终发生肝硬化，称为胆汁性肝硬化。

（六）循环障碍

慢性右心功能不全、心包填塞征以及肝静脉或下腔静脉回流障碍导致肝脏长期淤血，肝细胞因缺氧而发生变性坏死和结缔组织增生，导致肝硬化，称为心源性肝硬化。

（七）其他

直接和间接造成肝硬化的原因还有很多，如代谢障碍、营养失调、遗传和代谢性疾病等。少数患者病因不明，称为隐匿性肝硬化。

二、临床表现

肝硬化的病程进展多较缓慢，但少数因短期大片肝坏死，可在数月后发展为肝硬化。临床上根据患者肝脏功能的代偿状况，将肝硬化分为肝功能代偿期和肝功能失代偿期。

（一）代偿期

部分患者可无任何不适。多数患者早期以乏力、食欲减退较为突出，可伴有恶心、厌油腻、腹胀、腹泻及上腹不适等症状。症状多呈间歇性，常与劳累有关，休息和治疗后可缓解。患者多消瘦，肝脏可轻度肿大，质中等度硬，伴轻度压痛。脾脏亦可有轻、中度肿大。肝功能正常或轻度异常。

（二）失代偿期

失代偿期主要表现为肝功能减退和门静脉高压所致的症状和体征。

1.肝功能减退的临床表现

(1)全身症状与体征:一般情况和营养状况均较差,不规则低热,面色灰暗黝黑(肝病面容)、黄疸等。

(2)消化道症状:食欲减退甚至厌食、腹胀不适、恶心呕吐,稍进油腻肉食即易引起腹泻。

(3)出血倾向和贫血:患者常可发生鼻衄、牙龈出血、皮肤紫癜和胃肠出血等,女性常有月经过多。

(4)内分泌失调:男性有性欲减退、睾丸萎缩、毛发脱落及乳房发育,女性出现月经失调、闭经、不孕等,患者常有肝掌和蜘蛛痣。颜面部及其他暴露部位皮肤出现色素沉着,严重者出现低血糖。

2.门静脉高压的表现

脾大、侧支循环的建立与开放、腹水是门静脉高压的三大临床表现。

(1)脾大:门静脉高压可致脾脏淤血性肿大,多为轻、中度肿大。后期脾功能亢进后可出现红细胞、白细胞和血小板均减少。

(2)侧支循环的建立与开放:临床上重要的侧支循环有:食管和胃底静脉曲张,腹壁静脉曲张,痔核形成。原因是门静脉高压时,来自消化器官和脾脏的回心血液流经肝脏受阻,使门、腔静脉交通支扩张,建立起侧支循环。

(3)腹水:是失代偿期最突出的表现。早期腹胀,以饭后明显;大量时出现呼吸困难、心悸,患者腹部膨隆,可见脐外翻或脐疝,皮肤紧绷发亮。

腹水形成的因素有:①门静脉高压使腹腔脏器毛细血管床静水压增高,组织间液回流减少而漏入腹腔;②低蛋白质血症使血浆胶体渗透压降低,血管内液外渗;③肝静脉回流受阻,使肝淋巴液生成增多,超过胸导管引流能力而渗入腹腔;④继发性醛固酮、抗利尿激素增多引起钠水潴留;⑤有效循环血容量不足,导致肾血流量、排钠和排尿量减少。

(三)并发症

1.上消化道出血

此为最常见的并发症,多系食管下段和胃底静脉曲张破裂所致,表现为突发的大量呕血和黑便。

2.感染

易合并肺炎、胆道感染、大肠杆菌性败血症、自发性细菌性腹膜炎(SBP)等。

3.肝性脑病

这是晚期肝硬化最严重的并发症,也是最常见的死亡原因。

4.其他并发症

原发性肝癌、肝肾综合征(功能性肾衰)、电解质和酸碱平衡紊乱(低钠血症、低钾血症与代谢性碱中毒)。

三、实验室和其他检查

(一)血常规

失代偿期时,可有不同程度贫血。脾功能亢进时,全血细胞减少。

（二）尿常规

失代偿期时，尿内可有蛋白、管型、红细胞。有黄疸时，尿胆红素阳性、尿胆原增加。

（三）肝功能检查

代偿期肝功能正常或轻度异常，失代偿期则多有异常。重症患者可有血清胆红素增高。转氨酶轻、中度增高，一般以 ALT 增高较显著，当肝细胞广泛大量坏死时，则可能有谷草转氨酶（AST）升高。血清白蛋白下降，球蛋白增高，白蛋白/球蛋白比值降低或倒置。凝血酶原时间有不同程度的延长。

（四）腹水检查

一般应为漏出液，患者并发自发性腹膜炎、结核性腹膜炎或癌变时，腹水性质可发生改变。

（五）影像检查

超声可见肝脏的大小、外形改变和脾大。门脉高压时，门静脉主干内径＞13mm，脾静脉内径＞8mm。食管 X 线钡餐检查可见食管下段虫蚀样或蚯蚓样改变，胃底静脉曲张，可见菊花样充盈缺损。

（六）内镜检查

可直观静脉曲张的部位和程度。

（七）肝穿刺活组织检查

若有假小叶形成，可确诊为肝硬化。

四、诊断要点

诊断肝硬化的主要依据有：有病毒性肝炎、长期酗酒等病史，有肝功能减退和门静脉高压症的临床表现，肝脏质硬有结节感，肝功能试验有阳性发现，活组织检查有假小叶形成。

五、治疗要点

目前尚无特效治疗方法。失代偿期的治疗主要是对症处理、改善肝功能及抢救并发症，有手术适应证者慎重选择时机进行手术治疗。

（一）抗纤维化

无特效药，平日可用维生素（如 B 族维生素、维生素 C、维生素 E）、保肝（如应用熊去氧胆酸、强力宁等）、抗纤维化（如应用秋水仙碱、肾上腺糖皮质激素等）或使用活血化瘀中药。

（二）腹水治疗

1.限水、限钠

限钠比限水更重要。

2.增加水钠排出

（1）使用利尿剂是最广泛的治疗腹水的方法。主张排钾和保钾利尿剂合用，加强疗效，减少不良反应。过猛的利尿会导致水、电解质紊乱，严重者可诱发肝性脑病和肝肾综合征。

（2）腹腔穿刺放液：大量腹水出现明显压迫症状时，可穿刺放液以减轻症状，但应严格控制每次放液量，一次放 5000mL。

3.提高血浆胶体渗透压

定期输注血浆、新鲜血液或白蛋白,有利于促进腹水的消退,也可改善患者的一般状况。

4.自身腹水浓缩回输

放出的 5000mL 腹水浓缩至 500mL 后,回输至患者静脉内,可提高血浆白蛋白浓度和血浆胶体渗透压,增加血容量,改善肾血流灌注,从而起到利尿、减少腹水的作用,多用于难治性腹水患者的治疗。

5.增加腹水去路

如腹腔-颈静脉引流,是将腹水引入上腔静脉;胸导管-颈内静脉吻合术可使肝淋巴液顺利进入颈内静脉,从而减少肝淋巴液漏入腹腔,使腹水的来源减少。

(三)并发症的治疗

自发性腹膜炎常迅速加重肝损害,诱发肝肾综合征、肝性脑病等严重并发症,所以应早诊断、早治疗。应选择对肠道革兰氏阴性菌有效、腹水浓度高、肾毒性小的广谱抗生素,以头孢噻肟等第三代头孢菌素为首选,可联合半合成广谱青霉素与 β-内酰胺酶抑制剂的混合物,静脉足量、足疗程给药。

(四)手术治疗

通过各种分流、断流和脾切除术等,降低门静脉压力和消除脾功能亢进。肝移植是近年来最新的治疗肝硬化的方法。

六、常见护理诊断/问题

(一)营养失调,低于机体需要量

与严重肝功能损害、摄入量不足有关。

(二)体液过多

与门静脉高压、血浆胶体渗透压下降等导致腹水有关。

(三)有感染的危险

与营养障碍、白细胞减少等致机体抵抗力下降有关。

(四)焦虑

与疾病需要漫长的治疗和复杂的自我照顾方式有关。

(五)活动无耐力

与肝功能减退有关。

(六)潜在并发症

上消化道出血、电解质紊乱。

七、护理措施

(一)休息与活动

肝功能代偿期患者可参加一般轻工作;肝功能失代偿期或有并发症者,须卧床休息,病室环境要安静、舒适;大量腹水患者可采取半卧位、坐位或取其自觉舒适的体位,使膈肌下降,以利于减轻呼吸困难;肢体水肿者,可抬高下肢,以利于静脉回流,减轻水肿。并告知患者休息有利于保证肝、肾血流量,避免加重肝脏负担,促进肝功能的恢复;卧床休息时使用床栏,防止坠床。

(二)病情观察

(1)密切观察患者精神、表情、行为、言语、体温、脉搏、呼吸、血压的变化以及有无扑翼样震颤、皮肤黏膜、胃肠道有无出血等,及时发现有无感染、出血征兆及肝性脑病先兆表现。

(2)观察患者的食欲、有无恶心呕吐、对饮食的爱好等,评估其营养状况,包括每日营养摄入量、体重、化验室检查的有关指标变化。

(3)观察腹水和皮下水肿的消长情况,准确记录出入液量、测量腹围及体重,在患者有进食量不足、呕吐、腹泻时或遵医嘱使用利尿剂及放腹水后更应加强观察。

(4)及时送检各类标本,监测血常规、大便隐血、肝功能、电解质及血氨等的变化,尤其在使用利尿剂、抽腹水后和出现吐泻时应密切观察电解质的改变。

(三)饮食护理

既保证饮食中的营养供给又必须遵守必要的饮食限制是改善肝功能、延缓肝硬化病情进展的基本措施。以高热量、高蛋白质、低脂、维生素和矿物质丰富而易消化的食物为原则,并根据病情变化及时调整,必要时遵医嘱给予静脉内营养补充。严禁饮酒。分述如下。

1.总热量

充足的热量可减少对蛋白质的消耗,减轻肝脏负担,有利于组织蛋白的合成。肝硬化患者要有足够的热量,每日食物热量以 2500~2800kcal 较为适宜。按体重计,每日每千克体重需热量 35~40kcal。

2.蛋白质

蛋白饮食对保护肝细胞、修复已损坏的肝细胞有重要意义,应适量供给,一般每日供给 100~120g。血浆蛋白减少时,则需大量补充蛋白质,可供 1.5~2g/(kg·d),有腹水或使用糖皮质激素治疗者可增至每天 2~3g/(kg·d)。但在肝功能严重受损或出现肝昏迷先兆症状时,则要严格限制进食蛋白量,控制在 30g/d 左右,以减轻肝脏负担和减少血中氨的浓度。蛋白质主要来源以豆制品、鸡蛋、牛奶、鱼、瘦肉、鸡肉等为主,尤其是豆制品,因其所含的蛋氨酸、芳香氨基酸和产氨氨基酸较少,且含可溶性纤维,可避免诱发肝性脑病或防止便秘。

3.糖类

供应要充足,每日以 300~500g 为宜。充足的糖类可保证肝脏合成并贮存肝糖原,对防止毒素对肝细胞的损害是必要的。但是过多地进食糖类,不仅影响食欲,而且容易造成体内脂肪的积聚,诱发脂肪肝及动脉硬化等症,患者体重也会日渐增加,进一步加重肝脏的负担,导致肝功能日渐下降。

4.脂肪

适量摄入可保证足够的总热量,也有助于增进患者的食欲,但不宜过多。肝硬化患者的肝脏胆汁合成及分泌均减少,使脂肪的消化和吸收受到严重影响。过多的脂肪在肝脏内沉积,不仅会诱发脂肪肝,而且会阻止肝糖原的合成,使肝功能进一步减退。一般来说,每日以 40~50g 为宜。禁用动物油,可采用少量植物油。

5.维生素

维生素要全面而丰富。B族维生素对促进消化、保护肝脏和防止脂肪肝有重要生理作用。维生素C可促进新陈代谢并具有解毒功能。脂溶性维生素A、D、E对肝都有不同程度的保护作用。新鲜蔬菜和水果含有丰富维生素,如苹果、柑橘、柚子等,日常食用可保证维生素的摄取。

6.矿物质

肝硬化患者体内多有锌和镁离子的缺乏,在日常饮食中应适量摄取含锌和镁丰富的饮食,如瘦猪肉、牛肉、羊肉、鱼类以及绿叶蔬菜或乳制品等。

7.盐和水

有腹水者,应予少盐或无盐饮食,大量腹水时,钠盐的摄入量限制在 0.6～1.2g/d。水的摄入量限制在 1500mL/d 以内。如血清钠小于 130mmol/L,每日摄水量应控制在 1000mL 以下。若有稀释性低钠血症,血清钠小于 125mmol/L,摄水量应限制在 300～500mL/d(由于 1g 钠约潴留 200mL 水,故限制钠的摄入比水更为重要)。要教会患者如何安排每日摄入的食盐量,并向患者介绍各种食物的成分,如含钠量高的食物有咸肉、咸鱼、酱菜、罐头食品及酱油、含钠味精等,应尽量减少食用;多食含钠较少的粮谷类、瓜茄类和水果等。

8.少食多餐

肝硬化患者的消化能力降低,每次进食不宜过量,以免加重肝脏负担。要少食多餐,尤其是在出现腹水时,更要注意减少进食量,以免增加饱胀不适的感觉。食谱应多样化,讲究色美味香及软烂可口、易消化,以增进患者的食欲。

9.避免食物诱发上消化出血

有食管胃底静脉曲张者,应避免进食坚硬、粗糙的食物,以防止刺伤食道造成破裂出血。可指导患者进食菜泥、果泥、肉末、软饭、面食等,且进餐时应细嚼慢咽;服用片剂的药物应先磨成粉末再行服用。

(四)对症护理

(1)皮肤黏膜出血:①避免外力碰撞身体或肢体局部长时间束缚(如测血压、静脉穿刺扎止血带等),导致皮下出血。②做好口腔护理,保持口腔清洁和完整,避免感染和出血。指导患者选择合适的牙具,避免使用刷毛太硬的牙刷,切勿用牙签剔牙,以防牙龈损伤或出血。③有牙龈出血者,用软毛牙刷或含漱液清洁口腔。④避免用力擤鼻、挖鼻孔,鼻衄时,可以局部冰敷。

(2)腹水/水肿的皮肤护理:①选择宽松合适、柔软舒适的衣裤,以免衣物过紧影响肢体血液循环。②协助患者勤修剪指甲,告知勿搔抓皮肤以免破损感染。③每日温水擦身,动作宜轻柔,避免用力擦拭致破损或皮下出血,尤其是水肿部位。指导患者避免使用碱性香皂与沐浴液,并使用性质温和的护肤乳液,以减轻皮肤干燥及瘙痒症状。④长期卧床患者协助床上翻身,预防压疮的发生。⑤阴囊水肿明显时,可使用软垫或托带托起阴囊,以利于水肿消退和防止摩擦破损。

(3)腹腔穿刺放腹水护理:①协助医生准备穿刺用物及药品;②术前向患者说明穿刺的目的、注意事项,并测量体重、腹围、生命体征,嘱患者排空小便,以免误伤膀胱;③术中观察患者面色、脉搏、呼吸及有无不适反应;④术毕以无菌敷料覆盖穿刺部位,并以腹带加压收紧包扎,以免腹内压骤降致回心血量突然减少发生虚脱;⑤协助患者取侧卧位,以减轻穿刺点的表面张力,防止和(或)减轻溢液,术后至少卧床休息 12 小时;⑥及时送检腹水标本,记录抽出腹水的量、性质和颜色;⑦术后注意观察患者血压、脉搏、神志、尿量及不良反应,监测血电解质的变化;⑧观察穿刺部位敷料有无渗出,渗出液的量及颜色,及时更换浸湿敷料、腹带。

(五)用药护理

①指导患者正确的服药方法、时间及有可能出现的不良反应,并观察服药后的效果,慎用安眠镇静剂。②使用利尿剂应注意:遵医嘱小剂量、间歇利尿;监测神志、体重、尿量及电解质,利尿治疗以每天减轻体重不超过 0.5kg 为宜,以免诱发肝性脑病、肝肾综合征;使用排钾利尿剂者应注意补钾;观察腹水,渐消退者可将利尿剂逐渐减量。③指导患者不可随意增减药量及擅自服用他药,以免加重肝功能损害。

(六)心理护理

关心体贴患者,懂得去聆听其倾诉,了解其疾苦,排解其忧郁,消除其顾虑,以积极乐观的生活态度影响患者,增强患者战胜疾病,应对变化的信心、力量和能力。同时要让患者明白七情伤体的道理,自觉地克服不良情绪,而做到心境平和,气机调畅,提高机体的抗病力。

八、健康教育

(1)向患者讲解肝硬化预后相关知识,使之掌握自我护理的方法,学会自我观察病情变化,要求患者及其家属掌握各种并发症的诱因及其主要表现,出现异常及时就诊。

(2)指导患者合理安排生活起居,注意休息,生活规律,保证充足的休息与睡眠;失代偿期更应多卧床休息,避免疲劳;指导患者学会自我观察大小便的色、质、量,学会自测并动态地观察体重、腹围、尿量;保持大便通畅,切忌努责;便秘时可按医嘱服用乳果糖等调节排便;指导患者学会自我调摄,防止诸如上呼吸道、胃肠道、皮肤等各类感染。

(3)指导患者根据病情制订合理的饮食计划和营养搭配,切实落实饮食计划。饮食宜丰富维生素、蛋白质,高热量,易消化;禁止饮酒。忌辛辣、粗糙、坚硬、肥厚、刺激性食物及浓茶、咖啡等。

(4)指导患者了解常用的对肝脏有毒的药物,用药应遵医嘱,不能随意服用或更改剂量,以免加重肝脏损害,避免使用镇静安眠药。

(5)指导患者保持平和心态,防止郁怒伤肝。

第六节　原发性肝癌

一、病因

和其他恶性肿瘤一样,原发性肝癌的病因仍不十分清楚。实验证明,很多致癌物质均可诱发动物肝癌,但人类肝癌的病因尚未完全得到证实。根据临床观察,流行病资料和一些实验研究结果表明,肝癌可能主要与肝炎病毒、黄曲霉毒素、饮水污染有关。

二、病理

(一)大体分型

肝癌大体分型为:

1.巨块型

除单个巨大块型肝癌外,可由多个癌结节密集融合而成的巨大结节。其直径多在 10cm 以上。

2.结节型

肝内发生多个癌结节,散布在肝右叶或左叶,结节与四周分界不甚明确。

3.弥漫型

少见,癌结节一般甚小,弥漫分布于全肝,与增生的肝假小叶有时难以鉴别,但癌结节一般质地较硬,色灰白。

4.小肝癌

单个癌结节直径小于 3cm,癌结节数不超过 2 个,最大直径总和小于 3cm。

(二)组织学分型

1.肝细胞性肝癌(HCC)

最常见,其癌细胞分类似正常肝细胞,但细胞大小不一,为多角,胞质丰富,呈颗粒状,胞核深染,可见多数核分裂,细胞一般排列成索状,在癌细胞索之间有丰富的血窦,无其他间质。

2.胆管细胞癌

为腺癌,癌细胞较小,胞质较清晰,形成大小不一的腺腔,间质较多,血管较小。在癌细胞内无胆汁。

3.混合型肝癌

HCC 与胆管细胞癌混合存在。

4.少见类型

(1)纤维板层型:癌细胞索被平行的板层排列的胶原纤维隔开,因而称为纤维板层肝癌(FCL)。以多边嗜酸肿瘤细胞聚成团块,其周围排列着层状排列的致密纤维束为特征。FCL 肉眼观察特征,绝大多数发生在左叶,常为单个,通常无肝硬化和切面呈结节状或分叶状,中央有时可见星状纤维瘢痕,这些有助于区别普通型 HCC,电镜下 FCL 的胞质内以充满大量线粒体为特征,这与光镜下癌细胞呈深嗜酸性颗粒相对应。有学者观察到 FCL 有神经分泌性颗粒,提示此癌有神经内分泌源性。

(2)透明细胞癌:透明细胞癌肉眼所见无明显特征,在光镜下,除胞质呈透明外,其他均与普通 HCC 相似,胞质内主要成分是糖原或脂质。电镜下透明癌细胞内细胞器较普通 HCC 为少。透明细胞癌无特殊临床表现,预后较普通 HCC 略好。

(三)分期

肝癌的分期对于预后评估、合理治疗方案的选择至关重要。结合中国的具体国情及实践

积累建立中国肝癌的分期方案(CNLC),可分为:

CNLC Ⅰa期:体力活动状态(PS)评分 0～2 分,肝功能 Child-Pugh A/B 级,单个肿瘤、直径≤5cm,无血管侵犯和肝外转移。

CNLC Ⅰb期:PS 0～2 分,肝功能 Child-Pugh A/B 级,单个肿瘤、直径>5cm 或 2～3 个肿瘤、最大直径≤3cm,无血管侵犯和肝外转移。

CNLC Ⅱa期:PS 0～2 分,肝功能 Child-Pugh A/B 级,2～3 个肿瘤、最大直径>3cm,无血管侵犯和肝外转移。

CNLC Ⅱb期:PS 0～2 分,肝功能 Child-Pugh A/B 级,肿瘤数目≥4 个、肿瘤直径不论,无血管侵犯和肝外转移。

CNLC Ⅲa期:PS 0～2 分,肝功能 Child-Pugh A/B 级,肿瘤情况不论、有血管侵犯而无肝外转移。

CNLC Ⅲb期:PS 0～2 分,肝功能 Child-Pugh A/B 级,肿瘤情况不论、血管侵犯不论、有肝外转移。

CNLC Ⅳ期:PS 3～4 分或肝功能 Child-Pugh C 级,肿瘤情况不论、血管侵犯不论、肝外转移不论。

肝癌治疗领域的特点是多种治疗方法、多个学科共存,包括肝切除术、肝移植术、局部消融治疗、肝动脉化疗栓塞术(TACE)、放射治疗、全身治疗等多种手段。

三、诊断

(一)症状与体征

原发性肝癌的临床病象极不典型,其症状一般多不明显,特别是在病程早期。通常 5cm 以下小肝癌约 70% 无症状,无症状的亚临床肝癌亦 70% 左右为小肝癌。症状一旦出现,说明肿瘤已经较大,其病势的进展则一般多很迅速,通常在数周内即呈现恶病质,往往在几个月至 1 年内即衰竭死亡。临床病象主要是两个方面的病变:①肝硬化的表现,如腹水、侧支循环的发生,呕血及肢体的水肿等;②肿瘤本身所产生的症状,如体重减轻、周身乏力、肝区疼痛及肝大等。

1.分型

根据患者的年龄不同、病变的类型各异,是否并有肝硬化等其他病变亦不一定,故总的临床表现亦可以有甚大差别。一般患者可以分为 4 个类型。

(1)肝硬化型:患者原有肝硬化症状,但近期出现肝区疼痛、肝增大、肝功能衰退等现象;或者患者新近发生类似肝硬化的症状如食欲减退、贫血清瘦、腹水、黄疸等,而肝增大则不明显。

(2)肝脓肿型:患者有明显的肝增大,且有显著的肝区疼痛,发展迅速和伴有发热及继发性贫血现象,极似肝的单发性脓肿。

(3)肝肿瘤型:此型较典型,患者本属健康而突然出现肝大及其他症状,无疑为一种恶性肿瘤。

(4)癌转移型:临床上仅有癌肿远处转移之表现,而原发病灶不显著,不能区别是肝癌或其他癌肿；即使肝增大者亦往往不能鉴别是原发性还是继发性的肝癌。

上述几种类型以肝肿瘤型最为多见，约 50% 的患者是以上腹部肿块为主诉，其次则为肝脓肿型，约 1/3 以上的病例有上腹部疼痛和肝大。肝癌的发生虽与肝硬化有密切关系，但临床上肝癌患者有明显肝硬化症状者却不如想象中多见。

2.症状

癌患者虽有上述各种不同的临床表现，但其症状则主要表现在全身和消化系统两个方面。60%～80% 的患者有身体消瘦、食欲减退、肝区疼痛及局部肿块等症状。其次如乏力、腹胀、发热、腹泻等亦较常见，30%～50% 的患者有此现象；而黄疸和腹水则较国外报道者少，仅约 20% 的患者有此症状。此外还可以有恶心、呕吐、水肿、皮肤或黏膜出血、呕血及便血等症状。

3.体征

患者入院时约 50% 有明显的慢性病容。阳性体征中以肝大最具特征：几乎每个病例都有肝大，一般在肋下 5～10cm，少数可达脐平面以下。有时于右上腹或中上腹可见饱满或隆起，扪之有大小不等的结节（或肿块）存在于肝表面，质多坚硬，并伴有各种程度的压痛和腹肌痉挛，有时局部体征极似肝脓肿。唯当腹内有大量腹水或血腹和广泛性的腹膜转移时，可使肝的检查发生困难，而上述的体征就不明显。约 1/3 的患者伴有脾大，多数仅恰可扪及，少数亦可显著肿大至脐部以下。20% 的患者有黄疸，大多为轻、中度。其余肝硬化的体征如腹水、腹壁静脉曲张、蜘蛛痣及皮肤黏膜出血等亦时能发现；其中腹水尤属常见，约 40% 的患者可能出现。

（二）影像学检查

1.超声检查

为非侵入性检查，对人体组织无任何不良影响，其操作简单、直观准确、费用低廉、方便无创、广泛普及，可用于肝癌的普查和治疗后随访。实时超声造影对于小肝癌的鉴别诊断具有重要的临床价值，常用于肝癌的早期发现和诊断，对于肝癌与肝囊肿和肝血管瘤的鉴别诊断较有参考价值，而术中超声直接在开腹后的肝表面探查，避免了超声衰减和腹壁、肋骨的干扰，可发现术前 CT、超声检查皆未发现的肝内小病灶。超声造影（CEUS）又称增强超声成像，是能实时检测肝细胞癌的组织血流动态改变特征的有效方法，诊断肝细胞癌是目前一种重要的新型影像诊断技术。CEUS 是在普通超声的基础上，经静脉注射超声造影剂，可以观察肿瘤的血液灌注和微血管网分布状况，从而有助于更准确地判断病灶的血供特点。但是超声检查容易受到检查者经验、手法和细致程度的影响。

2.CT

是一种安全、无创伤、高分辨力的检查方法。对肝癌的定位诊断很有价值。CT 能显示肿瘤的大小、位置、数目及与周围脏器和大血管的关系，可检出 1cm 左右的早期肝癌。并有助于了解是否伴发肝外转移，如肝门淋巴结、胰头后淋巴结等。结合增强扫描可以判断病变的性质，对肝癌与肝血管瘤的鉴别有较大的价值。平扫下肝癌多为低密度占位，边缘清晰或模糊，部分有包膜的肝癌可显示晕圈征。较大的肝癌可见更低密度的坏死区，少数肝癌可见钙化。肝癌在动脉期尤以注药 20 秒内强化最为明显，癌灶密度高于周围肝组织。30～40 秒后造影剂进入细胞间隙转入实质期，病灶又恢复为低密度，显示更为清晰。近年快速发展起来的肝脏

CT 灌注成像(HCTPI)技术,特别是 64 层螺旋 CT 全肝灌注成像,具有扫描范围广、空间分辨力高、血流测量准以及可重复性强等优点,临床实践证明其在肝癌的诊断中具有重要意义。

3.MRI

是在发现磁共振现象的基础上发展起来的一种新型医学影像学技术。MRI 具有较高的软组织分辨力,多序列、多参数成像,对直径≤3.0cm 的肝细胞癌检出率甚至高于螺旋 CT,常规 MRI 平扫检出率为 70%～80%,加用动态增强扫描可以使检出率达 90% 以上,在检测和鉴别小肝癌(SHCC)上,MRI 拥有比 CT 更多的优势,包括更高的软组织对比度和血管内对比剂的敏感性以及更多类型的序列。与 CT 相比其优点为无电离辐射,能获得横断面、冠状面、矢状面3 种图像,对肿瘤与肝内血管的关系显示更佳;对软组织的分辨力高;对肝癌与肝血管瘤、囊肿及局灶性结节性增生等良性病变的鉴别价值优于 CT。国外报道 MRI 对>2cm 的肝癌的检出率为 97.5%,<2cm 者为 33.3%,检出最小的肝癌为 1.5cm。近年有采用钆离子螯合剂作对比增强剂成像,提高了 MRI 对微小病灶的检出率,并有助于肿瘤性质的判断。原发性肝癌在 T_1 加权像上多为低信号占位,少数可为等信号或高信号,坏死液化信号更低;伴有出血或脂肪变性则局部呈高信号区;钙化表现为低信号。在 T_2 加权像上,绝大多数肝癌表现为强度不均的高信号区,少数可呈等信号区;液化坏死区信号强度很高;钙化则为点状低信号。肝门静脉或肝静脉癌栓在 T_1 加权像和质子密度像上呈稍高的信号;在 T_2 加权像上为较低的信号强度。假包膜在 T_1 加权像表现为肿瘤周围的低信号带,在 T_2 加权像上内层纤维组织为低信号带,外层丰富的受压的小血管或胆管则为高信号带。MRI T_1 加权像可显示清晰的肝血管解剖,对指导手术有很大的参考价值。

4.数字减影血管造影(DSA)

DSA 对小肝癌的定位诊断是目前各种方法中最优者。其诊断阳性率为 90% 以上,可显示0.5～1.0cm 的微小肿瘤。但由于肝动脉造影为一侵入性检查,故不列为首选。其应用指征为:①临床高度怀疑肝癌或 AFP 阳性而其他影像检查正常者。②其他影像学检查疑有肝占位病变但结果不一致或难以确定病变性质者。③术前怀疑有 1～2cm 的子灶需做 CTA 以确定位置和数目指导手术者。④肝癌行肝动脉栓塞化疗者。原发性肝癌的肝动脉造影主要特征为早期动脉相肿瘤血管团,肿瘤实质期染色,动脉变形、移位、增粗,动、静脉瘘,肿瘤包绕动脉征以及"池状"或"湖状"造影剂充盈区等。

5.正电子发射体层显像技术(PET)及单光子发射计算机体层显像(SPECT)

SPECT、PET、PET/CT 多种示踪剂显像等技术能利用病变细胞内各种物质代谢的原理显像病变组织,能在肝细胞形态结构未出现明显改变前探测出其功能上的变化,对 SHCC 的早期监测,良、恶性肿瘤的鉴别和分化程度的判断及转移灶的发现有着较高的临床价值。以核素标记的 AFP 或抗人肝癌单抗行放射免疫显像等新技术,使肝癌的检出率有所提高,可检出最小约 2cm 癌灶。

(三)肝穿刺活体组织检查

肝穿刺活检对确定诊断有一定帮助。但由于其阳性率不高,可能导致出血、癌肿破裂和针道转移等,一般不作为常规方法。对无法确诊的肝内小占位,在 B 超下行细针穿刺活检,可望获得病理学证据。

（四）原发性肝癌的诊断标准

1.病理诊断

单凭发病史、症状和体征及各种化验资料分析，最多仅能获得本病的拟诊，而确切的诊断则有赖于病理检查和癌细胞的发现，临床上大多通过肝穿刺、腹水或胸腔积液中找癌细胞、锁骨上或其他淋巴结或转移性结节之活组织检查、腹腔镜检查以及剖腹探查等不同的方法来达到确定诊断的目的。

2.临床诊断

①AFP≥400μg/L，能排除妊娠、生殖系胚胎源性肿瘤、活动性肝病及转移性肝癌，并能触及肿大、坚硬及有大结节状肿块的肝或影像学检查有肝癌特征的占位性病变者。②AFP＜400μg/L，能排除妊娠、生殖系胚胎源性肿瘤、活动性肝病及转移性肝癌，并有两种影像学检查有肝癌特征的占位性病变或有两种肝癌标志物（DCP、GGT-Ⅱ、AFU 及 CA19-9 等）阳性及一种影像学检查有肝癌特征的占位性病变者。③有肝癌的临床表现并有肯定的肝外转移病灶（包括肉眼可见的血性腹水或在其中发现癌细胞）并能排除转移性肝癌者。

四、分期

（一）我国肝癌的临床分期

根据全国肝癌会议拟定的分期标准；

Ⅰ期：无明确肝癌症状和体征，又称亚临床期。

Ⅱ期：出现临床症状或体征无Ⅲ期表现者。

Ⅲ期：有明显恶病质、黄疸、腹水或远处转移之一者。

（二）国际抗癌联协（UICC）的 TNM 分期

1.分期符号说明

T——原发性肿瘤，N 局部淋巴结，M 远处转移。

T_1：孤立的肿瘤；最大直径在 2cm 或以下；无血管浸润。

T_2T_1：中三项条件之一不符合者。

T_3T_1：三项条件 2 项不符合者。

T_2T_3：二者包括多发肿瘤但局限于一叶者。

T_4：多发肿瘤分布超过一叶或肿瘤累及门静脉或肝静脉的主要分支（为便于分期划分肝两叶之平面设于胆囊床与下腔静脉之间）。

N——局部淋巴结

N_0：无局部淋巴结转移。

N_1：局部淋巴结转移。

M——远处转移

M_0：无远处转移。

M_1：远处转移。

2.分期标准

Ⅰ期：T_1,N_0,M_0

Ⅱ期：T_1，N_0，M_0

Ⅲ期：T_1，N_1，M_0；T_2，N_1，M_0；T_3，N_0，N_1，M_0

ⅣA期：T_4，N_0，N_1，M_0

ⅣB期：$T_1 \sim T_4$，N_0，N_1，M_1

五、治疗

（一）治疗原则

亚临床肝癌治疗可给予中医中药、保肝治疗等。如发现肝癌显示，可手术或局部药物注射。

1. Ⅰa（肿瘤直径＜3cm）

以手术切除为主，有严重肝硬化，可在B超引导下无水乙醇瘤内注射或射频消融术。术后应予中药或免疫药物、化疗药物。

2. Ⅰb、Ⅱa期

以手术切除为首选。如肝功能异常，可先用中药或西药保肝治疗后，等肝功能恢复，再考虑手术。手术切除后，如切缘有残癌，应考虑术后的放射治疗或动脉内化疗；血管内有癌栓者，术后可用中药、免疫治疗，亦可考虑肝动脉内化疗、全身化疗。如术后切缘阴性、门静脉内未见癌栓者，术后采用中药或生物治疗法等以提高远期疗效。

3. Ⅱb期

争取做根治性切除，如术前估计无法切除，亦可进行肝动脉栓塞化疗术（TAE）、局部放射治疗、生物治疗或中药治疗，等肿瘤缩小后再争取手术切除。对手术难度较大或不能手术、肝功能正常、肝硬化不严重者，均可采用放射治疗。放疗过程中，同时服用中药或瘤内注射无水乙醇，亦可进行TAE。直径在13cm以上者，可考虑先行介入治疗，予动脉内注射化疗药物或栓塞，待肝癌缩小后再行放射治疗，并同时用中药。由于介入治疗维持有效时间较短，远期疗效不高。在介入治疗后，如肝癌缩小，应结合手术切除或放射治疗，以提高远期疗效。如肝癌呈多发，亦可考虑放射治疗或介入治疗结合放射治疗。肝癌病灶呈弥漫型，可考虑全身化学药物治疗。如雌激素受体阳性，亦可考虑用他莫昔芬治疗或应用生物治疗及中药治疗。如肝癌病灶弥漫、肝硬化严重者，可以中医中药治疗为主，亦可采用生物治疗。

4. Ⅲa、Ⅲb期

肝癌伴腹水者，可先予中药或西药利尿剂治疗。如腹水消退，根据肝内肿瘤情况，仍可按上法治疗。如为血性腹水，则不易消退；门静脉或肝静脉有癌栓者，予中、西药利尿不易见效。如肝癌结节破裂出血，予止血处理。肝癌伴黄疸者，如系肝门区有肿块压迫所致阻塞性黄疸，可采用局部放射治疗或局部瘤内注射或介入治疗或内支架或外引流；如系非阻塞性黄疸，可予中药治疗、保肝治疗。肝癌有肺转移者，如肝癌原发灶已控制、单个肺转移灶，可考虑切除或局部放射治疗。如系多个转移灶或弥漫两肺者，可考虑放射治疗（全肺野照射）或化疗药物、生物治疗。如肝癌原发灶未治疗或治疗未见控制，转移灶为单个或较为局限，亦可考虑放疗。如全肺弥漫转移者，则可采用生物治疗或化疗药物、中药治疗。晚期肝癌骨转移，如转移灶为单个或几个,可采用放射治疗。如骨转移广泛,可予化疗药物、生物治疗或放射性核素治疗,亦可予氯膦酸二钠(骨膦)、帕米膦酸二钠(阿可达)等治疗。对门静脉、肝静脉、下腔静脉有癌栓者,可试用肝动脉灌注化疗,一般不采用肝动脉栓塞,可用生物治疗或中药治疗。

(二)放射治疗

1.适应证

下列情形的肝癌经放射治疗后,有可能达到癌灶控制并完全缓解(CR),甲胎蛋白降至正常,全身情况好转,有较长的生存期:全身情况良好,Kamofsky 评分 70 以上;肝内癌灶单个直径在 8cm 以下;或癌灶局限于一叶,总体积占肝脏体积 50% 以下;无明显癌栓存在;肝功能分级 Child A。下列情形的肝癌经放射治疗后具有一定的姑息价值,包括肝内癌灶得到一定的控制,达到部分缓解(PR)、稳定(S)的情况;改善症状,如肝区疼痛、胀满等;门静脉内癌栓得到一定的控制;对远处转移的治疗为控制转移灶或改善症状;其他治疗后肝内残存或复发癌灶的姑息价值,可作为放射治疗的相对指征;肝内癌灶直径大于 8cm 或多个癌灶占肝脏总体积 50% 以上;门静脉总干或其左、右分支有癌栓,针对癌栓做放射治疗;肝门区附近癌肿,伴有阻塞性黄疸存在,可试行肝门区放疗以缓解症状;不论原发灶是否控制,而存在肺、骨、淋巴结转移或已有脊髓受压症状时,可采用放疗缓解症状;手术后或介入治疗后癌灶残存未控制或有肝内播散,一般情况好。

2.禁忌证

(1)全身情况差,出现恶液质。

(2)重度肝硬化,肝脏功能严重受损,白蛋白<30g/L,PT、APTT 明显延长。

(3)炎症性肝癌,病情凶险,进展迅速,短期内可能死亡者。

(4)黄疸严重,并发肝昏迷、上消化道出血、肝肾综合征等。

(5)肿瘤巨大,伴有大量腹水和腹腔及远处转移者。

(6)伴有全身严重感染及其他严重疾病者。

3.适形放疗技术

又称三维立体放射治疗。该技术使高剂量区(即治疗区)剂量分布的形状在立体方向上与肿瘤的实际形状一致。立体放射治疗作为一项照射技术受到极大的欢迎。它对肿瘤组织起到"手术刀"式的效果,最大限度地保护了肿瘤组织周围的正常组织和重要器官。该疗法已成为放射治疗肝癌的主流。

放射剂量和放射分割:局限野照射,2～3Gy/(每野·每次),肿瘤总量 2.5Gy 以上。照射野面积愈小,给予放射总量则可愈高,高者可达 60Gy。一般每周照射 5 天,每天照射 1 次。

(三)生物及免疫治疗

1.应用白细胞介素-2(IL-2)

生理盐水 250mL+IL-2 20 万～60 万 U 每日静脉滴注;4 周为一个疗程,休息 2～4 周后重复。

2.应用胸腺肽

生理盐水 250mL+胸腺肽 40～200mg 每日静脉滴注;4 周为一个疗程,休息 2～4 周后重复。

3.应用 α-干扰素

100 万～300 万肌内注射,隔日一次或每周两次;4 周为一个疗程,休息 2～4 周后重复。

4.其他

常用的有卡介苗、小棒状杆菌、左旋咪唑、瘤苗、转移因子、免疫核糖核酸、淋巴因子激活的杀伤细胞等,疗效尚不确切。

(四)其他局部治疗

(1)集束电极射频治疗。

(2)冷冻治疗:采用－196℃液氮冷冻固化。

(3)局部无水乙醇注射疗法:在 B 超引导下经皮穿刺注射无水乙醇,适用于肿瘤体积较小而又不能或不愿手术者。一般需重复数次。

(4)瘤体内 p53 腺病毒注射液治疗。

六、常见护理诊断/问题

(一)肝区痛

与癌细胞侵犯肝组织、肝包膜被牵拉有关。

(二)有感染的危险

与化疗、放疗导致的白细胞减少、抵抗力下降有关。

(三)营养失调,低于机体需要量

与肿瘤消耗、化疗所致摄入减少有关。

(四)潜在并发症

上消化道出血、肝性脑病、癌结节破裂出血。

(五)恐惧

与担心疾病预后有关。

七、护理措施

(一)减轻疼痛

疼痛是对肝癌患者困扰较大的生理和心理问题之一,在晚期患者中常持续存在。为减轻患者的疼痛,要实施以下措施:

(1)评估疼痛的强度、部位、性质。

(2)减少刺激:给患者创造一个安静、舒适的休息环境,减少各种不良的刺激。

(3)采取舒适的体位。

(4)尊重患者:与患者沟通交流,减轻患者的孤独无助感和焦虑。

(5)教会患者放松技巧,如深呼吸等,鼓励患者参加转移注意力的活动,如与病友交谈、听音乐、做游戏等。

(6)药物:对有严重疼痛患者,应与医生协商给予长期医嘱的镇痛药。

(二)心理支持

(1)及时对患者恐惧心理进行评估,以确定对患者心理辅导的强度。

（2）注意与患者建立良好的护患关系,随时给患者家属以心理支持和具体指导,使家属保持镇静,多陪伴患者,以减轻患者的恐惧感,稳定其情绪和增强治疗信心。

（3）了解患者的护理需要并及时给予回应,对晚期的患者,尤应注意维护患者的尊严,耐心处理患者提出的各种要求。当患者出现不适症状时,应协助积极处理,通过减轻患者的不适来稳定患者的情绪。

（三）提供合理营养

应给予高蛋白、高热量、高维生素饮食。若有食欲减退、恶心、呕吐现象,应做好口腔护理,于服用镇吐剂后进少量食物,增加餐次。尽可能安排舒适、安静的就餐环境,选择患者喜欢的食物种类、烹调方式,以增进食欲。

（四）肝动脉栓塞化疗患者的护理

1.术前护理

向患者及其家属解释有关治疗的必要性、方法和效果,使其减轻对手术的疑虑。做好各种检查(血常规、肝肾功能、心电图、B超等)、皮肤过敏试验(碘、普鲁卡因)。术前6小时禁食水;术前半小时遵医嘱给予镇静剂,并测量血压。

2.术中配合

备好各种抢救用品和药物,安慰患者,使其放松;注射造影剂时观察患者的反应,如有无恶心、心慌、胸闷、皮疹等;测血压;注射化疗药物后观察患者有无恶心、呕吐,一旦出现,指导患者将头偏向一侧,做深呼吸,可遵医嘱在化疗前给止吐药。观察患者有无腹痛。

3.术后护理

（1）术后禁食2～3天,逐渐过渡到流质饮食,注意少量多餐,以减轻恶心、呕吐,同时避免食物消化吸收过程消耗门静脉含氧量。穿刺部位压迫止血15分钟后再加压包扎,沙袋压迫6小时,保持穿刺侧肢体伸直24小时,并观察穿刺部位有无血肿及渗血。

（2）密切观察病情变化:术后应观察体温的变化,多数患者术后4～8小时体温升高持续1周左右,是机体对肿瘤组织重吸收反应。高热者应降温,避免机体消耗增加。注意局部有无出血、肝性脑病的前驱症状等。准确记录出入量。

（3）鼓励患者深呼吸、排痰,预防肺部感染,必要时吸氧,以提高血氧分压,利于肝细胞代谢。栓塞后1周,因肝缺血影响肝糖原储存和蛋白质的合成,应遵医嘱补充蛋白质和葡萄糖。

八、健康指导

（一）生活指导

保持规律生活,注意劳逸结合,避免情绪剧烈波动和劳累,以减少肝糖原的分解,减少乳酸和血氨的产生;指导患者合理进食,增强机体抵抗力;戒烟酒,减轻对肝脏损害;注意饮食、饮水卫生;按医嘱服药,忌服损害肝脏的药物。

（二）疾病知识指导

定期复查,根据病情发展不同随时调整治疗方案。积极宣传和普及肝癌的预防知识,预防接种乙肝疫苗。

(三)心理指导

保持乐观情绪,积极参加社会活动,如抗癌俱乐部,增强战胜疾病的信心。

第七节　肝性脑病

肝性脑病(HE)是由于急性或慢性肝细胞功能衰竭或广泛门-体静脉分流所并发的大脑功能障碍,表现为神经和精神系统异常症状和体征,涵盖多种临床综合征,包括:肝性昏迷、肝性昏迷先兆、轻微肝性脑病和慢性间歇性门-体分流性脑病等,临床上主要表现为意识障碍、行为失常和昏迷。

一、病因与发病机制

(一)病因

各种严重的急性和慢性肝病均可伴发 HE。急性肝病时 HE 的病因是由于大量的肝细胞坏死,常为病毒、药物或毒素引起的肝炎;也可因大量肝细胞变性引起,如妊娠脂肪肝、瑞氏综合征等。慢性肝病,如肝硬化和重症慢性活动性肝炎导致 HE 的原因是由于有功能的肝细胞总数减少和肝血流改变,其发病与广泛的门-体静脉分流有关,多有明显诱因,常见的诱因有:①上消化道出血;②摄入过高的蛋白质饮食;③感染;④大量利尿和放腹水;⑤镇静安眠药或麻醉药使用;⑥电解质、酸碱平衡紊乱,如低血钾、低血钠以及酸中毒、碱中毒等;⑦便秘;⑧外科手术;⑨饮酒和突然戒酒等;⑩大量静脉输液。

(二)发病机制

肝性脑病的发病机制尚未完全明了,众多学说中,以 Sherlock 等于 1954 年创立的"门-体分流性脑病"的概念来解释 HE 的发病机制,至今对理解 HE 有重要的意义。这一概念认为:HE 的发生主要是由于来源于肠道和体内的一些有害的代谢产物,不能被肝脏解毒和清除,进入体循环,透过血脑屏障,导致大脑功能紊乱。关于肝性脑病发生机制的学说主要有:

1.氨中毒学说

氨代谢紊乱引起肝性脑病,特别是门-体分流性脑病的重要发生机制。

(1)氨的存在形式:血氨有两种存在形式,离子化铵(NH_4^+)和非离子氨(NH_3)。在生理 pH 值情况下,前者占 99%,后者占 1%。NH3 为脂溶性,有毒性,能自由地透过血脑屏障和脑细胞膜而影响脑的功能。NH_4^+ 相对无毒,不容易被吸收,也不易透过血脑屏障。NH_4^+ 和 NH_3 的相对浓度主要取决于血中的 pH 值。在酸性环境下,血中 NH_3 与 H^+ 结合转化成 NH_4^+;在碱性环境下,血中 NH_3 增加。

(2)氨的代谢:正常人体内血氨主要来自肠道(胃肠道每天产氨约 4g),并主要以非离子型氨在结肠部位弥散进入肠黏膜;其次,肾脏、骨骼肌、心肌等处有谷氨酰胺酶分解谷氨酰胺成谷氨酸及氨。正常情况下血氨的清除主要是在肝脏通过鸟氨酸循环形成尿素经由肾脏排出和经肠壁渗入肠腔或脑肝肾等组织消耗部分氨合成谷氨酸与谷氨酰胺或通过肺呼气排出,从而使氨的代谢保持动态平衡。各种原因所致氨的生成增多及清除减少均可引起高血氨。

(3)血氨升高的原因:①产氨增多:蛋白质消化后的氨基酸以及从血中弥散入结肠的尿素,可被大肠细菌产生的酶分解而生成氨,然后又被结肠吸收入血。肝硬化患者由于门脉高压,使肠道淤血、水肿,导致消化、吸收和排泄功能减弱,肠道内未经消化的蛋白质成分增多,致使产氨增加。上消化道出血致胃肠道积血也是血氨升高的重要因素(100mL 血液约含蛋白质20g)。严重肝病患者常伴有肾功能下降,尿素由肾排出减少而弥散入肠腔增多,经细菌分解后产氨增加;此外,肝性脑病患者因精神神经症状而致的肌肉活动增加,也使产氨增多。②氨清除不足:自肠道吸收的氨,经门静脉进入肝脏,在肝内通过鸟氨酸循环合成尿素,再由肾排出体外。肝功能严重障碍时,鸟氨酸循环发生障碍,尿素合成减少,氨清除不足而血氨升高。再者,肾小管上皮细胞内的谷氨酰胺酶能水解谷氨酰胺而产生氨,这些氨在尿 pH 值较低时,大部分进入肾小管腔内,与 H^+ 结合成 NH_4^+ 后随尿排出,小部分弥散入血。严重肝病患者常伴有呼吸性碱中毒或低钾性碱中毒,尿液 pH 值偏高,氨以 NH_4^+ 的形式自尿中排出减少,而向血中弥散增加。③肝硬化时门静脉与腔静脉的吻合支建立,使一部分自肠道吸收的氨,绕过肝脏而直接进入体循环,造成血氨进一步升高。

(4)血氨升高对脑的毒性作用:氨对大脑的毒性作用主要是干扰脑的能量代谢。氨在大脑中与 α-酮戊二酸结合生成谷氨酸,再与谷氨酸生成谷氨酰胺,消耗大量辅酶、ATP、α-酮戊二酸、谷氨酸等,并产生大量谷氨酰胺。这一过程引起高能磷酸化合物浓度降低,使脑细胞能量供应不足,不能维持正常功能。谷氨酸是大脑重要的兴奋性神经递质,谷氨酸减少,大脑则处于抑制状态。谷氨酰胺是一种有机渗透质,可导致脑水肿。此外,氨还可与抑制性神经递质 γ-氨基丁酸(GABA)受体结合,直接抑制中枢神经系统的功能。

2.假神经递质学说

神经冲动的传导是通过递质来完成,兴奋性神经递质与抑制性神经递质保持生理平衡。在肠管内,一部分氨基酸经肠菌的氨基酸脱羧酶作用而形成胺类,如苯丙氨酸及酪氨酸脱羧分别形成苯乙胺及酪胺,正常情况下可被肝内单胺氧化酶分解而清除。肝功能不全时,由于肝内单胺氧化酶活性降低或门体侧支循环的形成,苯乙胺及酪胺直接经体循环入脑,经脑内非特异羟化酶作用,苯乙胺羟化而生成苯乙醇胺,酪胺经羟化而生成蟑胺(β-羟酪胺)。由于苯乙醇胺及蟑胺与儿茶酚胺递质(多巴胺、去甲肾上腺素)结构相似,又不能正常传递冲动,故称假性神经递质。如假性神经递质被脑细胞摄入而取代正常的神经递质,则神经传导发生障碍。假神经递质释放后引起神经系统某些部位(如脑干网状结构上行激动系统)功能发生障碍,使大脑发生深度抑制而昏迷。黑质、纹状体通路中的多巴胺被假性递质取代后,使乙酰胆碱的作用占优势,因而出现扑翼样震颤。

3.γ-氨基丁酸/苯二氮䓬复合体(GABA/BZ)学说

大脑的主要抑制性神经递质 γ-氨基丁酸也可由肠道细菌产生,在肝功能衰竭时肝对 γ-氨基丁酸(GABA)的清除减低,血浆内浓度明显增高,透过血脑屏障,激活脑内 GABA 受体,造成大脑功能紊乱。GABA 受体还可与苯二氮䓬(BZ)类药物结合形成复合体,激活该复合体,使机体对苯二氮䓬类和巴比妥类药物的敏感性增高,易造成昏迷。

4.氨基酸代谢不平衡学说

肝功能不全时,血中芳香族氨基酸(AAA)浓度升高,支链氨基酸(BCAA)下降,AAA/BCAA 比值升高(正常是 1/4),在两组氨基酸的相互竞争和排斥过程中,AAA 更多地进入脑组织而形成假性递质,从而抑制神经冲动的传导,引起肝性脑病。

5.其他

其他可能会造成肝性脑病的毒性物质还有源于结肠特殊细菌所产生的苯二氮䓬类似物及神经毒性的短、中链脂肪酸和酚、硫醇等;肝病时锰不能正常清除,锰在基底神经节的沉积可诱导锥体外系的症状。

综上所述,氨、假性神经递质(胺类)、芳香氨基酸、γ-氨基丁酸等多种因素被认为与造成 HE 有关,其中氨是最重要的因素,HE 的发生是这些毒素相互协同的结果。上述物质主要来源于肠道,在肝内进行解毒消除,正常情况下,不进入循环和脑组织,对人体不构成危害。而急、慢性肝病时,由于肝细胞大量坏死或有效肝细胞总数急剧减少或存在肝内与肝外的门-体侧支循环,这些有害物质便无法被清除,直接进入体循环,导致大脑功能障碍。在门-体分流性脑病中,肠道细菌起着重要的作用,它可作用于肠道内的蛋白质或其他含氮物质,产生氨、胺类、γ-氨基丁酸、硫化物和硫醇类等有害物质。

二、临床表现

(一)症状

HE 的起病常渐起或隐匿,初始不易被发现,但也有起病急骤,表现为急性精神异常、躁狂和谵妄。早期症状包括性格改变、精神欣快、智力减退、睡眠习惯改变、说话缓慢而含糊、发音单调而低弱、不适当的行为。慢性肝脏疾病导致的 HE 患者,个性方面的变化最明显,包括稚气、易怒以及家庭观念的丧失等。进一步发展,患者出现不同程度的意识障碍。

(二)体征

1.扑翼样震颤

为 HE 最具有特征性的神经系体征。嘱患者伸出前臂,展开五指或腕部过度伸展并固定不动时,患者掌指及腕关节可出现快速的屈曲及伸展运动,每秒钟常达 5～9 次,且常伴有手指的侧位动作。

2.肝臭

是一种鱼腥味而带有芳香性甜味的气味,在患者的呼吸和尿液中有此臭味,可能是含硫氨基酸或甲基酪氨酸的代谢产物。

3.神经系统病理反射表现

肌腱反射亢进,踝阵挛,锥体束征、握持反应阳性等。

三、辅助检查

(一)血氨

正常人空腹静脉血氨值为 $12\sim59\mu mol/L$,超过 $60\mu mol/L$ 为异常。慢性 HE,尤其是门-体分流性脑病血氨增高明显。有时 HE 静脉血氨可能正常,测动脉血氨更有价值。

（二）脑电图

频率减慢，从正常的 α 波列的每秒 8～13 周期，下降至 δ 波列的每秒 4 周期。警觉性刺激（如睁眼）不能减少基础节律的活动。脑电图的特征性改变不仅有助于诊断，而且对评价病情的程度和对判断预后均有一定意义。

（三）影像学检查

CT 或 MRI 检查，急性肝衰竭脑病患者可显示脑水肿，慢性肝性脑病患者则可发现不同程度的脑萎缩。

（四）心理智能测验

对于诊断早期 HE 和轻微 HE 有实用价值，Ⅱ级以上 HE 不适用。最常用的有数字连接试验、签名试验、搭积木试验、轨迹描绘试验、连续打点试验和数字符号试验等。

1.数字连接试验

随意把 25 位阿拉伯数字印在纸上，嘱患者用笔按自然大小用线连接起来，记录连接的时间，检查连接错误的频率。方法简便，能发现早期患者，其异常甚至可能早于脑电图改变，并可作为疗效判断的指标。

2.签名试验

可让患者每天签写自己的名字，如笔迹不整，可发现早期脑病。

3.搭积木试验

如用火柴搭五角星或画简图或做简单的加法、减法。

四、诊断要点

HE 诊断主要根据患者有严重的肝病和（或）广泛门-体分流的存在，出现一系列精神神经症状，并且往往能找到一定的诱因；实验室肝功能损害或血氨增高；扑翼样震颤和典型的脑电图改变。

五、治疗要点

HE 的发病由多种因素共同促成，在治疗上应采取综合措施。而口服抗生素、乳果糖和益生菌可减少肠道菌群，调节肠道 pH 值，常可使症状消失或减轻。

（1）确定和治疗诱发因素，包括控制蛋白质摄入、控制感染等。

（2）抑制肠道细菌，以减少来自肠道有害物质如氨的产生和吸收。包括：①应用肠道不吸收或难以吸收的抗菌药物，以抑制肠道产生氨等毒性物质的细菌。如新霉素、甲硝唑、氟喹诺酮、利福昔明等。②应用乳果糖、乳梨醇。口服后降低结肠 pH 值，酸化肠道，有利于肠道益生菌生长，减少产氨菌生长，使氨的产生减少；肠道呈酸性（pH<6）使结肠内氨（NH_3）变为不易被吸收的铵（NH_4^+）；引起渗透性腹泻，促进氨和其他含氮物质的排泄；同时，增加细菌对氨的利用，使氨进入细菌的蛋白质中，从而使氨降低。③应用微生态制剂，如含有乳酸杆菌、双歧杆菌和粪链球菌的活菌制剂，如培菲康。

（3）促进有害物质的代谢与清除，纠正氨基酸失衡。包括：①应用降氨药物：门冬氨酸鸟氨酸注射液(雅博司)、苯甲酸钠。②口服或静脉输注以支链氨基酸为主的氨基酸混合液。③灌肠或导泻以清除肠内积食、积血或其他含氮物质,可用生理盐水或弱酸性溶液(如稀醋酸液)灌肠或口服或鼻饲25％硫酸镁30～60mL导泻。对门-体分流性脑病昏迷患者可用乳果糖与水按1∶1比例配制灌肠液作为首选治疗。④苯二氮草类受体拮抗剂(氟马西尼)静脉缓慢注射催醒。⑤其他治疗:谷氨酸钾、谷氨酸钠、乙酰谷酰胺和γ-氨基丁酸等疗效不确定,其中谷氨酸钾、谷氨酸钠仅能暂时性地降低血氨,且不易透过血脑屏障,并可造成碱血症,效果差,已逐步退出临床应用。

(4)维持内环境稳定与各脏器的功能,例如:①纠正水、电解质和酸碱平衡失调;②防治脑水肿,保护脑细胞功能;③纠正氮质血症;④保持呼吸道通畅;⑤防治出血与休克。

(5)其他治疗:①对于难治性门-体分流性脑病采用介入方法减少门-体分流。②人工肝脏支持治疗,包括以血液透析吸附为代表的物理型人工肝、以血浆置换为代表的中间型人工肝和基于培养肝细胞的生物型人工肝,均有一定的疗效。③有条件者行肝移植手术。

六、护理措施

(一)一般护理

1.合理饮食

以碳水化合物为主要食物,每日保证充足的热量和维生素。对昏迷患者,可采用经鼻导管鼻饲或静脉滴注葡萄糖供给热量,以减少蛋白质的分解;对需长期静脉内补充者,可做锁骨下静脉和颈静脉穿刺插管供给营养。食物配制中应含有丰富的维生素,尤其是维生素C、维生素B、维生素K、维生素E等,但不宜用维生素B_6,因其可使多巴在周围神经处转为多巴胺,影响多巴进入脑组织,减少中枢神经的正常传导递质。

昏迷患者应暂禁蛋白质,以减少氨的生成。保证足够热量,以碳水化合物为主,对不能进食者鼻饲或静脉补充葡萄糖,以减少蛋白质的分解。清醒后可逐渐恢复,从小量开始,每天20g,每隔2天增加10g,逐渐达到50g左右,但需密切观察患者对蛋白质的耐受力,反复尝试,掌握较适当的蛋白质量。如有复发现象,则再度禁用蛋白质。患者恢复蛋白质饮食,主要以植物蛋白为好,因为植物蛋白含蛋氨酸、芳香氨基酸较少,含非吸收性纤维素较多,有利于氨的排除,也可少量选用酸牛奶等含必需氨基酸的蛋白质。

注意事项如下:脂肪可延缓胃的排空,尽量少用。显著腹水者钠量应限制在250mg/d,入水量一般为前日尿量加1000mL/L。

2.休息与活动

按级别护理评估患者自理能力及跌倒评分,防跌倒、防走失、防意外,检查患者周围有无危险品。昏迷患者注意保持呼吸道通畅,床边备开口器及负压吸痰器。防止压力性损伤,每2小时翻身1次。落实口腔护理、会阴抹洗、床上浴等基础护理。昏迷患者注意保持呼吸道通畅,至少每小时巡视一次。

3.加强护理,提供感情支持

(1)训练患者定向力:安排专人护理,利用媒体提供环境刺激。

（2）注意患者安全：对烦躁患者注意保护，可加床栏，必要时使用约束带，以免患者坠床。

（3）尊重患者：切忌嘲笑患者的异常行为，安慰患者，尊重患者的人格。

（二）病情观察

注意早期征象，如欣快或冷漠、行为异常、有无扑翼样震颤等。加强对患者血压、脉搏、呼吸、体温、瞳孔等生命体征的监测并做记录。定期抽血复查肝、肾功能和电解质的变化。对出现意识障碍者应加强巡视，注意其安全；对昏迷患者按昏迷患者护理。

（三）消除和避免诱因

1.保持大便通畅

发生便秘时，应给予灌肠或导泻，对导泻患者应注意观察血压、脉搏，记录尿量、排便量和粪便颜色，加强肛周皮肤护理。对血容量不足、血压不稳定者不能导泻，以免因大量脱水而影响循环血量。

2.慎用药物

避免使用含氮药物及对肝脏有毒的药物，如有烦躁不安或抽搐，可注射地西泮 5～10mg。忌用水合氯醛、吗啡、硫苯妥钠等药物。

3.注意保持水和电解质的平衡

对有肝性脑病倾向的患者，应避免使用快速、大量排钾利尿剂和大量放腹水。

4.预防感染

机体感染一方面加重肝脏吞噬、免疫和解毒的负荷，另一方面使组织的分解代谢加速而增加产氨和机体的耗氧量。所以，感染时应按医嘱及时应用有效的抗菌素。

5.积极控制上消化道出血

及时清除肠道内积存血液、食物或其他含氮物质。因肝性脑病易并发于上消化道出血后，故应及时灌肠和导泻。

6.避免发生低血糖

禁食和限食者应避免发生低血糖。因葡萄糖是大脑的重要供能物质，低血糖时，脑内去氨活动停滞，氨的毒性增加。

（四）维持体液平衡

正确记录出入液量，肝性脑病多有钠水潴留倾向，水不宜摄入过多，一般为尿量加1000mL/d，对疑有脑水肿的患者尤应限制；显著腹水者钠盐应限制在250mg/d。除肾功能有障碍者，钾应补足。按需要测定血钠、钾、氯化物、血氨、尿素等。有肝性脑病倾向的患者应避免快速和大量利尿及放腹水。

（五）用药护理

（1）降氨药物：常用的有谷氨酸钠、谷氨酸钾、精氨酸。谷氨酸钾：一般根据患者血钠、血钾情况混合使用。患者有肝肾综合征、尿少、尿闭时慎用谷氨酸钾，以防血钾过高。谷氨酸钠：严重水肿、腹水、心力衰竭、脑水肿时慎用谷氨酸钠。使用这些药物时，滴速不宜过快，否则可出现流涎、呕吐、面色潮红等反应。精氨酸：常用于血 pH 值偏高患者的降氨治疗。精氨酸系酸性溶液，含氯离子，不宜与碱性溶液配伍。

（2）乳果糖：降低肠腔 pH 值，减少氨的形成和吸收。

适应证:对有肾功能损害或耳聋、忌用新霉素的患者或需长期治疗者,乳果糖常为首选药物。

不良反应:乳果糖有轻泻作用,多从小剂量开始服用,需观察服药后的排便次数,以每日排便 2~3 次、粪 pH 值 5.0~6.0 为宜。该药在肠内产气较多,易出现腹胀、腹痛、恶心、呕吐,也可引起电解质紊乱。

(3)必需氨基酸:静脉注射支链氨基酸可以补充能量,降低血氨。静脉注射精氨酸时速度不宜过快,以免引起流涎、面色潮红与呕吐等。

(4)新霉素:少数可出现听力和肾脏损害,故服用新霉素不宜超过 6 个月,做好听力和肾功能监测。

(5)大量输注葡萄糖的过程中,必须警惕低血钾、心力衰竭和脑水肿。

七、健康指导

本病的发生有明显诱因且易去除,肝功能恢复较好,门-体分流性肝性脑病者预后较好;腹水、黄疸明显,有出血倾向者预后较差。

(1)告诫患者及其家属保持合理的饮食,保持大便通畅,不滥用损伤肝脏的药物,积极防治各种感染,戒烟戒酒等,是减少和防止肝性脑病发生的重要措施。

(2)指导家属学会观察患者病情变化,特别是性格行为、思维过程、睡眠、智力等的改变,做到早发现、早治疗。

(3)既要使患者认识本病的严重性,以引起患者重视,又要让患者对通过自我保健可使疾病不致恶化树立起信心,自觉地进行自我保健。

(4)要求患者必须严格遵医嘱用药,不可擅自停用和改换其他药物,也不能随意增减药物用量;患者应定期门诊复查。

第八节　病毒性肝炎

病毒性肝炎(简称肝炎)是由多种嗜肝肝炎病毒引起的以肝脏病变为主的全身性疾病。目前确定的肝炎病毒有甲型、乙型、丙型、丁型及戊型,各型病原不同,但肝组织病理及临床表现基本相似。临床上以疲乏、食欲减退、肝大、肝功能异常为主要表现,部分病例出现黄疸。

病毒性肝炎临床谱较广,是我国急慢性肝病最为常见的原因。其中甲型及戊型肝炎病毒主要引起急性肝炎。而乙型、丙型及丁型肝炎可转化为慢性肝炎,并可发展为肝硬化,与肝癌的发生有密切的关系。

一、病原学

(一)甲型肝炎病毒(HAV)

属于小 RNA 病毒科的嗜肝病毒属。感染后在肝细胞内复制。HAV 直径为 27~32nm,

无包膜。在电镜下可见充实或中空两种球形颗粒,前者是含 RNA 基因,具有感染性,后者为病毒的缺陷型。甲型肝炎仅有一个抗原抗体系统,感染后可产生 IgM 和 IgG 抗体。

(二)乙型肝炎病毒(HBV)

HBV 属于嗜肝 DNA 病毒科。在电镜下 HBV 感染者血清中存在 3 种形式的颗粒:①Dane 颗粒,又称大球形颗粒,是完整的 HBV 颗粒,直径 42nm,分为胞膜和核心两部分,包膜内含乙型肝炎表面抗原(HBsAg)、糖蛋白与细胞脂肪。核心部分含环状双股 DNA、DNA 聚合酶(DNAP)和核心抗原(HBcAg),是病毒复制的主体。②小球形颗粒。③管状颗粒。后两者不是完整的病毒颗粒,是 HBV 的一个部分,仅含包膜蛋白。

HBV 侵入肝细胞后,部分双链环状 HBV-DNA 在细胞核内以负链 DNA 为模板延长正链以修补正链中的裂隙区,形成共价闭合环状 DNA(cccDNA);然后以 cccDNA 为模板,转录成几种不同长度的 mRNA,分别作为前基因组 RNA 和编码 HBV 的各种抗原。cccDNA 半衰期较长,很难从体内彻底清除,这是目前的抗病毒药物难以清除体内乙肝病毒,治愈乙肝的主要原因。

HBV 已发现有 A～I 9 个基因型,在我国以 C 型和 B 型为主。HBV 基因型和疾病进展和干扰素 α 治疗效果有关。与 C 基因型感染者相比,B 基因型感染者较早出现 HBbeAg 血清学转换,较少进展为慢性肝炎、肝硬化和原发性肝细胞癌;并且 HBbeAg 阳性患者对干扰素 α 治疗的应答率高于 C 基因型;A 基因型患者对干扰素 α 治疗的应答率高于 D 基因型。

(三)丙型肝炎病毒(HCV)

属于黄病毒科丙型肝炎病毒属。HCV 为球形病毒颗粒,直径 55nm,外有脂质的外壳、囊膜和棘突结构,内由核心蛋白及核酸组成核衣壳。HCV 基因组为线状单股正链 RNA。HCV 是多变异的病毒,是 5 种肝炎病毒中最易发生变异的一种。在同一患者血中的 HCV 相隔数月即可出现变异。临床上,丙型肝炎病毒主要分为 6 个基因型,不同地区流行的基因类型有所不同,我国以基因 1b 型最为多见。不同基因分型在疾病发生发展、预后、抗病毒治疗应答有一定的差异。

(四)丁型肝炎病毒(HDV)

HDV 是一种缺陷 RNA 病毒,必须有 HBV 或其他嗜肝 DNA 病毒辅助才能复制、表达。HDV 为直径 35～37nm 的球形颗粒,内部含 HDAg 和基因组 HDV-RNA,外壳为 HBsAg。

(五)戊型肝炎病毒(HEV)

属萼状病毒科。免疫电镜下为球形颗粒,直径 27～38nm,无包膜。基因组为单股正链 RNA。HEV 主要在肝细胞内复制,通过胆道排出。

二、流行病学

(一)传染源

急性和(或)慢性患者、亚临床感染者或病毒携带者是本病的传染源。

1.甲型与戊型肝炎

传染源为急性肝炎患者和亚临床感染者。患者在发病前的 2 周至起病后的 1 周,从粪便中排出病毒的数量最多,传染性最强。亚临床感染者由于数量多,又不易识别,是最重要的传染源。

2.乙、丙、丁型肝炎

3 种肝炎都有急、慢性患者和病毒携带者,其传染性贯穿整个病程。急性患者的传染性可从起病前数周开始,并持续于整个急性期。慢性患者和 HBsAg 携带者,是乙型肝炎最主要的传染源,其中以血中 HBbeAg、HBV-DNA、DNA 多聚酶阳性的患者传染性最大。急性丙型肝炎以无黄疸者多见,50%～80%可转变为慢性,故慢性患者是丙型肝炎的主要传染源。HCV携带者在我国相对比 HBV 携带者少,但某些地区献血员中 HCV 携带率可高达 10%～20%以上,亦是丙型肝炎重要的传染源之一。丁型肝炎患者发生于 HBV 感染的基础上,也以慢性患者和携带者为主要传染源。

(二)传播途径

1.粪-口传播

是甲型和戊型肝炎的主要传播途径。其方式有:①日常生活接触传播为最常见的传播方式,主要通过污染的手、用具、玩具等物体或直接与口接触而传播。②水传播:水源污染可引起暴发流行,此为戊型肝炎暴发流行的主要传播方式。③食物传播:如毛蚶、生蚝等贝壳类食物等受粪便污染,主要引起甲型肝炎暴发流行;近年研究发现,动物肉类污染也可为戊型肝炎传播途径。④媒介的传播:苍蝇和蟑螂造成的食物污染。

2.体液和血液传播

是乙型、丙型、丁型肝炎的主要传播途径。①注射传播:是主要的传播方式,如输注含肝炎病毒的血液和血制品、疫苗接种、药物注射(包括静脉吸毒)和针刺等。HDV 传播与 HBV 相似。HCV 感染主要通过输血(或血制品),占输血后肝炎的 90%,但近年来此方式随着血制品进行丙型肝炎筛查已明显下降。②生活接触传播:生活上的密切接触是次要的传播方式,主要与各种体液和分泌物的接触有关,如唾液、精液和阴道分泌物等。

3.母婴传播

由母亲在围生期、产期传给婴儿,亦是 HBV 感染的一种重要传播途径,主要经胎盘、产道分娩、哺乳和喂养等方式传播。

4.其他

牙科器械、血液透析或医疗物品污染等传播。

(三)易感性与免疫力

各型肝炎之间无交叉免疫。①甲型肝炎:初次接触 HAV 的儿童最为易感,故以学龄前儿童发病率最高,其次为青年人。感染后免疫力可持续终身。②乙型肝炎:新生儿普遍易感,儿童期感染约 90%可转为慢性感染,成人期感染约 90%可恢复。发病多见于青壮年。感染后亦可产生牢固的免疫力,我国 30 岁以上的成人抗-HBs 阳性率达半数。③丙型肝炎:各个年龄组均普遍易感,各年龄均可发病。④丁型肝炎:普遍易感。目前仍未发现对 HDV 的保护性抗体。⑤戊型肝炎:普遍易感,感染后免疫力不持久。多见于中老年人。孕妇易感性较高,感染后易发展为重型肝炎。

（四）流行特征

1.散发性发病

甲型肝炎与戊型肝炎主要由日常生活接触所致,故以散发性发病为主(占散发性肝炎90%)。乙型肝炎也以散发性发病为主,但具有家庭聚集现象,此特征与母婴传播及日常生活接触有关。散发性丙型肝炎与密切生活接触或不洁注射有关。

2.流行暴发

主要是水源和食物污染传播所致,常见于甲型和戊型肝炎。不洁注射或血液透析可引起群发事件,造成丙肝的局部流行。

3.季节分布

我国甲型肝炎以秋、冬季为发病高峰,戊型肝炎多发生于雨季,有春、冬季节高峰,乙、丙、丁型肝炎无明显季节性。

4.地理分布

我国是甲、乙、戊型肝炎的高流行区。成人甲型肝炎抗体阳性率达80%以上。根据2014年中国疾控中心流行病学调查,由于新生儿计划免疫的实施,我国5岁以下儿童的HbsAg携带率仅为0.96%,但1~59岁一般人群HBsAg携带率仍为7.18%,据此推算,我国现有的慢性HBV感染者约9300万人,其中慢性乙型肝炎患者约2000万例。丁型肝炎以南美洲、中东等为高发区,我国以西南地区感染率最高,约为3%。戊型肝炎主要流行于亚洲和非洲,我国可呈地方性流行。对于丙型肝炎流行,我国属于中等流行区。2005年调查显示,一般人群中丙肝的流行率为0.35%~1.7%。

三、发病机制

各型病毒性肝炎的发病机制目前尚未完全明了。

（一）甲型肝炎

HAV侵入机体后引起短暂的病毒血症,继而侵入肝脏,在肝细胞内增殖。病毒的增殖并不直接引起肝细胞病变。肝细胞损伤机制可能是通过引发免疫介导引起,如细胞毒性T细胞对受感染肝细胞的攻击。

（二）乙型肝炎

虽然国内外对乙型肝炎的发病机制进行了很多研究,但仍有许多问题有待阐明。HBV通过注射或破损皮肤、黏膜进入机体后,迅速通过血液到达肝脏和其他器官,包括胰腺、胆管、肾小球基底膜、血管等肝外组织,引起肝脏及肝外相应组织的病理改变和免疫功能改变,以肝脏病变最为突出。

目前认为,HBV并不直接引起明显的肝细胞损伤,肝细胞损伤主要由病毒诱发的免疫病理引起,即机体的免疫反应尤其是细胞免疫在清除HBV的过程中造成肝细胞的损伤。机体免疫反应不同导致临床表现各异,当机体处于免疫耐受状态,如围生期获得HBV感染,由于小儿的免疫系统尚未成熟,不发生免疫应答,多成为无症状携带者;当机体免疫功能正常时,多表现为急性肝炎,成年人感染HBV者常属于这种情况,大部分患者可彻底清除病毒;当机体免疫功能低下、不完全免疫耐受、自身免疫反应产生、HBV 基因突变逃避免疫清除等情况下，病毒不能有效清除，引起反复炎症导致慢性肝炎；当机体处于超敏反应，大量抗原-抗体复合物产生并激活补体系统，以及在肿瘤坏死因子（TNF）、白细胞介素-1（IL-1）、IL-6、内毒素等参与下，导致大片肝细胞坏死，发生重型肝炎。

HBV 感染的自然史过去分为 4 个时期，即免疫耐受期、免疫清除期、非活动或低（非）复制期和再活动期。2017 年欧洲肝病学会（EASL）把乙肝自然史分为 5 个时期，具体如下：

1.HBbeAg 阳性慢性感染期（相当于免疫耐受期）

血清 HBsAg 和 HBV-DNA 载量高（常常＞10^6 IU/mL），但血清丙氨酸氨基转移酶（ALT）水平正常，肝组织学无明显异常，并可维持数年甚至数十年。

2.HBbeAg 阳性慢性肝炎期

表现为血清 HBV-DNA 滴度＞2000IU/mL，伴有 ALT 持续或间歇升高，肝组织学中度或严重炎症坏死、肝纤维化可快速进展，部分患者可发展为肝硬化和肝衰竭。

3.HBbeAg 阴性慢性感染期［（相当于非活动或低（非）复制期］

表现为 HBbeAg 阴性、抗-HBe 阳性，HBV-DNA 持续低于 2000IU/mL 或检测不出（PCR 法）、ALT 水平正常，肝组织学无炎症或仅有轻度炎症。这是 HBV 感染获得免疫控制的结果，大部分此期患者发生肝硬化和 HCC 的风险大大减少。

4.HBbeAg 阴性慢性肝炎期（相当于再活动期）

多数表现为 HBbeAg 阴性、抗-HBe 阳性，但仍有 HBV-DNA 活动性复制、ALT 持续或反复异常，表现为 HBbeAg 阴性，但血清 HBV-DNA 滴度＞2000IU/mL，伴有 ALT 持续或间歇升高，这些患者可进展为肝纤维化、肝硬化、失代偿肝硬化和 HCC；也有部分患者可出现自发性 HBsAg 消失和 HBV-DNA 降低或检测不到，因而预后常良好。

5.血清 HBsAg 阴性隐匿乙肝感染期

肝硬化患者需要监测，免疫抑制药物治疗可激活乙肝病毒。

（三）丙型肝炎

HCV 引起肝细胞损伤的机制与 HCV 的直接致病作用及免疫损伤有关。HCV 的直接致病作用可能是急性丙型肝炎中肝细胞损伤的主要原因，而慢性丙型肝炎则以免疫损伤为主要原因。其他还可能通过细胞凋亡等机制造成肝损害。

HCV 感染后 50%～80%患者转为慢性，慢性化的可能机制：①HCV 高度变异性，HCV-RNA 在复制过程易出错，同时由于机体免疫压力，使 HCV 不断发生变异，从而逃避机体免疫清除；②HCV 在血中的水平很低，免疫原性弱，机体对其免疫反应低，甚至容易产生免疫耐受；③HCV 具有泛嗜性，特别是侵入外周血单个核细胞成为反复感染肝细胞的来源；④免疫细胞可被 HCV 感染，导致免疫紊乱，不能有效清除。

（四）丁型肝炎

HDV 的外壳是 HBsAg 成分，其发病机制类似乙型肝炎，但一般认为 HDV 对肝细胞有直接致病性。

（五）戊型肝炎

研究报道不多，推测与甲型肝炎类似。

除甲型和戊型肝炎无慢性肝炎的病理改变以外,各型肝炎的病理改变基本相同。急性肝炎基本病变为肝细胞肿胀、气球样变性或嗜酸性变性,可有点灶状或融合性坏死或凋亡小体,单个核炎细胞浸润及库普弗细胞增生肥大。慢性病例以汇管区炎症为主,严重者可见桥样坏死,纤维增生形成纤维间隔,可导致肝小叶结构紊乱或破坏。重型肝炎可见肝细胞大量坏死。

四、病理生理

(一)黄疸

以肝细胞性黄疸为主,其原因有:①肝细胞对胆红素的摄取、结合、排泄等功能障碍;②肝细胞坏死,小胆管破裂导致胆汁反流入血窦;③小胆管受压导致胆汁淤积;④肝细胞膜的通透性增加。

(二)肝性脑病

多见于重型肝炎和晚期肝硬化。发病机制仍不清楚,目前有以下几个假说:

1.血氨及其他毒性物质的贮积

目前认为是肝性脑病产生的主要原因。大量肝细胞坏死时,肝脏解毒功能降低;肝硬化时门-腔静脉短路,均可引起血氨及其他有毒物质,如短链脂肪酸、硫醇、某些有毒氨基酸(如色氨酸、蛋氨酸、苯丙氨酸等)的潴积,导致肝性脑病。

2.支链氨基酸/芳香氨基酸比例失调

重型肝炎时芳香氨基酸(苯丙氨酸、酪氨酸等)显著升高,而支链氨基酸(缬氨酸、亮氨酸、异亮氨酸等)正常或轻度减少;肝硬化时则芳香氨基酸升高和支链氨基酸减少。

3.假性神经递质假说

肝功能衰竭时,某些胺类物质(如羟苯乙醇胺)不能被清除,通过血脑屏障取代正常的神经递质,导致肝性脑病。

4.肝性脑病的诱因

大量利尿引起低钾和低钠血症、消化道大出血、高蛋白饮食、合并感染、使用镇静剂、大量放腹水等。

(三)出血

肝功能严重受损时,引起出血的主要原因有:①肝脏合成凝血因子减少是最重要的原因:某些凝血因子如Ⅰ、Ⅱ、Ⅴ、Ⅶ、Ⅸ、Ⅹ因子在肝内合成,肝功能衰竭时,导致上述凝血因子缺乏;②重型肝炎出现应激性溃疡;③肝硬化伴脾功能亢进、血小板减少;④弥散性血管内凝血(DIC)导致凝血因子减少和血小板消耗。

(四)腹水

主要见于重型肝炎和失代偿期肝硬化。早期主要与醛固酮增多、利钠激素减少导致钠潴留有关,后期与门脉高压、低蛋白血症、淋巴回流障碍及并发自发性腹膜炎有关。

(五)肝肾综合征

表现为急性肾功能不全,主要见于重型肝炎和晚期肝硬化,由于肝脏解毒功能下降及合并感染导致内毒素血症、肾血管收缩、肾缺血、有效血容量下降等导致肾小球滤过率下降。多为功能性,但晚期亦可发展为急性肾小管坏死。

五、临床表现

潜伏期:甲型肝炎5～45天,平均30天;乙型肝炎30～180天,平均70天;丙型肝炎15～150天,平均50天;丁型肝炎28～140天;戊型肝炎10～70天,平均40天。

甲型和戊型肝炎主要表现为急性肝炎。乙、丙、丁型肝炎除了表现急性肝炎外,慢性肝炎更常见。5种肝炎病毒之间可出现重叠感染或协同感染,而使病情加重。

(一)急性肝炎

根据是否出现黄疸急性肝炎分为两型:急性黄疸型肝炎和急性无黄疸型肝炎。

1.急性黄疸型肝炎

急性起病。典型的临床表现有阶段性,分为三期:

(1)黄疸前期:平均5～7天。表现为:①病毒血症:畏寒、发热、疲乏及全身不适等。甲型及戊型肝炎起病较急,发热多在38℃以上,持续时间较短,多为1～3天。乙型肝炎起病较缓慢,多无发热或发热不明显。②消化系统症状:食欲减退、厌油、恶心、呕吐,部分患者出现腹胀、腹痛和腹泻等。③其他症状:部分乙型肝炎病例可出现荨麻疹、斑丘疹、血管神经性水肿和关节痛等血清病样表现。本期末出现尿黄。

(2)黄疸期:可持续2～6周。尿色加深如浓茶样,巩膜和皮肤黄染,而黄疸前期的症状好转。黄疸可逐渐加深,2～3周达到高峰。部分患者可有短暂大便颜色变浅、皮肤瘙痒、心动过缓等肝内胆汁淤积的表现。体检常见肝大,质地软,有轻度压痛及叩击痛。部分患者有轻度脾大。

(3)恢复期:本期平均持续4周。上述症状消失,黄疸逐渐消退,肝脾回缩,肝功能逐渐恢复正常。

2.急性无黄疸型肝炎

较黄疸型肝炎多见。主要表现为上述消化道症状,多较黄疸型肝炎轻。因不易被发现而成为重要的传染源。

(二)慢性肝炎

病程超过半年者,称为慢性肝炎。见于乙、丙、丁型肝炎。通常无发热,症状类似急性肝炎,如疲乏、全身不适、食欲减退、厌油、腹胀等,体检见慢性肝病体征:面色晦暗、蜘蛛痣、肝掌或肝脾大。实验室检查血清丙氨酸氨基转移酶(ALT)反复或持续升高,血清白蛋白(A)降低,球蛋白(G)增高,A/G比值异常;血清胆红素升高。慢性乙型肝炎根据HBbeAg阳性与否,分为HBbeAg阳性及HBbeAg阴性慢性乙型肝炎。

(三)重型肝炎(肝衰竭)

是一种最为严重的临床类型,占全部病例0.2%～0.5%,病死率可高达50%～80%。随着治疗水平不断提高,病死率有所下降。

各型肝炎均可引起重型肝炎。但甲型及丙型肝炎占比较少。乙肝重叠其他肝炎、妊娠妇女感染戊型肝炎易发展为重型肝炎。

1.重型肝炎的主要临床表现为肝衰竭综合征

①黄疸迅速加深,血清胆红素高于 171μmol/L。②肝脏进行性缩小、肝臭。③出血倾向,凝血酶原活动度(PTA)低于 40%。④迅速出现的腹水、中毒性鼓肠。⑤精神神经系统症状(肝性脑病):早期可出现定时、定向障碍,计算能力下降,精神行为异常,烦躁不安,嗜睡、扑翼样震颤等。晚期进入昏迷状态,深反射消失。⑥肝肾综合征:出现少尿甚至无尿,电解质酸碱平衡紊乱,血尿素氮升高等。

2.重型肝炎分型

根据是否有慢性肝病基础及肝性脑病出现的早晚可分为三种类型,目前国内以慢性重型肝炎最为常见。

(1)急性重型肝炎(急性肝衰竭):指起病较急,早期即出现上述重型肝炎的主要临床表现。尤其是病后 10 天内出现Ⅱ度以上肝性脑病、肝明显缩小、肝臭等。病程短,预后极差。

(2)亚急性重型肝炎(亚急性肝衰竭):指类似急性黄疸型肝炎起病,10 天以上出现上述重型肝炎的主要临床表现。腹水往往较明显,而肝性脑病多出现在疾病的后期。此型病程可长达数月,易发展成为坏死后性肝硬化。

(3)慢性重型肝炎:指在慢性肝炎或肝炎后肝硬化基础上发生的重型肝炎(相当于肝衰竭中的慢加急及慢性肝衰竭)。此型主要以同时具有慢性肝病的症状、体征和实验室检查的改变及重型肝炎的临床表现为特点。

3.重型肝炎(肝衰竭)发生的诱因

①病后未适当休息;②合并各种感染,常见胆系感染、原发性腹膜炎、肺炎等;③长期大量嗜酒或在病后嗜酒;④服用对肝脏有损害的药物,如异烟肼、利福平等抗结核药及抗肿瘤化疗药物;⑤合并妊娠。

(四)淤胆型肝炎

病程持续时间较长,可长达 2~4 个月或更长时间。主要表现为:①黄疸具有"三分离"的特征:黄疸深,但消化道症状轻;PTA 下降不明显;ALT 升高不明显。②黄疸具有"梗阻性"特征:在黄疸加深的同时,伴全身皮肤瘙痒,大便颜色变浅或灰白色;血清碱性磷酸酶(ALP)、谷氨酰转肽酶(γ-GT)和血胆固醇显著升高;尿胆红素增加,尿胆原明显减少或消失、直接胆红素升高。本型应注意与肝外阻塞性黄疸(外科性黄疸)相鉴别。

(五)肝炎后肝硬化

在肝炎基础上发展为肝硬化。临床表现为肝功能异常及门脉高压征。

根据肝脏炎症情况分为活动性与静止性两型。①活动性肝硬化:有慢性肝炎活动的表现,ALT 升高,乏力及消化道症状明显,黄疸,白蛋白下降。伴有腹壁、食管静脉曲张,腹水,肝缩小且质地变硬,脾进行性增大,门静脉、脾静脉增宽等门脉高压表现。②静止性肝硬化:无肝脏炎症活动的表现,症状轻或无特异性,可有上述体征。

根据临床表现及实验室检查可分为代偿性肝硬化和失代偿性肝硬化。①代偿性肝硬化:指早期肝硬化,属 Child-Pugh A 级。ALB≥35g/L,TBil<35μmol/L,PTA>60%。可有门脉高压征,但无腹水、肝性脑病或上消化道大出血。②失代偿性肝硬化:指中晚期肝硬化,属 Child-Pugh B、C 级。有明显肝功能异常及失代偿征象,如 ALB<35g/L,ALC<1.0,TBil>35μmol/L,PTA<60%。可有腹水、肝性脑病或门静脉高压引起的食管-胃底静脉明显曲张或

破裂出血。

肝炎肝纤维化是慢性肝炎发展至肝硬化中的连续过程。主要根据临床血清学肝纤维化指标、纤维扫描指数分析、B超及组织病理学进行纤维化程度的判断。

(六)慢性乙型肝炎病毒携带者

病原学检查阳性可确诊为现症感染,但无肝炎的症状、体征及实验室肝功能异常表现。但部分患者肝穿仍可发现肝脏炎症,甚至肝硬化,应加以注意,尤其是40岁以上乙肝患者。

六、实验室及其他检查

(一)肝功能检查

1.血清酶的检测

丙氨酸氨基转移酶(ALT)在肝功能检测中最为常用,是判定肝细胞损害的最为敏感的指标。急性肝炎常明显升高,常高于500IU/mL以上;慢性肝炎可持续或反复升高;重型肝炎时因大量肝细胞坏死,ALT可先升高后随黄疸迅速加深反而下降(胆酶分离现象),因而ALT不能作为重型肝炎病情轻重的指标。ALT升高时,天冬氨酸氨基转移酶(AST)也升高。其他血清酶类,如ALP、γ-GT在肝炎时亦可同时升高。

2.血清蛋白的检测

白蛋白只在肝脏合成,球蛋白则由浆细胞和单核-巨噬细胞系统合成。当肝功能损害并持续较长时间时,因肝脏合成功能不足,血清白蛋白减少;肝解毒功能下降使较多抗原性物质易进入血流刺激免疫系统,产生大量的免疫球蛋白。通过白蛋白、球蛋白定量分析,白蛋白下降、球蛋白升高、白蛋白与球蛋白比值(A/G)下降有助于慢性肝病(慢性肝炎及肝硬化)的诊断。

3.血清胆红素检测

是反映肝细胞损伤程度的重要指标之一,包括总胆红素、直接胆红素和间接胆红素检查。黄疸型肝炎时,直接和间接胆红素均升高。但淤胆型肝炎则以直接胆红素升高为主,直接胆红素在总胆红素中的比例反映淤胆的程度。

4.凝血酶原活动度(PTA)检查

对重型肝炎临床诊断及预后判断有重要意义。PTA小于40%是重型肝炎诊断最重要的实验室指标。PTA愈低,预后愈差。但晚期肝硬化患者亦可有PTA下降的表现。

(二)肝炎病毒标记物检测

有助于本病病原诊断,临床常用有:

1.甲型肝炎

(1)血清抗-HAV-IgM:是HAV近期感染的血清学指标,阳性可确诊甲型肝炎。

(2)血清抗-HAV-IgG:为保护性抗体,阳性提示有免疫力,见于甲型肝炎疫苗接种后或既往感染HAV的患者。

2.乙型肝炎

(1)表面抗原(HBsAg)与表面抗体(抗-HBs):HBsAg有抗原性,无传染性。HBsAg阳性提示HBV现症感染,因有S基因突变株存在,阴性不能完全排除HBV感染。HBV感染后2～3周血中首先出现HBsAg。急性HBV感染可以表现为自限性,HBsAg阳性大多持续1～

6周,但慢性 HBV 感染者 HBsAg 阳性可持续多年。除血液外,HBsAg 还存在于唾液、尿液、精液等各种体液和分泌物中。近年发现血中 HBsAg 量与肝内 ccDNA 正相关,在抗病毒治疗中,监测其动态变化有助于优化治疗的选择。

抗-HBs 为保护性抗体,阳性提示有免疫力,主要见于预防接种乙型肝炎疫苗后或过去感染 HBV 并产生免疫力的恢复者。

(2)e 抗原(HBbeAg)与 e 抗体(抗-HBe):HBbeAg 一般只出现在 HBsAg 阳性的血清中。HBbeAg 是在 HBV 复制过程中产生的一种可溶性蛋白抗原,与 HBV-DNA 有良好的相关性,因此 HBbeAg 阳性提示 HBV 复制活跃,传染性较强。

抗-HBe 在 HBbeAg 消失后出现。HBbeAg 消失,抗-HBe 转为阳性称为 HBbeAg 血清学转换。它有两种可能性:一是 HBV 复制的减少或停止,此时患者的病情趋于稳定且传染性较弱,是乙肝抗病毒治疗中观察治疗效果的重要指标之一;二是 HBV 前 C 区基因发生变异,导致不能生产 HBbeAg,而此时 HBV 仍然复制活跃,有较强的传染性,甚至病情加重。见于 HBbeAg 阴性慢性乙型肝炎。

(3)核心抗原(HBcAg)与其抗体(抗-HBc):HBcAg 主要存在于受感染的肝细胞核内,也存在于血液中 Dane 颗粒的核心部分。如检测到 HBcAg,表明 HBV 有复制,因检测难度较大,故较少用于临床常规检测。

抗-HBc 早期出现或高滴度 IgM 型抗-HBc 提示急性期或慢性乙型肝炎急性发作期;IgG 型抗-HBc 在血清中长期存在,高滴度常提示现症感染,常与 HBsAg 并存,低滴度提示过去感染,常与抗-HBs 并存。单一抗-HBc-IgG 阳性有两种可能,一是过去感染,二是低水平感染,后者可在血或肝组织中找到 HBV-DNA。

(4)乙型肝炎病毒脱氧核糖核酸(HBV-DNA)和 DNAP(脱氧核糖核酸多聚酶):均位于 HBV 的核心部分,是反映 HBV 感染最直接、最特异和最灵敏的指标。现多采用定量的方法检测,大于检测值提示 HBV 的存在、复制,传染性大。此外,还可通过前 C 区变异、S 区变异等检测是否存在 HBV 变异,指导抗病毒治疗病例选择及疗效判断。

3.丙型肝炎

(1)丙型肝炎病毒核糖核酸(HCV-RNA):在病程早期即可出现,而于治愈后很快消失,因此作为抗病毒治疗病例选择及判断疗效最重要的指标。

(2)丙型肝炎病毒抗体(抗-HCV):是传染性的标记而不是保护性抗体。抗-HCV-IgM 见于丙型肝炎急性期,持续 1~3 个月,但影响因素较多,不稳定。高效价的抗-HCV-IgG 常提示 HCV 的现症感染,而低效价的抗-HCV-IgG 可见于丙型肝炎恢复期,甚至治愈后仍可持续存在,故抗-HCV-IgG 常用做丙型肝炎的筛查,不能作为抗病毒治疗判断疗效的指标。

4.丁型肝炎

(1)HDAg 和 HDV-RNA 检测:血清或肝组织中的 HDAg 和(或)HDV-RNA 阳性有确诊意义。可采用分子杂交和 RT-PCR 方法检测 HDV-RNA。HDAg 是 HDV 颗粒内部成分,出现早,因多以免疫复合物形式存在,故 HDAg 多在 3 周后转为阴性,HDAg 阳性提示现症感染,阴性不能排除诊断。

(2)抗-HD-IgG:不是保护性抗体。抗-HD-IgM 阳性是现症感染的标志,急性 HDV 感染时,高滴度抗-HD-IgG 提示感染的持续存在,低滴度提示感染静止或终止。

5.戊型肝炎

常检测抗-HEV-IgM 及抗-HEV-IgG。但因检测试剂和方法仍不理想,需结合临床进行判断。

(1)抗-HEV-IgM 和抗-HEV-IgG:抗-HEV-IgM 在发病初期出现,大多数在 3 个月内阴转,阳性提示 HEV 近期感染。抗-HEV-IgG,在急性期滴度较高,恢复期则明显下降。但持续时间报道不 ,因此,动态观察抗-HEV-IgG 滴度的变化有助于临床诊断,如果抗-HEV-IgG,滴度较高,或由阴性转为阳性,或由低滴度升为高滴度,或由高滴度降至低滴度甚至转阴,均叫诊断为 HEV 现症感染。少数戊型肝炎患者始终不产生抗-HEV-IgM 和抗-HEV-IgG,两者均阴性时不能完全排除戊型肝炎。

(2)HEV-RNA:采用 RT-PCR 法在粪便和血液标本中检测到 HEV-RNA,可明确诊断。但因病毒在粪便和血液存在时间较短,患者就诊时多已转阴,故不作为临床常规检测。

(三)其他检查

1.尿胆红素检测

黄疸型肝炎尿胆原和尿胆红素明显增加;但淤胆型肝炎时尿胆红素增加,而尿胆原减少或阴性。

2.血氨浓度检测

肝硬化、重型肝炎时清除氨的能力减弱或消失,导致血氨升高。血氨升高提示有肝性脑病存在。

3.肝纤维化血清学指标

如透明质酸(HA)、Ⅲ型前胶原肽(P-Ⅲ-P)、Ⅳ型胶原(C-Ⅳ)、层连蛋白(LN)有助于进行纤维化程度的判断,但在肝脏炎症活动期,这些指标也可能升高,故需结合其他检查及动态分析。

4.影像学检查

可对肝脏、胆囊、脾脏进行超声显像、电子计算机断层扫描(CT)和磁共振成像(MRI)等检查。B 型超声有助于鉴别阻塞性黄疸、脂肪肝及肝内占位性病变;对肝硬化有较高的诊断价值,能反映肝脏表面变化,门静脉、脾静脉直径,脾脏大小,胆囊异常变化,腹水等;在重型肝炎中可动态观察肝脏大小变化等。彩色超声尚可观察到血流变化。CT、MRI 的应用价值基本同 B 超,但价格较昂贵,有不同程度的损伤性,如应用增强剂,可加重病情,故一般不用于较重肝炎的常规诊断。

肝脏弹性测定或称肝纤维扫描,优势在于无创伤性、操作简便、可重复性好,能够比较准确地识别出轻度肝纤维化和重度肝纤维化/早期肝硬化。但其测定成功率受肥胖、肋间隙大小等因素影响,其测定值受肝脏脂肪变性、炎症坏死及胆汁淤积的影响,且不易准确区分相邻的两级肝纤维化。

5.肝组织病理检查

常规的病理改变不能做出病原体的诊断。但对排除其他疾病,明确诊断、衡量肝脏炎症活动度、纤维化程度及评估疗效具有重要价值。还可在肝组织中原位检测病毒抗原或核酸,帮助确定病毒复制状态。

七、诊断

主要根据流行病学资料、临床表现及辅助检查进行诊断。

（一）流行病学资料

1.甲型肝炎

病前是否在甲型肝炎流行区,有无进食未煮熟海产如毛蚶、蛤蜊,有无饮用污染水。多见于儿童。

2.乙型肝炎

输血、不洁注射史,与 HBV 感染者接触史,家庭成员有无 HBV 感染者,特别是婴儿,母亲是否 HBsAg 阳性等有助于乙型肝炎的诊断。

3.丙型肝炎

有输血及血制品、静脉吸毒、血液透析、多个性伴侣、文身、母亲为 HCV 感染者等病史的肝炎患者注意丙型肝炎。

4.丁型肝炎

同乙型肝炎,我国以西南部感染率较高。

5.戊型肝炎

基本同甲型肝炎,多见于成年人。

（二）临床诊断

1.急性肝炎

起病较急,常有畏寒、发热、乏力、食欲减退、恶心、呕吐等消化道症状。肝大质偏软,ALT 显著升高。黄疸型肝炎血清总胆红素 $>17.1\mu mol/L$,尿胆红素阳性。病程不超过 6 个月。

2.慢性肝炎

病程超过半年或发病日期不明确而有慢性肝炎症状、体征、实验室检查改变者。常有乏力、厌油、肝区不适等症状,可有肝病面容、肝掌、蜘蛛痣、胸前毛细血管扩张,肝大质偏硬,脾大等慢性肝病体征。实验室检查白蛋白下降、球蛋白升高、白蛋白与球蛋白比值(A/G)下降。

3.重型肝炎

有以下肝衰竭表现两项以上者可诊断为重型肝炎:极度疲乏;严重消化道症状;黄疸迅速加深,血清总胆红素大于 $>171\mu mol/L$,出现胆酶分离现象;肝脏进行性缩小;出血倾向, $PTA<40\%$;出现肝性脑病、肝肾综合征、腹水等严重并发症。

4.淤胆型肝炎

起病类似急性黄疸型肝炎,黄疸持续时间长,消化道症状轻,有肝内梗阻的表现。

5.肝炎肝硬化

肝炎肝硬化是慢性肝炎发展的结果,其病理学定义为弥散性纤维化伴有假小叶形成。多有慢性肝炎病史及(或)慢性肝病体征。尿少、腹胀、腹水;脾大,脾功能亢进;胃底-食管下段静脉曲张,白蛋白显著下降,A/G 倒置等肝功能受损和门脉高压表现。

(1)代偿期肝硬化:一般属 Child-Pugh A 级。影像学、生化学或血液学检查有肝细胞合成功能障碍或门静脉高压征(如脾功能亢进及食管-胃底静脉曲张)证据,或组织学符合肝硬化诊断,但无食管-胃底静脉曲张破裂出血、腹水或肝性脑病等严重并发症。

(2)失代偿期肝硬化:一般属 Child-Pugh B、C 级。患者已发生食管、胃底静脉曲张破裂出血、肝性脑病、腹水等严重并发症。

亦可将代偿期和失代偿期肝硬化再分为活动期或静止期。

(三)病原学诊断

1.甲型肝炎

抗-HAV-IgM 阳性;抗-HAV-IgG 急性期阴性,恢复期阳性;粪便中检出 HAV 颗粒或抗原或 HAV-RNA。上述任何一项合并有急性肝炎表现均可确诊为甲型肝炎。

2.乙型肝炎

有以下任何一项阳性,可诊断为现症 HBV 感染:①血清 HBsAg;②血清 HBV-DNA;③血清抗-HBc-IgM;④肝组织 HBcAg 和(或)HBsAg,或 HBV-DNA。

3.丙型肝炎

HCV-RNA 阳性,可诊断为丙型肝炎。单项抗 HCV 阳性,不能诊断丙型肝炎。

4.丁型肝炎

有现症 HBV 感染,同时血清 HDAg 或抗-HD-IgM 或高滴度抗-HD-IgG 或 HDV-RNA 阳性,或肝内 HDAg 或 HDV-RNA 阳性。可诊断为丁型肝炎。低滴度抗-HD-IgG 有可能为过去感染。

5.戊型肝炎

急性肝炎患者抗-HEV-IgG 阳性并高滴度,或抗-HEV-IgG 由阴性转为阳性,或血 HEV-RNA 阳性,或粪便 HEV-RNA 阳性或检出 HEV 颗粒,均可诊断为戊型肝炎。抗-HEV-IgM 阳性,可作为诊断参考,但须排除假阳性。

八、鉴别诊断

(一)其他原因引起的黄疸

1.溶血性黄疸

常有药物或感染等诱因,表现为发热、腰痛、贫血、血红蛋白尿、网织红细胞升高,黄疸大多较轻,主要为间接胆红素升高,治疗后(如应用肾上腺皮质激素)黄疸消退快。

2.肝外梗阻性黄疸

常见病因有胆囊炎、胆石症,胰头癌,壶腹周围癌,肝癌,胆管癌,阿米巴脓肿等。有原发病症状、体征,可有皮肤瘙痒及大便颜色变浅,消化道症状及其他肝功能指标损害轻,黄疸以直接胆红素升高为主。影像学检查见肝内外胆管扩张。

(二)其他原因引起的肝炎

1.其他病毒所致的肝炎

巨细胞病毒感染,传染性单核细胞增多症等。应根据原发病的临床特点和病原学、血清学检查结果进行鉴别。

2.感染中毒性肝炎

如流行性出血热、恙虫病、伤寒、钩端螺旋体病、阿米巴肝病、急性血吸虫病、华支睾吸虫病等。主要根据原发病的临床特点和实验室检查加以鉴别。

3.药物性肝损害

有肝损害药物的用药史，停药后肝功能可逐渐恢复。肝炎病毒标志物阴性。诊断无特异性方法，需要排除其他原因，必要时行肝组织活检。

4.酒精性肝病

有长期大量饮酒史，肝炎病毒标志物阴性。

5.自身免疫性肝病

主要有原发性胆汁性胆管炎（PBC）、自身免疫性肝炎（AIH）及硬化性胆管炎（PSC）。PBC主要累及肝内胆管，AIH主要破坏肝细胞，PSC累及肝外胆管。诊断主要依靠综合临床表现、自身抗体的检测和病理组织学检查。

6.脂肪肝及妊娠期急性脂肪肝

脂肪肝大多继发于肝炎后或代谢综合征患者。血中三酰甘油多增高，B超有较特异的表现。妊娠急性脂肪肝多以急性腹痛起病或并发急性胰腺炎，黄疸深，肝缩小，严重低血糖及低蛋白血症，尿胆红素阴性。

7.肝豆状核变性（Wilson病）

不明原因肝炎表现者应注意本病。血清铜及铜蓝蛋白降低，眼角膜边缘可发现凯-弗环。有怀疑者可行肝组织活检及相关基因检测。

九、治疗

急性期以休息、营养为主；辅以适当药物治疗。慢性期乙型及丙型肝炎有条件应行抗病毒治疗；避免饮酒、过劳及使用损害肝脏的药物。

（一）急性肝炎

1.一般及支持疗法

急性期应进行隔离，症状明显及有黄疸者应卧床休息，恢复期可逐渐增加活动量，但要避免过劳。给予清淡易消化食物，适当补充维生素，热量不足者应静脉补充葡萄糖。避免饮酒和应用损害肝脏药物。辅以药物对症及恢复肝功能，药物不宜太多，以免加重肝脏负担。

2.护肝药物

病情轻者口服维生素类、葡醛内酯（肝泰乐）等。进食少或胃肠症状明显者，如出现呕吐、腹泻，可静脉补充葡萄糖及维生素C等。

3.抗病毒治疗

急性甲、戊型肝炎为自限性疾病，不需要抗病毒治疗。成人乙型肝炎多数可以恢复故不需抗病毒治疗。急性丙型肝炎容易转为慢性，早期应用抗病毒药能显著降低转慢率。

4.中医中药治疗

中医认为黄疸型肝炎由湿热引起，可用清热利湿辨证施治。

(二)慢性肝炎

根据患者具体情况采用综合性治疗方案,包括合理的休息和营养,心理平衡,改善和恢复肝功能,调节机体免疫,抗病毒,抗纤维化等治疗。

1.一般治疗

(1)适当休息:症状明显或病情较重者应强调卧床休息。病情轻者以活动后不觉疲乏为度。

(2)合理饮食:适当的高蛋白、高热量、高维生素的易消化食物有利于肝脏修复,不必过分强调高营养,以防发生脂肪肝。

(3)心理辅导:使患者有正确的疾病观,对肝炎治疗有耐心和信心。切勿乱投医,以免延误治疗或加重肝脏病情。

2.改善肝功能和支持疗法

治疗药物和方法较多,但有严格的临床研究资料的不多,尤其护肝、降酶、退黄、提高免疫、抗纤维化等药物,有待更多的临床研究支持。

(1)一般护肝药物及支持治疗:①补充 B 族维生素,如复合维生素 B;②促进解毒功能药物,如还原型谷胱苷肽(TAD)、葡醛内酯等;③促进能量代谢药物,如肌苷、ATP、辅酶 A 等;④促进改善蛋白代谢药物,如输注氨基酸、人血清蛋白或血浆。

(2)降转氨酶的药物:具有非特异性的降转氨酶作用,部分患者停药后有 ALT 反跳现象,故显效后应逐渐减量至停药为宜。一般用于暂不进行抗病毒治疗者或抗病毒治疗后仍有明显转氨酶升高者(排除其他原因后)。可选用:①五味子类药物,如北五味子核仁干粉、联苯双酯滴丸、双环醇;②垂盆草冲剂;③山豆根类(苦参碱等),甘草提取物(甘草酸苷等)。

(3)退黄药物:①改善微循环药物:可通过改善微循环起退黄作用,如低分子右旋糖酐,山莨菪碱;②促进肝代谢,胆汁排泄等:门冬氨酸钾镁,前列腺素 E_1,腺苷蛋氨酸;③有明显肝内淤积时可考虑苯巴比妥、皮质激素等。

3.免疫调控药物

非特异性免疫增强剂可选用胸腺肽,某些中草药提取物如猪苓多糖、香菇多糖等。特异性免疫增强剂可试用乙肝特异性免疫核糖核酸。

4.抗肝纤维化

主要有丹参、冬虫夏草、核仁提取物、γ-干扰素等。丹参抗纤维化作用有相对较多的研究资料,提示其能提高肝胶原酶活性,抑制 I、III、IV 型胶原合成。γ-干扰素在体外试验中抗纤维化作用明显,有待更多临床病例证实。

5.抗病毒药物

主要用于慢性肝炎病毒的感染,是病毒性肝炎重要的治疗进展。乙型肝炎抗病毒可以起到抑制病毒、减轻症状、延缓病情进展作用,而丙型肝炎抗病毒性治疗可以治愈慢性丙肝患者。

(1)抗病毒治疗指征:

1)慢性乙型肝炎:抗病毒治疗的目的是抑制病毒复制,减少传染性;改善或减轻肝损害;提高生活质量;减少或延缓肝硬化、肝衰竭或 HCC 的发生。符合适应证者应尽可能进行抗病毒治疗。使用指征为:a.HBV-DNA≥10⁴拷贝/mL。b.ALT≥2×ULN(参考值上限);如用于扰素治疗,ALT 应≤10×ULN,血清总胆红素应<2×ULN。c.ALT<2×ULN,但肝组织学显示 Knodell HAI≥4,或炎症坏死程度 G2 及以上,或纤维化程度 S2 及以上。

对持续 HBV-DNA 阳性、达不到上述治疗标准但有以下情形之一者,亦应考虑给予抗病毒治疗:

对 ALT 大于正常上限且年龄>40 岁者,也应考虑抗病毒治疗。

对 ALT 持续正常但年龄较大者>40 岁,应密切随访,最好进行肝组织活检;如果肝组织学显示 Knodell HAL≥4,或炎症坏死程度 G2 及以上,或纤维化程度 S2 及以上,应积极给予抗病毒治疗。

动态观察发现有疾病进展的证据(如脾脏增大)者,建议行肝组织学检查,必要时给予抗病毒治疗。

接受化疗或免疫抑制剂治疗患者、肝硬化患者或重症肝炎患者、拟接受肝移植和肝移植后患者,抗病毒治疗需要更为积极,通常只可选用核苷(酸)类药物抗病毒治疗。

2)慢性丙型肝炎:只要 HCV-RNA 阳性者均应进行抗病毒治疗。

(2)抗病毒治疗药物选择及治疗方案:

1)干扰素:α干扰素(IFN-α)可用于慢性乙型肝炎和丙型肝炎抗病毒治疗,它主要通过诱导宿主产生多种细胞因子,通过多个环节抑制病毒复制。

IFN-α 的不良反应较多:a.类流感综合征;b.粒细胞及血小板计数减少等骨髓抑制表现;c.焦虑、抑郁、兴奋、易怒、精神病等神经精神症状;d.失眠、轻度皮疹、脱发;e.诱发甲状腺炎、Ⅰ型糖尿病等自身免疫性疾病。因此,此药应在专科医生指导并密切观察下使用。

一般用于 10～65 岁患者,IFN-α 主要禁忌证为:a.血清胆红素>正常值上限 2 倍;b.失代偿性肝硬化;c.有自身免疫性疾病;d.有重要器官病变(严重心、肾疾患,糖尿病,甲状腺功能亢进或低下以及神经精神异常等)。

用法:聚乙二醇干扰素,每周一次;或标准干扰素 500 万 U 皮下或肌内注射,隔日 1 次,疗程 6～12 个月。

对于丙肝治疗,干扰素需要联合利巴韦林(PR),疗程根据基因型、治疗前病毒量高低、早期治疗反应决定,一般为 12 个月。选择 PR 治疗将减少,或联合针对丙肝直接抗病毒药物(DAA)使用。

2)直接抗病毒药物:目前仅有针对乙型肝炎的核苷类药物、DAA 可供临床常规使用。

在我国已可供临床使用乙肝抗病毒药物,核苷(酸)类药物有 5 种:拉米夫定、替比夫定、阿德福韦酯、恩替卡韦及替诺福韦。

此类药物对 HBV-DNA 复制有强力抑制作用,可使 HBV-DNA 水平下降或阴转、ALT 复常、改善肝组织病变。此类药物使用时多数较为安全。但使用不当,发生耐药或停药后病毒大量复制可诱发重型肝炎。由于此类药物不能清除细胞核内 cccDNA,停药后 cccDNA 又启动病毒复制循环,部分患者出现停药后复发,故疗程至少 2～3 年。根据应答情况延长用药,直到 HBbeAg 阳性者 HBbeAg 血清转换或 HBbeAg 阴性患者 HBsAg 血清学转换后维持 1 年至 1

年半。肝硬化患者常需要长期治疗。

a.恩替卡韦(ETV):作用较拉米夫定强,初治患者耐药较少,是长期用药的一线药物之一。但与拉米夫定、替比夫定有交叉耐药。用法为:0.5mg qd。

b.替诺福韦(TDF):可用于 HIV 及 HBV 的抗病毒治疗。具有强效抑制病毒,低耐药发生率优点。是需要长期治疗的患者,如肝硬化患者的一线药物。且对其他药物耐药者仍然有效。

c.拉米夫定(LAM):是一种逆转录酶抑制剂,最先用于临床。用法为:100mg qd。LAM 耐受性良好,仅少数病例有头痛、全身不适、疲乏、胃痛及腹泻,但易诱发 HBV 变异产生耐药。

d.替比夫定(LdT):作用及耐药情况类似拉米夫定,但具有较高的 HBbeAg 血清转换率。用法为:600mg qd。

e.阿德福韦酯(ADV):较拉米夫定作用弱,起效较慢,但耐药较少,对拉米夫定、替比夫定或恩替卡韦耐药株有效。用法为:10mg qd。长期使用需注意监测肾功能。

丙肝直接抗病毒药:

丙型肝炎直接药物治疗突飞猛进,可选择药物很多,根据作用位点不同,可分为不同的类型。具有抗病毒活性高优点,治愈率达 95～100%,且耐受性好、耐药屏障高、疗程短,新一代DAA 更是覆盖全基因型、更少药物相互作用、更低经济负担。药物包括:蛋白酶抑制剂如丹诺瑞韦(Danoprevir)、西咪匹韦(Simeprevir)、阿那匹韦(Asunaprevir)、帕利普韦(Paritaprevir)、格拉瑞韦(Grazoprevir)、GS9857、ABT-493 等。NS5A 抑制剂如瑞维达韦(Ravidasvir)、雷迪帕韦(Ledipasvir)、达卡他韦(Daclatasvir)、奥比他韦(Ombitasvir)、依巴司伟(Elbasvir)、维帕他韦(Velpatasvir)等。NS5B 核苷类聚合酶抑制剂如索非布韦(Sofosbuvir)、ABT-530 等。NS5B 非核苷类聚合酶抑制剂如达塞布韦(Dasabuvir)、BMS-791325 等。

6.中医中药治疗

活血化瘀药物:丹参、赤芍、毛冬青等。

十、护理评估

评估当地病毒性肝炎的流行情况;评估患者有无病毒性肝炎的接触史;评估患者有无病毒性肝炎的临床表现;评估患者免疫学检查、病原学检测结果;评估患者及其家属有无焦虑、紧张等心理情感反应等。

十一、主要护理诊断

1.营养失调:低于机体需要量

与摄入减少及消化吸收障碍,低于机体需要量有关。

2.活动无耐力

与肝功能受损、能量代谢障碍有关。

3.有传播感染的危险

与病毒通过消化道、血液、体液传播有关。

4.焦虑

与担心预后及隔离治疗有关。

5.知识缺乏

缺乏病毒性肝炎防治的相关知识。

6.潜在并发症

出血、肝性脑病、感染、肾病综合征等。

十二、护理措施

（一）一般护理

1.隔离

甲肝、戊肝从发病之日起进行消化道隔离3周,乙肝、丙肝、丁肝按血液或体液隔离措施由急性期至病毒消失。

2.休息

急性肝炎、重型肝炎、慢性肝炎活动期患者应卧床休息,减轻肝脏代谢负担,减少能量消耗,增加肝脏血流量,促进肝细胞的修复与再生,有利于炎症病变的恢复。

3.饮食

合理的营养与适宜的饮食能改善患者营养状况,促进肝细胞的再生与修复,有利于肝功能的修复。

(1)急性肝炎:患者宜进食清淡、易消化、可口的食物,如米粥、菜汤、清肉汤、豆浆、蒸鸡蛋等。热量以能维持身体需要为度,多食新鲜蔬菜、水果。恢复期患者可逐渐过渡到普食。

(2)慢性肝炎:慢性肝炎患者应适当增加较多的蛋白质,但有肝性脑病先兆者应限制蛋白质摄入,合并腹水时,应给予低盐或无盐饮食。注意适度饮食,防止营养不良或营养过剩导致脂肪肝。

(3)重症肝炎:重症肝炎患者应进食低脂、低盐、高糖、高维生素、易消化的流质或半流质饮食,限制蛋白质摄入量,补充足量的B族维生素、维生素C、维生素K。

所有肝炎患者应禁止饮酒。

（二）病情观察

密切观察病情变化:①体温、脉搏、呼吸及神志状态。②消化道症状及黄疸程度,有无心悸、呼吸困难、腹水。③皮肤黏膜有无淤点,有无呕血、便血等出血倾向;有无电解质紊乱,肝性脑病等。一旦发现病情变化,及时报告医生,积极配合医生治疗或抢救。

（三）对症护理

1.发热的护理

严密观察体温的变化,并采取有效的降温措施。鼓励患者补充营养和水分。

2.皮肤的护理

黄疸型肝炎由于胆盐沉着,刺激皮肤神经末梢,引起皮肤瘙痒,应指导患者进行皮肤自我护理,具体措施如下。

(1)保持床单位清洁、平整、干燥;患者衣着应宽松,内衣裤应勤换洗。

(2)注意保持皮肤清洁,每日用温水擦洗皮肤,不宜使用碱性肥皂、化妆品等刺激性用品。

(3)及时修剪指甲,防止抓伤皮肤造成感染;幼儿自制能力差,可将手包起来。

（4）皮肤剧痒者可涂 5% 碳酸氢钠或炉甘石洗剂，也可口服抗组胺药。

3.腹胀、腹泻的护理

可减少易产气食物的摄入，腹泻者应给予少渣、少纤维素、低脂的半流质饮食。有恶心、呕吐者应及时给予止吐处理。

4.腹水的护理

应严密观察患者生命体征，有无心悸或者呼吸困难，取半坐卧位，严重腹水与呼吸困难者应配合医生进行放腹水治疗。

（四）心理护理

护理人员应多与患者或其家属交流，鼓励其说出自己的想法和感受，对其提出的问题耐心解释。教会家属必要的护理措施，了解病毒性肝炎的相关知识，告知患者及其家属相关饮食知识。鼓励患者保持乐观豁达的健康心态，增强战胜疾病的信心。

（五）用药护理

指导患者按医嘱正确用药，不得擅自停药或增减药物。向患者讲明每一种药物的作用、剂量、服用方法。教会患者正确观察药物的不良反应。避免滥用药物或使用苯巴比妥、磺胺类、抗结核等药物，以免加重肝功能损害。

第九节　急性胰腺炎

急性胰腺炎是指胰腺及其周围组织被胰腺分泌的消化酶自身消化的化学性炎症。临床上以急性腹痛、发热、恶心、呕吐及血、尿淀粉酶增高为特征，重症伴腹膜炎、休克等并发症，是常见的急腹症之一。本病可见于任何年龄，以青壮年多见。

一、病因

（一）胆道疾病

在我国胆道疾病为常见病因，占 50% 以上。

（1）当结石、感染、肿瘤、息肉、蛔虫等因素导致 Oddi 括约肌水肿、痉挛，使胆总管、胰管壶腹部出口梗阻时，胆汁或胰液的排出受阻，胆汁反流入胰管或胰液溢入间质，激活胰蛋白酶原而引起自身消化。

（2）胆石在移行过程中损伤胆总管、壶腹部或胆道感染导致 Oddi 括约肌松弛，从而使十二指肠液反流入胰管导致急性胰腺炎。

（3）胆道感染时，细菌毒素、游离胆酸、非结合胆红素等可通过胆胰间淋巴管交通支扩散到胰腺，激活胰酶，引起急性胰腺炎。

（二）胰管阻塞

胰管结石、狭窄、肿瘤或蛔虫钻入胰管等使胰管阻塞，内压过高导致胰管小分支和胰腺腺泡破裂，胰液外溢到间质，激活胰酶。

（三）酗酒和暴饮暴食

暴饮暴食使胰液分泌过度旺盛，酗酒使十二指肠乳头水肿和 Oddi 括约肌痉挛等，也可造成急性胰腺炎的发生。慢性嗜酒者常有胰液蛋白沉淀,形成蛋白栓堵塞胰管,致胰液排泄障碍。

(四)其他

如十二指肠乳头周围病变,腹腔手术特别是胰、胆、胃的手术,某些传染病如流行性腮腺炎等,以及任何原因引起的高钙血症和高脂血症等,都可能损伤胰腺组织而引起炎症。

二、发病机制

生理状态时,胰腺受机体多种防御机制保护而避免发生自身消化。只有在各种病因使胰腺自身防御机制遭破坏时,酶原才被激活成活性酶,使胰腺发生自身的消化。胰腺充血、出血、坏死,并引起胰周围组织的广泛坏死;脂肪酶使脂肪分解,与钙离子结合形成皂化斑,可使血钙降低;大量胰酶被吸收入血,可导致肝、肾、心、脑等器官的损害。

三、临床表现

根据病理组织学和临床表现,分为急性水肿型胰腺炎和急性出血坏死型胰腺炎。急性水肿型胰腺炎多见,病情相对轻,预后良好;急性出血坏死型胰腺炎虽少见,但其病情重,并发症多,死亡率较高。

(一)主要症状

1.腹痛

腹痛为本病主要表现和首发症状。起病急,呈持续性剧痛。常位于上腹中部、偏左或偏右,向腰背部放射。患者常取弯腰抱膝位以减轻疼痛,进食可加重。水肿型腹痛一般经3~5天即可缓解;出血坏死型者病情发展较快,剧痛持续时间较长;并发腹膜炎时可出现全腹痛。

2.恶心、呕吐及腹胀

起病后出现频繁剧烈的恶心、呕吐,吐出食物和胆汁,吐后腹痛不能缓解,且伴腹胀,出血坏死型者常有明显腹胀。

3.发热

多数患者有中度发热,一般持续3~5天。出现高热或持续不退者主要见于出血坏死型或继发感染的患者。

4.体液失衡

胰腺炎患者大多有不同程度的脱水,呕吐频繁剧烈者可有代谢性碱中毒,出血坏死型者多有明显的脱水和代谢性酸中毒,常伴血钾、血镁、血钙降低。

5.低血压和休克

仅见于出血坏死型胰腺炎的患者。常在起病后数小时突然发生,偶可导致猝死。发生机制主要是由于胰腺坏死后释放心肌抑制因子,使心肌收缩功能减退,心排出量减少;缓激肽扩张外周血管导致有效循环血容量不足。

(二)体征

(1)水肿型胰腺炎患者腹部体征较少,上腹部有压痛,多无腹肌紧张及反跳痛,可有腹胀和肠鸣音减弱。

（2）出血坏死型胰腺炎：患者常有急性病容，辗转不安、脉速、呼吸急促、血压降低。上腹部压痛明显，并发腹膜炎时，出现全腹压痛、反跳痛、肌紧张。伴麻痹性肠梗阻时可有明显腹胀、肠鸣音减弱或消失。可出现腹水征。少数病情严重者，在左腰部皮肤上可出现青紫色斑，称Grey-Turner征。在脐周围部出现青紫色斑，称Cullen征。胰头水肿压迫胆总管可出现黄疸。低血钙时手足抽搐提示预后不良。

四、实验室和其他检查

（一）白细胞计数

常有白细胞数量增多，中性粒细胞核左移。

（二）淀粉酶测定

血清淀粉酶一般在起病后6～12小时开始上升，48小时后开始下降，持续3～5天，一般超过正常值的5倍，即可诊断本病。但是淀粉酶的升高程度与病变的严重程度常不一致，如出血坏死型胰腺炎由于胰腺细胞被广泛破坏，淀粉酶可正常或低于正常。尿淀粉酶升高较晚，发病后12小时才开始升高，且下降缓慢，可持续1～2周。

（三）血清脂肪酶测定

血清脂肪酶常在病后24～72小时升高，持续7～10天。

（四）血清正铁血红蛋白

出血坏死型胰腺炎起病72小时内常为阳性。

（五）血钙

可有血钙降低，若低于1.75mmol/L则预后不良。

（六）影像学检查

腹部B超为常规初筛检查。CT显像可见胰腺弥漫增大，其轮廓与周围边界模糊不清，坏死区呈低回声或低密度图像。

五、诊断要点

根据有胆道疾病、酗酒、暴饮暴食等病史，突发剧烈而持续的上腹部疼痛，伴恶心、呕吐、发热及上腹部压痛，血、尿淀粉酶显著升高并结合影像学检查即可诊断。

六、治疗要点

（一）抑制胰腺分泌、降低胰管内压、减少胰液外渗

1.禁食及胃肠减压

食物及胃液进入十二指肠可刺激胰腺分泌，故疼痛明显的患者一般需禁食1～3天，病情重者除延长禁食时间7～10天外，还需胃肠减压。

2.应用抑制胰腺分泌的药物

（1）生长抑素（或类似物奥曲肽）：可抑制胰液和胰酶分泌，多推荐早期使用。其他可用抗

胆碱能药物、H$_2$受体拮抗剂等。

（2）胰蛋白酶抑制剂仅适用于出血坏死型胰腺炎的早期。

（二）解痉止痛

1.应用杜冷丁

50～100mg肌内注射，为防止Oddi括约肌痉挛，可与阿托品合用，多用于疼痛剧烈者，必要时可每6～8小时应用一次。

2.应用硝酸甘油片

0.6mg舌下含化，有缓解胆管和括约肌痉挛的作用。

（三）应用抗生素

急性水肿型胰腺炎虽为化学性炎症，但早期给予广谱抗生素，可防止继发感染，缩短病程，减少并发症。

（四）抗休克及纠正水、电解质平衡失调

应积极补充体液及电解质（钾、镁、钠、钙离子）以维持有效血循环量。持续胃肠减压时，尚需补足引流的液量，对休克患者可酌情予以输全血或血浆代用品，必要时加用升压药物。

（五）其他

对血糖升高者，可给予小剂量胰岛素治疗；对急性坏死型胰腺炎伴休克或成人呼吸窘迫综合征者，可酌情短期使用肾上腺皮质激素。并发腹膜炎时多主张采用腹膜透析治疗。

（六）手术治疗

急性胰腺炎内科治疗无效、出现胆道梗阻、需要手术解除或并发胰腺脓肿或胰腺假性囊肿者，不能排除其他急腹症时，可考虑手术治疗。

七、主要护理诊断/问题

（一）疼痛

与胰腺及其周围组织炎症、水肿或出血坏死有关。

（二）体液不足

与呕吐、禁食、胃肠减压有关。

（三）体温过高

与胰腺坏死、继发感染有关。

（四）恐惧

与腹痛剧烈、病情进展急骤有关。

（五）潜在并发症

胰腺周围脓肿、胰腺假囊肿。

八、护理措施

（一）休息与体位

嘱患者绝对卧床休息，可采取屈膝侧卧位，以减轻疼痛，如因剧痛在床上辗转不安者，加用床栏，防止坠床。给患者提供安静的环境，促进休息保证睡眠，以减轻胰腺负担和增加脏器血

流量,增进组织修复和体力恢复,改善病情。

(二)禁食及胃肠减压

目的是防止食物及胃液进入十二指肠,刺激胰腺分泌消化酶。向患者介绍本治疗的意义,以取得配合。为减轻不适及口腔干燥,应每天为患者做口腔护理。禁食期间禁饮水,口渴可含漱或用水湿润口唇。胃肠减压护理:①注意保持引流通畅,妥善固定,避免患者意外拔管;②观察和记录引流液的性质和量;③及时倾倒引流液和更换引流器。

(三)用药护理

及时建立有效的静脉通路。遵医嘱给予解痉止痛、抑酸、减少胰液分泌、降低胰酶活性、抗感染、抗休克等治疗。及时补充因呕吐、禁食、发热所丢失的液体和电解质,维持有效血容量。禁食患者每天的液体入量常达 3000mL 以上,应保持输液通路的通畅,注意根据患者脱水程度、年龄及心肺功能调节输液速度,避免因大量输液引起急性肺水肿。使用加贝酯应注意可能发生的过敏反应。

(四)病情观察

密切监测患者生命体征、神志与尿量变化,记录出入量,每日至少进行两次腹部检查,了解有无腹胀、腹肌紧张、压痛、反跳痛及其程度和范围,检查有无黄疸、腹水、皮下淤斑及手足抽搐,以利于判断病情进展。动态观察血尿淀粉酶、电解质、白细胞计数、C-反应蛋白及血糖水平等以综合评估病情。观察用药前后患者腹痛有无减轻。若腹痛持续存在并伴高热,腹部触及包块,则应考虑并发胰腺脓肿;如腹痛剧烈、腹肌紧张、压痛、反跳痛明显,提示腹膜炎。及时观察有无上消化道出血、ARDS、急性肾功能衰竭、感染等并发症。

(五)心理护理

本病因发病急,疼痛剧烈,患者往往紧张、恐惧,可向患者介绍疾病的有关知识及减轻腹痛的方法,如深呼吸、按摩背部、指压止痛穴,以减轻疼痛,消除恐惧。

(六)饮食护理

腹痛和呕吐基本消失,血尿淀粉酶正常后,可进食少量无脂碳水化合物类流食,如米汤、藕粉等,1~2 天后如无不适,则改为半流质,以后逐渐过渡到低脂低蛋白普食,适量选用少量优质蛋白质,每日供 25g 左右,以利于胰腺的恢复。避免刺激性、产气和高蛋白、高脂饮食。

(七)循环衰竭的护理

重症胰腺炎应特别注意神志、血压、尿量的变化。备好抢救用物及设备,如氧气装置、静脉切开包、简易呼吸器、气管插管/切开包等。当观察到患者神志改变、血压下降、尿量减少、皮肤黏膜苍白、冷汗等低血容量休克表现时,应立即通知医生并配合抢救:患者平卧,保暖,给予氧气吸入。尽快建立静脉通路,必要时静脉切开,按医嘱输注液体、血浆或全血,补充血容量。根据血压调整给药速度,必要时测定中心静脉压,以决定输液量和速度。如循环衰竭持续存在,按医嘱给予升压药。

(八)腹腔灌洗的护理

保持腹腔双套管通畅,正确灌洗,操作按开、吸、停、关顺序进行。冲洗液可选用生理盐水加抗生素,滴速以 20~30 滴/分为宜。应维持一定的负压,经常挤压导管以保持通畅。必要时用温盐水冲洗或更换内套管。观察记录引流液的量、性状,如呈血性,可能有继发出血;若引流液中出现胆汁、胰液或肠液,则怀疑有胆、胰、肠瘘。定期留取引流液标本,监测引流液内淀粉酶及细菌含量。引流管周围皮肤用凡士林纱布或涂氧化锌软膏保护。体温正常并稳定 10 天左右,白细胞计数正常,引流液少于每天 5mL,引流液内淀粉酶含量正常,可考虑拔管。拔管后伤口及时消毒,更换敷料,促进愈合。

(九)健康教育

水肿型胰腺炎预后良好,但若病因不去除常可复发。出血坏死型胰腺炎病死率为20%～30%,故积极预防诱因减少胰腺炎发生是非常重要的。因此应向患者及其家属讲解本病主要诱发因素,帮助患者养成良好的生活方式,如避免酗酒、暴饮暴食,饮食应低脂、无刺激的食物等,以防本病复发。有胆道疾病、十二指肠疾病者应积极治疗,避免本病的发生。指导患者注意腹部体征,如有病情复发,随时就诊。

第十节　上消化道出血

上消化道出血(UGIH)是指屈氏韧带以上的消化道(食管、胃、十二指肠、胰、胆及胃空肠吻合术后的空肠)病变引起的出血。如有呕血、黑便而无周围循环衰竭者称为显性失血;仅表现为大便隐血试验阳性,而无其他表现者,称为隐性出血。上消化道大量出血是指在数小时内的失血量超出 1000mL 或循环血容量丢失 20% 以上者,主要表现为黑便和(或)呕血,常引起急性周围循环衰竭。上消化道大出血是临床常见急症,目前的死亡率与病因误诊率仍较高,分别为 10% 与 20% 以上,应引起重视。

一、病因与发病机制

导致上消化道出血的原因很多,可为上消化道疾患或门静脉高压所致食管-胃底静脉曲张破裂,还可因上消化道邻近器官(胆道、胰腺等)病变累及食管、胃、十二指肠或全身性疾病(如血液及造血系统疾病、尿毒症、结缔组织疾病等)引起。一般来说,临床上常见病因有消化性溃疡、食管-胃底静脉曲张破裂、急性胃黏膜损伤和胃癌四种。

(一)消化性溃疡

此类原因引起的上消化道出血最常见,占 50%～60%,其中 2/3 是因十二指肠溃疡所致出血。多为十二指肠壶腹部后壁或胃小弯穿透溃疡腐蚀黏膜下小动脉或静脉所致。出血量与侵蚀血管大小和范围有关,少量出血仅表现为粪隐血阳性,严重大出血可见呕吐鲜血伴黑便,导致失血性休克。患者出血前溃疡疼痛加重,出血后疼痛减轻或缓解。内镜检查可确定溃疡部位形态、大小及数目,有无活动性出血,组织活检可鉴别恶性溃疡。

(二)食管-胃底静脉曲张破裂

为肝硬化门静脉高压的严重并发症之一,占上消化道出血的 25%。该部位曲张静脉缺乏周围组织的支持与保护,易被粗糙的食物损伤或被反流胃液腐蚀破裂而出血,也可因腹内压突然增加的因素导致出血,如用力排便、剧烈咳嗽等。多数骤然发病,以大量呕血伴黑便为典型症状,出血量多而迅猛,易导致失血性休克和诱发肝性脑病,死亡率、再出血率高。患者有各种原因引起的肝硬化病史,检查有肝脾大、腹水等门静脉高压表现。内镜检查、食管钡餐造影是确诊的主要方法。

(三)急性胃黏膜损伤

占上消化道出血的 15%～30%。各种严重疾病,如创伤、烧伤或大手术后、休克、肾上腺皮质激素治疗后、脑血管意外或其他颅脑病变等,引起的应激状态可导致应激性溃疡,与由某些药物、乙醇引起的急性糜烂性出血性胃炎统称为急性胃黏膜损伤。其特点是:发病时多有上述诱因;起病急骤,常以出血为首要症状;病变部位多见于胃体的高位后壁及小弯侧,呈多发性糜烂或浅表性溃疡;出血者可在短期内反复发生。

(四)胃癌

胃癌很少引起大量胃肠出血,多为少量出血,但溃疡型癌可引起大出血。由于癌组织缺血坏死,其表面发生糜烂或溃疡,开始可伴慢性少量出血。当癌组织溃疡侵蚀血管时便可发生大出血。多见于中老年人,过去可无胃病史或虽有胃痛病史但其疼痛规律发生改变,临床常见症状为反复上消化道出血,伴食欲减退、体重下降等消耗症状。内镜检查可确诊。

二、临床表现

上消化道大出血的临床表现取决于出血病变的性质、部位、失血量与速度、患者年龄、心肾功能等情况。

(一)呕血与黑便

呕血与黑便为上消化道大出血的特征性表现。呕血可伴黑便,而黑便不一定有呕血。一般情况下幽门以上出血者以呕血为主,幽门以下出血者可只表现为黑便。呕血为鲜红色血液表明出血量大而且出血速度快,在胃内停留时间短;咖啡色样表明出血量少而速度慢,血液在胃内停留时间长,为血液经胃酸作用变成酸性血红蛋白所致。大便的色泽也取决于血液在胃肠道内停留时间的长短。柏油样糊状便是血红蛋白中的铁经肠道内硫化物作用形成硫化铁所致,常提示上消化道出血。如出血量大且速度快,肠道蠕动加快,血液在肠道停留时间短,粪便往往呈紫红色。空回肠及右半结肠病变引起小量渗血时,也可有黑便,应与上消化道出血区别。

(二)失血性周围循环衰竭

失血量过大、失血速度过快、出血不止或治疗不及时可致急性周围循环衰竭,引起机体的组织血液灌注减少和细胞缺氧,进而可因缺氧、代谢性酸中毒和代谢产物的蓄积,造成周围血管扩张,毛细血管广泛受损,以致大量体液淤积于腹腔内脏与周围组织,使有效血容量锐减,严重影响心、脑、肾的血液供应,最终形成不可逆休克,导致死亡。在出血性周围循环衰竭发展过程中,临床上可出现头晕、心悸、恶心、口渴、黑蒙或晕厥,皮肤灰白或湿冷,按压甲床呈苍白且不易恢复;静脉充盈差,体表静脉塌陷;患者感到疲乏无力,进一步出现精神萎靡、烦躁不安,甚至反应迟钝、意识模糊、脉搏细数(120 次/分以上)、收缩压低于 80mmHg,呈休克状态。老年人器官储备功能低下,加之老年人常有脑动脉硬化、高血压病、冠心病、慢支等,虽出血量不大,也可引起多器官功能衰竭,增加死亡危险因素。

（三）氮质血症

可分为以下 3 种。

1.肠源性氮质血症

指在上消化道大量出血后,数小时内大量血液蛋白的分解产物在肠道被吸收,以致血中氮质升高。大多在出血后数小时尿素氮开始上升,24～48 小时达高峰。大多不超过 14.3mmol/L,随出血停止 3～4 日后降至正常。

2.肾前性氮质血症

是由于失血性周围循环衰竭造成肾血流暂时性减少,肾小球滤过率和肾排泄功能降低,以致氮质潴留。在纠正低血压、休克后,血中尿素氮可迅速降至正常。

3.肾性氮质血症

是由于严重而持久的休克造成肾小管坏死或因失血更加重了原有肾病的肾脏损害,临床上可出现尿少或无尿。

（四）发热

大量出血后,多数患者在 24 小时内出现低热,可持续数日降至正常。发热的原因可能是由于血容量减少、贫血、周围循环衰竭、血分解蛋白的吸收等因素导致体温调节中枢功能障碍。分析发热原因时要考虑寻找其他因素,如继发感染等。

（五）血象变化

急性大出血后早期因为有周围血管收缩与红细胞重新分布等生理调节,血象可暂无变化。此后,大量组织液渗入血管以弥补血容量不足,血红蛋白和红细胞数值因血液稀释而降低。一般在出血后 3～4 小时,才出现失血性贫血的血象改变。失血刺激造血系统,血细胞增殖活跃,外周血网织红细胞增多。一般出血 24 小时内网织红细胞即见增高,4～7 天可达 5%～15%,出血停止后逐渐降至正常,如出血不止可持续升高。白细胞计数在出血后 2～5 小时升高,可达 $(10～20)\times10^9/L$,血止后 2～3 天恢复正常。但肝硬化食管胃底静脉曲张破裂出血的患者,如同时有脾功能亢进,则白细胞计数可不增高。

（六）对消化性溃疡疼痛及肝功能的影响

消化性溃疡患者出血后疼痛往往减轻或消失。在肝硬化的病例中,在原有肝功能不良的基础上并发大出血,使肠道内积血,血红蛋白代谢产生氨类,加上贫血和缺氧,加重肝细胞损害,从而可诱发或加重肝功能衰竭。

三、辅助检查

（一）实验室检查

检测血、尿常规和呕吐物及大便隐血试验、肝肾功能,有助于估计失血量及有无活动性出血,可判断治疗效果及协助病因诊断。

（二）胃镜检查

上消化道出血病因确诊的首选方法。上消化道出血后 24～48 小时内进行紧急内镜检查,可以不失时机地直接观察到出血部位,获得病因诊断,精确性大于 90%,同时可经内镜对出血灶进行紧急的止血治疗。一般认为,患者收缩压＞90mmHg,心率＜110次/分,血红蛋白浓度＞70g/L时,进行胃镜检查较为安全。

(三)X线钡剂检查

对明确病因亦有价值。仅适用于出血停止且病情基本稳定数天的患者。

(四)其他

选择性动脉造影、放射性核素显像、胶囊内镜及小肠镜检查等主要适用于不明原因的消化道出血。

四、诊断要点

根据引起上消化道出血疾病的病史,有呕血与黑便、周围循环衰竭的表现,以及大便隐血阳性和红细胞、血红蛋白低于正常的实验室证据可做出上消化道出血的诊断。纤维胃镜检查可明确出血原因。

五、治疗要点

上消化道大出血抢救原则为:迅速补充血容量,纠正水电解质失衡,预防和治疗失血性休克,给予止血治疗,同时积极进行病因诊断和治疗。

(一)一般治疗

患者卧床休息,保持呼吸道通畅,吸氧,大出血者暂禁食。严密监测心率、血压、呼吸、尿量及神志变化,观察呕血及黑便情况,定期复查血红蛋白浓度、红细胞计数、血细胞比容与血尿素氮。必要时进行心电监护。

(二)补充血容量

尽快建立有效的静脉输液通道,立即配血。在配血过程中,可先输葡萄糖盐水或平衡盐溶液,开始输液宜快。紧急情况下遇血源缺乏,可用右旋糖酐或其他血浆代用品暂时代替输血。但24小时内右旋糖酐不宜超过1000mL,以免抑制网状内皮系统,加重出血的倾向。

(三)止血治疗

1.食管-胃底静脉曲张破裂大出血的止血措施

(1)药物止血:

1)血管加压素:通过收缩内脏血管,减少内脏血流,从而降低门静脉压。常用垂体后叶素10～20U静脉注射,然后0.2～0.4U/min持续静脉滴注;止血后逐渐减量至0.1U/min,维持12～14小时。主要不良反应有腹痛、血压升高、心肌缺血,心绞痛甚至心肌梗死。为防止血管加压素造成的全身反应,需加用硝苯地平、硝酸甘油等。有冠心病、高血压病者或妊娠妇女忌用。

2)应用生长抑素及其类似物:这类药物可以通过收缩内脏血管,显著减少内脏血流,降低门静脉压力,降低侧支循环的血流和压力,减少肝脏血流量,但又不引起体循环动脉血压的显著变化,已成为近年来治疗食管-胃底静脉曲张破裂出血最常用的药物。如施他宁,首次剂量给予250μg静脉注射,继以250μg/h速度静脉注射,持续24～48小时。该药半衰期极短,应注意滴注过程不能中断,若中断超过 5 分钟,应重新注射首剂。奥曲肽,半衰期较长,首次 $100\sim200\mu g$ 静脉滴注,继以 $25\sim50\mu g/h$ 速度静脉滴注,连续 $36\sim48$ 小时。

(2)气囊压迫止血:经鼻腔或口插入三腔二囊管,进入胃腔后先抽出胃内积血,再先后向胃囊和食道囊注入气体,压迫胃底-食管曲张静脉。此法止血效果肯定,但患者痛苦大,并发症较多,可引发呼吸道阻塞和窒息;食管壁缺血、坏死、破裂;吸入性肺炎;心律失常等,故仅适用于药物治疗失败或无手术指征者暂时止血用。

(3)内镜治疗:内镜直视下注射硬化剂或组织黏合剂至曲张的静脉或食管静脉曲张套扎术(EVL)是当前控制食管静脉曲张破裂出血的重要手段,但要严格掌握适应证及禁忌证。

(4)经皮经颈静脉肝穿刺肝内门-体分流术(TIPS):是在 B 超或 CT 的监视下的介入治疗技术。近年来国内外已逐步开展此项技术,但费用昂贵,尚难以普及。

(5)手术治疗:在大出血期间采用各种非手术治疗不能止血者,可考虑进行外科手术治疗。

2.非静脉曲张破裂大出血的止血措施

最常见于消化性溃疡。

(1)药物止血:

1)抑酸剂:主要是静脉内使用抑制胃酸分泌的药物,以提高胃内 pH 值,促使血小板聚集及血浆凝血功能的有效发挥。目前常用的有 H_2 受体拮抗剂、质子泵抑制剂,可静脉推注或静脉滴注。

2)局部止血措施:a.冰盐水洗胃,通过胃管用 $4\sim14℃$ 冰水反复灌洗胃腔而使胃降温,从而使血管收缩、血流量减少,并可使胃分泌和消化受到抑制而达到止血目的。b.胃内注入去甲肾上腺素溶液。在生理盐水灌洗后,通过胃管注入 150mL 含去甲肾上腺素 $8\sim12mg$ 的生理盐水溶液,停留 30 分钟后抽出,每 $1\sim2$ 小时重复一次,可使出血的小动脉强烈收缩而止血,但对老年人不利。

(2)内镜下止血:在出血部位附近注射高渗盐水、无水乙醇、1:10 000 肾上腺素溶液或凝血酶溶液等,也可选择在内镜下用激光、高频电灼、热探头或微波等热凝固方法进行止血。

(3)手术治疗:经积极内科治疗仍有活动性出血者,应掌握时机进行手术治疗,指征是:①年龄 50 岁以上并伴动脉硬化、经治疗 24 小时后出血不止;②严重出血经内科积极治疗后仍不止血;③近期曾有多次反复出血;④合并幽门梗阻、胃穿孔或疑有癌变者。

六、护理措施

(一)促进止血

1.卧床休息

呕血时指导患者采取半卧位或侧卧位,有意识障碍的患者应去枕平卧位,头偏向一侧。安慰患者,对其说明情绪安定有助于止血,而精神紧张可导致反射性血管扩张和血流加速,加重出血。保持环境安静,避免噪声和强光刺激。注意保暖,保持衣被和床单整洁舒适。

2.饮食

严重呕血或呕血伴有剧烈呕吐者,应暂时禁食 $8\sim24$ 小时;伴小量出血者,一般不需禁食,可摄少量温凉的流质食物如牛奶,然后过渡到软食。对于消化性溃疡,进食可减少胃收缩运动并可中和胃酸,促进溃疡愈合,因此待病情稳定可逐步过渡到软食。

3.按医嘱迅速配合采取各种止血措施

消化性溃疡出血可用去甲肾上腺素加生理盐水分次口服、凝血酶溶液口服、冰盐水洗胃等方法止血;对于食-管胃底静脉出血者,需应用双气囊三腔管压迫止血;对于急性胃出血者,需协助进行纤维胃镜直视下止血;通过静脉给予止血药物,如生长抑素、垂体后叶素等。

4.一般护理

呕血停止后帮助患者漱口,清洁口腔。呕血时因混有胃液,所以呕出物看起来较实际出血多,应尽快予以清理,污染衣被褥及时撤换,以免加重患者的不安情绪及忧虑。密切观察呕血、黑便的量及性状、次数,以及伴随症状、意识状态、诱发因素等,及时做好记录。

5.安全护理

轻症患者可起身稍事活动,可上厕所大小便。但应注意有活动性出血时,患者常有便意而至厕所,在排便时或便后起立时晕厥。指导患者坐起、站起时动作缓慢;出现头晕、心慌、出汗时立即卧床休息并告知护士;必要时由护士陪同如厕或暂时改为在床上排泄。对重症患者应多巡视,用床栏加以保护。

(二)维持有效血容量,预防或纠正失血性休克

迅速建立静脉通道,出血量较大时应同时建立两条静脉通道,以保证输液通畅和药物的给予。失血量多时应以较粗的针头开通静脉、快速输液。先用生理盐水或林格氏液,然后输中分子右旋糖酐或其他血浆代用品,必要时配合输给全血。在快速输液时,应密切观察患者的心功能状态,避免因输血或输液过多过快而引起急性肺水肿,对老年人和心血管疾病的患者尤需注意。一次大量快速的呕血和便血可导致失血性休克,应指导患者如何早期发现呕血和便血的先兆,以便能得到早期处理。

(三)病情观察要点

1.周围循环状况

呕血、黑便的量、性质、次数及肠鸣音是否亢进,神志,生命体征,每小时尿量,肢体温湿度、皮肤与甲床色泽,周围静脉尤其是颈静脉充盈情况。

2.出血严重程度的估计

据研究,成人每日消化道出血$>5\sim10mL$时,粪便隐血试验出现阳性,每日出血$50\sim100mL$时可出现黑粪。胃内储积血量在$250\sim300mL$可引起呕血。一次出血量不超过$400mL$时,因轻度血容量减少可由组织液及脾脏贮血所补充,一般不引起全身症状。出血量超过$400\sim500mL$,可出现全身症状,如头昏、心慌、乏力等。短时间内出血量超过$1000mL$,可出现周围循环衰竭表现。如果患者由平卧位改为坐位时出现血压下降(下降幅度大于$15\sim20mmHg$)、心率加快(上升幅度大于10次/分),已提示血容量明显不足,是紧急输血的指征。如收缩压低于$90mmHg$、心率大于120次/分,伴有面色苍白、四肢湿冷、烦躁不安或神志不清,则提示患者已进入休克状态,属严重大量出血,需积极抢救。

3.再出血迹象

反复呕血或黑便次数增加、粪质稀薄,甚至呕血转为鲜红色,黑便变成暗红色,伴有肠鸣音

亢进;周围循环衰竭表现经补液、输血而未见明显改善或虽暂时好转而又恶化,经快速补液、输血,中心静脉压仍有波动,稍稳定后又再下降;血红蛋白浓度、红细胞计数与血细胞比容继续下降,网织红细胞计数持续升高;在补液与尿量足够的情况下,血尿素氮持续或再次升高;胃管抽出物有较多新鲜血。以上迹象提示上消化道继续出血或再出血。

(四)双气囊三腔管压迫止血期的护理

(1)经常抽吸胃内容物,如为新鲜血,说明压迫止血失败,应适当调整。

(2)患者感胸骨下不适,出现恶心或频繁期前收缩,应考虑是否有胃气囊进入食道下端,挤压心脏,应适当调整。

(3)如提拉不慎,将胃气囊拉出而阻塞咽喉部引起窒息,此时应立即将气囊口放开或剪除三腔管放出气体。

(4)注意口鼻清洁,嘱患者不要将唾液、痰液咽下,以免误入气管而引起吸入性肺炎,每日两次向鼻腔滴少许液状石蜡,以免三腔管黏附于鼻黏膜。

(5)一般三腔管放置 24 小时后,先放松牵引,再放食管囊气,最后放胃囊气,每次 15～30 分钟,以暂时解除胃底贲门压力,然后再充气牵引,以免局部黏膜受压过久而糜烂坏死。

(6)出血停止后,按医嘱定时从胃管内注入流质饮食,但必须确认胃管在胃内后再注入,以免误入气囊,发生意外。

七、健康指导

(一)疾病知识指导

教育患者及其家属掌握本病的病因与诱因以及预防、治疗和护理知识,以减少再度出血的危险。指导患者合理饮食,少量多餐,进食营养丰富、易消化的食物,避免过冷、过热、过硬、过粗糙及辛辣食物。避免大量饮酒,劳逸适度,避免大量服用非甾体类抗炎药。

(二)指导家属及其患者学会识别出血征象及应急措施

如呕血、黑便伴有头晕、心悸时,应立即卧床休息,保持安静,及时送医院就诊。

第四章　神经内科康复护理

第一节　脑卒中

一、病因

(一)血管性危险因素

脑卒中发生的最常见原因是脑部供血血管内壁上有小栓子,脱落后导致动脉-动脉栓塞,即缺血性卒中。也可能由于脑血管或血栓出血造成,为出血性卒中。冠心病伴有房颤患者的心脏瓣膜容易发生附壁血栓,栓子脱落后可以堵塞脑血管,也可导致缺血性卒中。其他因素有高血压、糖尿病、高血脂等。其中,高血压是中国人群卒中发病的最重要危险因素,尤其是清晨血压异常升高。研究发现清晨高血压是卒中事件最强的独立预测因子,缺血性卒中在清晨时段发生的风险是其他时段的 4 倍,清晨血压每升高 10mmHg,卒中风险增加 44%。

颈内动脉或椎动脉狭窄和闭塞的主要原因是动脉粥样硬化。另外,胶原性疾病、高血压病动脉改变、风心病或动脉炎、血液病、代谢病、药物反应、肿瘤、结缔组织病等引起的动脉内膜增生和肥厚,颈动脉外伤,肿瘤压迫颈动脉,小儿颈部淋巴结炎和扁桃体炎伴发的颈动脉血栓,以及先天颈动脉扭曲等,均可引起颈内动脉狭窄和闭塞或因血管破裂出血引发脑卒中。颈椎病骨质增生或颅底陷入压迫椎动脉,也可造成椎动脉缺血。

(二)性别、年龄、种族等因素

研究发现我国人群脑卒中发病率高于心脏病,与欧美人群相反。

(三)不良生活方式

通常同时存在多个危险因素,比如吸烟、不健康的饮食、肥胖、缺乏适量运动、过量饮酒和高同型半胱氨酸;以及患者自身存在一些基础疾病如高血压、糖尿病和高脂血症,都会增加脑卒中的发病风险。

二、临床表现

脑卒中的最常见症状为一侧脸部、手臂或腿部突然感到无力,猝然昏仆、不省人事,其他症状包括突然出现一侧脸部、手臂或腿麻木或突然发生口眼歪斜、半身不遂;神志迷茫、说话或理解困难;单眼或双眼视物困难;行路困难、眩晕、失去平衡或协调能力;无原因的严重头痛;昏厥等。根据脑动脉狭窄和闭塞后神经功能障碍的轻重和症状持续时间,分三种类型。

（一）短暂性脑缺血发作（TIA）

颈内动脉缺血表现为，突然肢体运动和感觉障碍、失语，单眼短暂失明等，少有意识障碍。椎动脉缺血表现为，眩晕、耳鸣、听力障碍、复视、步态不稳和吞咽困难等。症状持续时间短于 2 小时，可反复发作，甚至一天数次或数十次。可自行缓解，不留后遗症。脑内无明显梗死灶。

（二）可逆性缺血性神经功能障碍（RIND）

与 TIA 基本相同，但神经功能障碍持续时间超过 24 小时，有的患者可达数天或数十天，最后逐渐完全恢复。脑部可有小的梗死灶，大部分为可逆性病变。

（三）完全性卒中（CS）

症状较 TIA 和 RIND 严重，不断恶化，常有意识障碍。脑部出现明显的梗死灶。神经功能障碍长期不能恢复，完全性卒中又可分为轻、中、重三型。

三、脑卒中预兆

研究发现脑卒中常见预兆依次为：

（1）头晕，特别是突然感到眩晕。

（2）肢体麻木，突然感到一侧面部或手脚麻木，有的为舌麻、唇麻。

（3）暂时性吐字不清或讲话不灵。

（4）肢体无力或活动不灵。

（5）与平时不同的头痛。

（6）不明原因突然跌倒或晕倒。

（7）短暂意识丧失或个性和智力的突然变化。

（8）全身明显乏力，肢体软弱无力。

（9）恶心呕吐或血压波动。

（10）整天昏昏欲睡，处于嗜睡状态。

（11）一侧或某一侧肢体不自主地抽动。

（12）双眼突感一时看不清眼前出现的事物。

四、检查

（一）一般检查

通过测量人体身高、体重及血压，科学判断体重是否标准、血压是否正常。

（二）内科检查

通过视、触、叩、听，检查心、肺、肝、脾等重要脏器的基本状况，发现常见疾病的相关征兆或初步排除常见疾病。

（三）脑血管造影

显示不同部位脑动脉狭窄、闭塞或扭曲。颈动脉起始段狭窄时，造影摄片时应将颈部包含在内。

（四）头颈部磁共振血管造影（MRA）或高分辨磁共振成像（HRMRI）

HRMRI 可以显示颈动脉全程，HRMRI 对粥样斑块病理成分的分析更有利。

（五）颈动脉 B 型超声检查和经颅多普勒超声（TCD）探测

为无创检查，可作为诊断颈内动脉起始段和颅内动脉狭窄、闭塞的筛选手段。颈动脉彩超可检测颈动脉结构和动脉粥样硬化斑形态、范围、性质、动脉狭窄程度等；早期发现动脉血管病变，为有效预防和减少冠心病、缺血性脑血管病等心脑血管疾病发病提供客观的血流动力学依据。经颅多普勒了解颅内及颅外各血管、脑动脉环血管及其分支的血流情况，判断有无硬化、狭窄、缺血、畸形、痉挛等血管病变。可对脑血管疾病进行动态监测。

五、诊断与鉴别诊断

（一）诊断技术

包括神经学检查，电脑断层扫描（多数情况下没有对比增强）或核磁共振，多普勒超声和造影，主要靠临床症状，辅以成像技术。成像技术也可帮助确定卒中的亚型和原因。此外血液测试也可以帮助诊断。

（二）症状判别

脑卒中的典型症状仅为头痛、呕吐，很容易与其他疾病混淆，可以通过"FAST"判断法进行诊断：

F 即 face（脸），要求患者笑一下，看看患者嘴歪不歪，脑卒中患者的脸部会出现不对称，患者也无法正常露出微笑。

A 即 arm（胳膊），要求患者举起双手，看患者是否有肢体麻木无力现象。

S 即 speech（言语），请患者重复说一句话，看是否言语表达困难或者口齿不清。

T 即 time（时间），明确记下发病时间，立即送医。

六、治疗

严重脑卒中可造成永久性神经损伤，急性期如果不及时诊断和治疗可造成严重的并发症，甚至死亡。脑卒中可分为出血性卒中和缺血性卒中，又根据发生部位有不同的治疗方式。对其特异性的治疗包括溶栓、抗血小板治疗、早期抗凝和神经保护等，非特异性的治疗包括降压治疗、血糖处理、脑水肿和颅内高压的管理等。

（一）药物治疗

溶栓治疗是目前公认的脑卒中最有效的救治方法，但有严格的时间窗要求（静脉溶栓限定在 4.5 小时内，动脉溶栓可以适当延长）。

对已有脑卒中合并高血压患者，在脑卒中急性期血压的控制应按照脑卒中的指南进行，对慢性或陈旧性脑卒中其血压治疗的目标一般应达到＜140/90mmHg；高血脂、糖尿病患者，其降压目标应达到＜130/80mmHg。对于脑卒中的降压治疗原则是平稳、持久、有效控制 24 小时血压，尤其是清晨血压。常用的 5 种降压药物均可通过降压而发挥预防脑卒中或短暂性缺血作用，其中钙离子拮抗剂（CCB）在降低脑卒中风险方面具有明确的临床证据。降压药应从小剂量开始，密切观察血压水平与不良反应，尽可能将血压控制在安全范围（160/100mmHg以内）。患者在降压治疗时应从小剂量开始，切忌降压太快，以防脑供血不足。对急性缺血性脑卒中发病 24 小时内血压升高的患者应谨慎处理。

已有高血压、糖尿病、高血脂等疾病的患者有必要采取以下药物治疗:阿司匹林、β受体阻滞剂、血管紧张素转换酶抑制剂、他汀类药物。

(二)外科手术

1.颈动脉内膜切除术

适用颈内动脉颅外段严重狭窄(狭窄程度超过 70%),狭窄部位在下颌骨角以下,手术可及者。颈内动脉完全性闭塞 24 小时以内亦可考虑手术,闭塞超过 24~48 小时、已发生脑软化者不宜手术。

2.颅外-颅内动脉吻合术

对预防 TIA 发作效果较好。可选用颞浅动脉-大脑中动脉吻合,枕动脉-小脑后下动脉吻合,枕动脉-大脑后动脉吻合术等。

(三)肢体康复

1.急性期康复

脑卒中急性期通常是指发病后的 1~2 周,相当于 Brunnstrom 分期 1~2 期,此期患者从患侧肢体无主动运动到肌张力开始恢复,并有弱的屈肌与伸肌共同运动。康复治疗是在神经内科或神经外科常规治疗(包括原发病治疗,合并症治疗,控制血压、血糖、血脂等治疗)的基础上,患者病情稳定 48 小时后开始进行。在日常生活中,对于软瘫期即已出现部分肌张力的患者,鼓励其非患手与患手共同完成日常生活活动。但一般不主张在患者未达到站立位平衡的条件下步行,以免过早步行导致膝反张。本期的康复治疗为一级康复,其目标是通过被动活动和主动参与,促进偏瘫侧肢体肌张力的恢复和主动活动的出现,以及通过良肢位的摆放和体位的转换(如翻身等),预防可能出现的压疮、关节肿胀、肌肉缩短、关节的活动度受限、下肢深静脉血栓形成、尿路感染和呼吸道的感染等并发症。对偏瘫侧的各种感觉刺激、对患者的心理疏导,以及其他相关的床边康复治疗(如吞咽功能训练,发音器官运动训练、呼吸功能训练等),有助于脑卒中患者受损功能的改善。同时,积极控制相关的危险因素(如高血压、高血脂、高血糖和心房纤颤等),做好脑卒中的二级预防。总体来说应注意:①运动量的掌握;②逐渐减少他人及非患侧肢体的借助量;③强调感觉输入、患者自我肢体意识、活动意识的提高即患侧的主动确认;④对摔倒等危险因素的控制。

(1)呼吸训练:呼吸运动是一种节律性运动。脑卒中患者脑部组织受到损伤后,会引起从大脑皮质、间脑、桥脑、延髓和脊髓等部位呼吸节律与呼吸运动的调节中枢发生异常,导致患者呼吸频率降低、肺通气量减少,再加上患者面部肌肉及口腔周围肌肉收缩与控制能力的降低,易引起误咽、误吸的现象,这些异常状况最终导致患者气道变窄或堵塞,肺部发生感染。这一时期的呼吸训练,治疗师应该根据患者病情的具体情况及清醒度,采用被动、辅助主动或主动的方式,帮助患者维持或改善肺部与胸廓的弹性、保持气道的畅通、提高肺活量和有效咳嗽的能力、强化呼吸肌主动收缩与协调收缩的能力;且呼吸训练也有助于包括肋间肌、腹肌、膈肌、盆底肌的恢复,这些肌肉是核心的主要组成部分,对维持姿势的稳定和定向、躯干的对称性有着极其重要的作用。

1)腹式呼吸:a.放松练习,患者首先采取放松体位,包括卧、坐、站。以坐位为例,最合适的体位为前倾依靠位,即头靠在置于前面桌上放好的被子或枕头上,两手放于被子或枕头下。这一体位有助于放松颈背部肌肉,并可以固定肩胛带以减少呼吸时的过度活动。前倾体位时因为腹肌的张力下降,使腹部在吸气时容易隆起,有助于腹式呼吸。b.腹部加压呼吸法,用加压的方法诱使患者恢复腹式呼吸,宜在卧位或坐位下进行。通常用患者自己的手,按压在上腹部或下胸部的两侧来集中注意力,并在呼气收缩腹部的同时用手挤压上腹部或下胸部的两侧,以进一步增加腹压和减轻膈肌张力,从而使膈肌进一步上抬。吸气时对抗所加的压力,徐徐将腹部隆起,同时下胸部向外膨隆,与此同时将手上所加的压力逐渐减轻。如此反复,可以帮助患者明确腹式呼吸的方法,可以逐渐改善和增加膈肌的活动。c.缩唇呼气法,在呼气时将嘴唇缩紧,增加呼气时的阻力,而这种阻力可以向内传递到胸腔支气管,使支气管在呼气时管内腔能保持一定的压力,可以防止呼气时支气管和小支气管的过早塌陷,增加气体从肺泡内的排出,减少肺内残气量。

2)保持呼吸道畅通:其内容包括祛痰、控制感染、可控性咳嗽、体位引流、戒烟等方法。

(2)良肢位摆放:急性期卧床阶段正确的姿势摆放,有利于预防压疮,预防关节变形和痉挛,同时也有利于防止异常的痉挛模式。常见的卧位姿势有仰卧、非患侧卧和患侧卧,下面分别予以介绍。

1)仰卧位:仰卧位时头部枕于枕头上,但枕头不宜过高,以免发生胸椎屈曲。在患侧肩胛下放一个薄枕头,使肩前伸,以防止出现肩关节半脱位,并使肘部伸展,腕关节背伸,手指伸开,手中不应握物;患侧下肢伸展,在患侧大腿外侧下方放置一枕头或毛巾卷,以防止患下肢外旋;患侧膝关节下方置一小毛巾卷,防止膝关节反张的出现;足底应先用手法使踝关节处于略背屈或中立位,于足底置支撑垫,并确保患侧足跟负重。

2)非患侧卧位:有利于患侧的血液循环,减轻患侧肢体的痉挛,预防患肢水肿。非患侧卧位时头仍由枕头支持,以确保患者舒适。躯干侧向垂直于床面,不要向前成半俯卧位。患侧肩关节前屈90°,可用枕头在前面垫起;患侧下肢向前屈髋、屈膝,并完全由枕头垫起,足不能悬在枕头边缘。

3)患侧卧位:可以增加对患侧的刺激,并伸展患侧,以避免诱发或加重痉挛,非患侧手可以自由活动。患侧卧位时,头部稍前屈,躯干稍向后倾,后背用枕头稳固支持。患侧上肢前伸,与躯干的角度为90°,手心向上,手腕背伸。患侧下肢伸展,膝关节稍屈曲,注意保持患侧肩胛骨前伸。

另外要强调变换体位,任何舒适的体位均不应超过2小时,以防发生压疮。

(3)被动活动训练:本期多数脑卒中患者的患侧肢体不能自主活动或活动很弱,肌张力低。为保持关节的活动度,预防关节肿胀和僵硬,促进偏瘫侧肢体的主动确认及主动活动的早日出现;肢体的被动活动以偏瘫肢体为主。活动顺序为从近端关节到远端关节,被动活动宜在无痛或少痛的范围内进行,以免造成软组织损伤,一般2～3次/天,每次5分钟以上,直至偏瘫肢体主动活动恢复。同时,嘱患者头转向偏瘫侧,通过视觉反馈和治疗师的言语刺激,帮助患者主动参与,也就是说应多在患侧与患者交谈。

(4)翻身活动:偏瘫患者患侧肢体无自主活动,翻身很困难,如果在床上固定于一种姿势,容易出现压疮,也不利于排痰,久之可能造成肺部感染,所以应每隔 2 小时翻身一次,以防止并发症。

1)向非患侧翻身:患者仰卧位,用非患侧腿插入患侧腿下方。患者双手叉握,患手拇指在上,肩关节前屈(在不产生疼痛的角度内),左右摆动,逐步增大幅度,当摆至非患侧时,顺势将身体翻向非患侧,同时以非患侧腿带动患侧腿,翻向非患侧。当患者不能独立完成主动翻身动作时,看护者可以将患者患侧下肢屈曲,一只手从屈曲的膝关节下方至非患侧髂前上棘下方,另一只手辅助患侧肩胛带或上臂辅助患者向非患侧翻身。

2)向患侧翻身:患者仰卧位,患者双手叉握,患手拇指在上,肩关节前屈(在不产生疼痛的角度内),非患侧下肢屈曲。双上肢摆动,当摆向患侧时,顺势将身体翻向患侧。

(5)坐起训练:部分患者由于卧床时间较长或体质差,在开始坐起训练前,可先将床头逐步抬高适应,以免发生体位性低血压而引起头晕。床头抬高开始角度应从 30°～45°起,逐步过渡到 60°,直至最后 90°。在此基础上开始坐起训练,具体方法是:①患者首先侧移至床边平卧。②非患侧手握住患侧前臂或手腕部,非患侧足自患侧的膝下插入并伸展,使其下肢交叉,患膝自然屈曲,一边向非患侧倾斜的同时,变成侧卧位,用非患腿将患腿移至床边。③头向上抬,躯干向非患侧旋转,用非患侧上肢支撑,上半身离床。用非患侧下肢移动患肢直至床边下垂。④继续支撑,直到变成坐位。患者不能独自完成此动作时看护者可将一只手放在患者非患侧肩部,另一只手放于其髋部进行辅助。注意体位转化到端坐位时,应使患者双侧足部完全着地,这样可以使足部的感觉输入,以获得更好的双足支撑,有助于保持平衡,否则若足悬于空中,患者为维持平衡则会用双侧足尖探索地面寻找支撑点,造成跖屈内翻(若床面较高可在足下垫适当高度的平台)。

(6)坐位训练:

1)床上坐位(长坐位):床上坐位时,患者的髋关节应屈曲成直角,双下肢及躯干伸直(可用枕头叠起,帮助患者躯干呈伸直位),将双手叉握伸肘,手与前臂放在胸前桌子上。

2)独立坐位:患者的头、颈、躯干应保持在左右对称,躯干无扭转、前倾、后倾、左右侧屈现象,躯干伸直,髋、膝、踝关节保持90°屈曲位,双侧臀部应均等负重,小腿与地面垂直,要防止患肩下沉、后撤、髋外展、外旋、踝关节内翻与足下垂。为帮助患者保持正确的坐姿,早期可利用姿势镜(恢复期时应注意患者本体感觉的恢复,因此不建议使用过多视觉的代偿),让患者通过视觉反馈调整坐姿;对于患侧髋关节有外旋倾向的患者,可以在双膝之间放置一个物品,要求患者用双膝夹住,以促使患者主动收缩髋内收肌群,防止髋关节外展、外旋;对于易于出现足内翻的患者,可在足内侧垫一楔形块以确保全足底着地,提高双足感觉的输入及基底面的稳定性,避免内翻的加重。

(7)上肢手的治疗:上肢手的治疗应从早期低张力状态时就及时开始,目的是预防上臂和腕关节的半脱位;早期开始实施激活身体各部相互关系和统合性的措施;不做不必要的代偿活动(患侧、非患侧)。手部活动时会有一些患者出现异常模式,对于这些患者可以先做精神上的排演,调动以往的记忆、基底核等的记忆。在手的治疗中灵活应用精神上的排演(有研究表明在安静 5 分钟后进行 10～15 分钟视觉想象,有利于结合作业疗法恢复上肢的功能)。

2.恢复期(住院期)肢体康复

脑卒中恢复期是指发病后的3～12周,相当于Brunnstrom分期3～5期,患者从患侧肢体弱的屈肌与伸肌共同运动到痉挛明显,能主动活动患肢,但肌肉活动均为共同运动。本期的康复治疗为二、三级康复,其目标除前述的常见并发症脑卒中二级预防外,还应抑制患侧上下肢和躯干的痉挛模式、促进分离运动恢复,加强患侧肢体的主动运动并与日常生活活动相结合,注意减轻偏瘫侧肌痉挛的程度,避免加强异常运动模式(上肢屈肌痉挛模式和下肢痉挛模式);同时,加强患者的协调性和选择性随意运动为主,并结合日常生活活动进行上肢和下肢实用功能的强化训练,同时抑制异常的肌张力。脑卒中患者运动功能训练的重点应放在打破患侧肢体的痉挛模式以及正常运动模式和运动控制能力的恢复上。相当一部分偏瘫患者的运动障碍与其感觉缺失有关,因此,改善各种感觉功能的康复训练对运动恢复十分重要。如果减少向心性信息,则会损害皮质的身体表象和运动输出的构成。治疗师应用向心性输入、进行个体内部表象系统的再教育,并因此增加运动选择,提高运动输出效率。治疗师需要考虑,配合运动目的、如何使用相关的感觉刺激(形式、位置、强度和持续时间)找出能诱发患者积极性和意识的刺激对于治疗至关重要。

3.恢复末期(社区门诊康复期)

脑卒中恢复末期一般是指发病后的4～6个月,相当于Brunnstrom分期5～6期,此期患者大多数肌肉活动出现,肌肉痉挛逐渐消失,分离运动平稳,协调性良好,但速度较慢。本期的康复治疗为三级康复,目标是改善痉挛,纠正异常运动模式,改善运动控制能力,改善步态,促进精细运动,尤其是手指的精细运动,加强辅助器具的使用和家庭生活的指导,在保证运动质量的基础上提高运动速度和实用性步行的能力,掌握日常生活活动技能,最大限度地提高患者的生存质量。

4.后遗症期(居家康复期)

脑卒中后遗症期是指脑损害导致的功能障碍经过各种治疗,受损的功能在相当长的时间内不会有明显的改善,一般多在发病后1～2年。

此期的康复治疗为三级康复,应加强残存和已有的功能,即代偿性功能训练,包括矫形器、步行架和轮椅等的应用,以及环境改造和必要的职业技能训练,以适应日常生活的需要。同时,注意防止异常肌张力和挛缩的进一步加重,避免失用综合征、骨质疏松和其他并发症的发生,帮助患者下床活动,进行适当的户外活动,注意多与患者交流和必要的心理疏导,激发起主动参与的意识,发挥家庭和社会的作用。

5.日常生活活动能力(ADL)训练

针对患者的功能状况选择合适的功能活动内容,如书写练习、画图、下棋、打毛线、粗线打结、系鞋带、穿脱衣裤和鞋袜、家务活动、社区行走、使用交通工具等。ADL是指人每天自我照顾所必需的活动,包括更衣、进食、个人卫生、转移体位及家庭用具的使用等。ADL训练是偏瘫恢复期的最重要内容,ADL能力的高低直接影响患者今后的生活质量,是判断综合治疗效果的客观标准。

(1)进食:进食动作的训练在发病后必须马上开始。在不明确能否保持独立坐位时,最好进行床上坐位,在患者的背部或患侧分别放一枕头以保持坐位平衡,同时患侧上肢有一定依托,防止患侧肩胛带后伸。

1)患侧手是利手且瘫痪较重时:如果瘫痪较重,那么必须用非利手(非患侧手)逐渐开始进食。在日常的进食中,既需要考虑患者的疲劳,又需要鼓励患者用叉子或勺子自行进食,但绝不能过分勉强。患者自己进行进食疲劳时,应立即给予辅助。

2)患侧手是利手但握力较差时:可以进行正常的抓握和手的伸展训练。当患者出现痉挛或联合反应等异常姿势时,应马上纠正异常姿势,同时诱发正确的姿势。如患者能用勺子把食物送到嘴边,那么在平时的进食中治疗师可试着让患者自行进食,最初可利用粗柄的勺子。如果必要最好事先把盛食物的碗或盘子放在防滑的垫子上。如患手的精细动作还可以,可以让患者使用筷子,开始时最好使用粗的或带有环的筷子。

3)吞咽障碍的处理:要采用容易吞咽的体位,通常是90°坐直,头稍向前。食物要放在口中最佳的位置,一般放在口腔的非患侧。对事物形态的选择原则是:选用液体食物时,从高黏度到低黏度;选用固体食物时,食物表面要光滑,从不需要咀嚼到轻微咀嚼,逐渐选择咀嚼难度大的食物。另外,在食物的材料上,要选择容易吞咽的食物,避免那些不易进食的食物,如难以形成食团的、不易切的、水分多的等。关于勺的形状,要特别注意勺的大小、深浅、厚薄、轻重及形状,例如,如果勺子过大过深,一口的量过多,就难以吞咽。吞咽困难的患者,常有记忆力差、注意力不集中、主动性差,从而使训练困难,因此同时应进行认知训练。对于需使用鼻饲或胃造瘘术后的偏瘫患者,其食物成分的配制需由专科医生决定。

(2)如厕动作:如厕动作在每天的日常生活活动中进行的次数最多。如果无大小便失禁,那么提高偏瘫患者的如厕自理程度是非常重要的。但是因为厕所间的转移难度较大,所以确认患者能够进行从床到轮椅间的转移后,再进行厕所的转移训练比较安全。另外,对于厕所门的开、关,厕所的空间大小,便器的高矮,扶手的位置等因素都应给予考虑。使用轮椅如厕动作的基本程序是:①从非患侧把轮椅向便器充分靠近后,轮椅与坐厕成30°~40°,刹住车闸,向两侧旋开足踏板、身体重心前移,用非患侧下肢站起。②用非患侧手扶在远端的坐厕圈盖上。③以非患侧下肢为轴转动身体,使臀部正对坐厕坐下。厕所到轮椅的转移动作与上述动作相反。

(3)修饰:如果患者能够移动,可走到洗脸池洗脸。利用非患侧手持毛巾洗脸,然后利用水龙头拧干毛巾再擦脸。利用改造后的细毛刷(毛刷背面加两个吸盘)吸在洗手池壁上,将非患侧手在毛刷上来回刷洗。利用患侧上肢弯曲的前臂和腹部夹住干毛巾,非患侧手在毛巾上来回擦拭。如果患手有少许功能,可利用患手持牙刷,非患侧手挤牙膏,然后用非患侧手刷牙。如果患手功能完全丧失,可利用非患侧手单独完成。瘫痪较重时,只能用非患侧手完成洗脸动作。随着瘫痪的逐渐恢复,如果患侧上肢出现了共同运动(屈曲),那么在抑制肌张力的同时,练习用患手洗脸动作。偏瘫较重时,做单手动作时可利用自助具。例如,剪指甲所用的自助具、洗非患侧手时所用的吸附手刷等。

(4)更衣:当坐位平衡较好时,可进行更衣的训练。以前开口的衬衣为例,穿衣的顺序如下:①首先穿患侧的袖子直至肘以上。②用非患侧手拿着衣领绕过颈部,把后背穿上。③穿非患侧的袖子。④整理穿上的上衣,系扣子。

脱衣时利用非患侧手先将患肢袖子从肩部退到肘部。然后将非患侧肢从非患侧袖中退出,最后利用非患侧手将患肢袖子完全退出。如果穿无领套头衫,穿衣的动作要领是:患者坐位,用非患侧手帮助患肢穿上袖子,并尽量拉至肩部,将头套入领口钻出,然后非患侧手插入袖穿出。

穿裤子时,①先穿患侧下肢裤腿;②再穿非患侧下肢裤腿;③站起,用非患侧手把裤子提上。

在更衣训练过程中,首先检查在这些动作中存在哪些问题,对于有问题的地方反复练习,如果个别动作已能够完成,即可练习系统的更衣动作。更衣的训练需要有毅力,有时患者着急,这时应给予提示和鼓励,不要勉强。穿衣时应给予注意:①患侧的袖子一定要穿至肘以上的部位。②用非患侧手拿着衣领,绕过头部。③肩部是否穿好。④把穿上的上衣整理好。上述动作顺序不能违反,同时练习用的上衣质地不能太薄或太厚,以免增加练习的难度。脱衣(裤)的动作顺序相反。另外必须避免使肌张力增高的一些动作。

(5)利手交换:偏瘫患者不但患侧的手功能差,其非患侧手与正常比,在速度及灵活性方面多数也都较差。因此,为提高患者的生活自理能力需要进行利手交换的训练。训练内容除了练习使用筷子和写字之外,还包括做饭(切菜)、缝衣、使用剪刀等。手功能恢复的目标:a.如果手的功能难以恢复,那么通过控制异常反射,侧重改善上肢和手的姿势。b.如果手的功能有可能恢复,那么要具体确定上肢、手及实用性操作的目标,以获得更多的功能为目标。另外,由于偏瘫,很多动作受限制,所以要想办法做一些自助具以提高日常生活活动能力。下面介绍具体的利手交换的家庭训练方法。

1)勺子、叉子、筷子的使用:对勺子、叉子、带环的筷子等逐一进行练习。用于练习的物品有轻木片、大豆、小豆、弹球等。在吃柔软的豆腐及面条时,用筷子动作比较困难,可训练患者手的精细动作及手指间的协调能力。应注意保护好患侧上肢,防止患者肢体下垂或从桌子上掉下来。

2)写字:由于非患侧肢体的技能不一定是正常的,所以必须重视进行精细动作训练。作为拿笔的检查,在3张复写用的纸上让患者用全力写,观察患者能复写到第几张。用非患侧手写字时,从最初用粗笔→细笔→2B铅笔→HB铅笔,按这种顺序进行练习。为了能把字写得圆滑,首先按垂直方向、水平方向练习画线、画圆或画角,然后练习写字。在进行写字练习时,要从简单的笔画开始逐渐过渡到汉字,从用有格的纸写逐渐过渡到用无格的纸写。

3)缝衣针的使用:选择从薄到厚的布料,先用粗针,逐步过渡到用细小的针。缝制从简单到复杂的图案。

4)外出:外出可通过步行或自己操作轮椅和使用手杖等的辅助。有些人外出时能够利用电车或公共汽车,但上下楼梯或过障碍物较困难。上、下电车时容易出现摔倒或被门夹住的危险,所以最好在售票员的视线范围内上、下电车。上、下电车的方法可参考上下楼梯的方法,要领是:上车时非患侧下肢先上,患侧下肢再跟进;下车时患下肢先下,非患侧下肢再跟进。很多患者希望能够继续驾驶车辆,由于考虑到有痉挛发作的危险,最好先与医生商量,确认在视觉、判断力、识别标识等方面没有问题再考虑是否驾驶,以避免发生危险。

第二节　脑性瘫痪

脑瘫,全称脑性瘫痪(CP)。是指婴儿出生前到出生后 1 个月内脑发育早期,由于多种原因导致的非进行性脑损伤综合征。主要表现为中枢性运动障碍以及姿势异常,还可伴有智力低下、癫痫、感知觉障碍、语言障碍及精神行为异常等,是引起小儿机体运动残疾的主要疾病之一。

一、病因

脑瘫的高危因素主要发生在缺氧缺血性脑病、早产、高胆红素血症、颅内出血等一项或多项因素的新生儿,其中部分可能发展为脑瘫。

二、临床表现

(一)临床分型

1.痉挛型

以锥体系受损为主。

2.不随意运动型

以锥体外系受损为主,不随意运动增多。表现为手足徐动、舞蹈样动作、肌张力失调、震颤等。

3.强直型

以锥体外系受损为主,呈齿轮、铅管样持续性肌张力增高。

4.共济失调型

以小脑受损为主。

5.混合型

同一患儿表现有两种或两种以上类型的症状。

(二)按瘫痪部位分型

1.单瘫

单个肢体受累。

2.双瘫

四肢受累,上肢轻,下肢重。

3.三肢瘫

三个肢体受累。

4.偏瘫

半侧肢体受累。

5.四肢瘫

四肢受累,上、下肢受累程度相似。

三、诊断

(1)引起脑性瘫痪的脑损伤为非进行性。

(2)引起运动障碍的病变部位在脑部。

(3)症状在婴儿期出现。

(4)可合并智力障碍、癫痫、感知觉障碍、交流障碍、行为异常及其他异常。

(5)除外进行性疾病所致的中枢性运动障碍及正常小儿暂时性运动发育迟缓。

四、治疗

当前对脑瘫儿脑损伤早期康复筛查和干预已经有了一些深入的研究,脑瘫高危儿的早期筛查、诊断和干预是减轻患儿伤残,提高患儿生存质量重要的预防措施。在干预中,要从社会、家庭和个人等多个角度进行教育策略的分析和讨论,必须把有机体当作一个整体或系统来研究,并且结合典型案例进行探讨,比如游戏是婴儿的本能,是生命运动的一种形式,训练时可以利用玩具、家中常用的物品或自制的玩具,创造丰富多彩的外界环境以及予以食物、玩具和家务活动等的刺激。让小儿感受到丰富多彩的外界环境,使孩子变得敏捷、适应能力强。

可采用中医治疗、手术治疗和药物治疗。行肌肉内 BTXA 注射,可为痉挛性 CP 患儿的康复训练提供有利条件。

小儿脑瘫的康复治疗需采取综合的治疗方法,符合儿童生长发育的基本规律,根据患儿的评估情况制订个体化的康复方案。

(一)物理治疗

运用力、电、光、声、磁和热动力学等物理学因素来治疗患者疾病的方法为物理治疗。包括运动疗法和物理因子治疗。

1.运动疗法

是以生物力学为基础,采用主动和被动的运动方法,通过改善、代偿和替代的途径,改善神经肌肉功能,提高肌力、耐力、心肺功能和平衡功能等,纠正身体畸形和功能障碍。促进脑瘫患儿运动能力恢复的具体方法如下:

(1)头部控制:

1)仰卧位头部控制:仰卧位,治疗师用玩具在患儿眼睛前缓慢左右和上下移动,通过视觉跟踪使患儿头部转动。如果患儿伴有视觉障碍,则利用可以发出声音的玩具在左右和上下侧发音,引导患儿转动头部去寻找玩具,以促进头部的转动和控制。在进行治疗时,移动玩具的速度要缓慢、均匀,以引导患儿主动完成。

2)俯卧肘支撑位头部控制:患儿俯卧,髋关节和膝关节伸直,治疗师双手协助完成患儿的肘支撑位,治疗师双膝跪在患儿两侧,利用身体控制患儿躯干和臂部。治疗师拿一玩具在患儿头部的前上方给予引导,发出声音使患儿寻找玩具以引导完成头部上抬动作,当患儿上抬困难时,治疗师可协助上抬头部并保持。

3)治疗球上俯卧位促进抬头:患儿俯卧于治疗球上,治疗师将球向前方滚动,患儿身体向前方移动,肩部逐渐离开球面,促进头部及上躯干抗重力伸展来诱发抬头运动。

4)坐位下头部控制:患儿取坐位,双下肢稍外展及膝关节屈曲,治疗师位于患儿的前面或后面,两只手控制患儿双肩。治疗师缓慢将患儿向前方倾斜,使患儿的身体重心向前移动,以此诱发出患儿的头部向直立方向的调节,来促进头部的控制。应用同样的方法使患儿的身体向后、向左、向右侧倾斜,重心偏离中立位,诱发出颈反射,诱导出患儿头部向中立直立位调节,以促进头部不同方向的控制。最后,快速地摇动患儿身体,连续、反复地改变方向,达到从不同方向快速的诱发出患儿头部的控制,加快头部控制的反应速度的目的。

注意:进行坐位下头部控制治疗时,躯干的角度变化均应适当,不可出现超过患儿的能力之外的大角度,如评定患儿能力较差,应相应地降低难度,以稳定开始,逐渐过渡到变化角度的主动控制治疗,逐渐地增加治疗难度。

5)纠正患儿头后仰不良姿势的手法治疗:如存在角弓反张等表现的患儿在仰卧位或坐位时,躯干及头部明显后仰,头部和身体无法保持在相对协调的位置。纠正头后仰不良姿势时,患儿取仰卧位,双上肢屈曲放在身体前面。治疗师双手扶持患儿双肩部,拇指在前方,其余四指在后方,使患儿双侧肩胛骨对称性地前伸,双侧肩关节内旋,感觉患儿后伸肌张力降低时,使其头部位于中立位保持。

(2)躯干的控制:

1)俯卧位屈伸训练:患儿俯卧位,双肘或手掌支持,肩关节处于稍外展外旋位,以抑制肩胛骨后伸及肩关节内旋。治疗师扶持患儿双侧肩关节,双手分别从肩部向胸部加压,使躯干向侧方受力,但身体不出现明显的幅度变化,以诱出躯干肌群收缩。如需控制腹肌收缩,则治疗师将手放于患儿腹部,向肩部方面给予支持。

2)仰卧位屈伸训练:患儿仰卧位,双下肢伸展,双侧髋关节屈曲,双侧膝关节伸直,患儿双上肢尽可能触及双侧膝关节处或双足,以抑制伸肌运动模式。进行手法治疗时可以从双上肢开始也可以从双下肢开始。治疗师位于患儿一侧或下肢处,双手握住患儿两前臂,引导患儿的上肢向侧方及下方伸出,以诱发出患儿的翻身动作。此体位时也可将患儿的骨盆抬高放于治疗师双侧膝关节上,使躯干及头部屈曲,引导患儿双上肢向中线伸直,抑制双肩后退,以促进翻身动作。

3)骨盆控制训练:患儿仰卧位,双下肢屈曲,双足放于治疗垫上处于中立位,引导患儿抬起臀部。如出现骨盆倾斜,治疗师于倾斜侧的髂前上棘上向下方给予适当的阻力,以诱发出上抬臀部的动作。同时可对臀大肌进行快速拍打刺激以使其上抬,促进骨盆处于中立位。

4)坐位头部与躯干协调动作的训练:患儿坐位,治疗师可位于患儿后方或前方。当治疗师位于患儿后侧时,两手分别位于坐骨处,两手同时使骨盆稍后倾,患儿为了保持平衡,诱发出头向前屈的动作。然后治疗师一手抬起稍后旋同侧髋关节,使重心移向对侧,此时引起同侧躯干出现和骨盆相反方向的回旋动作。如需要加强此动作的出现,治疗师另外一手在对侧刺激屈侧,进一步引起对侧躯干屈曲和侧屈。当治疗师位于患儿前方时,治疗师抬起一侧膝关节或足部的方法进行操作,以引起对侧的躯干和上肢的协调动作。

(3)坐位控制训练:

1)俯卧位向坐位训练:在进行翻身训练前可在坐位促进患儿躯干的旋转动作,治疗师坐位下双膝关节稍屈曲,患儿背向治疗师坐在治疗师双膝关节上。治疗师利用自身躯干使患儿的躯干呈伸直位,此时治疗师交替将双下肢伸直,使患儿躯干交替向两侧旋转,同时治疗师利用语言引导患儿向屈曲侧旋转头部。患儿俯卧位,治疗师扶其胸部,使其上肢支撑,如向左侧翻身,右侧卜肢肘关节伸直,治疗师促进其右下肢屈曲并支撑垫面,使骨盆向后旋转,完成坐位。在进行训练中可在右后方利用玩具引导患儿头部的旋转以促进完成翻身动作。

2)治疗球上坐位训练:患儿坐在治疗球上,治疗师扶持患儿腰部或肩部,将球向前滚动。此时患儿的身体向前倾,诱发头部的抗重力伸展,完成头部垂直方向的抗重力动作。此时应控制躯干以防止出现躯干过度伸展。向后滚动时引起患儿头屈曲、躯干屈曲及下肢向前伸展的反应。将球向两侧滚动时,头及躯干出现回到中立位的反应引起躯干侧屈的动作。

3)长坐位训练:患儿伸直下肢坐于垫子上,治疗师坐于患儿身后,双手固定患儿双侧膝关节呈伸直位。首先保持一段时间,使患儿充分放松下来,治疗师使患儿身体向一侧倾斜,引起患儿躯干侧屈,此时抬起患儿一侧膝关节引起患儿躯干旋转反应,两侧交替进行。

(4)爬行训练:

1)腹爬:患儿俯卧位,两侧上肢处于外旋内收位,在前方放一玩具,引导患儿用一手去够取,将重心移至对侧,对侧下肢做内收内旋方向屈曲动作,头部随之后伸。双侧交替进行,重心两侧交替转移。患儿功能较差时,治疗师给予适量的辅助以完成动作。

2)手膝跪位:患儿俯卧位,各手指伸开,肘关节伸直,肩关节前屈 90°,两手与肩同宽,双手支撑到床面或垫面上,双下肢屈髋屈膝 90°支撑在床面或垫面上。如果患者功能较差,治疗师可给予肘关节或躯干等辅助,以保持上肢伸直、下肢屈曲及躯干保持水平位。治疗师可辅助患儿前后左右进行重心转移,使重心分别转移到双上肢、双下肢、左侧肢体和右侧肢体上。

3)爬行:患儿手膝跪位,治疗师辅助抬起患儿一侧上肢向前移动,此时重心稳定在双下肢及对侧上肢上,然后抬起对侧下肢向前移动。同样,另外的上下肢向前移动,以促进患儿完成爬行动作。整个过程中应保持患儿躯干呈水平位,治疗师手对患儿腹肌进行刺激以保持收缩状态。

(5)膝立位训练:

1)膝立位固定:治疗师面向患儿呈长腿坐位,患儿双膝跪立位于治疗两腿之间,双上肢放于治疗师上臂或肩部。治疗师对患儿髋关节后部及躯干进行刺激,使患儿相应部位肌肉出现收缩现象,治疗师同时在患儿臀部和身体部位给予辅助,使患儿完成抗重力伸展的膝立位状态并维持。整个过程中治疗师给予适当的言语的引导。

2)膝立位重心转移:患儿呈膝立位面向治疗师,双上肢放于治疗师肩部,治疗师一手在患儿髂骨部固定并沿大腿至膝关节给予压力,双手同时协助将患儿重心转移至负重的下肢上。此时患儿会出现另一侧下肢减少负重及躯干出现侧屈现象,如果侧屈范围适当增加,患儿会出现保护性伸展动作。

(6)站立位训练:

1)辅助下站立:当患儿不能独立站立时,可让患儿双手扶持平行杠、梯凳等固定物站立。治疗师在患儿身后扶持双侧膝关节或骨盆,双手同时沿下肢向足部施加压力,以引起患儿下肢负重的感觉,并引起患儿完成双下肢抗重力动作的反应。在患儿站立改善后,治疗师辅助患儿重心进行两侧的转移,并使对侧下肢不负重和引起平衡反应动作。

2)从膝立位到站立位:患儿双膝跪位,治疗师位于患儿前面或后面,一手固定一侧下肢,将患儿重心转移到固定的下肢,另一手辅助将另一侧下肢抬起呈屈髋屈膝90°。整个过程中保持躯干抗重力中立位伸展,头部处于中立位。此时引导患儿躯干前倾,重心转移至前面下肢,在治疗师的辅助下站起,固定的下肢伸直支撑完成站立。

(7)步行训练:

1)站立位重心转移:患儿站立位,治疗师坐在患儿身后,躯干协助稳定患儿躯干,双手固定髋部或双侧膝关节,治疗师身体左右侧摆动,重心移至一侧治疗师给予纵向压力,引导患儿重心左右侧转移,引发患儿下肢的支撑动作。

2)步行训练:患儿取站立位,对于躯干功能较差的患儿,治疗师站立于患儿身后,双手从患儿前部稳定骨盆,利用治疗师双上肢及下肢稳定患儿躯干。向前迈步时,治疗师协助患儿将重心转移至一侧,同时治疗师在负重侧下肢促进站立反应,在未负重侧骨盆向后旋转,以促进未负重侧下肢向前摆动,两侧交替进行完成步行。当患儿躯干功能较好时,治疗师跪在患儿后侧,双手扶持骨盆,利用一手的力量稳定负重侧下肢,另一手通过骨盆的旋转并配合口头指令引起未负重侧下肢向前摆动迈步,两侧交替进行。

2.物理因子治疗

目前,随着康复治疗的设备更新,在康复治疗中起到很好的作用。包括功能性电刺激疗法、石蜡疗法、水疗法等,都被提倡广泛地在脑瘫患儿的康复治疗中应用,属于物理治疗中重要的部分。

(二)作业治疗

作业疗法是采用有目的、有选择性的作业活动(日常生活能力、工作以及文娱活动等各种活动),使患儿在治疗中获得功能锻炼,以最大限度地促进患者身体、精神和社会参与等各方面障碍的功能恢复。

这种方法着眼于帮助患儿尽可能恢复正常的生活和工作能力,目的是使患儿最大限度地恢复或提高独立生活和工作能力,是患儿回归家庭和社会的重要途径。

1.进食训练

(1)进食训练的注意事项:

1)正确的坐位姿势,头部处于中立位,躯干可在直立至45°的倾斜位。

2)患儿保持双上肢放于前方桌子上,双足平放于地板上。

3)选择合适性状的食物。

4)注意口面部的协调控制能力。

5)喂食物时,将食物送至舌的上面,防止舌头将食物推出,头稍前屈,便于吞咽。

6)在进行辅助进食时,患儿头部应保持向前倾,避免出现头后仰动作。

(2)不同体位下进食:

1)辅助下进食:患儿坐于治疗师怀抱中,屈髋屈膝90°,患儿躯干和治疗师躯干呈90°。治疗师一手控制患儿头部及躯干,另一手持食物辅助进食。

2)坐在椅子上进食:患儿坐在固定的椅子上,前方一小餐桌,双足着地,躯干及头部中立位,独立或辅助进食。

3)侧卧位进食:当患儿头部和躯干控制较差时,可让患儿侧卧于一垫子上,头部稍前倾,躯干伸直固定,双侧上肢内收,双下肢屈曲。

4)俯卧位进食:对于躯干屈曲张力较高的患儿可以选择俯卧在楔形垫上进食,头部中立位或稍屈曲,双上肢尽可能前屈,肘关节伸直,双下肢伸直稍分开。

2.穿脱衣服训练

因为患儿分型不同,临床表现不同,所以不能采取统一的训练方法,需要分析患儿的问题所在,进行具体训练。基本的训练方法如下:

(1)穿衣训练:

1)穿上衣时,患儿坐位,一手抓着衣领面对衣服,另一手交叉穿进相应的袖子里。抓衣领的手将衣服转向身后并穿进袖子,最后双手协调整理衣服系纽扣。

2)穿裤子时,患儿仰卧位,双手持裤腰,屈曲一侧下肢穿进裤管,然后伸直,另一侧下肢屈曲穿进另一裤管,然后伸直。双手协助拉起裤管跨过膝关节,当裤腰至臀部时,同时屈曲双下肢,伸髋完成桥式动作,双手拉裤管到达腰部。

如果患儿学会卧位或坐位穿衣,可让患儿扶持固定物或依靠墙壁辅助平衡下学习站立位穿衣。偏瘫型患儿应该先穿患侧再穿健侧,整个过程注意抑制异常动作的出现。对于徐动型或痉挛型患儿,治疗师可辅助稳定躯干或四肢。

(2)脱衣训练:

1)脱上衣时,对于偏瘫型患儿坐于凳子或轮椅上,一手放于衣领正中部位,慢慢将衣服后侧全部拉至肩关节高度,此时用力拉使衣服退出头部,最后上肢交替退出衣袖。

2)脱裤子时,患儿仰卧位,翻身至侧卧位,一手将裤子退至臀下部,然后向另一侧侧卧,另一手将裤子退至臀下部。双下肢尽可能屈曲,双手配合脱下裤子。如果患儿在坐位下进行,患儿交替左右侧转移重心,双手交替将裤子退至膝关节以下。

(3)穿脱衣服注意事项:

1)训练穿脱衣服时,应选择宽松、容易穿脱的衣服。

2)偏瘫型患儿,先穿患侧,再穿健侧,将衣物放于患儿患侧。

3)穿上衣前训练患儿伸直上肢。穿裤子前训练患儿屈曲躯干和下肢。

4)训练穿脱衣服前应分步骤学习,可先从容易完成的动作开始,以提高患儿的兴趣。

3.如厕训练

(1)如厕时机:按照患儿用厕的发育顺序开始,患儿具备膀胱、直肠的控制能力。

(2)认知评估:判断患儿是否能有效的配合,是否具备足够的理解、合作能力。

(3)功能评估:评估患儿的平衡、肢体运动能力和手功能情况来判断在如厕时是否能独立完成,还是需要帮助。

(4)体位选择:根据患儿的平衡能力选择排便体位,可将便器置于墙角、三边椅等处,以帮助患儿有效坐位。

(5)规律排便:患儿养成定时、定点的排便习惯,避免玩玩具,以免分散注意力。

(6)便盆选择:选择稳定的便盆,臀部与坐面紧密接触,患儿坐于上面时两足正好着地,根据患儿的能力可在便盆周边安装扶手或靠背。

4.学习与交流

患儿在进行日常活动训练外还要进行转移动作、洗漱、朋友间玩耍、学习和使用交通工具等能力。在训练中要充分考虑患儿的年龄、类型、畸形、认知水平、现有功能情况等，按照由易到难、由简到繁、循序渐进、训练融于娱乐游戏中的原则进行，制订符合患儿各方面条件的训练计划。

游戏是儿童正常成长发育过程中不可缺少的部分，游戏本身是儿童多种技能的综合表现，通过周密的游戏活动设计与安排，可以促进儿童运动功能、社交能力、自理能力、交流能力等方面的发展。游戏可作为康复训练手段，主要原因有：①游戏具有很大的娱乐性，可激发患儿的参与积极性；②游戏是一种充满乐趣又具有可重复性的活动，利于患儿反复进行训练，使所学的知识得到强化；③游戏利于患儿感觉功能的恢复；④游戏利于患儿把所学的技能应用到现实生活中去；⑤游戏能开发患儿的智力，便于患儿尽可能地融入学习生活和社会活动。

5.医教结合模式

即医学手段与教育手段相结合的简称，是整合教育、康复训练的内容和手段，从运动功能、感知功能、日常生活活动能力、语言交流能力、认知能力、心理功能、社会功能等领域对患儿提供综合服务。目前国内研究成果最多、效果最好、最能体现医教结合有 3 种：引导式教育、小组式训练、家长参与活动。脑瘫患儿有着较长的康复治疗过程，在这一过程当中，患儿大部分的社会交往和教育的机会丧失。所以，学龄前脑瘫儿童在医学康复的同时还要进行教育康复，才能促进患儿全面康复。教育康复与医疗康复相结合，将神经心理学、生理学、教育学和运动学有机地融合在一起，形成一套比较科学、系统、有效的教育与康复训练体系。

（三）言语治疗

脑瘫患儿损伤的部位不同，临床表现各不相同，语言障碍也有较大的差别，临床上主要以构音障碍和语言发育迟缓为主。以下是针对患儿语言障碍应进行的基本训练方法。

1.呼吸控制训练

训练前先调整患儿坐姿，即髋关节及膝关节均处于 90°，头部及躯干保持中立位。通过游戏或呼吸操带动患儿完成有节律的呼吸，也可以运用口琴、口哨、吸管、羽毛等方法进行训练。

2.舌的控制训练

治疗师与患儿面对面坐位，让患儿保持良好的坐姿，头部保持中立位，治疗师引导患儿伸舌、缩舌、卷舌及舌在口腔内各方向的运动。治疗师可运用压舌板给予助力或阻力。

3.口唇控制及发音能力训练

先训练患儿口唇的闭合能力，通过冰刺激以及利用压舌板双唇闭合抗阻训练后，再通过元音 $[a]\,[o]\,[u]$，双唇音 $[p]\,[b]\,[m]\,[w]\,[f]$，软腭音 $[k]\,[g]\,[h]$，齿音、舌齿音 $[t]\,[d]\,[s]\,[n]$ $[z]$，训练患儿发音能力。

4.声调训练

遵循由易到难、由浅入深、循序渐进的原则进行。先让患儿学习一声和四声，然后学习二声和三声，可利用手势和表情变化来表示。

5.语句练习

针对患儿异常的语言设计词语进行校正训练,然后再练习句子。

6.交谈时练习

治疗师根据患儿的治疗情况和患儿进行言语的交谈,从简短语句开始,逐渐增加语词长度和难度。

第五章　血液净化护理

第一节　血管通路护理流程

一、动静脉内瘘的使用及护理流程

(一)目的
建立血管通路,维持足够的血流以完成血液透析治疗。

(二)设备及用物
(1)16G 透析用穿刺针 2 条。

(2)穿刺包 1 个。

(3)抗凝药 1 支。

(4)透析病历 1 本。

(5)快速洗手液 1 瓶。

(6)高效碘伏 1 瓶。

(7)75％乙醇 1 瓶。

(8)一次性手套 1 盒。

(9)无菌手套 1 对。

(10)外科口罩、帽子(传染病区要准备防护面罩或者护目镜)1 套。

(三)操作步骤及说明

操作步骤	要点与说明
1.操作者准备:着装整齐,洗手,戴口罩、帽子,清洁手套。	
2.摆放体位。	
3.核对患者身份,医嘱。	患者身份要有两种以上识别方式,医嘱要查看患者采用的血管通路。
4.评估:患者心理、意识状态、生命体征、合作能力、有无透析器过敏史、患者对透析的认知程度、内瘘是否震颤、可否闻及血管杂音等情况。	遵循知情同意原则。
5.告知:穿刺的目的、步骤和配合事项,穿刺中可能出现的风险。	教会患者配合操作的方法。

操作步骤	要点与说明
6.穿刺:穿刺前戴无菌手套操作,内瘘侧手臂铺无菌巾,常规消毒。穿刺针针尖与皮肤成25°角斜角向上,缓慢进入皮下,再压低针柄沿血管方向潜行刺入血管,顺血管进针 0.5～1cm,穿刺成功后用胶布交叉固定好,无菌方纱覆盖针眼。	消毒范围＞8cm×8cm,动脉穿刺点距离瘘口 3cm 以上,静脉穿刺点尽量远离动脉穿刺点,一般在 5～8cm,最好不要与动脉穿刺在同一条血管上,以降低再循环量,提高透析效率。
7.建立循环通道并观察:密切观察患者生命体征(包括每 30 分钟测血压、心率等)→观察患者有无过敏反应等→密切观察机器运行情况(包括血流速度、动脉压、静脉压、跨膜压变化等)→观察穿刺点有无肿胀、渗血等。	静脉压及跨膜压升高须注意观察静脉穿刺点有无肿胀,患者是否感觉疼痛,有无透析器或管路的凝血等。若穿刺失败出现肿胀,应选择另一血管行穿刺。原穿刺不应立即拔针,用胶布固定,冰块冰敷并注意观察。注意内瘘侧手臂保暖。
8.记录:监测患者的意识状态、血压、心率;穿刺点是否出现渗血,血流量是否充足以及患者内瘘使用情况。 9.整理。 (1)整理用物,垃圾分类处理。 (2)脱手套,用快速洗手液洗手。 (3)再次核对并做好相关记录,并签全名。	

二、人造血管的使用及护理流程

(一)目的
建立血管通路,维持足够的血流以完成血液透析治疗。

(二)设备及用物
(1)16G 透析用穿刺针 2 条。

(2)穿刺包 1 个。

(3)抗凝药 1 支。

(4)透析病历 1 本。

(5)快速洗手液 1 瓶。

(6)高效碘伏 1 瓶。

(7)75％乙醇 1 瓶。

(8)一次性手套 1 盒。

(9)无菌手套 1 对。

(10)外科口罩、帽子(传染病区要准备防护面罩或者护目镜)1 套。

（三）操作步骤及说明

操作步骤	要点与说明
1.操作者准备:着装整齐,洗手,戴口罩、帽子,清洁手套。	
2.摆放舒适体位。	
3.查对患者身份,医嘱。	患者身份要有两种以上识别方式,医嘱要查看患者采用的血管通路。
4.评估:患者心理、意识状态、生命体征、合作能力、有无透析器过敏史、患者对透析的认知程度、内瘘是否震颤、可否闻及血管杂音、人造血管血流的走向以及上一次穿刺点位置等情况。	
5.告知:穿刺的目的、步骤和配合事项;穿刺中可能出现的风险。	教会患者配合操作的方法。
6.穿刺前戴无菌手套操作,内瘘侧手臂铺无菌巾,常规消毒。选择绳梯式穿刺模式,穿刺时采用 40°～45°穿刺,新的进针点与上次相距1cm 左右。穿刺成功后用胶布交叉固定,无菌方纱覆盖针眼。每次穿刺点要记录,避免下次透析重复穿刺。	避免在袢型移植血管内瘘的转角处穿刺,以免刺破人造血管。穿刺点上端离吻合口 3cm,下端离"U"形袢管隧道缝合口处 2～3cm,动、静脉穿刺点间距应＞10cm,减少再循环率,提高透析效率。加大动、静脉穿刺点间距,动脉穿刺点由上向下移行,静脉穿刺点由下向上移行。
7.建立循环通道并观察,密切观察患者生命体征(包括每 30 分钟测血压、心率等)→观察患者有无过敏反应等→密切观察机器运行情况(包括血流速度、动脉压、静脉压、跨膜压变化等)→观察穿刺点有无肿胀、渗血等。	静脉压及跨膜压升高须注意观察静脉穿刺点有无肿胀,患者是否感觉疼痛,有无透析器或管路的凝血等。若穿刺失败出现肿胀,须紧急处理,用拇指指腹按压穿刺口,观察血肿有无扩大,本次透析暂停或选用其他血管通路,用皮尺测量内瘘侧肢体周长并做好记录。
8.记录:监测患者的意识状态、血压、心率;穿刺点是否出现渗血,血流量是否充足以及穿刺点位置。	护理记录要做好穿刺点的记录。
9.整理。	
(1)整理用物,垃圾分类处理。	
(2)脱手套,用快速洗手液洗手。	
(3)再次核对并做好相关记录,并签全名。	

三、动脉直接穿刺的操作流程

（一）目的

血管通路是血液透析患者的重要组成部分,建立一条有效的血管通路是进行血液净化治疗的基本条件。动静脉直接穿刺是一种简单、快速建立临时血管通路的方法。

（二）设备及用物

(1)16G 透析用穿刺针 2 条。

(2)穿刺包 1 个。

(3)抗凝药 1 支。

(4)透析病历 1 本。

(5)快速洗手液 1 瓶。

(6)高效碘伏 1 瓶。

(7)75％乙醇 1 瓶。

(8)一次性手套 1 盒。

(9)无菌手套 1 对。

(10)外科口罩、帽子(传染病区要准备防护面罩或者护目镜)1 套。

（三）步骤及说明

操作步骤	要点与说明
1.操作者准备:着装整齐,洗手,戴口罩、帽子、手套。	
2.摆放体位。	
3.查对患者身份,医嘱。	患者身份要有两种以上识别方式;医嘱要查看患者采用的血管通路。
4.评估:患者心理、合作能力、有无透析器过敏史,评估患者病情及生命体征,评估患者认知程度、疼痛耐受程度等情况。动脉的搏动强弱、静脉管壁的弹性。	
5.告知:穿刺的目的、步骤和配合事项;穿刺中可能出现的风险。	遵循知情同意原则。
6.穿刺。	
(1)直接动脉穿刺:根据不同穿刺部位帮助患者取舒适体位。常规消毒,以穿刺口为中心向外进行圆周样消毒,消毒范围直径＞8cm,铺无菌治疗巾,根据患者疼痛耐受程度,可选用1％利多卡因局部麻醉。术者戴无菌手套,左手用示指和中指(或拇指与示指)固定动脉两端,也可以用两指分别放于动脉两侧固定动脉,右手持穿刺针,与皮肤呈 25°～45°角进针。当穿刺针刺入动脉后,见有鲜红色血液涌入针管,即将针尖平衡向血管推进少许,然后用无菌贴及胶布蝶形固定穿刺针,用无菌方纱覆盖针眼。	教会患者配合操作的方法。消毒范围＞8cm×8cm,注意穿刺角度;穿刺针及管路固定。
(2)直接静脉穿刺:选择穿刺的静脉,常规消毒,铺无菌巾,周围静脉穿刺不用局部麻醉。穿刺针斜面向上,与皮肤呈 25°～45°角刺入,穿刺针刺入血管腔时即可见缓慢回血,继续刺入 0.5～1.0cm 即可。穿刺完后用无菌贴固定。然后用无菌巾覆盖。	静脉压及跨膜压升高须注意观察静脉穿刺点有无肿胀、患者有无感觉疼痛、有无透析器或管路的凝血等。注意穿刺侧手臂保暖。

操作步骤	要点与说明
7.建立循环通道并观察:密切观察患者生命体征(包括每 60 分钟测血压、心率等),观察患者有无过敏反应等,密切观察机器运行情况(包括血流速度、动脉压、静脉压、跨膜压变化等),观察穿刺点有无肿胀、渗血等。	
8.记录:监测患者的意识状态、血压、心率;穿刺点是否出现渗血,血流量是否充足以及患者内瘘使用情况。	
9.整理。	
(1)整理用物,垃圾分类处理。	
(2)脱手套,用快速洗手液洗手。	
(3)再次核对并做好相关记录,签全名。	

四、静脉置管的护理流程

(一)目的

为非内瘘透析患者建立透析血液通道,包括临时性中心静脉导管、长期带涤纶套深静脉留置导管。

(二)设备及用物

(1)静脉置管换药治疗包 1 个。

(2)乙醇 1 瓶。

(3)高效碘伏 1 瓶。

(4)3M 敷贴 1 个。

(5)5mL 注射器 1 支。

(6)透析护理记录单 1 本。

(7)快速洗手液 1 瓶。

(8)一次性手套 1 盒。

(9)无菌手套 2 对。

(10)治疗车 1 台。

(三)操作步骤及说明

操作步骤	要点与说明
1.操作者准备:着装整齐,洗手,戴口罩、帽子,清洁手套。	
2.机器准备。	机器自检通过。
3.核对医嘱、患者身份,透析器型号。核对患者治疗模式,各项参数是否开具齐全。	遵循知情同意原则,签署穿刺及治疗同意书。

操作步骤	要点与说明
4.评估:患者的全身及局部情况,患者的心理状态,包括:意识状态、生命体征、中心静脉置管伤口敷料是否干净、管道是否固定、敷贴周围皮肤情况,患者合作能力。	根据患者情况实施约束等护理措施,注意透析中安全。
5.实施。	
(1)摆体位:患者取舒适体位,为患者戴口罩,如是颈内或锁骨下导管,患者头转向对侧。	患者戴口罩。
(2)评估置管伤口:观察伤口情况,如有无肿胀、渗血渗液、管道有无脱出、缝线有无脱落等;脱掉手套,快速消毒双手,打开无菌包,戴无菌手套,按需整理包内物品。	注意缝线有无脱落。
(3)脱脂:戴无菌手套,用乙醇纱块脱去导管及穿刺口周围皮肤上的油脂及脂屑,将脱脂后的导管放置于无菌治疗巾上,更换无菌手套。	脱脂后注意更换手套。
(4)消毒伤口及导管:先用络合碘棉球,再用乙醇棉球,从穿刺点中心向外消毒,消毒范围直径>12cm;消毒后用无菌纱块覆盖;再消毒A、V导管,铺第2块无菌治疗巾。	穿刺点消毒范围直径>12cm。
(5)消毒导管口:拧开肝素帽,分别消毒 A、V 导管口。方法是先用高效碘伏纱块,然后再用乙醇纱块脱碘;以螺旋式的转动擦净导管口的血渍,旋转擦拭至少15次,确保无肉眼可见血迹后再进行下一步操作。顺序:先擦拭导管出口平面,再旋转擦拭管口周围。	消毒导管口,以螺旋式的转动擦拭导管口的血渍,确保无肉眼可见血迹。
(6)回抽封管肝素盐水:用5mL注射器回抽导管内的肝素盐水,观察有无血栓,用无菌纱块遮盖导管口。若抽吸不通畅说明有导管堵塞,可适当旋转置管;若仍无法回抽,应考虑管腔血栓形成的可能,告知医生,必要时行溶栓或拔管处理。	观察回抽的肝素盐水是否有血栓。
(7)包扎、固定伤口:临时导管贴上 3M 透明敷料,洗手后写上更换日期及操作者;长期导管,用胶布贴好导管伤口处纱块。	妥善固定管道,指导患者变动体位宜缓慢,避免拉扯导管。
(8)整理用物,洗手并做好相关记录。	整理床单位。

第二节　血液透析护理操作技术

一、一次性使用干膜透析器预充操作规程

(一)血液透析前管路及透析器准备原则

1.准备

(1)护士:衣帽整洁,洗手,戴口罩。

(2)环境:整洁安静,减少人群流动。

(3)物品:血液透析器、血路管、无菌生理盐水 1000～2000mL、输液器、安尔碘、无菌棉签、

透析浓缩液。

(4)仪器设备的评估:透析机是否通过自检在正常工作状态;一次性透析器、血路管的质量、有效期;A、B浓缩液的浓度、有效期。

2.操作注意事项

(1)执行护理三查七对和无菌技术操作原则。

(2)透析机正确连接透析浓缩液 A、B 液吸管,完成自检。

(3)执行手卫生。

(4)正确安装管路及透析器,按照体外循环血流方向使其灌满生理盐水。

(5)一次性使用透析器或者新的可复用透析器的预冲方法(密闭式预冲):

1)护士的手不得污染无菌包装袋内的血路管及透析器的各个接口,应该利用无菌包装袋给管路提供一个无菌操作平面。

2)预冲用的生理盐水不得弄湿地面、病床,不得滴洒在透析机或透析浓缩液桶表面。

3)使用湿膜的透析器时,需要把动脉血路管灌满生理盐水后再连接透析器。

4)应该先将动脉壶倒提或倒挂,当生理盐水液面至少 2/3 满时再正挂,有动脉压监测的透析机应连接动脉压感应器。

5)静脉壶及静脉管路必须放入空气监测器和静脉夹内,并且连接静脉压感应器。

6)使用较低的流量(小于 100mL/min)完成透析器的排气。

7)使用稍高的流量(200~300mL/min)完成透析器的超滤和弥散。

(6)重复使用透析器的预冲方法(密闭循环式预冲):

1)同一次性使用透析器预充方法的1)~5)。

2)重复使用透析器内的消毒液不得污染护士的手,不得污染透析机和周边环境。

3)动脉血路管灌满生理盐水后与透析器连接,然后连接静脉血路管,全部充满生理盐水后,连接透析液快速接头与透析器旁路,使用二通连接管(双母针基连接管)连接血路管的患者连接端,开始密闭循环。连接后适当设置超滤量和超滤时间或者护士看时钟进行密闭循环超滤冲洗。建议设置 15~20 分钟超滤时间,共 200~400mL 超滤量,使消毒液通过旁路排掉。

4)将集液袋正挂,以防消毒液反流回血路管及透析器内。

5)必须测试残留消毒液浓度,建议测试两次,在密闭循环结束后和连接患者前各测试一次,测试位置选择静脉血路管的任何一个出口都可以(如静脉壶的侧支小管或者患者连接端)。

(7)预冲过程中,护士应该间断地轻轻转动和拍打透析器。

(8)使用悬挂的集液袋或者集液桶收集冲洗的生理盐水,不要把静脉管路放在地上的水桶里或者患者床上。

(9)建议使用盛放血路管或者透析器的空的包装袋盛放琐碎的垃圾。

(10)使用 γ 射线、环氧乙烷消毒的透折器或者特殊膜材料的透析器应按照产品说明书进行预冲或者根据透析器的厂家说明进行超滤冲洗或闭路循环。

(二)德国贝朗透析机预冲操作规程

1.目的

正确地安装血液透析管路和透析器,正确地操作透析机使其灌满生理盐水并充分冲洗和排气,保持无菌操作,为下一步的治疗做好准备。

2.范围

血液透析。

3.责任人

注册护士。

4.程序

(1)打开透析机背面电源开关,开机后透析机将对系统硬件进行一系列的自检,如硬盘、CPU、报警蜂鸣器、屏幕显示等。这几项自检通过后,如果前一天透析机是消毒后自动关机,会显示"Is the machine free of disinfection? Please check the outgoing water with indicator if disinfectant was in the device. Look in the history for the correct disinfection. If all correct press ↵ key",即"机器是否排空消毒剂? 如果有消毒液在设备里,请用试纸检查出口的水质,查看消毒记录,如果全部正确按压↵键";按"退出"标志退出,透析机显示"Hemodialysis With Self-Test;Hemodialysis Skipping Self-Test;Disinfection",即"血液透析自检;血液透析跳过自检;消毒"。

(2)触摸【血液透析自检】键,透析机自检,当透析机屏幕左下方出现"Connect acid/acetate concentrate"即"连接透析浓缩液",连接吸液管到 A、B 液中。

(3)透析机继续自检,此时可按顺序安装血液透析管路:

1)检查血路管及透析器的外包装有无破损,是否在消毒有效期,无误后打开透析器外包装,将透析器静脉端朝上安装在透析器支架上。

2)打开血路管的外包装,取出动脉血路管,将血路管与透析器动脉端连接,动脉壶倒立安装在透析机动脉壶夹中,动脉血路管患者连接端固定在透析器支架上的夹子上(连接管侧应垂直向上,不可向下放置,以免被污染),关闭血路管动脉端上的侧支,打开血泵门,将血泵管按血流方向安装进血泵内,关闭血泵门,并将动脉压力感应器安装到位。

3)取出静脉血路管,并将血路管与透析器静脉端连接,静脉壶直立安装在透析机静脉壶夹中,静脉压感应器安装到位,静脉壶下端管路安装进静脉夹中,集液袋挂在透析机补液架上,关闭静脉壶上面的侧支小管夹子。

4)检查冲洗用生理盐水外包装有无破损,液体有无混浊或沉淀,检查无误后打开包装,消毒瓶口后插入输液器,输液器排气后连接到动脉血路管的患者连接端。

5)调节血泵流速至 100mL/min,当液体充满动脉壶 2/3 时,将动脉壶翻转,直立安装在动脉壶夹中。

6)打开静脉壶上的侧支小管,当液体充满静脉壶 4/5 时,关闭侧支小管。

(4)电导度稳定后,透析机屏幕提示"Please connect the dialyzer coupling with the dialyzer. Note the color marking! Blue side of the dialyzer on the bottom. Confirm with ↵",即"请连接透析器快速接头到透析机上。注意颜色标记! 透析器蓝端在下! 按↵键确认",连接透析液接头到透析器上,透析器动脉端朝上,透析液开始充满透析器膜外。

(5)透析机屏幕出现"Is the blood side filled with NaCl solution and rinsed? All levels correctly set? If yes,pressed ↵",即"血路部分充满了盐水并冲洗过了吗？所有液面都正确设定了吗？如果是,请按↵"时,再次检查动静脉压感应器是否安装到位、夹子是否打开、静脉壶液面是否调整至80%、外接盐水是否足够(200～400mL),无误后按确认键,透析机进行血路压力和静脉压力测试。

(6)测试通过后进入循管程序,该步骤将进行透析器超滤冲洗,冲洗时请确保管路连接500mL盐水,此步骤也可进行肝素循环冲洗。可以在预冲模式调整冲洗时间和量,建议时间不低于10～15分钟,冲洗完毕准备上机。

(7)根据医嘱设定治疗参数,将体外追加肝素注射器安装到位,点击上机标示后,透析机显示选定的治疗参数,核对无误后,按确认键上机,透析机自动将血泵流速降至100mL/min(根据患者的具体情况可降低血泵流速)。

(8)将输液器移至血路管动脉端补液小管并关闭夹子,确认无误后,连接患者,开血泵引血。

(9)引血过程中护士密切观察体外循环有无异常。

(10)缓慢增加血泵流速至200mL/min,在增加流速的过程中,护士应密切观察静脉压的变化情况,如发现静脉压增高,应立即关闭血泵,寻找原因,并排除原因。

(11)登记治疗参数,15分钟后根据患者的具体情况将血泵流速提升至250～300mL/min。

(三)美国百特透析机预冲操作规程

1.目的

正确地安装血液透析管路和透析器,规范操作透析机,使透析器和血路管充满生理盐水并冲洗和排气,保持无菌操作,为下一步的治疗做好准备。

2.范围

血液透析。

3.责任人

注册护士。

4.程序

(1)打开供水系统。

(2)打开机器背面电源。

(3)按住电源开关"⊙"显示工作界面。

(4)按冲洗键【Rinse】,然后按确认键【Verify】,机器进入冲洗状态。

(5)至机器温度上升至36.5～37℃,连接A、B液接头(红A、蓝B)至电导率上升到12～16mS/cm。

(6)屏幕右侧显示出自检【Test】。

(7)当透析液的温度和电导率稳定后,按【Test】键,按【Verify】键,机器进入自检状态。

自检中,机器提示下列问题,并出现【Yes】和【No】键,在确认正常后,按【Yes】键确认后,使机器进入下一步自检。

1)提示:"A/V/SND Test:Are Luers Plugged?"(动静脉压力检测口是否密封?)在确认检

测口被塞子塞住或监测管路被管夹夹住后,按【Yes】键。

2)提示:"Verify Audio Alarm and Lamp?"(是否听到了报警声和看到了报警灯?)在确认听到和看到后,按【Yes】键确认。

3)提示:"Condver Test:Standard Correct?"(标准钠浓度是否正确?)如正确,按【Yes】键确认。

4)提示:"Condver Test:Conductivity Correct?"(电导率是否正确?)确认正确后按【Yes】键。

5)提示:"Please Vent the Luers."(请打开动静脉压力监测口。)打开后按【Yes】键确认。

(8)自检完成,屏幕右侧出现初始化状态【Prime】。

(9)按初始化键【Prime】,然后确认键【Verify】,机器进入初始状态。

(10)按取消报警键【Armed/Disarm】,取消不必要的报警。

(11)将透析器静脉端向上安装到透析器支架上。

(12)连接透析器和动脉管路,关闭血路管侧支小管夹子并妥善固定。

(13)打开血泵盖子,将动脉管路的入口端安装在血泵内下方的扳扣凹槽,使轮转顺时针旋转,将出口端安装在扳扣处,关上血泵盖子。动脉壶倒挂于支架上。

(14)将血路管静脉端连接于透析器静脉端,静脉壶放入空气监测器内,壶内过滤网顶部位于超声探头的下方1cm,静脉管路放入静脉夹。连接静脉压感应器,患者连接端连接集液袋或放入集液容器内。

(15)打开输液器,将生理盐水与动脉血路管的患者连接端连接。

(16)启动血泵,以80~100mL/min的流量预冲血路管和透析器。动脉壶内液面3/4时翻转动脉壶,正挂于支架上,轻轻拍打或滚动透析器,松动静脉壶上面小管保护帽排净空气,使液面上升至距离顶端1cm。

(17)血路管和透析器排净空气后,关泵,翻转透析器动脉端向上,连接透析液旁路,并观察透析器膜外液面上升情况,排净透析器膜外(透析液侧)气体,以200~300mL/min的流量继续预冲至要求的容量后关泵。

(四)日本东丽透析机预冲操作规程

1.目的

正确地安装血液透析管路和透析器,规范操作透析机使透析器和血路管充满生理盐水并冲洗和排气,保持无菌操作,为下一步的治疗做好准备。

2.范围

血液透析。

3.责任人

注册护士。

4.程序

(1)打开供水系统。

(2)按下机器背面的【电源开/关】按键。

(3)机器完成自我测试。

（4）连接浓缩液：将红色吸管放入 A 液桶内,蓝色吸管放入 B 液桶内。

（5）按【Stand by】键,屏幕左上方显示"准备 1"。电导度、温度达到正常后,屏幕左上方显示"准备 1 完成"。

（6）检查血液透析器包装有无破损、有效日期、型号。将湿膜透析器动脉端向上固定在透析器支架上。

（7）检查血路管包装有无破损、有效日期、型号。按照体外循环的血流方向依次安装管路。血路管安装前先夹闭各侧支小管夹子。

（8）打开血泵盖子,将动脉管路安装在血泵内下方的扳扣凹槽(红色),逆时针旋转血泵,使泵管安装在扳扣处(银色),关上血泵盖子,动脉壶倒挂于支架上,血路管的动脉端固定于支架上。

（9）打开输液器,将生理盐水与动脉血路管的患者连接端连接。启动血泵,以 80～100mL/min 的流量预冲血路管,动脉壶内液面 3/4 时翻转动脉壶,正挂于支架上。当生理盐水充满整根动脉血路管后,关闭血泵。

（10）将动脉血路管与透析器动脉端相连。翻转透析器,使静脉端向上。

（11）血路管的静脉端与透析器的静脉端连接,静脉壶安装到空气探测器(将扳扣往右扳,从上方将静脉壶插入空气探测器内),将静脉壶下方的管路放入静脉夹内,连接静脉压感应器,患者连接端与集液袋连接。

启动血泵,继续以 80～100mL/min 的流量排净静脉血路管内空气,松动静脉壶上面小管保护帽排净空气,使液面上升至距离顶端 1cm。

（12）连接透析液旁路,按【Stand by】键,屏幕显示"准备 2",2 分钟后,透析器膜外液面上升,排净透析器膜外(透析液侧)气体,屏幕显示"准备 2 完成"。

（13）翻转透析器,使动脉端向上,启动血泵以 200～300mL/min 的流量继续预冲至要求的容量后关泵。

（14）设定目标脱水量、治疗时间,准备连接患者。

（五）瑞典金宝透析机预冲操作规程

1.目的

正确地操作透析机;正确地安装血路管和透析器,用无菌生理盐水排净体外管路中气体,清除细小颗粒和贴壁小气泡,为透析治疗做准备。

2.范围

血液透析。

3.责任人

注册护士。

4.程序

（1）打开机器供水水源。

（2）打开机背总开关,确认电源供应已接通(前操作面板时间显示屏红点亮起)。

（3）按住前面板左上角 ⬜（开/关）键 3 秒,直至机器开动。

（4）等待时间窗中"FCH"变为"Fch"后，按 [Bicarbonate] 键选择透析液配方［A 浓缩液（201 或 204）＋BiCart］。把 A（红管）浓缩液吸管插入 A 浓缩液桶，安装 BiCart 或把 B（蓝管）浓缩液吸管插入 B 浓缩液桶（透析液预备）。

（5）自检通过，时间窗显示 Fch。

（6）当 [Priming] （血路透析器预充）键亮起，进入预充模式，安装并连接血液透析器和血路管。

（7）检查血液透析器包装有无破损，查看有效日期、型号。将血液透析器静脉端向上固定在透析器支架上。

（8）检查血路管包装有无破损，查看有效日期、型号。按照体外循环的血流方向依次安装管路。血路管安装前先夹闭各侧支小管如肝素管和动静压监测管等。安装动脉管路：打开血泵盖子将泵管逆时针装入泵座中，泵段就位时关上盖子。将血路管动脉端与透析器动脉端连接牢固，泵前血路管放到有红点的动脉夹中。连接动脉压感应器，血路管的患者连接端固定于透析器架上。

（9）血路管的静脉端与透析器的静脉端连接牢固，静脉壶放入空气监测器内，壶内过滤网顶部位于超声探头下方 1cm，关上空气监测器盖子，静脉管路放入有蓝点的静脉夹中，紧密连接静脉压感应器，血路管的患者连接端连接到无菌集液袋。

（10）检查生理盐水质量，悬挂于盐水架上，消毒瓶口。

（11）打开输液器，将生理盐水与动脉血路管的患者连接端连接。

（12）启动闪烁的 [Blood pump] （Blood pump）按钮，以 80～100mL/min 的流量排净血路管和透析器血室（膜内）气体。动脉壶内液面 3/4 时翻转动脉壶，正挂于支架上，轻轻拍打或滚动透析器。按压"液位调节键"▲键调节静脉壶液面水平距离静脉壶顶端 1cm。

（13）当 Fch 在时间窗里消失后，时间窗显示默认治疗时间，[Fluid bypass] 键闪亮。面板流程图透析液流路变为绿色，把红蓝透析液快速接头连接透析器。

（14）翻转透析器动脉端向上，按闪烁中的 [Fluid bypass] 键（透析液旁路按钮）接通透析液流路进行透析器膜外预冲，并观察透析器膜外液面上升情况，排净透析器膜外（透析液侧）气体。将泵速调至 200～300mL/min。

（15）进行高静脉压检测：

1）当静脉壶充满时，[Air detect] 键闪，[ ] 键亮，按下 [ ]，提示启动空气探测器，按下 [Air detect] 键，启动空气探测器。

2）再次按 [ ] 显示屏出现"Ready for venous pressure test/Press venous key to start"（已准备好可进行静脉压测试/按静脉压键开始测试），按 [Venous pressure] 键，进行高静脉压检测。

3）AK95S 立即关闭静脉夹并运行血泵，至静脉压达到 200mmHg，大约半分钟，显示屏出现"Venous pressure test completed"（高静脉压检测完成）。

（16）达到预冲量后，按下亮灯的 [Blood pump] （Blood pump）按钮，停止血泵，将血流速调整到正确的开始值。

（17）冲洗完毕后根据医嘱设置治疗参数。

(18)将输液器移至血路管动脉端补液小管并关闭夹子,动脉血路管的患者连接端盖好保护帽准备上机。

(六)德国费森尤斯透析机预冲操作规程

1.目的

正确地安装血路管和透析器,正确地操作透析机使其灌满生理盐水并排气和冲洗,保持无菌操作,为下一步的治疗做好准备。

2.范围

血液透析。

3.责任人

注册护士。

4.程序

(1)打开供水系统。

(2)打开机器背面电源。

(3)按住【On/Off】键,打开透析机。

(4)连接浓缩液:将红色吸管放入 A 液桶内,蓝色吸管放入 B 液桶内。

(5)【Test】指示灯闪烁,按下【Test】键,开始自检,机器屏幕显示自检过程。

(6)显示"T_1 Test passed",通过自检。

(7)检查透析器包装有无破损、有效期,将透析器静脉端向上固定在透析器支架上。

(8)检查血路管包装有无破损、有效期、型号,打开外包装并夹闭各个侧支小管夹子,拧紧端帽,安装泵管前打开泵门,持续按住【Start/Stop】键,血泵自动旋转至适合安装泵管的位置后停止,按压血泵左侧夹子将血路管紧紧固定在夹子内,按住血泵【Start/Stop】键,直至管路被完全滚动进血泵中,双手不得接触泵。连接动脉压感应器,动脉壶挂于透析器支架上,动脉血路管的透析器连接端与透析器动脉端相连,患者连接端固定于透析器支架上。

(9)将静脉的透析器连接端与血路管透析器静脉端相连。为防止损伤超声探头,静脉壶应从前面放入空气探测器,壶内过滤网顶部位于超声探头的下方 1cm。静脉管路放入静脉夹,关闭空气探测器保护门,连接静脉压感应器,患者连接端连接集液袋。

(10)检查输液器包装有无破损,有效期、型号。打开输液器,将生理盐水与动脉血路管的患者连接端连接。

(11)按【Prime】键,开血泵,以 80～100mL/min 的流量开始预冲,倒提动脉壶,液面 2/3 时正挂于透析器架上,轻轻拍打或滚动透析器。

(12)静脉壶液面升高,机器显示临时信息"Prime end",按压机器的液位调节键【▲】键,调节静脉壶液面水平距离静脉壶顶端 1cm。

(13)松动肝素管顶端小帽,排净空气,夹闭夹子。

(14)翻转透析器使动脉端向上,连接透析液快速接头,并观察透析器膜外液面上升情况,排净透析器膜外(透析液侧)气体,以不高于 200mL/min 的流速继续预冲至要求的容量后停泵。

(15)松动动脉血路管补液侧管端帽侧,排净空气,将输液器移至血路管动脉端补液管并夹闭夹子,动脉血路管的患者连接端盖好保护帽准备上机。

(七)日本尼普洛透析机预冲操作规程

1.目的

正确地安装血液透析管路和透析器,正确地操作透析机使其灌满生理盐水并冲洗和排气,保持无菌操作,为下一步的治疗做好准备。

2.范围

血液透析。

3.责任人

注册护士。

4.程序

(1)打开供水系统。

(2)打开机器背面电源。

(3)按住面板【On/Off】键,开机。

(4)连接浓缩液:将红色吸管放入 A 液桶内,蓝色吸管放入 B 液桶内。

(5)按【准备/回收】键,透析机开始自检。面板显示黄色,画面上端显示"自检功能""准备中"。

(6)面板显示绿色,自检通过。

(7)执行手卫生。

(8)检查透析器包装有无破损,是否在效期内,将透析器静脉端向上固定在透析器支架上。

(9)检查血路管包装有无破损,是否在效期内。打开血泵盖子,将血路管入口端安装在血泵下方凹槽内,顺时针旋转血泵,使血路管卡在血泵凹槽内,关上血泵盖子。动脉壶倒挂于支架上,患者连接端固定于动静脉壶支架上,将动脉管路连接于透析器动脉端。

(10)将静脉管路连接于透析器静脉端。静脉壶正向固定在支架上,气泡监测器安装在静脉壶下端,将气泡监测器下端血路管放入静脉夹内,确认气泡传感器及静脉夹钳安装正确(气泡传感器处要求安装到位,在静脉壶下端无弯曲,夹钳处要求管路无弯曲折叠)。连接静脉压感应器,患者连接端连接于集液袋悬挂于透析机的输液架上。

(11)打开输液器,将生理盐水与动脉管路的患者连接端相连。

(12)开血泵,使用较低的流量(小于 100mL/min)完成透析器排气。动脉壶液面达到至少2/3 满时,翻转动脉壶,正挂于支架上。打开静脉壶侧支小管,同时夹闭静脉管路大夹子,调整静脉壶液面至 2/3 处,夹闭静脉壶侧支小管,同时打开静脉管路大夹子。

(13)面板显示黑色,电导度达到正常范围,"浓度"灯灭。

(14)透析器动脉端向上,连接透析液旁路。确认快速接头或透析液接头连接好(听见"啪"的一声即为接好),启动血泵,以稍高的流量(200～300mL/min)进行超滤冲洗,肝素管排气后夹闭夹子盖好小帽。生理盐水预充至要求的容量后,停泵,等待上机。

(八)日本日机装透析机预冲操作规程

1.目的

正确地安装血液透析管路和透析器,正确地操作透析机使其灌满生理盐水并冲洗和排气,保持无菌操作,为下一步的治疗做好准备。

2.范围

血液透析。

3.责任人

注册护士。

4.程序

(1)打开供水系统。

(2)打开机器屏幕开关,进入【预置】状态。此时,机器只有电路启动,水路未开始工作。

(3)根据医嘱,在机器上选择适合的浓缩液配方,以及对应的浓缩液。连接浓缩液:将红色吸管放入 A 液桶内,蓝色吸管放入 B 液桶内,A、B 浓缩液接头分别与 A、B 吸管接好。

(4)按亮触摸屏左下方【液置换】,进行机器自检和浓度自检。软件自检后进入液置换程序——机器血路及水路的自检程序,血路自检后,血泵可以开启,血液侧的预充可以进行。

(5)水路自检完成后自动切换到【透析准备】模式,该键变为绿色。

(6)检查透析器包装有无破损、是否在效期内,将透析器静脉端向上固定在透析器架上。

(7)检查血路管包装有无破损,根据箭头与颜色确认泵管部的旋转方向,用手旋转转子,将血路管放入血泵中,注意不要让泵管在泵内扭曲、松弛。将动脉管路连接与透析器动脉端,静脉管路连接与透析器静脉端,动脉壶和静脉壶分别放入壶架内。连接静脉压感应器,静脉管卡入气泡监测器内,患者连接端与集液袋相连。

(8)打开输液器,将生理盐水与动脉血路管的患者连接端连接。启动血泵,以 80～100mL/min 的流量预冲血路管和透析器,动脉壶内液面 2/3 时翻转动脉壶,正挂于支架上,轻轻拍打或滚动透析器,松动静脉壶上面小管保护帽排净空气,使液面上升至距离顶端 1cm 或者设定"预充辅助"项的相关内容,利用"预充辅助"功能自动完成预充。

(9)预冲结束后,翻转透析器,动脉端向上,在【透析准备】状态下,连接透析器膜外,保持红色快速接头在上,按【排气】键,实现对透析器膜外的排气(排气时间可以由工程师协助设定)。排气一定要注意快速接头的方向,否则会排气不良,排气阶段有自膜内向膜外的超滤发生。

(10)排气结束,【患者连接】键变为闪动绿色,按【患者连接】键,操作界面转为红色,血泵会自动停止,血泵速度自动变更为引血速度(可由工程师协助设定),依次连接患者与管路的动静脉,开始体外循环。

(11)根据患者情况,设定脱水量、透析时间、温度、透析液浓度,设定完毕,等待上机。

二、普通血液透析护理操作技术

(一)血液透析治疗一次性透析器血路管预冲流程

1.目的

冲洗血路管和透析器,为上机做好机器以及管路准备。

2.设备及用物

(1)外科口罩、帽子(传染病区要准备防护面罩或者护目镜)1 套。

(2)1000mL 生理盐水 1 袋。

(3)透析病历附新血液透析记录单 1 本。

(4)新透析器 1 个。

(5)快速洗手液 1 瓶。

(6)血路管 1 套。

(7)一次性手套 1 盒。

(8)治疗篮 1 个。

(9)污物桶 1 个。

(10)生活垃圾袋 1 个。

3.操作步骤及说明

操作步骤	要点与说明
1.操作者准备:着装整齐,洗手,戴口罩、帽子,清洁手套。	
2.机器准备。	机器完成自检,透析液处于正常开放状态。
3.核对患者身份,透析器资料、医嘱。	患者身份要有 2 种以上识别方式。透析器资料以前 3 次为参考。医嘱资料要查看患者透析方式。
4.评估:患者有无透析器过敏史等情况。	
5.再次核对并检查用物:查看血路管、透析器的型号、有效期、包装完整性。	血路管包装正中黄色标记显示为消毒有效。
6.连接管路:取出 A、V 管(拧紧所有盖帽,夹闭 A 壶的两条侧管、肝素管、泵前侧管,夹闭 V 壶的两条侧管和 A、V 管和废液袋的连接处)→先安装 V 管,挂废液袋,再安装 A(A 管先把末端接口找到,然后逆向理顺交叉处后,再倒挂动脉壶,装泵内软管,理顺输液管,在此过程中夹闭所有侧管)→取出新透析器,将新透析器和 A、V 管连接后倒置在透析器固定架上(新透析器的 A、V 端盖帽分别套上旁路开口处)。	A 管容易交叉,一定要理顺后方可装上。
7.连接生理盐水:检查 1000mL 生理盐水,打开包装,取出并检查质量,挂上机器的输液挂钩(勿污染输注口)→将输液管连接 1000mL 生理盐水袋并固定。	注意输液管易折叠,显示流量不好时可关泵查看。
8.排气:先用重力原理,让盐水充满 A 管连接废液袋至输液管这段管路→夹闭 A 管夹子→按 prime 键开始预冲,血泵流速 80～100mL/min→排净管路及新透析器血区内气体,将血泵流速调至 200～300mL→卸下新透析器旁路盖帽,连接透析液接头(先接 V 旁路,再接 A 旁路),排净新透析器液区气体。	

操作步骤	要点与说明
9.循管:患者已到位也可不用循管(过敏体质者除外),1000mL 生理盐水约排剩 1/2 或 1/3 时,停血泵→夹闭废液袋主管夹子→打开 A 管夹子→开动血泵循管(血泵流速 300mL/min)。	
10.再排气:打开 V 压传感器的监测管夹→再将 V 管塞入透析机的 V 夹,进行 V 壶排气→通过液面键调整 V 壶液面。	V 壶液面平齐或稍高于空气感应器外盖。
11.机器正常预冲。	
12.整理。	
(1)整理用物,垃圾分类处理。	
(2)脱手套,用快速洗手液洗手。	
(3)再次核对并做好相关记录,签全名。	

(二)血液透析治疗复用透析器血路管预冲流程

1.目的

冲洗血路管和透析器,清除消毒液,为上机做好机器以及管路准备。

2.设备及用物

(1)外科口罩、帽子(传染病区要准备防护面罩或者护目镜)。

(2)1000mL 生理盐水 1 袋。

(3)透析病历附新血液透析记录单 1 本。

(4)复用透析器 1 个。

(5)快速洗手液 1 瓶。

(6)血路管 1 套。

(7)一次性手套 1 盒。

(8)治疗篮 1 个。

(9)污物桶 1 个。

(10)生活垃圾袋 1 个。

3.操作步骤及说明

操作步骤	要点与说明
1.操作者着装整齐,洗手,戴口罩、帽子,戴清洁手套。	
2.机器准备。	机器完成自检,透析液处于正常开放状态。
3.查对患者身份,透析器资料、医嘱。患者身份要用两种以上识别方式。透析器资料查看型号和使用次数、有效期。医嘱资料要查看患者透析方式。	医嘱还要查看患者的医保类型。复用透析器还要看有无人员检查签名。
4.评估:患者有无透析器、消毒液过敏史等情况,复用透析器是否合格。	有无裂纹,破损。

操作步骤	要点与说明
5.再次核对并检查:查看动、静脉(A、V)血路管、生理盐水的有效期、包装完整性及质量,复用透析器是否合格(图5-1)。	血路管包装正中黄色标志显示为消毒有效。
6.检测复用透析器消毒液的有效浓度:将透析器A端朝上,夹放在透析器固定架上→取下透析器的V端旁路盖帽→取出一条消毒液有效浓度试纸(避免弄湿剩余试纸)→倾斜透析器,滴消毒液于试纸上,检测透析器消毒液有效浓度合格后即把旁路接上、排气(图5-2、图5-3)	防止消毒液滴在地面上。
7.连接管路:取出A、V管(先拧紧A、V管和废液袋连接处,拧紧输液管连接处)→先安装V管,夹闭V壶的两条侧管,接V管传感器(图5-5~图5-8),挂废液袋(图5-9),再安装A,夹闭A壶的两条侧管、肝素管、泵前侧管(图5-10~图5-14)(A管先把末端接口找到,然后逆向理顺交叉处后,倒挂动脉壶,装泵内软管,理顺输液管,在此过程中夹闭所有侧管)	将A、V外包装袋夹在床上当生活垃圾袋(图5-4) A管容易交叉,一定要理顺后方可装上。
8.连接生理盐水:检查1000mL生理盐水(图5-15),打开包装、取出并检查质量,挂上机器的输液挂钩(勿污染输注口)→将输液管(图5-16)连接1000mL生理盐水袋(图5-17、5-18)并固定。	一挤,二照,三倒转,四复照。
9.排气:先用重力原理,让盐水充满A管连接废液袋至输液管这段管路→夹闭A管夹子(图5-19)→开泵,排气、连接(图5-20):按prime键开始预冲,血泵流速80~100mL/min(图5-21),将A管排气(注意出口朝上、生理盐水不可排出A管外)→排气后将A管连接复用透析器(图5-22)并倒置在透析器固定架上(透析器V端朝上)→V管与复用透析器连接(图5-23)并摆正A壶(图5-24)→启动血泵,血泵流速200~300mL/min(图5-25),复用透析器血区排气(图5-26)。	1000mL生理盐水打开封口在不污染的情况下可以不消毒。
10.循管:1000mL生理盐水约排剩一半时(图5-27),停血泵→夹闭废液袋主管夹子(图5-28)→打开A管夹子(图5-29)→开动血泵循管(血泵流速300mL/min)。	注意输液管易折叠、扭曲,显示流量不好时可关泵查看。
11.再排气:打开V壶传感器的监测管夹(图5-30)→再将V管塞入透析机的V夹(图5-31),进行V壶排气→通过液面键调整V壶液面(图5-32)。	V壶液面平齐或稍高于空气感应器外盖。
12.设置参数:设置超滤量(200mL)及时间(20分钟)(图5-33)→打开UF键。	
13.机器正常预冲(图5-34)。	
14.整理。 (1)整理用物,垃圾分类处理。 (2)脱手套,用快速洗手液洗手。 (3)再次核对并做好相关记录,签全名。	

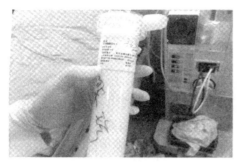

图 5-1 检查透析器

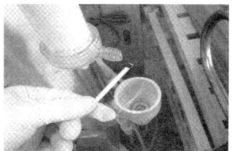

图 5-2 检测透析器有效浓度

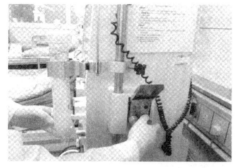

图 5-3 接旁路(先接 V 段,再接 A 端)排气

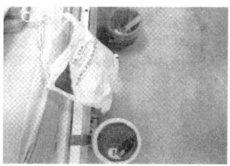

图 5-4 准备生活垃圾袋

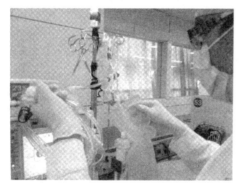

图 5-5 拧紧各个接口,装 V 管

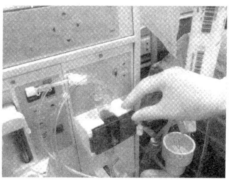

图 5-6 装 V 壶

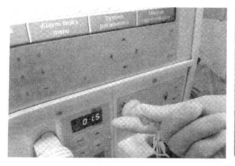

图 5-7 装传感器

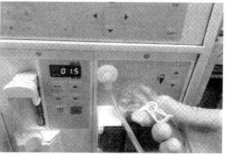

图 5-8 夹闭侧管夹子

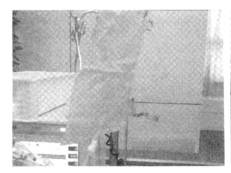

图 5-9 挂废液袋

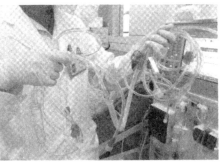

图 5-10 沿 A 管末端理出泵内管

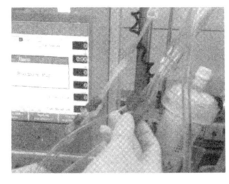

图 5-11 倒挂 A 壶、夹闭 A 壶夹子

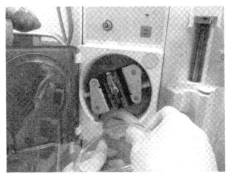

图 5-12 接泵内管

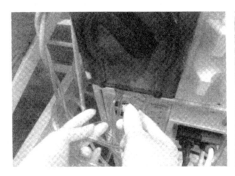

图 5-13 夹闭侧管

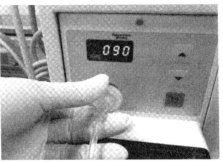

图 5-14 装 A 管传感器

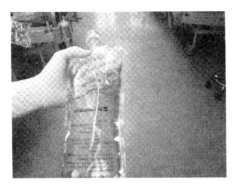

图 5-15 检查生理盐水后拆包挂上

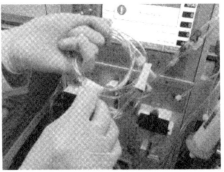

图 5-16 输液管准备(拆封纸)

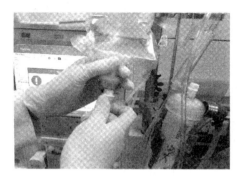

图 5-17　接生理盐水

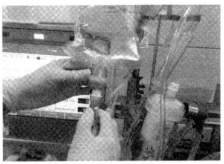

图 5-18　挤满茂菲式滴管

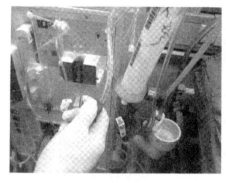

图 5-19　输液管至废液袋端 A 管排气后夹闭

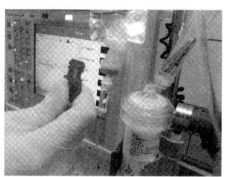

图 5-20　打开 A 管末端盖帽

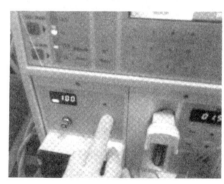

图 5-21　开泵,调流量,预冲,A 管排气

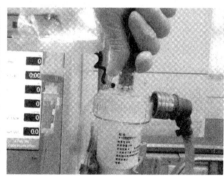

图 5-22　接透析器 A 端

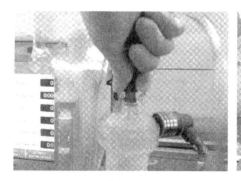

图 5-23　接透析器 V 端

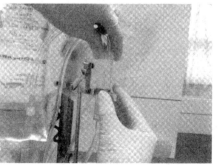

图 5-24　摆正 A 壶

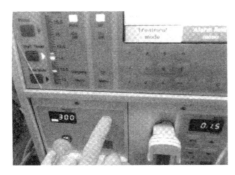

图 5-25　调大流量(200～300mL/min)冲管

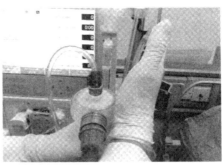

图 5-26　透析器血区排气

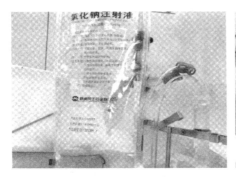

图 5-27　1000mL 生理盐水排剩 1/2 时停泵

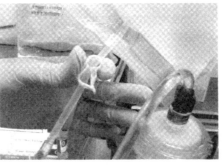

图 5-28　夹闭废液袋主管夹子

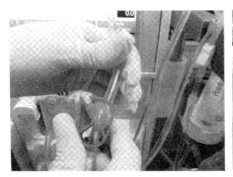

图 5-29　打开 A 管夹子,开泵循管

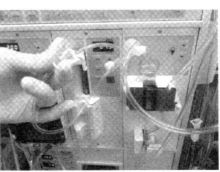

图 5-30　打开 V 壶传感器夹子

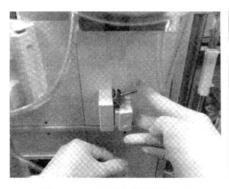

图 5-31　V 管嵌入透析机 V 夹

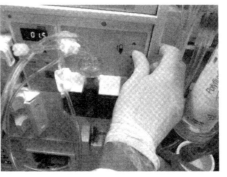

图 5-32　调整 V 壶液面
(稍高于空气感应器外盖)

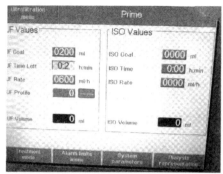

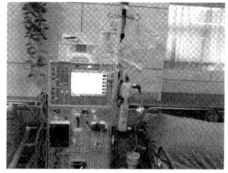

图 5-33　设置超滤参数,打开 UF　　　　　图 5-34　机器正常循管

(三)血液透析上机操作流程

1.目的

建立血管通路,引出血液进入血液透析治疗。清除潴留体内的代谢废物或毒物,纠正水、电解质和酸碱平衡紊乱。

2.设备及用物

(1)外科口罩、帽子(传染病区要准备防护面罩或者护目镜)1 套。

(2)普通肝素钠 1 支。

(3)30mL 注射器 1 支。

(4)血透穿刺包 1 个。

(5)血透穿刺针 1 盒。

(6)一次性无菌手套 1 盒。

(7)一次性手套 1 盒。

(8)治疗篮 1 个。

(9)污物桶 1 个。

(10)生活垃圾袋 1 个。

(11)锐器盒 1 个。

(12)快速洗手液 1 瓶。

3.操作步骤及说明

操作步骤	要点与说明
1.操作者准备:着装整齐,洗手,戴口罩、帽子,清洁手套。	
2.查对患者身份,透析器资料、医嘱。	患者身份要有 2 种以上识别方式。 透析器须参考前 3 次资料。
3.评估:病情状况,生命体征,是否需要吸氧、心电监护,有无出血情况,血管通路评估,穿刺针的选择,实际体重与干体重之差值,上次透后情况等。	
4.再次检查管路连接是否正确,预冲是否充分。核对并检查用物:透析器类型、管路、抗凝剂的使用、治疗模式、超滤量设定。	

操作步骤	要点与说明
5.打开血透穿刺包,根据情况准备穿刺针、肝素盐水、注射器及深静脉置管换药敷贴。	
6.动静脉内瘘穿刺。	
(1)评估患者血管通路:有无红肿、渗血、硬结;并摸清血管走向和搏动。	
(2)选择穿刺点后,消毒穿刺部位,选择穿刺针;采用阶梯式、纽扣式等方法,以合适的角度穿刺血管。先穿刺静脉,再穿刺动脉,动脉端穿刺点距动静脉内瘘口3cm以上,动、静脉穿刺点的间距10cm以上为宜,固定穿刺针。	
(3)根据医嘱推注首剂量肝素。	
7.深静脉置管患者消毒插管处,需查看插管口有无渗血,有无红肿,视情况给予百多邦外涂。取一块无菌巾置于导管下,拧开动脉端肝素锁,用5mL注射器抽出2mL血液(如有血栓可视情况增加抽出的血液量),丢弃注射器,用吸好3mL生理盐水的10mL注射器试通畅,保留注射器在管口。同理静脉端。根据医嘱推注首剂量肝素。	临时导管试通畅,若血流不足可调节导管位置,并固定。长期导管试通畅。
8.将管路动脉端与动脉端穿刺针或深静脉置管动脉端连接,开泵引出血液,血流速度成人100mL/min,小儿、低血压或心功能不好的患者50~80mL/min。将血液引至静脉壶,关泵,连接管路静脉端与静脉端穿刺针或深静脉置管动脉端。	
9.上机后的护理观察。	
(1)测量血压、脉搏,询问患者的自觉症状,并记录。	
(2)检查各连接处、管路开口处固定是否良好,根据医嘱查对机器治疗参数,并详细记录。	
(3)观察穿刺部位有无渗血、穿刺针有无脱出移位,并记录;必要时给予心电监护。	
10.整理。	
(1)整理用物,垃圾分类处理。	
(2)脱手套,用快速洗手液洗手。	
(3)再次核对并做好相关记录,签全名。	

(四)血液透析下机操作流程

1.目的

回输血液透析的体外循环血液,结束治疗。

2.设备及用物

(1)外科口罩、帽子(传染病区要准备防护面罩或者护目镜)1套。

(2)普通肝素钠1支。

(3)20mL注射器1支。

(4)5mL注射器1支。

（5）一次性无菌手套1盒。

（6）一次性手套1盒。

（7）肝素锁2个。

（8）无菌方纱2块。

（9）胶布1卷。

（10）治疗篮1个。

（11）污物桶1个。

（12）生活垃圾袋1个。

（13）锐器盒1个。

（14）快速洗手液1瓶。

3.操作步骤及说明

操作步骤	要点与说明
1.操作者准备:着装整齐,洗手,戴口罩、帽子,清洁手套。	
2.患者准备:评估患者情况,测量生命体征。评估治疗时间及脱水量是否达到要求。	
3.关闭血泵,分离动脉端管路,连接于500mL 0.9％的生理盐水,开启血泵,回输血液,血流速度80～100mL/min。回血过程中,可使用双手揉搓滤器,不得用手挤压静脉端管路。当生理盐水回输至静脉壶后,停止继续回血。夹闭静脉管路夹和静脉穿刺针处夹。	
4.对于内瘘患者,先拔出动脉内瘘针,再拔出静脉内瘘针,压迫穿刺部位2～3分钟。	弹力绷带压迫止血,松紧要适度,压迫后能触及动脉搏动,协助患者压迫15～20分钟后摘除止血带,观察有无出血,听诊内瘘杂音是否良好。
5.对于深静脉置管患者,分别用10mL生理盐水冲洗管腔,用肝素盐水封管。锁紧肝素锁。贴上敷贴,用消毒方纱及干方纱包裹导管,固定。	
6.再次测量患者生命体征,评估患者体重及脱水情况。准确登记各项护理记录。	
7.整理。 (1)整理用物,垃圾分类处理。 (2)脱手套,用快速洗手液洗手。 (3)再次核对并做好相关记录,签全名。	

三、血液滤过与血液透析滤过护理操作技术

（一）血液滤过与血液透析滤过治疗血路管预冲流程

1.目的

冲洗血路管和透析器,为上机做好机器及管路准备;提升透析器使用效能与减少透析合并症。

2.设备及用物

(1)血路管 1 套。

(2)on-line 管 1 条。

(3)高通量透析器 1 个。

(4)1000mL 生理盐水(备用)1 袋。

(5)清洁手套 1 盒。

(6)快速洗手液 1 瓶。

(7)消毒篮(3M 胶布 1 卷、纸胶布 1 卷、安尔碘 1 瓶、棉签 3 包、消毒液有效浓度试纸 1 瓶、消毒液残余量试纸 1 瓶)1 个。

3.操作步骤及要点说明

操作步骤	要点与说明
1.操作者准备:着装规范,洗手,戴口罩及帽子,戴清洁手套。	
2.机器准备:on-line 血滤机完成自检,透析液处于正常开放状态(ARRT 机确保透析液流量 500mL/min)。	
3.核对:患者身份、透析器型号、医嘱(如血液净化治疗方式)。	核对患者身份两种以上识别方式。
4.评估,解释。	
5.污物桶准备:放在适当位置。	
6.检查:查看血路管、on-line 管、新透析器。	包装的完整性、消毒合格、有效日期、透析器型号。
7.确认透析液流量:按 dialysate 键,确认 Flow 为 500mL/min。	
8.安装透析器:取出新透析器,卸下新透析器旁路盖帽,连接透析液接头,透析器 A 端朝上放置在透析器固定架上,排净新透析器液区气体。	
9.安装、连接血路管:安装 AV 管路,并连接透析器的动静脉端。	
10.安装 on-line 管:①选择治疗模式:按上下键选择 HDF 模式,后按"Enter"键确认(图 5-35);②连接置换液管路(图 5-36~图 5-41):将置换液管的 Y 形管分别连接在 A 管入口和 A 壶侧管(图 5-42),并将 Y 形管的蓝色夹子关闭,打开静脉回路端口(图 5-43),连接清洗连接器到 V 管路,插入静脉回路端口并固定(图 5-44、图 5-45),on-line 泵的小屏幕显示 priming blood。	切记不能按大屏幕左侧的 Prime 键,否则会死机而不能进行下一步操作。按置换液泵屏幕上指示顺序完成操作:connect sub tubing? 按"Enter"键确认(图 5-36),出现 Please wait(图 5-37),取出 on-line 管 Open sub port(图 5-38),Open pumb door(图 5-39),Connect sub tubing(图 5-40),Insert sub tubing(图 5-41)。
11.打开 A 传感器夹子,确保动脉测压。	V 壶液面稍高于空气感应器外盖。

操作步骤	要点与说明
12.排气:当置换液泵屏幕显示 priming blood,需按大屏幕左侧的 Prime 键开始预冲(图 5-46),血泵流速 100mL/min,排净管路及新透析器血区内气体,将血泵流速调节 250mL/min,打开 V 压传感器的监测管夹,再将 V 管塞入透析机的 V 夹,进行 V 壶排气(图 5-47),通过液面键调整 V 壶液面。 13.透析器 V 端朝上进行血区预冲。 14.再次查对:患者身份、透析器资料、医嘱。 15.整理。 (1)整理用物,垃圾分类处理。 (2)脱手套,用快速洗手液洗手。 (3)做好相关记录,签全名。	如操作不当死机而不能进行下一步操作时,透析器及管路用生理盐水预冲。置换液管路的预冲方法是持续按住小屏幕旁"start"键,让置换液管路充满液体。

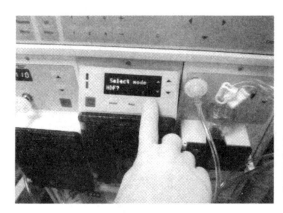

图 5-35 选择 HDF

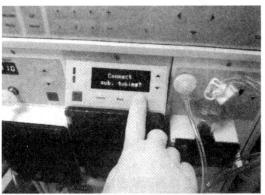

图 5-36 确定连接置换管

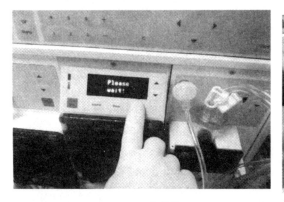

图 5-37 请等待

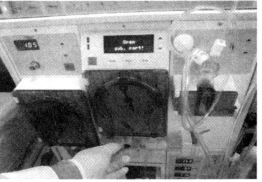

图 5-38 打开置换液端口(Open sub port)

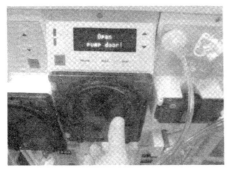

图 5-39　打开泵门

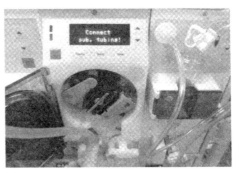

图 5-40　连接置换管路

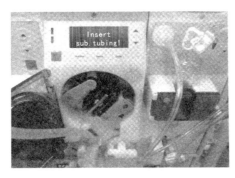

图 5-41　Insert sub tubing（插入置换液管路）

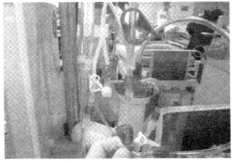

图 5-42　Y 管连接 A 管入口和 A 壶侧管

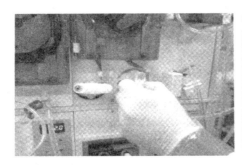

图 5-43　Open rinse tubing（打开静脉回路端口）

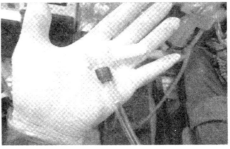

图 5-44　连接 V 端置换接口

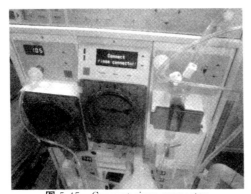

图 5-45　Connect rinse connector

（连接清洗连接器到 V 管路）

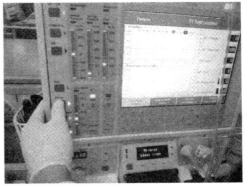

图 5-46　预冲

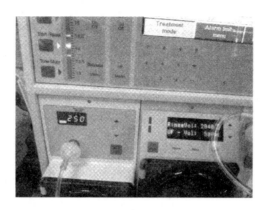

图 5-47 on-line 泵开始计算冲管量

(二)内瘘穿刺血液滤过/血液透析滤过(HF/HDF)上机操作规程

1.目的

利用人工肾为慢性肾衰竭、急性肾衰竭、尿毒症等肾患者排除体内毒素和多余水分,提高生活质量。

2.设备及用物

(1)一次性穿刺包1包。

(2)肝素(遵医嘱)1支。

(3)20mL注射器(普通肝素时用)1支。

(4)快速洗手液1瓶。

(5)垃圾桶1个。

(6)锐器盒1个。

(7)快速洗手液1瓶。

(8)消毒篮1个(内有透明胶布1卷、纸胶布1卷、安尔碘1瓶、消毒液有效浓度试纸1瓶、消毒液残余量试纸1瓶,棉签3包)。

3.操作步骤及要点说明

操作步骤	要点与说明
1.操作者准备:着装规范,洗手,戴口罩,帽子,戴清洁手套。	操作前注意"三查七对"
2.查对:患者身份、透析器资料、医嘱。(图5-48)	核对患者身份识别卡,治疗模式。
3.评估:患者病情,动静脉内瘘(AVF)情况、合作程度,测量血压(视情况监测血压),解释、问二便。	了解患者透析期间病情,如有无发热、出血、跌倒损伤等情况,透前体重,既往血透记录中血流量及血压变化。如果患者有出血、发热等异常情况,要请示医生后才能上机。内瘘是否有震颤感、硬化、感染等。

操作步骤	要点与说明
4.机器准备。	确保透析液处于正常开放状态,血
(1)机器及管路处于正常预冲状态。	泵、on-line 泵正常转动,确保透析液
(2)新透析器需观察 on-line 泵显示 Rinse volume 1000mL、UF volume 500mL 以上,复用透析器需观察 on-line 泵显示 Rinse volume 2000～3000mL、UF volume 500mL 以上。	流量 500mL/min。 最好此时设置脱水量、脱水时间、脱水模式,普通肝素使用者设置肝素泵参数。
5.检查所有物品准备齐全。垃圾桶放在合适的位置。	用快速洗手液消毒手套,3M 胶布过敏者,使用纸胶布。
6.穿刺内瘘。	
(1)二次查对:患者身份、透析器资料、医嘱。	
(2)评估内瘘情况。	
(3)再次检查用物:检查穿刺包、低分子肝素(或普通肝素)、一次性穿刺针、无菌手套等用物有效期以及包装完整性。	触摸内瘘震颤音。
(4)打开一次性穿刺包,无菌手法放穿刺针、肝素于包布上(图 5-49)。戴无菌手套,将物按照穿刺顺序整理准备好(图 5-50),铺无菌巾,并在无菌巾旁准备好胶布。(图 5-51)	戴无菌手套的手不可以低于腰部以下。穿刺过程遵守无菌原则。
(5)消毒:取四支装消毒棉签两支,消毒静脉(V)穿刺点两次(图 5-52),绑止血带(图 5-53)。	消毒范围≥8cm×8cm²。
(6)穿刺、固定:取 V 穿刺针(拧紧螺帽),同时准备一块无菌纱布。穿刺静脉(图 5-54),穿刺成功(针头见回血)后,松开止血带,取一条胶布固定 V 针翼,拧松 V 针盖帽排气(图 5-55),排气完毕关闭穿刺针夹子,拧紧螺帽,固定好静脉,消毒 A 穿刺点 2 次,取 A 穿刺针(拧紧螺帽)穿刺动脉,穿刺成功(针头见回血)(图 5-56),取一条胶布固定 A 针翼,拧松 A 针盖帽查看流量(动脉不需要排气)(图 5-57),同理固定动脉再取两条胶布分别用桥接贴法固定 A、V 穿刺针管末端。	排气速度宜慢,防止穿刺针内产生气体。 绷紧粘贴,用手压一压。 必要时增加一条胶布同时固定 A、V 穿刺针。
(7)普通肝素使用者。推首剂肝素:检查 V 针夹子处于关闭,连接肝素注射器与 V 针,将 V 针盖帽与注射器的针头相连,推首剂肝素(图 5-58),分离肝素注射器,V 针套回盖帽放置在治疗巾内→将肝素注射器与肝素管连接、安装肝素泵(图 5-59)。	低分子肝素,在引血至动脉壶时根据医嘱在动脉采血点静脉注射。
7.上机。	一次性透析器直接结束预充。
(1)一次性透析器 on-line 屏幕显示 Rinse volume 1000mL、UF volume 500mL 以上,复用透析器需观察 on-line 泵显示 Rinse volume 2500～3000mL、UF volume 500mL 以上(图 5-60),按下 on-line 泵的 stop 键,on-line 泵停止转动、显示 Ternate rinse(图 5-61),先不按确认键,(复用透析器检测消毒液残余量)取一条检测消毒液残余量试纸,打开 on-line 泵下面的冲洗口盖,取出与 V 管相连	

操作步骤	要点与说明
的冲洗接头并分离(注意保持无菌,先不丢弃接头)滴出 V 管内液体于试纸上,检测消毒液残余量是否合格(图 5-62)	
1)如果检测合格,将血路管 V 端接到废液袋,冲洗接头接回冲洗口,固定好,on-line 屏幕重新显示冲洗量,按下 on-line 泵的 stop 键,on-line 泵停止转动、显示"Terminate rinse?"按确认键,on-line 屏幕显示"Remove rinse connector!"移开冲洗接头,on-line 屏幕显示"Close rinse port!",关闭冲洗口(图 5-63、图 5-64)	
2)如果检测不合格,把 V 端和冲洗接头接好,重新接回冲洗口,继续冲洗,直到检测合格。合格后按穿刺内瘘第 7 步进行。	
3)如果不按照规程操作,导致 on-line 泵预充失败,可以按照 HD 的预充方式预充。在上机后开 on-line 泵的时候记得排尽 on-line 管里面的气体。	
(2)根据 on-line 泵的提示(Enter UF time)设置超滤量和(Enter Sub volume)置换液量(图 5-65~图 5-68)。Enter 进入选择模式界面(Start HDF/Start HF)(图 5-69),设置治疗方式,调节血泵流速至50~100mL/min(图 5-70)。	根据医嘱选择 HDF 或者 HF 治疗模式。
8.引血。	引血前再次核对患者姓名。
(1)夹闭输液管夹子和输液管调节器(图 5-71),检查 on-line 管(Y 形管端)与 A 管侧管连接是否紧密,打开 on-llne 管 Y 形管的蓝色夹子及 A 壶侧管夹子,关闭 on-line 管 Y 形管的红色夹子,将 A 管与 Y 形管分离(图 5-72),Y 形管套上无菌盖帽,A 管连接 A 端引血,固定好,打开血路管 A 管和穿刺针夹子,开泵引血,引血过程中右手握住 V 管的夹子,密切关注引血过程患者的反应(图 5-73~图 5-76)。	调节血流速度 50~100mL/min。如推低分子肝素,当血液到达 A 壶时,可在 A 管的采血点推注低分子肝素。
(2)连接回路:引血至 V 壶下离废液待还 20~30cm,同时夹闭 V 管、关闭血泵连接 V 管至血管通路的 V 端,打开 V 管夹子及血管通路 V 端夹子,开动血泵(图 5-77),调节血泵流速缓慢调到 150mL/min(图 5-78)左右观察患者无不适后根据患者情况调节血流量(200mL/h 左右)。	及时夹闭 V 端和停泵,避免血液进入废液袋中。若怀疑 V 管末端污染,可用安尔碘棉签消毒,松开 V 管的夹子冲洗消毒液,夹闭 V 管。根据患者静脉压及心功能等调节血流量。
(3)当血液到达 V 壶时,机器自动进入透析治疗模式、产生报警→按下屏幕左侧的 start/reset 键复位→打开 UF(图 5-79)→确认治疗方式(HF/HDF)正确,打开 Y 夹按下 on-line 泵的 start 键(图 5-80)→打开肝素泵(图 5-81)→on-line 泵转动,置换液输入 A 管→on-line 屏幕显示"Postdilution sub rate too high!"(图 5-82),产生报警→按下大屏幕左侧的 start/reset 键复位。	注意 Y 形管此时是红色端的夹子关闭,蓝色端的夹子和链接 A 壶的夹子打开。

操作步骤	要点与说明
(4)检查管路:按 A→V 顺序检查管路连接是否正确、紧密,盖帽是否完好(图5-83)。	
(5)固定管路:按 A-V 内瘘穿刺要求固定(图5-84)。	
9.无补液时挂500mL生理盐水一袋于输液架上,并连接输液管。	一挤,二照,三倒转,四复照。
10.加床栏,防跌倒。	
11.交代注意事项,整理床单位,协助患者取舒适体位。	
12.整理用物,垃圾合理分类。	
13.脱手套,洗手。	
14.再次核对后记录,签名(图5-85)	

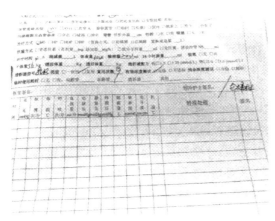

图 5-48　核对患者资料

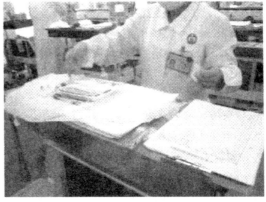

图 5-49　打开一次性穿刺包并放入穿刺针和肝素

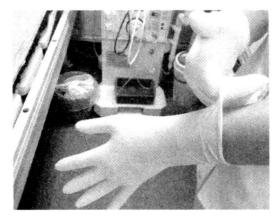

图 5-50　戴无菌手套

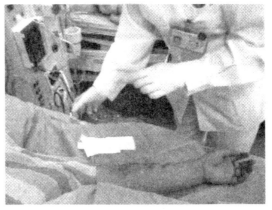

图 5-51　铺无菌巾并准备好胶布

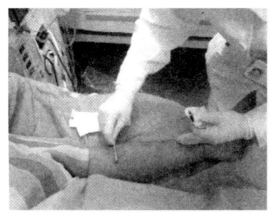

图 5-52　消毒静脉两次

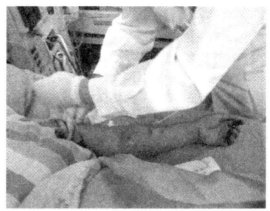

图 5-53　绑止血带

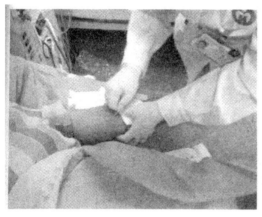

图 5-54　穿刺静脉

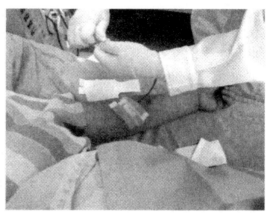

图 5-55　固定静脉并排气

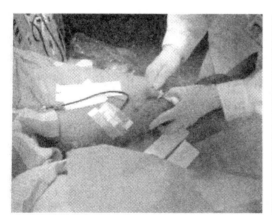

图 5-56　二次消毒动脉后穿刺

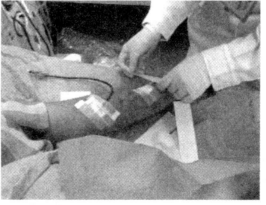

图 5-57　固定动脉并检验流量（和排气一样方法）

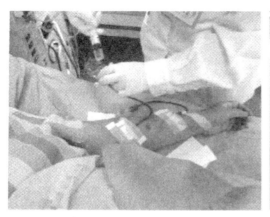

图 5-58　推首剂肝素

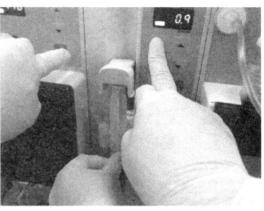

图 5-59　装肝素并正压快推 1mL,设置参数

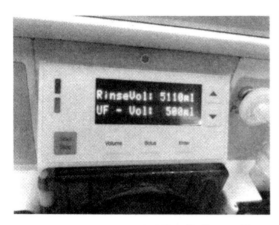

图 5-60　置换泵显示冲洗量足够,按 stop 键

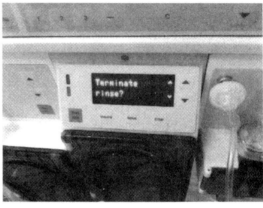

图 5-61　按 stop 键进入 Terminate rinse 界面

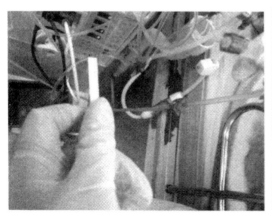

图 5-62　取出静脉端测试消毒剂残余浓度,
根据冲洗效果决定是否结束预冲

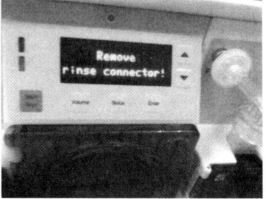

图 5-63　试纸检测通过后,结束预冲,
移除冲洗连接,接到废液袋上

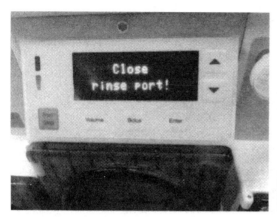

图 5-64　盖上冲洗口盖

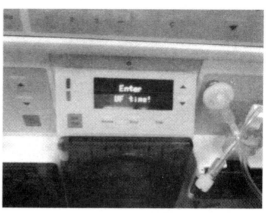

图 5-65　进入 UF 界面

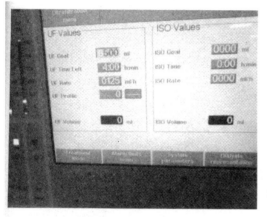

图 5-66　设置 UF 参数

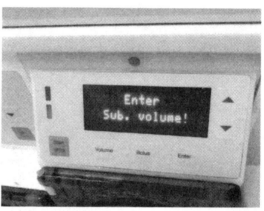

图 5-67　进入 volume 界面

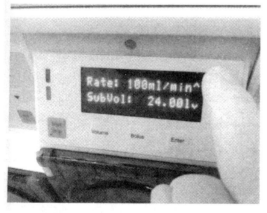

图 5-68　设置 volume 参数（6～8L/h）

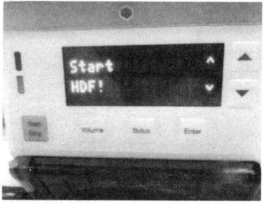

图 5-69　按 Enter 键选择进入 Start HDF/HF 界面

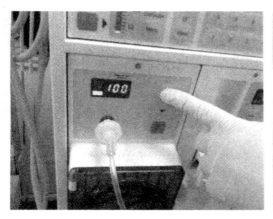

图 5-70　调节血流量(50～100mL/min)

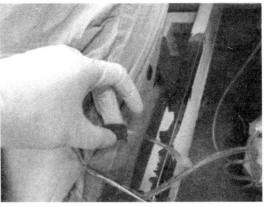

图 5-71　夹闭输液管夹子(夹到根部)，
关闭输液管调节器

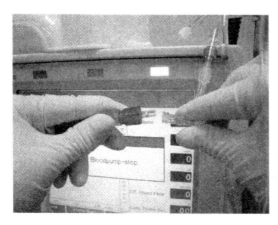

图 5-72　打开 Y 形管的蓝色夹子及 A 壶
侧管夹，关闭 Y 形管的红色夹子分离盖帽

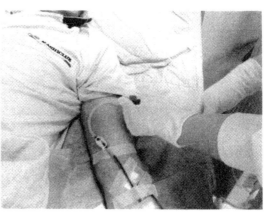

图 5-73　接动脉穿刺针、开夹、引血

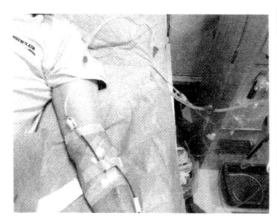

图 5-74　固定动脉管路

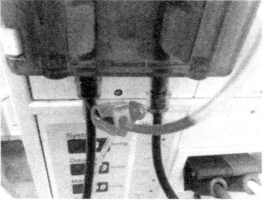

图 5-75　打开 A 管感应器夹子

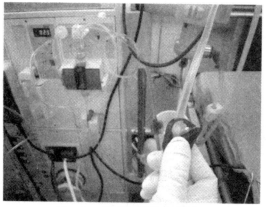

图 5-76　引血时握住 V 管夹，
血引至静脉壶下停泵夹管

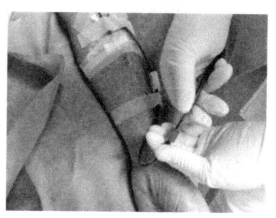

图 5-77　接静脉穿刺针，松开夹子，固定静脉管

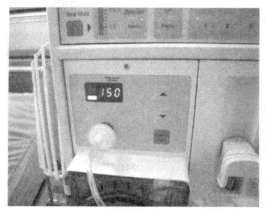

图 5-78　调节流量到 150mL/min，
观察患者有无不适

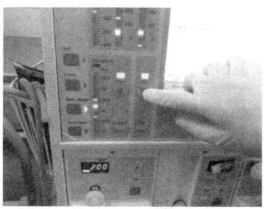

图 5-79　调节到治疗血流量，打开 UF

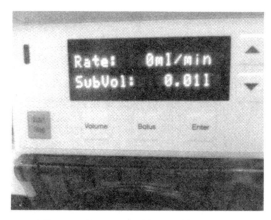

图 5-80　打开 Y 夹，按 start 键，
开始 HDF/HF 模式

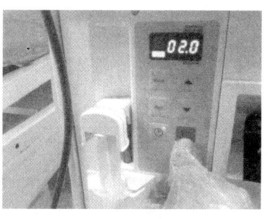

图 5-81　开肝素泵，同时打开肝素夹

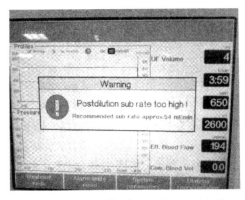

图 5-82　常规报警,按 start/reset 键复位

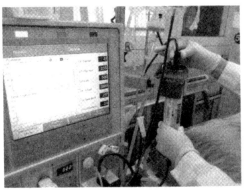

图 5-83　检查管路,再次核对透析器

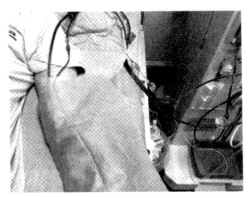

图 5-84　固定,整理床单位

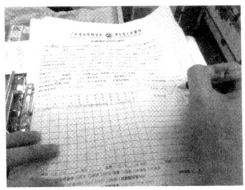

图 5-85　洗手、记录

(三)静脉置管血液滤过、血液透析滤过(HF/HDF)上机操作流程

1.目的

利用人工肾为慢性肾衰竭、急性肾衰竭、尿毒症等肾病患者排除体内毒素和多余水分,提高生活质量。

2.设备及用物

(1)个次性置管包 1 个。

(2)20mL 注射器(普通肝素用)1 支。

(3)2.5%碘酒(必要时)1 瓶。

(4)5mL 注射器 2 支。

(5)75%乙醇(必要时)1 瓶。

(6)3%过氧化氢溶液(置管口感染时用)1 瓶。

(7)抗凝药 1 支。

(8)防脱管标识牌(必要时用)1 张。

(9)快速洗手液 1 瓶。

(10)消毒篮 1 个(内有透明胶布 1 卷、纸胶布 1 卷、安尔碘 1 瓶、棉签 3 包、消毒液有效浓度试纸 1 瓶、消毒液残余量试纸 1 瓶)(检查所有物品都在有效期内)。

3.操作步骤与要点说明

操作步骤	要点与说明
1.操作者准备：着装规范,洗手,戴口罩、帽子,戴清洁手套。	操作前要"三查七对"。
2.查对：患者身份、透析器资料、医嘱。	
3.评估：患者病情,合作程度,测量血压(视情况监测血压),解释、问二便。	了解透析间期病情如有无发热、出血、跌倒损伤等情况,透析前体重,既往血透记录中血流量情况及血压变化。
4.查对机器及管路处于正常预冲状态,设置各治疗参数。	
5.检查所有物品准备齐全(用快速洗手液消毒手套)。	确保透析液处于正常开放状态,血泵、on-line泵正常转动,确保透析液500mL/min。
6.清洁置管伤口。	
(1)二次查对患者身份、透析器资料、医嘱(图5-86)。	
(2)摆体位：取舒适卧位,双手平放,头偏向对侧,勿躁动。	
(3)开包：查消毒日期及包装密闭性后开包,放入2支5mL的注射器,抗凝药1支(图5-87)。	
(4)拆除敷料：戴第一双无菌手套,拆除双腔管敷料,将弯管反转向上,用一长胶布固定于面部(直管顺势固定于患者身上);再拆除伤口敷料,注意保持皮肤完整性,视污迹情况脱去清洁手套,用快速洗手液洗手(图5-88)。	
(5)评估置管部位：皮肤清洁度、完整性,有无胶布过敏,伤口有无分泌物、血迹,缝线有无脱落,导管是否外露过长。	注意动作轻柔,预防损伤患者皮肤。
(6)清洁：视情况用风油精棉签清洁胶布痕迹、安尔碘棉签清洁置管口血痂,涂消炎药膏,清洁完毕用快速洗手液洗手套,如置管口有脓性分泌物或者红肿应用过氧化氢溶液消毒,清洗,并告知医生(图5-89)	如血痂较多或者置管口有红肿、脓性分泌物等需告知医生,必要时用3%过氧化氢溶液清洗。遵医嘱用药。
7.消毒置管伤口。	如拆除敷料时手套有血迹等要更换手套。
(1)消毒：取4只装安尔碘消毒置管口(图5-89)及周围皮肤,范围10cm×10cm,戴第二双无菌手套(图5-90),注意：戴无菌手套的手不可低于腰以下部位。	如置管口清洁,可直接进入消毒步骤。
(2)固定：取3M敷料贴固定双腔管开口处重叠固定,(开口方向为双腔管末端且双面均保持无菌),另取一块无菌纱块覆盖3M敷料贴裂孔上,覆盖置管口,胶布固定(图5-91~图5-93)。	
(3)铺巾：双手持治疗巾背面,无菌面朝上,铺治疗巾于伤口敷料上(直管找准位置让双腔管放在上面即可)(图5-94)。	
8.开管。	

操作步骤	要点与说明
(1)松肝素帽:放下双腔管尾部,恢复弯管原方向(直管时可省略)。将肝素帽拧松(图5-95)。	先动脉管后静脉管。
(2)消毒:一手握管固定,另一手拧开肝素帽,另取独立包装安尔碘纱块撕开包装,撑开小口(图5-96)。	注意无菌操作。
(3)裹双腔管口,左右揉搓后取一块无菌纱布垫托双腔管口(图5-97)。	用无菌纱布盖好。
(4)抽吸:取5mL注射器抽吸封管液各1.5mL,先抽吸动脉(A)管,再抽吸静脉(V)管后连接套紧(不需取下);取另一个5mL注射器连接A管抽吸、推注,确认血流顺畅后连接套紧(不需取下)(图5-98)视污迹情况脱去无菌手套、用快速洗手液洗手(如无血迹,用快速洗手液洗手套即可)。	
(5)普通肝素使用者。推首剂肝素:在双腔管静脉端推首剂肝素,分离肝素注射器,夹闭双腔管静脉端重新放置在无菌纱布内一将肝素注射器与肝素管连接,安装在肝素泵上(图5-99～图5-101)。	
9.上机。	上机前再次核对患者姓名、透析器、医嘱。
(1)一次性透析器on-line屏幕显示Rinse volume100mL、UF volume 500mL以上,复用透析器需观察on-line泵显示Rinse volume 2500～3000mL、UF volume 500mL以上(图5-102),按下on-line泵的stop键,on-line泵停止转动、显示"Terminate rinse?",先不按确认键(图5-103),(复用透析器检测消毒液残余量)取一条检测消毒液残余量试纸,打开on-line泵下面的冲洗口盖,取出与V管相连的冲洗接头并分离(注意保持无菌,先不丢弃接头)滴出V管内液体于试纸上,检测消毒液残余量是否合格(图5-104)。	一次性透析器直接结束预充。
1)如果检测合格,将血路管V端接到废液袋,冲洗接头接回冲洗口,固定好,on-line屏幕重新显示冲洗量,按下on-line泵的stop键,on-line泵停止转动、显示"Ter minate rinse?"按确认键,on-line屏幕显示"Remove the rinse connector!"移开冲洗接头,on-line屏幕显示"Close rinse port!",关闭冲洗口(图5-105、图5-106)。	
2)如果检测不合格,把V端和冲洗接头接好,重新接回冲洗口,继续冲洗,直到检测合格。合格后按1)步骤进行。	
3)如果不按照规程操作,导致on-line泵预充失败,可以按照HD的预充方式预充。在上机后开on-line泵的时候记得排尽on-line管里面的气体。	
(2)根据on-line泵的提示(Enter UF time)设置超滤量和(Enter Sub volume)置换液量(图5-107～图5-110)。Enter进入选择模式界面(Start HDF/HF)(图5-111)设置治疗方式,调节血泵流速至50～100mL/min。	

操作步骤	要点与说明
(3)引血:夹闭输液管夹子和关闭输液管调节开关(图 5-112)→检查 Y 形管与 A 壶侧管连接是否紧密→打开 on-line 管 Y 形管的蓝色夹子及 A 壶侧管夹子→关闭 on-line 管 Y 形管的红色夹子→将 A 管与 Y 形管分离(图 5-113),Y 形管套上无菌盖帽→A 管连接血管通 A 端引血(血流速度 50～100mL/min)。引血过程中右手握住 V 管的夹子,密切关注引血过程患者的反应。(图 5-114、图 5-115)	如推低分子肝素原液,当血液到达 A 壶时,可在 A 管的采血点推注低分子肝素。
(4)连接回路:引血至 V 壶离废液待还 20～30cm 时→同时夹闭 V 管、关闭血泵→连接 V 管至血管通路的 V 端→打开 V 管夹子及血管通路 V 端夹子→开动血泵,流量 150mL/min 左右观察患者无不适后根据患者情况调节血流量(图 5-116、图 5-117)。	及时夹闭 V 端和停泵,避免血液进入废液袋中。 若怀疑 V 管末端污染,可用安尔碘棉签消毒,松开 V 管的夹子冲洗消毒液,夹闭 V 管。 根据患者静脉压及心功能等调节血流量。 注意 Y 形管此时是红色端的夹子关闭,蓝色端的夹子和链接 A 壶的夹子打开。

(5)当血液到达 V 壶时,机器自动进入透析治疗模式、产生报警→按下屏幕左侧的 start/reset 键复位→打开 UF→确认治疗方式(HF/HDF)正确,打开 Y 夹按下 on-line 泵的 start 键→打开肝素泵→on-line 泵转动,置换液输入 A 管→on-line 屏幕显示"Postdilution sub rate too high",产生报警→按下大屏幕左侧的 start/reset 键复位(图 5-118～图 5-121)。

10.包扎、固定双腔管。

(1)拧紧连接口(图 5-122),取 2 支装安尔碘棉签,分别消毒连接口(先对侧、后近侧)(图 5-123),取一块无菌纱布包裹,用 2 条短胶布固定(图 5-124)。

(2)用一条宽胶布固定双腔管弯折处。(直管固定在双腔管末端)(图 5-125)。

(3)将血路管固定于患者肩臂或者大腿衣服处,整理好衣物。

(4)将治疗巾折成 1/4 大小包裹血路管置于胸前,暴露伤口敷料,便于观察。

(5)检查血管通路:按 A→V 顺序检查管路连接是否正确、紧密完好。

11.交代注意事项。

12.整理。

(1)整理床单位。

(2)助患者取舒适体位。

续表

操作步骤	要点与说明
（3）整理用物，垃圾分类处理。	
（4）脱手套，用快速洗手液洗手。	
（5）再次查对患者身份、透析器资料、医嘱，必要时挂防脱管标识牌，做好相关记录（如置管情况），签全名。	

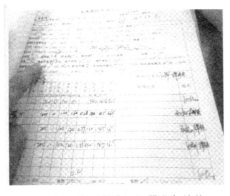

图 5-86　查对并确保机器准备就绪

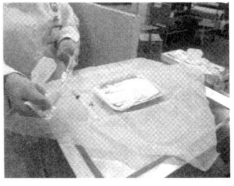

图 5-87　开置管包并准备注射器和肝素

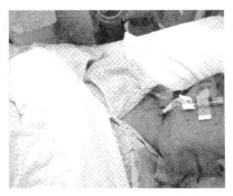

图 5-88　戴第一双无菌手套拆除敷料并固定

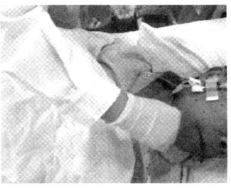

图 5-89　视情况清洁并消毒局部伤口

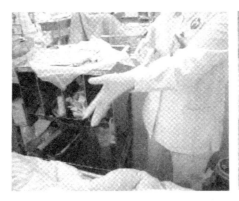

图 5-90　戴第二双无菌手套

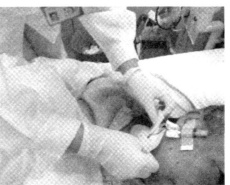

图 5-91　敷料贴孔对准导管 Y 形
分叉口，确保可以调整

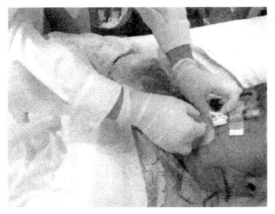

图 5-92　将辅料贴的开缝端重叠粘贴固定

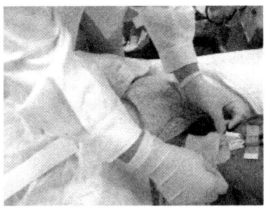

图 5-93　在敷料贴孔处放一块无菌纱并固定

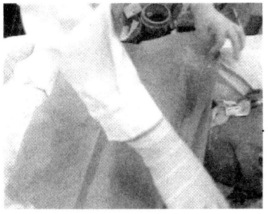

图 5-94　铺无菌巾

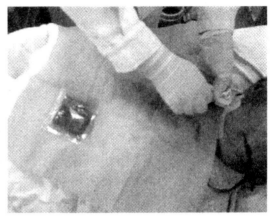

图 5-95　松开肝素帽

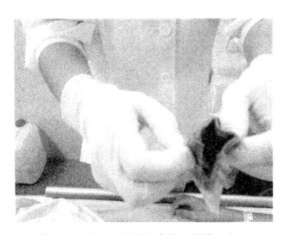

图 5-96　撕开一次性消毒纱布并撑开小口

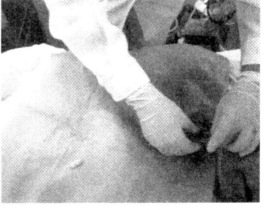

图 5-97　拧开肝素帽并套入无菌纱布并搓洗双腔管

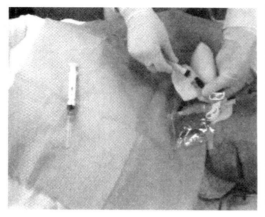

图 5-98　抽出封管液后抽吸动脉,先 A 后 V

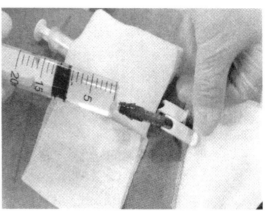

图 5-99　推首剂肝素

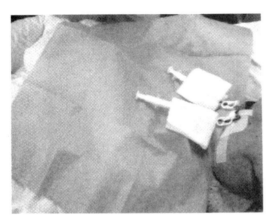

图 5-100　推酋剂肝素后,无菌纱布包裹准备引血

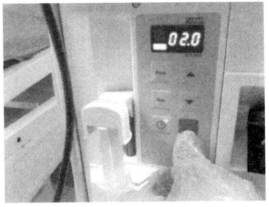

图 5-101　装肝素并正压快推 1mL

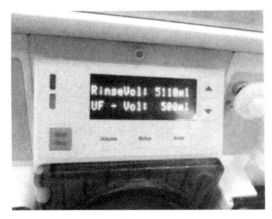

图 5-102　置换泵显示冲洗量足够

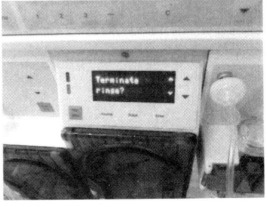

图 5-103　按 stop 键进入 Terminate rinse 界面

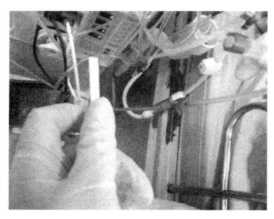

图 5-104 取出静脉端测试消毒剂残余浓度，
根据冲洗效果决定是否结束预冲

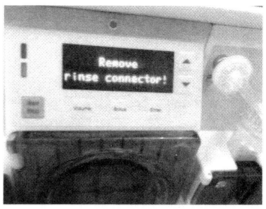

图 5-105 试纸检测通过后，结束预冲，
移除冲洗连接，接到废液袋上

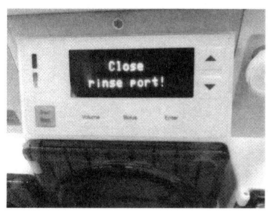

图 5-106 关闭冲洗泵

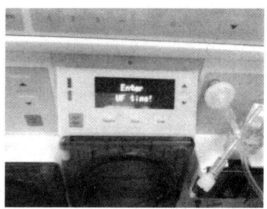

图 5-107 进入 UF 界面

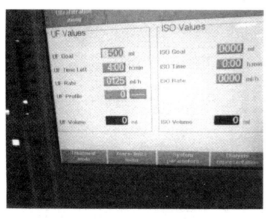

图 5-108 UF 参数

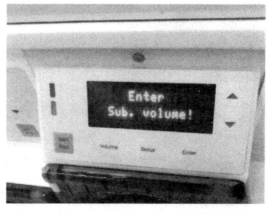

图 5-109 进入 volume 界面

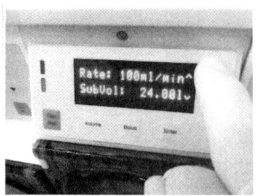

图 5-110　设置 volume 参数(6～8L/h)

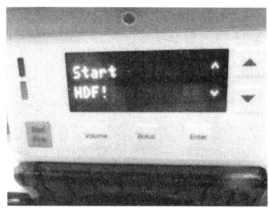

图 5-111　按 Enter 键选择进入
Start HDF/HF 界面

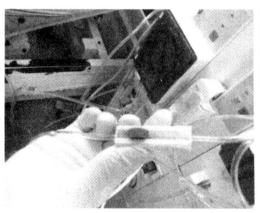

图 5-112　确保输液管调节
器和夹子关闭

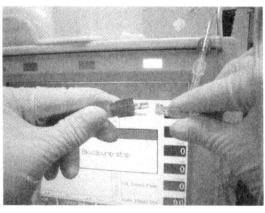

图 5-113　打开 Y 形管的蓝色夹子及 A 壶
侧管夹,关闭 Y 形管的红色夹子,分离盖帽

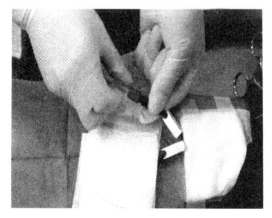

图 5-114　连接动脉,调节流量
(50～100mL/min),引血

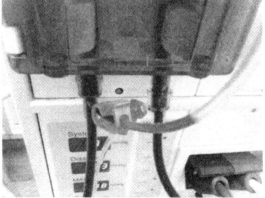

图 5-115　打开 A 管传感器夹,握住 V 夹

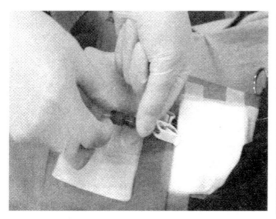

图 5-116　连接 V 端

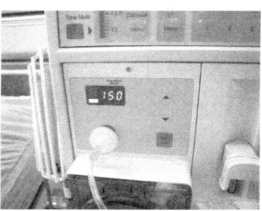

图 5-117　调节流量到 150mL/min
观察患者有无不适

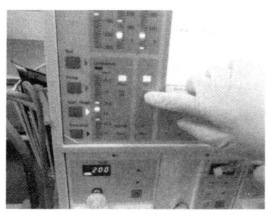

图 5-118　打开 UF,根据需要调节到治疗血流量

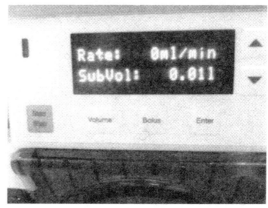

图 5-119　打开 Y 夹,按 start 键,开始
HDF/HF 模式

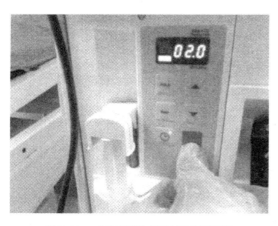

图 5-120　开肝素泵,同时打开肝素夹

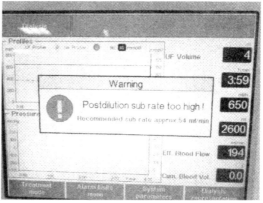

图 5-121　常规报警,按 start/reset 键复位

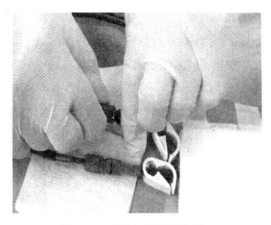

图 5-122　拧紧双腔管两个接口

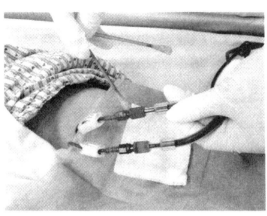

图 5-123　消毒连接口

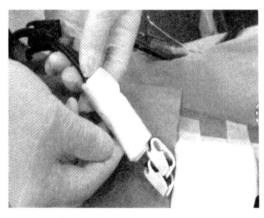

图 5-124　包扎纱布

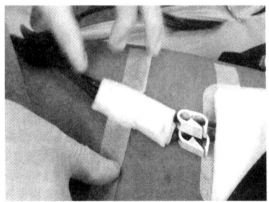

图 5-125　固定双腔管

（四）密闭式回血内瘘穿刺血液滤过、血液透析滤过（HF/HDF）下机操作规程

1.目的

顺利完成血液透析治疗,无合并症发生或使合并症降至最小。

2.设备及用物

（1）透析病历 1 本。

（2）快速洗手液 1 瓶。

（3）医疗垃圾桶 1 个。

（4）锐器垃圾桶 1 个。

（5）500mL 生理盐水 1 袋。

（6）止血贴（患者准备）2 条。

（7）锐器垃圾桶 1 个。

（8）松紧带（患者准备）2 条。

（9）上机穿刺包（剩余胶布 4 条,纱粒 2 个）。

（10）消毒篮（棉签 3 包,安尔碘 1 瓶,3M 胶布 1 卷,纸胶布 1 卷）。

3.操作步骤及要点说明

操作步骤	要点与说明
1.操作者准备:着装规范,洗手,戴口罩、帽子,戴清洁手套。	
2.查对:患者身份、透析器资料、医嘱。	
3.评估:患者病情,合作程度,测量血压,解释。	
4.用物准备,并将污物桶、锐器盒放在合适位置。	便于操作。
5.撕下固定在 A、V 针管的 2 条胶布,用于卷 2 个纱球。	
6.遵医嘱透析后抽血,静脉给药。	需要透析后抽血检验者予以抽血。或按医嘱给予弥可保、可益能等药物。
7.收机方法。	
(1)查对 500mL 生理盐水包装、液体重完好,使用生理盐水收机。机器进入回收状态,确认回收状态(血泵自动关闭)减慢血泵流速 100mL/min。此时置换泵显示器显示"refusion on-line/refusion on NaCL",选择"refusion on NaCL",按 Enter 键,关闭置换液管与动脉壶的连接。	一挤,二照,三倒转,四复照。
(2)夹闭动脉夹,打开输液管夹,按键 Start 开始用生理盐水回血,回收泵前侧管血液。待 A 壶血液冲淡,关闭血泵。	让管路里的空气及小血块冲至动脉壶,避免回到体内。
(3)打开动脉夹,利用生理盐水重力势能,回收动脉穿刺针管血液。夹闭 A 夹子与 A 穿刺针夹子,并分离。分离后接到侧管。	收机过程勿离开透析单元,保持高度警戒,密切观察患者反应、透析机、透析器情况。
(4)开泵,继续回血,搓透析器,将血液收回体内至 V 端呈淡血色,关泵,关闭 V 穿刺夹子及 V 夹并分离。	动脉端分离后接到侧管,静脉端回血完毕接回泵前动脉侧管。复用透析器开机巡管 10 分钟。
(5)消毒穿刺点,待干,穿刺点贴上止血贴,先拔出 A 内瘘针,纱布粒按压,用胶布固定和(或)脉压带加压固定,再拔出 V 内瘘针用胶布固(或)脉压带加压固定。评估内瘘。	评估 A、V 穿刺针部位是否有出血、渗血,内瘘是否通畅。并且触摸内瘘震颤情况。
8.再次查对患者身份、透析器资料、医嘱。	
9.拆旁路和置换管路,机器消毒。	
10.整理用物,垃圾分类。	
11.脱手套,用快速洗手液洗手。	
12.做好相关记录,签全名。	
13.患者交代相关注意事项,协助患者离床。	告知患者拆除胶布方法、时间,无不适者休息 10 分钟后离开。

（五）密闭式回血静脉置管血液滤过/血液透析滤过（HF/HDF）下机操作规程

1.目的

当血液透析患者所有治疗参数均已达到时，严格无菌原则为其回血下机，以完成透析治疗，按管腔容量严密封管，防止堵管，保证患者安全。

2.设备及用物

（1）500mL 生理盐水 1 袋。

（2）无菌纱布 2 包。

（3）肝素钠针 1 支。

（4）2.5mL 注射器、10mL 注射器各 1 支。

（5）3M 敷料贴 1 块。

（6）清洁手套 1 盒。

（7）透明胶布 5 条。

（8）快速洗手液 1 瓶。

（9）消毒篮 1 个（内有透明胶布 1 卷、纸胶布 1 卷、安尔碘 1 瓶、棉签 3 包、消毒液有效浓度试纸 1 瓶、消毒液残余量试纸 1 瓶）。

3.操作步骤及要点说明

操作步骤	要点与说明
1.操作者准备：着装规范，洗手，戴口罩、帽子，戴清洁手套。	操作前要"三查七对"。
2.查对：患者身份、透析器资料、医嘱。	
3.评估：患者病情，双腔管型号及容量、封管液类型及浓度（假设此患者有肝素透析，管腔容量 A：1.2mL，V：1.3mL），合作程度，测量血压，解释。	观察水肿消退情况，医嘱是否准确，透析治疗目标是否已达到。
4.准备透明胶布 5 条，再次检查所有物品准备齐全（用快速洗手液消毒手套）。	对过透明胶布敏者用纸胶布。
5.配制封管液：查对 500mL 生理盐水包装、液体重完好后挂到机器输液挂钩上，并连接好输液管→取 10mL 注射器抽吸 10mL 生理盐水，取 2.5mL 注射器配制肝素生理盐水（先抽 1.25mL 生理盐水，再抽 1.25mL 肝素）→助患者取舒适体位，打开患者胸前治疗巾，封管注射器置于治疗巾上（图 5-126、图 5-127）。	常规封管液的浓度比为，有肝素透析者，普通肝素：生理盐水＝1∶1；无肝素透析者，普通肝素：生理盐水＝1∶3。如用尿激酶等药物封管时，严格按医嘱执行。
6.回收。	
(1)确认机器进入回收状态(图 5-128)，打开包裹血路管与双腔管的纱布，将双腔管夹子移至合适位置→减慢血泵流速至 50～100mL/min，确认回收（血泵自动关闭），关闭旁路。	
(2)根据小屏幕提示，选择用盐水收机，夹闭供置换液动脉壶上侧支。	
(3)打开动脉端预冲侧管，夹闭动脉管近心侧，开泵用生理盐水将动脉侧管内的血液回输到动脉壶。	将监测动脉压管内的血液吸回动脉管内(图 5-129)。

操作步骤	要点与说明
(4)关闭血泵,打开动脉管近心侧夹子,靠重力将动脉侧管近心侧的血液回输入患者体内(图5-130)。	
(5)夹闭动脉管路夹子和双腔管动脉夹子。	
(6)打开血泵(图5-131),用生理盐水全程回血,回血过程中,可使用双手揉搓透析器(图5-132),但不得用手挤压静脉端管路,将管路里的血液全部回输到患者体内。	避免给患者回输过多的生理盐水。
(7)停泵,夹闭静脉管路夹子和双腔管静脉夹子。	以冲净为止。
(8)分离管路与双腔管(用快速洗手液消毒手套)。	操作过程要和患者交流,并密切关注患者面部表情变化,严格遵守无菌原则。
7.封管。	
(1)打开无菌纱布外包装,取2根安尔碘棉签分别消毒双腔管A、V端后各垫上1块无菌纱布→取下10mL生理盐水注射器的针头,连接于双腔管A端→松开夹子,推注5mL生理盐水,关闭夹子→分离10mL注射器,连接于双腔管V端,松开夹子,推注剩下的5mL生理盐水,关闭夹子。	
(2)再次查对管腔容量,取下肝素生理盐水注射器的针头,将肝素生理盐水注射器连接双腔管A端→松开夹子,推注1.2mL肝素生理盐水封管→关闭夹子,(取下10mL注射器),取下肝素生理盐水再连接双腔管V端,松开夹子、准确推注1.3mL肝素生理盐水封管→关闭夹子,分别用纱布擦掉管口的血迹→消毒后取肝素帽分别封闭双腔管A、V端(图5-133)。	
8.包扎、固定双腔管。	
(1)再次查对(患者身份、透析器资料、双腔管型号及容量、封管液类型及浓度)。	
(2)包扎:取1块无菌纱布,一长一短,上下对折兜住双腔管尾部,再左右对折,用胶布固定;取1块无菌纱布包裹双腔管夹子部,用胶布固定。	
(3)撕开覆盖在置管处的纱布,取安尔碘棉签消毒置管伤口(图5-134),待干后覆盖3M敷料贴(图5-135)。	有红肿者涂百多邦药膏。
(4)固定:用3条胶布将已包扎好的双腔管妥当固定于患者身体内侧。	
9.整理。	再次查对无误后整理好物品,垃圾分类处理。
(1)取下透析液输入端扣回原位,关上旁路盖子,使透析液旁路液体抽吸干净→打开旁路盖子,取下透析液输出端扣回原位→设置机器消毒。	

操作步骤	要点与说明
(2)整理用物,垃圾分类处理。	
(3)脱手套,用快速洗手液洗手。	
(4)做好相关记录,签全名。	
(5)向患者交代相关注意事项,协助患者离床。	

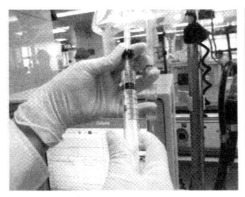

图 5-126　配制封管液

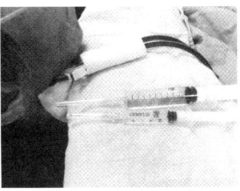

图 5-127　打开治疗巾

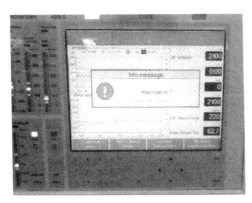

图 5-128　透析完成,确认回收

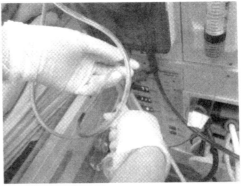

图 5-129　回收动脉感应器管内血

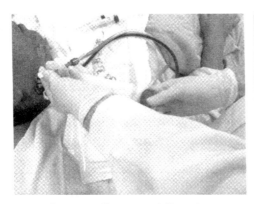

图 5-130　关泵,回双腔管 A 端血

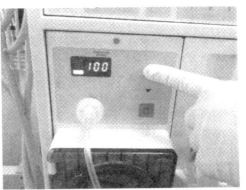

图 5-131　回完后夹闭双腔管 A
端夹子,继续开泵回血

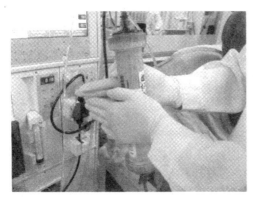

图 5-132　搓透析器

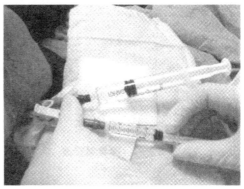

图 5-133　肝素封管

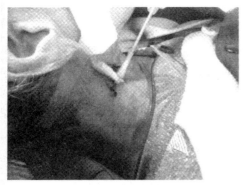

图 5-134　消毒置管口

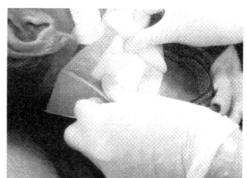

图 5-135　贴 3M 敷料贴

四、血液灌流操作规程

（一）血液灌流操作原则

（1）应使用无菌技术进行灌流器预冲、上机和下机的操作。

（2）对于采用无菌水保存的灌流器应按照湿膜透析器的预冲方法，先将血路管的动脉管路灌满生理盐水后再和灌流器连接，确保各连接紧密。

（3）应使用足够量的预冲液进行灌流器的充分预冲，以降低不良反应的发生率。

（4）按照产品说明书规定的肝素盐水浓度和容量预冲灌流器，因为吸附剂的作用存在体外循环凝血的危险。

（5）连接患者前使用生理盐水冲掉血路管和灌流器内的肝素盐水。

（6）在整个预冲过程中，均应用手轻拍及转动灌流器，使空气全部排出，保证灌流器充分肝素化，观察有无吸附剂颗粒随液体流出。禁止用金属等硬物敲打灌流器，以防损坏灌流器，导致吸附剂脱落。

（7）血液灌流和血液透析联合应用时，应将灌流器串联在透析器前。

（8）严格按照灌流机的要求连接各个监测接头，保证治疗安全。

（9）使用生理盐水回血下机，禁止使用空气回血。

（10）回血过程中护士需要轻轻地用手拍打、转动灌流器,使体外循环的血液全部回入患者体内。

（11）灌流过程中严密观察患者的体温、脉搏、血压和呼吸变化,尤其应注意灌流初期由于血容量减少而引起的血压下降,做好相应的预防措施,患者的血压骤降时应中止灌流。

（二）血液灌流操作规程（一）

1.目的

正确地安装血路管和灌流器,保持无菌操作,对灌流器和血路管进行充分的冲洗和排气,为血液灌流治疗做好准备。

2.范围

血液灌流。

3.责任人

注册护士。

4.程序

（1）打开电源开关,根据血液灌流机的功能开机使血泵转动。

（2）准备物品:生理盐水 2000mL、灌流器、血管路、肝素钠注射液、穿刺针或双腔静脉导管、注射器、手套、50％葡萄糖、葡萄糖酸钙注射液、地塞米松等;检查物品包装有无破损,有效期。

（3）检查设备并安装灌流器和血路管（根据管径选择与机器相匹配的血路管）,应确保各连接紧密。

1）安装动脉管路:打开泵盖,按压血泵左侧夹子将管路紧紧固定在夹子内,顺时针方向转动血泵,直至管路被完全滚动进血泵中,盖上泵盖。夹闭各个侧支小管夹子,动脉壶倒挂于透析器架上,灌流器连接端和患者连接端固定于支架上。

2）打开输液器,将生理盐水（1000mL 含肝素 20mg）与动脉血路管的患者连接端相连。

3）开血泵,以不高于 100mL/min 的流量使生理盐水充满动脉血路管,3/4 满时翻转动脉壶,正挂于支架上,盐水流至动脉血路管的灌流器连接端时停止血泵。

4）安装灌流器:将灌流器动脉端朝上,用专用扳手逆时针拧开端帽后,与动脉血路管连接,并翻转灌流器使静脉端向上。

5）安装静脉血路管:将静脉血路管的患者连接端与灌流器相连,静脉壶放入气泡探测器内,静脉管路放入静脉夹并装入血液保温器内,连接静脉压感应器,患者连接端连于集液袋或集液容器内。

（4）按照要求使用足够量的生理盐水预充,最后使用淡肝素盐水预冲（500mL 生理盐水内含肝素 50mg）,肝素管排气后夹闭夹子盖好小帽,准备连接患者（根据需要决定是否进行密闭循环预冲）。

（5）预冲液的配制（应根据医院及患者的不同情况决定使用）:

1）含 40mg 肝素的生理盐水 1000mL、含 50mg 肝素的生理盐水 500mL、不含肝素的生理盐水 500mL。

2）依次低浓度的肝素生理盐水 1000mL 预冲灌流器和管路,最后使用一瓶含肝素 50mg

的生理盐水 500mL 以低于 100mL/min 的流速缓慢预冲(瓶内的生理盐水约剩 100mL 时,再以 200mL/min 流速密闭循环 20 分钟)。如果无肝素灌流再使用一瓶无肝素的生理盐水 500mL 冲入体外循环系统中,待排出血路管、灌流器内高浓度肝素生理盐水时(瓶内的生理盐水约剩 200mL 时),即可连接血液通路引血上机。

(6)建立血路通路及抗凝准备:

1)建立血管通路:一般采用临时性血管通路,首选股静脉、颈内静脉置管,方法简便迅速,有利于抢救。

2)抗凝的应用:根据患者情况,首次剂量按 0.8~1.0mg/kg 体重或低分子肝素 5000U(或根据凝血时间来调整肝素的首剂用量,既能避免灌流器凝血又能避免出血)。

(7)血液灌流上机操作规程:

1)建立血路通路后,将动脉血路管连接到双腔静脉导管的动脉管(红色端管)或动脉穿刺针,开动血泵,以 50~100mL/min 的速度引血,预冲液的排出根据患者血压决定,把静脉血路管与双腔静脉导管的静脉管(蓝色端管)或与静脉穿刺针连接。然后直接进入治疗状态。待血流稳定后,若患者生命体征平稳,应尽快将血流量调节至 150~200mL/min。记录上机时间,灌流持续时间 2~2.5 小时为宜(灌流机操作时可设置系统时间为 2~2.5 小时)。

2)抗凝维持:根据抗凝需要推注肝素,一般每半小时手动推注 5mg,也可使用肝素泵持续推注。

3)上机后根据医嘱给予特殊用药如静脉端给 50% 葡萄糖 20mL,10% 葡萄糖酸钙 10mL,地塞米松 5mg(根据患者情况决定是否使用)。

4)注意患者的保温。

(8)血液灌流回血下机操作规程:

1)洗手,戴手套、口罩,准备用物。

2)灌流时间已到,先将血泵流速减慢至 50~100mL/min(根据需要在动脉端管路穿刺点取血标本做相关检验)。

3)采用生理盐水回血法将体外循环系统中的血液回输到患者体内(方法同血液透析回血法),回血时生理盐水控制在 200mL 以内。

4)穿刺部位加压止血或执行留置导管的护理。

5)测血压、脉搏,交代患者注意事项。

6)废弃的管路及透析器放入黄色医疗垃圾袋内,系紧袋口。

7)整理用物。

8)使用含消毒液抹布擦拭灌流机。

(三)血液灌流操作规程(二)

1.目的

正确操作灌流机,正确安装血路管和灌流器,保持无菌操作,对灌流器和血路管进行充分的冲洗和排气,为血液灌流治疗做好准备。

2.范围

血液灌流。

3.责任人

注册护士。

4.程序

(1)连接电源线:将随配电源线插入设备后面的电源插座内,接通电源,打开电源开关。

(2)检查设备并安装灌流器和管路:

1)动脉管路安装:识别泵管内径规格是 8mm 还是 6mm,外径分别为 12mm 和 10mm。

a.根据泵管粗细,调节泵头间隙后装入泵管:打开泵盖→取出泵头上的手柄→手指捏住松开夹管装置→泵管始端(远离灌流器接口端)嵌入左侧导向槽内→转动泵头将泵管置于导向柱之间→顺时针方向摇动手柄,直到泵管完全被导向柱导入滚轮与泵壳壁之间→将泵管的末端(近灌流器接口端)嵌入右侧导向槽内→手指松开使夹管装置回复夹紧泵管→将手柄与电机轴定位槽对准后嵌入→盖上泵盖。

b.有效流量测试:按"单泵"键,待血泵电机转速稳定后,测量 3 分钟内的流量,应符合±10%的要求。如果不符合或泵不出液体,再调整泵头间隙至达到要求。

2)灌流器安装:打开血液连接管路的外包装,将连接管路上的各开关夹闭合,然后将灌流器动脉端朝上,用专用扳手逆时针拧开端帽后,与动脉血路管连接;同法连接静脉血路管。确保各连接紧密。将带有连接管路的灌流器推入灌流器夹张开的缺口内,使动脉端朝下,静脉端朝上。

3)固定静脉连接管路并装入血液保温器内:打开血液保温器门盖→将静脉壶下端管路卡入左侧卡槽内→将管道顺向嵌入 S 形导向槽内→将管路的另一端卡入右侧卡槽内→关上门盖。

4)装入气泡传感器:将静脉管路回血段由外向内推入气泡传感器的卡槽内即可。

5)装入阻流夹:打开夹盖,将静脉管路由外向内推入阻流夹卡槽内,合上夹盖。

6)与压力监测器相连:将动脉压管路螺纹接头顺时针方向旋入血泵附近的动脉压监测器内,完成动脉压监测连接;将静脉压管路螺纹接头顺时针方向旋入侧面的静脉压监测器内,完成静脉压监测连接。

7)主要防护系统有效性检查:按"系统"键,应触发气泡、液位和静脉压下限报警,将静脉压报警下限调低(−2kPa),静脉压下限报警自动消除;将手指伸入液位监测座内,液位报警应自动消除(红外原理);当充满液体的管路卡入气泡探测器槽内时,按阻流夹按钮,气泡报警应自动消除,血泵电机自动开始运行。

(3)预冲与排气:

1)物品准备:HA130 一次性使用血液灌流器、延长管、动力装置;透析常用物品:肝素 3支,生理盐水 3500mL(必须保证),5%GS 500mL(选用)、地塞米松 5~10mg(选用)等。

2)预冲液的配制:5%GS 500mL 直接作为预冲液,含 15mg/500mL 的肝素生理盐水2500mL、含 100mg 肝素的生理盐水 500mL、不含肝素的生理盐水 500mL。

3)预冲:旋开灌流器两端的端帽,倒出灌流器内的保存液,使血液回路的动脉管充满预冲液后,连接灌流器的动脉端。使预冲液充满灌流器后,再把灌流器静脉端与血液回路的静脉管相连,动脉端朝下、静脉端在上。a.依次用 5%葡萄糖 500mL、低浓度的肝素生理盐水 2500mL

预冲灌流器和管路,泵流速为 100mL/min。b.用延长管将透析器串于灌流器后,用含肝素 100mg 的生理盐水 500mL 以低于 50mL/min 的流速缓慢预冲(或以 200mL/min 流速闭式循环 15～20 分钟)。c.最后使用一瓶无肝素的生理盐水 500mL 冲入体外循环系统中,待排出管路、灌流器(及透析器)内的高浓度肝素生理盐水时(瓶内的生理盐水约剩 200mL 时),即可准备引血上机。

在整个预冲过程中,均应用手轻拍及转动灌流器,排出管路及灌流器中的空气,并使灌流器动脉端在下、静脉端在上垂直固定于支架上备用。

(4)抗凝准备:

1)建立血管通路后,于灌流前 10 分钟从静脉一次性推注首剂肝素,常用量为 1mg/kg,也可使用低分子肝素 6000～9000IU 一次性静脉推注(因个体差异,临床医生应根据凝血时间来调整肝素的首剂使用量)。小儿推荐使用低分子肝素抗凝,其用量按体重占成人体重的比例(按 60IU/kg)来估算。

2)用 20mL 规格一次性注射器,吸入 10～20mL 肝素溶液(每毫升溶液含肝素 4mg),连接到肝素管。

如采用肝素自动推注,转动泵夹空出注射器推入空间将注射器装入泵座的半圆弧凹槽内,使注射器推杆头嵌入压塞头内,活塞座的凸棱置于泵座上端的卡槽内,然后往外拉开泵夹到最大位置,同时将泵夹转动 180°后松手,泵夹就将注射器夹紧在泵座上。

(5)灌流前参数设置:

1)血泵参数设置:引血流量设置为 50～100mL/min。

2)动静脉压报警限设置:系统默认设置为动脉压上限 20kPa,动脉压下限－18kPa;静脉压上限 38kPa,静脉压下限＋2kPa;如在试机时出现静脉压下限报警,建议将静脉压下限设置为－2kPa,治疗开始时再上调至＋1kPa 即可。

3)通常预冲及引血阶段启动单泵键在无监测下进行,治疗阶段启动系统键在动静脉压监测下运行。

(6)血液灌流治疗:

1)建立血管通路后,将动脉血路管连接到双腔静脉导管的动脉管(红色端管)或动脉穿刺针,启动血泵,以 50～100mL/min 的速度引血,排尽预冲液,待血液柱接近静脉管路末端时,把静脉管路与双腔静脉导管的静脉管(蓝色端管)或与静脉穿刺针连接。然后直接按系统键进入治疗状态。待血流稳定后,若患者生命体征平稳,应尽快将血流量调节至 180～200mL/min。灌流机操作时可设置系统时间为 2～2.5 小时(如不设置则自动累加治疗时间)。

2)抗凝维持:

a.灌流机可根据抗凝需要设定肝素溶液自动推注剂量,常设肝素液为 4～5mL/h(即肝素 16～20mg/h);根据灌流治疗时间来设置自动推注肝素时间;也可以不设置肝素注入时间和流量而采用人工推注的方法,每半小时手动推注 8～10mg。

b.灌流开始后,启动肝素泵或手工使用维持量肝素(常用量为 16～20mg/h,灌流结束前半小时停用肝素),在灌流半小时内检测 APTT、ACT 值,使之达到基础值的 180%。使用低分子肝素抗凝一般不需追加维持量,首剂量即可维持 4 小时的体外循环治疗。

c.启动加热键,根据环境温度和临床需要设定血液保温值,设置范围为 36～41℃,系统默认设置为 39℃,常规设定为 38～39℃。

(7)血液灌流结束程序:灌流结束前 10 分钟先将血泵流速减慢至 50～100mL/min,根据需要在动脉端管路穿刺点取血标本做相关检验。采用生理盐水回血法将体外循环系统中的血液回输到患者体内。穿刺部位加压止血或保存留置导管,关机,灌流治疗结束。

第六章 普通外科护理

第一节 胃、十二指肠溃疡

胃、十二指肠溃疡是位于胃、十二指肠壁的局限性圆形或椭圆形的缺损。发病原因与胃酸分泌过多、胃黏膜屏障破坏、精神神经因素有关。

一、病因与发病机制

胃、十二指肠溃疡病因较复杂,是多因素综合作用的结果。其中最为重要的是幽门螺杆菌感染、胃酸分泌异常和黏膜防御机制的破坏。

(一)幽门螺杆菌(Hp)感染

幽门螺杆菌感染与消化性溃疡的发病密切相关。约90%以上的十二指肠溃疡患者与约70%的胃溃疡患者中可检出Hp,Hp感染者发展为消化性溃疡的累计危险率为15%～20%;Hp被清除后,胃、十二指肠溃疡易被治愈且复发率低。Hp可产生多种酶,约1/2的Hp菌株还可产生毒素,作用于胃黏膜,引起黏液降解,改变胃黏膜细胞的通透性,导致局部组织损伤,破坏黏膜层的保护作用。胃窦部Hp感染还可以刺激局部胃泌素的释放,进一步加重胃黏膜的损害。

(二)胃酸分泌异常

溃疡只发生在经常与胃酸接触的黏膜处。胃酸过多的情况下,激活胃蛋白酶,可使胃、十二指肠黏膜发生“自身消化”。十二指肠溃疡可能与迷走神经张力及兴奋性过度增高有关,亦可能与壁细胞数增多以及壁细胞对胃泌素、组胺、迷走神经刺激的敏感性增高有关。

(三)胃黏膜屏障破坏

非甾体抗炎药(NSAIDs)、肾上腺皮质激素、胆汁酸盐、乙醇等均可破坏胃黏膜屏障,引起胃黏膜水肿、出血、糜烂甚至溃疡。长期使用NSAIDs者胃溃疡的发生率显著增高。

三、临床表现

主要为慢性病程和周期性发作的节律性腹痛。

(一)症状

1.十二指肠溃疡

主要表现为餐后延迟痛(餐后3～4小时)、饥饿痛或夜间痛,进食后腹痛可暂时缓解,服用抗酸药物或进食能使疼痛缓解或停止。疼痛多表现为上腹部或剑突下烧灼痛或钝痛。腹痛具有周期性发作的特点,秋冬季或冬春季好发。十二指肠溃疡每次发作时,症状持续数周后缓解,间歇1~2个月再发。若缓解期缩短,发作期延长,腹痛程度加重,则提示溃疡病变加重。

2.胃溃疡

腹痛多于进餐后0.5~1小时开始,持续1~2小时后消失。进食后疼痛不能缓解,有时反而加重,服用抗酸药物疗效不明显。腹痛的节律性不如十二指肠溃疡明显。胃溃疡经抗酸治疗后常容易复发。除易发生大出血、急性穿孔等严重并发症外,约有5%胃溃疡可发生恶变。

(二)体征

溃疡活动期,局部有一固定的局限性轻压痛点,十二指肠溃疡痛点在脐部偏右上方,胃溃疡压痛点位于剑突与脐间的正中线或略偏左。缓解期无明显体征。

三、辅助检查

(一)实验室检查

患者可有轻度贫血,活动期大便潜血阳性,伴大出血者血红蛋白及血细胞比容下降,穿孔者白细胞计数及粒细胞比例增加,幽门梗阻患者可有脱水、低钾低氯性碱中毒。

(二)X线钡餐检查

可见壁龛影,间接征象包括局部压痛,十二指肠球部易激惹及球部畸形等。幽门梗阻时表现为幽门管或十二指肠球部变形和狭窄,胃扩大,张力减弱,钡剂入胃后有下沉现象,钡剂滞留胃内>24小时。

(三)胃镜检查

对消化性溃疡诊断较X线钡餐检查更具敏感性和特异性,进行组织活检对溃疡的诊断非常有价值,有利于排除恶性病变以及幽门螺杆菌检测。

(四)幽门螺杆菌检测

90%十二指肠溃疡患者和75%胃溃疡患者并发幽门螺杆菌感染。尿素酶试验是幽门螺杆菌简便快速的检测方法,可以于胃镜检查时对窦部活检组织进行检测。组织学检查是诊断的金指标。非侵入性检验包括血清免疫球蛋白试验和放射性核素标记尿素呼吸试验。

(五)餐后血清胃泌素水平

疑为卓-艾(Zollinger-Ellison)综合征时,应行餐后血清胃泌素水平测定,正常值<200pg/mL。

四、护理要点

无严重并发症的胃、十二指肠溃疡一般以内科治疗为主,外科治疗的重点是对其并发症的处理。

(一)主要护理问题

1.疼痛

与胃、十二指肠黏膜受损、溃疡穿孔后消化液与食物流入腹腔引起腹膜刺激和手术伤口有关。

2.营养失调——低于机体需要量

与食物摄入不足、吸收不良有关。

3.焦虑/恐惧

与患者疼痛、大量呕吐、便血有关。

4.有体液不足的危险

与患者禁食、胃肠减压、穿孔后大量消化液渗入腹腔、幽门梗阻患者大量呕吐有关。

5.潜在并发症

出血、感染、穿孔、吻合口瘘、消化道梗阻、倾倒综合征、反流性食管炎等。

（二）护理目标

（1）患者主诉疼痛感减轻或消失。

（2）患者营养状况得到改善或维持。

（3）患者焦虑/恐惧程度减轻,配合治疗及护理。

（4）患者 24 小时出入量、水、电解质平衡。

（5）患者未发生相关并发症或并发症发生后能得到及时治疗与处理。

（三）术前护理措施

1.心理护理

（1）解释胃、十二指肠溃疡治疗的必要性、需要手术方式、注意事项。

（2）鼓励患者表达自身感受。

（3）教会患者自我放松的方法。

（4）针对个体情况进行针对性心理护理。

（5）鼓励患者家属和朋友给予患者关心和支持。

2.营养支持

（1）根据情况给予高蛋白、高热量、高维生素、低脂、易消化、少渣食物。

（2）溃疡活动期、溃疡穿孔、幽门梗阻患者需要禁食禁饮,遵医嘱静脉补充热量及其他营养。

3.胃肠道准备

（1）饮食:缓解期溃疡患者术前 3 天少渣饮食,术前禁食 12 小时、禁饮 4 小时;胃出血、胃穿孔或幽门梗阻者应入院后即禁食。

（2）胃管:择期手术患者根据医嘱于术晨安置胃管,快速康复流程的患者则不必常规安置胃管,根据医嘱术前禁食即可;若为急性胃穿孔、幽门梗阻或胃大出血患者,需入院后立即安置胃肠减压。

（3）洗胃:幽门梗阻患者术前 3 天以温盐水洗胃。

4.病情观察及护理

（1）观察并记录患者腹部体征及大便情况。

（2）消瘦患者注意观察皮肤状况并加强护理。

（3）幽门梗阻患者注意对出入量和电解质的观察。

（4）出血患者注意观察生命体征、出血量、尿量和使用止血药物的效果。

(5)穿孔患者按急性腹膜炎进行护理。

5.术前常规准备

(1)术前行抗生素皮试,术晨遵医嘱带入术中用药。

(2)协助完善相关术前检查:心电图、B超、出凝血试验等。

(3)术晨更换清洁病员服。

(4)术晨备皮:范围为上至双乳连线平面,下至耻骨联合,两侧至腋中线。

(5)术晨建立静脉通道。

(6)术晨与手术室人员进行患者、药物核对后,送入手术室。

(7)麻醉后置尿管。

(四)术后护理措施

1.术后护理常规(表6-1)

表 6-1　常规护理内容

全麻术后护理常规	了解麻醉和手术方式、术中情况、切口和引流情况
	持续低流量吸氧
	持续心电监护
	床挡保护防坠床
	严密监测生命体征
伤口观察及护理	观察伤口有无渗血、渗液,若有,应及时通知医生并更换敷料,观察腹部体征,有无腹痛腹胀等
各管道观察及护理	输液管保持通畅,留置针妥善固定,注意观察穿刺部位皮肤有无静脉炎征象
	尿管按照尿管护理常规进行,一般术后第1日可拔除尿管,拔管后注意观察患者自行排尿情况
	腹腔引流管参照腹腔引流管护理相关要求
	胃管护理内容见表6-2
疼痛护理	评估患者疼痛情况
	对有镇痛泵(PCA)的患者,注意检查管道是否通畅并教会患者自行使用镇痛泵,动态评价镇痛效果是否满意,若镇痛泵无法满足患者镇痛需求应及时告知医生并遵医嘱给予追加其他镇痛药物
	提供安静舒适的环境
基础护理	做好口腔护理、尿管护理,鼓励患者翻身并给予必要的协助,雾化吸入,保持患者个人卫生清洁等工作

2.胃管护理(表6-2)

表 6-2　胃管护理内容

通畅	定时挤捏管道,使之保持通畅
	勿折叠、扭曲、压迫管道
	及时倾倒胃液,保持有效负压

固定	每班检查胃管安置的长度
	每日更换固定胃管的胶布
	胶布注意正确粘贴,确保牢固
	告知患者胃管重要性,切勿自行拔出
	若胃管不慎脱出,切勿自行安置胃管,应立即通知主管医生,根据病情保守观察有无胃肠道恶心、呕吐、腹胀、腹痛等不适,若重新置管应当由医生或在医生指导下操作
观察并记录	观察胃液性状、颜色、量;正常情况下手术当天引流液为暗红色,24小时量＜300mL,以后胃液逐渐变浅、变清,若术后24小时后仍有新鲜血液流出,应通知医生,给予止血、制酸等药物,必要时再次手术止血
	观察安置胃管处鼻黏膜情况,调整胃管角度,避免鼻黏膜持续受压
	观察患者腹部体征,有无腹胀
	观察患者酸碱、电解质,是否有低氯、代谢性碱中毒等
拔管	胃肠功能恢复后(即肛门排气后)即可拔管

3.饮食护理(表6-3)

表6-3 患者饮食护理

时间	进食内容	进食量
术后当天到肛门排气	禁食	—
拔除胃管当天	饮水	50mL/h
拔除胃管第2天	半量流质	50～80mL/h
拔除胃管第3天	全量流质	100～150mL/次,4～5次/天
拔除胃管第4天	半流质	100～200g/次,4～5次/天
拔除胃管第10天	软食	5～6餐/日
术后1个月内	软食为主	少食多餐
1个月以后	逐步过渡至正常饮食,注意营养丰富,忌生冷、产气、刺激性食物	少食多餐

4.体位与活动(表6-4)

表6-4 患者体位与活动

时间	体位与活动
全麻清醒前	去枕平卧位,头偏向一侧
全麻清醒后手术当日	低半卧位
术后第1日	半卧位为主,鼓励患者自行床上翻身、增加床上运动,依患者活动耐受情况可在搀扶下适当下床沿床边活动
术后第2日	半卧位为主,可在搀扶下适当屋内活动
术后第3日起	适当增加活动度

注:活动能力应当根据患者个体情况,循序渐进,对于年老或体弱的患者,应当相应推后活动进度。

5.健康宣教(表 6-5)

表 6-5　胃、十二指肠溃疡术后患者的出院宣教内容

	内容
饮食	胃大部切除患者术后 1 年胃内容量有限,少食多餐,忌食过浓过甜的流质饮食及辛辣刺激性食物
活动	根据体力,适当活动
情绪	保持心情愉快,避免精神过度紧张,调节压力

(五)并发症的处理及护理

并发症的处理及护理见表 6-6。

表 6-6　并发症的处理及护理

常见并发症	临床表现	处理及护理
出血	胃管持续有新鲜血液流出,2 小时内引出鲜红色血液>100mL 或 24 小时>500mL	保守治疗:用止血、制酸药,局部用收缩血管药物
	伤口敷料持续有新鲜血液渗出	保守治疗无效者应及时行再次手术
吻合口瘘	患者开始进食后,腹痛	禁食,胃肠减压
	急性腹膜炎的症状	营养支持
	血常规增高	充分引流
	口服亚甲蓝后,伤口敷料出现蓝染	抗感染
		保护瘘口周围皮肤
反流性胃炎/食管炎	上腹烧灼感且抑酸治疗效果不佳	使用胃黏膜保护剂、促胃动力药和胆汁酸结合药物
早期倾倒综合征	进食后 30 分钟以内发生	少食多餐
	心亦管症状:全身无力、大汗、面色苍白、心动过速、晕厥	避免高渗性饮食进食后平卧 10~20 分钟
消化道梗阻	进食后上腹饱胀、呕吐	禁食,胃肠减压
	可能有腹痛	记录出入量
	可能有肛门停止排气、排便	维持水、电解质平衡必要时再次手术
残胃蠕动无力	术后 7~10 天进食后恶心、呕吐、腹胀	禁食,胃肠减压记录出入量
	X 线造影示残胃扩张、无张力、蠕动波少且弱,且通过吻合口不畅	维持水、电解质平衡使用胃动力药物

(六)前沿进展

1.胃、十二指肠外科治疗新进展

目前对于胃、十二指肠溃疡外科手术治疗主要以胃大部切除术、胃、十二指肠吻合、溃疡穿孔修补术为主,而选择性迷走神经切断术是微创的研究新方向。这一手术对于机体来说创伤

小,恢复快,但是其远期效果还需进一步随访循证。

2.抗氧化剂对胃、十二指肠溃疡治疗的新进展

胃、十二指肠溃疡作为一种常见多发病,对它们的致病机制研究已有很长时间。H_2受体拮抗剂及 Hp 的发现是其治疗史上两大突破,活性氧在胃溃疡进展中的研究加深了人们对这一疾病的认识。虽然抗氧化剂试用于治疗溃疡目前多数集中在动物模型研究,但却开辟了胃、十二指肠溃疡治疗的新思路。重要的是,许多中草药成分(如绿茶和银杏提取物等)具有抗氧化活性,它们应用于胃、十二指肠溃疡的治疗值得进行深入系统的研究。

(七)特别关注

(1)胃手术后饮食护理。

(2)进展出血期溃疡患者的护理。

(3)溃疡穿孔患者的围手术期护理。

(4)术后并发症的早期观察及处理。

(八)知识拓展

酗酒、复合溃疡、溃疡直径＞20mm、服用非甾体类抗炎药及溃疡处于活动期是幽门螺杆菌相关性消化道溃疡合并出血的独立危险因素,对于具备上述临床特征的患者,应做好早期预防工作,降低出血的风险。

酒精本身对消化道具有刺激性,且酒精脂溶性高,可深入消化道黏膜上皮细胞深部对壁细胞造成刺激,并增加消化道黏膜局部毛细血管的通透性,上述机制导致黏膜微循环障碍,最终发生糜烂与出血。过度的酒精摄入可能造成机体维生素 B 与蛋白质的缺乏,当黏膜上皮的屏障遭到破坏后,固有层的肥大细胞释放出大量血管活性物质,最终造成出血。复合溃疡与直径大于 20mm 的溃疡灶侵袭动脉的风险较高,故此类患者更容易发生出血。

近年来随着心脑血管疾病的发病率逐年升高,具备抗血小板聚集功能的阿司匹林等非甾体类抗炎药在临床上的应用也逐渐广泛。其药理机制主要是通过抑制环氧化酶来影响花生四烯酸的代谢,最终减少前列腺素的生成以起到抗炎、缓解疼痛的作用。而前列腺素能够抑制胃酸分泌、加强消化道黏膜上皮屏障功能,当其生成量减少后,黏膜的血液微循环系统、黏液及碳酸氢盐等保护机制遭到破坏,且胃酸分泌增加,进一步损害了溃疡病灶。非甾体类抗炎药在胃酸的环境下多为非离子型,其脂溶性较高,极易对黏膜细胞造成损伤。当溃疡处于活动期时,病灶内的糜烂程度较高,若患者没有及时就诊,轻微的外界刺激即可引发出血。

第二节 胃、十二指肠溃疡急性穿孔

急性穿孔是胃、十二指肠溃疡严重并发症,为常见的外科急腹症。起病急、病情重、变化快,需要紧急处理,若诊治不当可危及生命。十二指肠溃疡穿孔男性患者较多,胃溃疡穿孔多见于老年女性。绝大多数十二指肠溃疡穿孔发生在球部前壁,胃溃疡穿孔 60％发生在胃小弯。我国南方发病率高于北方,城市高于农村。可能与饮食、工作环境等因素有关。秋冬、冬春之交是高发季节。

一、病因

(1)精神过度紧张或劳累,会增加迷走神经兴奋,使溃疡加重而穿孔。

(2)过量饮食使胃内压力增加,促使胃溃疡穿孔。

(3)非类固醇抗炎药应用与本症密切相关。

(4)免疫抑制剂应用,尤其在器官移植患者中应用激素治疗,会促进穿孔的发生。

(5)其他因素包括创伤、大面积烧伤和多器官功能衰竭等。

二、临床表现

多数患者既往有溃疡病史,且在数日前溃疡症状加剧。穿孔多在夜间空腹或饱食后突然发生,典型症状是突发性上腹剧痛,呈刀割样,可放射至肩部,很快扩散至全腹。患者常出现面色苍白、冷汗、肢体发冷、脉细等休克症状,伴恶心、呕吐。由于继发细菌性腹膜炎,腹痛可加重。

体征:患者呈强迫体位,呼吸表浅,常有高热。全腹压痛,反跳痛,以上腹部最明显,呈"板状腹"。叩诊肝浊音界缩小或消失,可有移动性浊音。听诊肠鸣音消失或明显减弱。

三、检查

(一)实验室检查

可见白细胞计数增加,血清淀粉酶轻度升高。

(二)腹腔穿刺或灌洗

抽出含胆汁或食物残渣的液体时,可做出诊断。

(三)X 线立位腹部平片检查

多数患者膈下可见半月形的游离气体影。

(四)B 超检查

可在肝前缘与腹壁间的肝前间隙显示气体强回声,其后方常伴有多重反射。坐位检查,通过肝可以在膈肌顶部与肝之间显示气体回声。

四、诊断

根据病史、临床表现以及腹腔穿刺、X 线腹部立位平片等检查,一般均可明确诊断。

五、鉴别诊断

(一)急性胆囊炎

急性胆囊炎表现为右上腹绞痛,疼痛向右肩放射,伴畏寒发热。右上腹局部压痛、反跳痛,可触及肿大的胆囊,Murphy 征阳性。B 超提示胆囊炎或胆囊结石。

(二)急性胰腺炎

急性胰腺炎腹痛多位于上腹部偏左并向背部放射,有一个由轻转重的过程。血清、尿液和腹腔穿刺液淀粉酶明显升高。X线检查膈下无游离气体,CT、B超提示胰腺肿胀。

(三)急性阑尾炎

阑尾炎一般症状比较轻,体征局限于有下腹,无"板状腹",X线检查无膈下游离气体。

六、治疗

(一)非手术治疗

主要是通过胃肠减压,抗生素控制感染,待溃疡穿孔自行闭合,腹腔渗液自行吸收。非手术治疗应掌握严格的适应证:

(1)穿孔小,渗出量不多,症状轻。

(2)患者不能耐受手术或无施行手术条件者。

(3)穿孔时间已超过 24~72 小时,临床表现不重或已有局限趋势者(可能形成脓肿)。

非手术治疗痊愈的患者应胃镜检查排除胃癌,根治幽门螺杆菌感染并治疗胃、十二指肠溃疡病。

(二)手术治疗

1.单纯穿孔缝合术

适应证:①穿孔时间超出 8 小时,腹腔内感染及炎症水肿严重,有大量脓性渗出液;②以往无溃疡病史或有溃疡病史未经正规内科治疗,无出血、梗阻并发症;③有其他系统器质性疾病不能耐受急诊溃疡手术。

对于所有的胃、十二指肠溃疡穿孔患者,需做活检或术中快速病理检查除外癌变,若为恶性病变,应行根治性手术。单纯穿孔缝合术后溃疡病仍需内科治疗,Hp 感染阳性者需要抗 Hp 治疗。

2.彻底性溃疡手术

适应证:①如果患者一般情况良好,穿孔在 8 小时内或超过 8 小时,腹腔污染不重;②慢性溃疡病特别是胃溃疡患者,曾行内科治疗或治疗期间穿孔;③十二指肠溃疡穿孔修补术后再穿孔,有幽门梗阻或出血史者可行彻底性溃疡手术。

手术方法除胃大部切除术外,对十二指肠穿孔可选用穿孔缝合术加选择性迷走神经切断术或选择性迷走神经切断术加胃窦切除术。

七、护理要点

(一)非手术治疗护理/术前护理

1.心理护理

手术患者在术前普遍存在紧张、焦虑、恐惧的心理反应,而急诊手术患者受到突发疾病或创伤打击,对立即手术缺乏必要的心理准备,其心理反应更大,在有限的时间里增加与患者的感情交流,建立良好的护患关系,做好急诊手术患者的心理护理,提高患者对接受手术的心理承受能力,使其以良好的心态配合手术,有利于手术后的恢复。

2.体位

伴有休克者应将其上身及下肢各抬高 20°;生命体征平稳后改为半卧位,以利于漏出的消化液积聚于盆腔最低位,减少毒素的吸收,同时也可降低腹壁张力和减轻疼痛。

3.对症护理

给予禁食、持续胃肠减压,可减轻胃肠道内积气、积液,减轻腹胀,减少胃肠内容物继续流入腹腔。尽量减少搬动和按压腹部,以减轻疼痛。高热患者给予物理降温。

4.用药护理

迅速建立静脉输液通道,遵医嘱补液,维持水、电解质及酸碱平衡,安排好输液的顺序,根据患者临床表现和补液的监测指标及时调整输液的量、速度和种类,保持每小时尿量达 30mL以上。合理应用抗生素抗感染。必要时输血、血浆,维持有效的循环血量。

5.严密观察患者的病情变化

定时测量生命体征,必要时监测尿量,准确记录液体出入量。加强巡视,多询问患者主诉,观察患者腹部症状和体征的变化。如治疗 6～8 小时后症状、体征不见好转反而加重者,做好急诊手术准备。

(二)术后护理

1.心理护理

患者由于发病突然,表现为剧烈腹痛、病情危重,多数患者需紧急手术治疗,加之患者对住院环境的陌生,因而产生焦虑、恐惧心理。因此护理人员要体贴、关心患者,语言温和,态度和蔼。消除患者紧张、害怕的心理,各项护理操作轻柔,准确到位,减轻患者痛苦。为患者创造安静、无刺激的环境,缓解患者的焦虑。

2.术后监护

①术后置患者于监护室,妥善安置患者。主管护士及时了解麻醉及手术方式,对腹腔引流管、胃管、氧气管、输液管妥善固定。若为硬膜外麻醉应平卧 4～6 小时,若为全身麻醉在患者未清醒前应去枕平卧,头偏向一侧,保持呼吸道通畅。术后 6 小时重点监测血压平稳后取半卧位,有利于呼吸并防止膈下脓肿,减轻腹部切口张力,有效缓解疼痛。②密切观察生命体征及神志变化,尤其是血压及心率的变化。术后 3 小时内每 30 分钟测量一次,然后改为每 1 小时测量一次。4～6 小时后若平稳改为每 4 小时测一次。

3.胃肠减压的护理

①密切观察胃管引流的颜色及性质,记录 24 小时引流量。胃大部切除术后多在当天有陈旧性血液自胃管流出,24～48 小时内自行停止转变为草绿色胃液。②保持有效的胃肠减压,减少胃内的积气、积液,维持胃处于空虚状态,促进吻合口早日愈合,观察胃管是否通畅,发现胃管内有凝血块或食物堵塞时及时用注射器抽出,并用生理盐水 10～20mL 反复冲洗胃管直至其通畅。③留置胃管期间给予雾化吸入每日 2 次,有利于痰液排出,并可减轻插管引起的咽部不适。④做好健康指导,主管护士应仔细讲解胃管的作用及留置的时间,取得患者的合作,防止其自行拔管,防止重复插管给患者造成痛苦和不良后果。

4.腹腔引流管的护理

腹腔引流管要妥善固定,避免牵拉、受压、打折。保持其通畅。术后 24 小时注意观察有无内出血的征兆,一般术后引流量≤50mL,淡红色,多为术中冲洗液。引流液黏稠时经常挤捏管壁保持通畅。每日更换引流袋防止逆行感染,同时利于观察。术后 3～5 天腹腔引流液＜

10mL可拔除引流管。

5.饮食护理

胃大部切除胃空肠吻合术,由于消化道重建改变了正常的解剖生理关系。因此饮食要少食多餐,循序渐进。术后24～48小时肠蠕动恢复可拔除胃管,当日可少量饮水。第2日进全流食每次50～80mL,第3日进全流食每次100～150mL,避免可导致胃肠胀气的食物,以蛋汤、菜汤、藕粉为好。第6日进半流全量。进水后10～14天进干饭,2周后恢复正常饮食。

6.术后常见并发症的观察与护理

(1)术后出血:术后严密观察血压及脉搏变化,腹腔内出血常表现为失血性休克症状,伴有腹胀、全腹压痛、反跳痛明显等腹膜刺激征。因此护理中要严密观察患者腹部变化。

(2)感染:饱餐后的胃、十二指肠急性穿孔造成弥散性腹膜炎,术后可能出现腹腔或切口感染。患者一般术后3～5天体温逐渐恢复正常,切口疼痛消失。若此时体温反而增高,局部出现疼痛和压痛,提示炎症的存在。第4～5天患者体温升高,出现伤口感染,给予拆除部分缝线,充分引流。每日伤口换药,约2周后愈合。

(3)吻合口梗阻:吻合口梗阻表现为患者拔除胃管或进食后腹胀,伴有呕吐胃内容物可混有胆汁液体。患者出现吻合口梗阻,碘剂造影显示胃空肠吻合口狭窄,考虑为炎性水肿。经禁食、输液等保守治疗后水肿消失,自行缓解。

第三节 胃、十二指肠溃疡大出血

胃、十二指肠溃疡出血,是上消化道大出血中最常见的原因,约占50%以上。患者有呕血、柏油样黑便,引起红细胞、血红蛋白和血细胞比容明显下降,脉率加快,血压下降,出现休克前期症状或休克状态。治疗原则是补充血容量,防治失血性休克,尽快明确出血部位并采取有效止血措施。

一、病因

溃疡基底血管被侵袭导致破裂出血,大多为动脉出血。大出血的溃疡一般位于胃小弯或十二指肠后壁,因此胃溃疡出血的来源常为胃左右动脉及其分支,而十二指肠溃疡出血多来自胰十二指肠上动脉或胃、十二指肠动脉及其分支。

二、临床表现

胃、十二指肠溃疡大出血的临床表现取决于出血量和出血速度。患者的主要症状是呕血和解柏油样黑便,多数患者只有黑便而无呕血,迅猛的出血则为大量呕血与紫黑血便。呕血前常有恶心,便血前后可有心悸、乏力、全身疲软,甚至晕厥,出现休克症状。患者焦虑不安、四肢湿冷、脉搏细速、呼吸急促、血压下降。上腹部可有轻度压痛,肠鸣音亢进。腹痛严重的患者应注意有无伴发溃疡穿孔。

三、检查

(1)红细胞计数、血红蛋白值、血细胞比容均呈进行性下降。

(2)纤维胃镜为上消化道出血检查的首选,应在出血后 6～12 小时内进行,如检查时间超过 12 小时,则可因出血停止,黏膜愈合不易被发现。

(3)选择性动脉造影对诊断胃溃疡出血部位有较高的准确性,出血速度在 0.5～2mL/min 即可显示出来。如血管造影显示为胃左动脉分布区的多数小出血点可采用经胃左动脉灌注血管收缩剂进行止血;而当证实为大的血管出血时则应早期手术治疗。

四、鉴别诊断

有溃疡病史者,发生呕血与黑便,诊断并不困难。无溃疡病史时,应与应激性溃疡出血、胃癌出血、食管曲张静脉破裂出血、食管炎、贲门黏膜撕裂综合征和胆道出血鉴别。大出血时不宜行上消化道钡餐检查,急诊纤维胃镜检查可迅速明确出血部位和病因。

五、治疗

治疗原则是补充血容量,防治失血性休克,尽快明确出血部位并采取有效止血措施。

(1)抗失血性休克治疗,补充血容量建立可靠畅通的静脉通道,快速滴注平衡盐溶液,严密观察血压、脉搏、尿量和周围循环状况,并判断失血量指导补液和输血及血浆代用品。

(2)留置鼻胃管用生理盐水冲洗胃腔,动态观察出血情况。可经胃管注入 200mL 含 8mg 去甲肾上腺素的生理盐水溶液,每 4～6 小时一次。

(3)施行内镜下电凝、激光灼凝、注射或喷洒药物等局部止血措施。检查前必须纠正患者的低血容量状态。

(4)静脉或肌内注射止血、制酸、生长抑素等药物。

(5)约 10% 的患者需急症手术止血。手术指征为:①出血速度快,短期内发生休克或较短时间内要输入较大量血液方能维持血压和血细胞比容者;②年龄在 60 岁以上伴动脉硬化症者自行止血机会小,对再出血耐受差,应及早手术;③近期发生过类似的大出血或合并穿孔或幽门梗阻;④纤维胃镜检查发现动脉搏动性出血或溃疡底部血管显露再出血危险很大。急诊手术应争取在出血 48 小时内进行。

手术方法有:①包括溃疡在内的胃大部切除术。如术前未经内镜定位,术中可切开胃前壁,明确出血溃疡的部位,缝扎止血同时检查是否有其他出血性病灶。②对十二指肠后壁穿透性溃疡出血,先切开十二指肠前壁,贯穿缝扎溃疡底的出血动脉,再行选择性迷走神经切断加胃窦切除或幽门成形术或做旷置溃疡的毕Ⅱ式胃大部切除术外加胃、十二指肠动脉、胰十二指肠上动脉结扎。③重症患者难以耐受较长手术时间者,可采用溃疡底部贯穿缝扎止血方法。

六、护理要点

(一)非手术治疗护理/术前护理

1.心理护理

首先安排患者卧床休息,保持安静,因安静休息有利于止血。及时清除呕血或黑粪后的血液或污物,减少不良刺激。护理人员要冷静果断完成各种治疗抢救措施,关心安慰患者,从而消除患者紧张、恐惧心理。

2.体位

绝对卧床,血压低者取平卧位,血压平稳后可采取半卧位。发现大出血、休克时应立即将双下肢抬高,保持呼吸道通畅,头偏向一侧,避免误吸。

3.饮食护理

大量呕血伴恶心、呕吐者应禁食,少量出血无呕吐者,可进温凉、清淡、无刺激性流质,出血停止后改为半流质,宜少量多餐,以营养丰富、易消化的饮食为主。

4.补充血容量

给予氧气吸入。迅速建立两条静脉通道以补充血容量,输液开始宜快,可加压,在此基础上及时配血和备血,但对年老体弱者应注意避免输血及输液过快或过多而引起急性肺水肿,如有异常及时通知医生。

5.药物护理

按时应用止血药物,经胃肠减压管灌注加入冰生理盐水 200mL 加去甲肾上腺素 8mg,使血管收缩而达到止血的目的。静脉给 H_2 受体拮抗剂(如法莫替丁)或质子泵抑制药(如奥美拉唑);静脉应用生长抑素等。

6.严密观察病情变化

每 30 分钟测生命体征一次,有条件者进行心电监护。观察呕吐物及大便的量、色、性质和次数,估计出血量并及时记录。准确记录 24 小时出入量。应密切观察患者意识、末梢循环、尿量等变化,注意保暖。如患者由卧位改为半卧位即出现脉搏增快、血压下降、头晕、出汗甚至晕厥,则表示出血量大,应立即抢救。

7.急症手术准备

若经止血、输血等处理而出血仍继续者,应配合做好急诊手术准备。

(二)术后护理

1.心理护理

患者由于发病突然,表现为剧烈腹痛、病情危重,多数患者需紧急手术治疗,加之患者对住院环境的陌生,因而产生焦虑、恐惧心理。因此护理人员要体贴关心患者,语言温和,态度和蔼,消除患者紧张害怕的心理,各项护理操作轻柔,准确到位,减轻其痛苦。为患者创造安静无刺激的环境,缓解患者的焦虑。

2.术后监护

(1)术后置患者于监护室,妥善安置患者。主管护士及时了解麻醉及手术方式,对腹腔引流管、胃管、氧气管、输液管妥善固定。若为硬膜外麻醉应平卧 4～6 小时,若为全身麻醉在患者未清醒前应去枕平卧,头偏向一侧,保持呼吸道通畅。术后 6 小时重点监测血压平稳后取半卧位,有利于呼吸并防止膈下脓肿,减轻腹部切口张力有效缓解疼痛。

(2)密切观察生命体征及神志变化,尤其是血压及心率的变化。术后 3 小时内每 30 分钟测量一次,然后改为每一小时测量一次。4～6 小时后若平稳改为每 4 小时测 1 次。

3.胃肠减压的护理

(1)密切观察胃管引流的颜色及性质,记录 24 小时引流量。胃大部切除术后多在当天有陈旧性血液自胃管流出,24～48 小时内自行停止转变为草绿色胃液。

(2)保持有效的胃肠减压,减少胃内的积气、积液,维持胃处于空虚状态,促进吻合口早日愈合。观察胃管是否通畅,发现胃管内有凝血块或食物堵塞时及时用注射器抽出,并用生理盐水 10～20mL 反复冲洗胃管直至其通畅。

(3)留置胃管期间给予雾化吸入每日 2 次,有利于痰液排出,并可减轻插管引起的咽部不适。

(4)做好健康指导。主管护士应仔细讲解胃管的作用及留置的时间,取得患者的合作。防止其自行拔管,防止重复插管给患者造成痛苦和不良后果。

4.腹腔引流管的护理

腹腔引流管要妥善固定,避免牵拉、受压、打折。保持其通畅。术后 24 小时注意观察有无内出血的征兆,一般术后引流量≤50mL,淡红色,多为术中冲洗液。引流液黏稠时经常挤捏管壁保持通畅。每日更换引流袋防止逆行感染,同时利于观察。术后 3～5 天腹腔引流液<10mL 可拔除引流管。

5.饮食的护理

胃大部切除胃空肠吻合术,由于消化道重建改变了正常的解剖生理关系。因此饮食要少食多餐、循序渐进。术后 24～48 小时肠蠕动恢复可拔除胃管,当日可少量饮水。第 2 日进全流食每次 50～80mL。第 3 日进全流食 100～150mL,避免可导致胃肠胀气的食物,以蛋汤、菜汤、藕粉为好。第 6 日进半流全量。术后 10～14 天进干饭。2 周后恢复正常饮食。

6.术后常见并发症的观察与护理

(1)术后出血:术后严密观察血压及脉搏变化,腹腔内出血常表现为失血性休克症状,伴有腹胀、全腹压痛、反跳痛明显等腹膜刺激征。因此护理中要严密观察患者腹部变化。

(2)感染:饱餐后的胃、十二指肠急性穿孔造成弥散性腹膜炎,术后可能出现腹腔或切口感染。患者一般术后 3～5 天体温逐渐恢复正常,切口疼痛消失。若此时体温反而增高,局部出现疼痛和压痛,提示炎症的存在。

第四节　胃癌

胃癌是我国常见的恶性肿瘤之一。在组织病理学上,胃癌 90％以上是腺癌,其中又可以细分为乳头状腺癌、管状腺癌、低分化腺癌、黏液腺癌、印戒细胞癌。少见类型包括腺鳞癌、类癌、小细胞癌、未分化癌等。

一、病因及发病机制

胃癌的病因尚未完全清楚,目前认为与下列因素有关。

(一)地域环境及饮食生活因素

胃癌发病有明显的地域差别,中国、日本、俄罗斯、南非、智利和北欧等国家和地区发病率较高,而北美、西欧、印度的发病率则较低。我国西北与东部沿海地区胃癌的发病率明显比其他地区高。长期食用腌制、熏、烤食品者胃癌的发病率高,可能与上述食品中亚硝酸盐、真菌毒素、多环芳烃化合物等致癌物或前致癌物的含量高有关。食物中缺乏新鲜蔬菜、水果也与发病有一定关系。吸烟增加胃癌的发病率。

(二)幽门螺杆菌感染

是引发胃癌的主要因素之一。我国胃癌高发区人群 Hp 感染率在 60% 以上,低发区的 Hp 感染率为 13%～30%。Hp 能促使硝酸盐转化成亚硝酸盐及亚硝胺而致癌;Hp 感染引起胃黏膜慢性炎症并通过加速黏膜上皮细胞的过度增殖导致畸变致癌;Hp 的毒性产物 CagA、VacA 可能具有促癌作用。

(三)癌前疾病和癌前病变

胃癌的癌前疾病是指一些使胃癌发病危险性增高的良性胃疾病,如慢性萎缩性胃炎、胃息肉、胃溃疡、残胃炎等。胃的癌前病变指的是容易发生癌变的病理组织学变化,但其本身尚不具备恶性改变。胃黏膜上皮细胞的不典型增生属于癌前病变,可分为轻、中、重三度,重度不典型增生易发展成胃癌。

(四)遗传因素

胃癌有明显的家族聚集倾向,研究发现与胃癌患者有血缘关系的亲属发病率较对照组高 4 倍。有证据表明胃癌的发生与抑癌基因 p53、APC、MCC 杂合性丢失和突变有关。而胃癌组织中癌基因 c-met、K-ras 等存在明显的过度表达。

二、临床表现

(一)症状

早期胃癌多无明显症状,部分患者可有上腹隐痛、嗳气、泛酸、食欲减退等消化道症状,无特异性。随病情进展,症状日益加重,常有上腹疼痛、食欲减退、呕吐、乏力、消瘦等症状。不同部位的胃癌有其特殊表现:贲门胃底癌可有胸骨后疼痛和进行性哽噎感;幽门附近的胃癌可有呕吐宿食的表现;肿瘤溃破血管后可有呕血和黑粪。

(二)体征

胃癌早期无明显体征,可仅有上腹部深压不适或疼痛。晚期可扪及上腹部肿块。若出现远处转移时,可有肝大、腹水、锁骨上淋巴结肿大等。

三、辅助检查

(一)纤维胃镜检查

是诊断早期胃癌的有效方法。可直接观察病变的部位和范围,并可直接取病变组织做病理学检查。采用带超声探头的电子胃镜,有助于了解肿瘤浸润深度以及周围脏器和淋巴结有无转移。

(二)X 线钡餐检查

X 线气钡双重造影可发现较小而表浅的病变。肿块型胃癌表现为突向腔内的充盈缺损;溃疡型胃癌主要显示胃壁内龛影,黏膜集中、中断、紊乱和局部蠕动波不能通过;浸润型胃癌可见胃壁僵硬、蠕动波消失。

(三)腹部超声

主要用于观察胃的邻近脏器受浸润及淋巴结转移的情况。

(四)螺旋 CT

有助于胃癌的诊断和术前临床分期。

(五)实验室检查

粪便潜血试验常呈持续阳性。胃液游离酸测定多显示酸缺乏或减少。

四、治疗

早期发现、早期诊断和早期治疗是提高胃癌疗效的关键。外科手术是治疗胃癌的主要手段,也是目前能治愈胃癌的唯一方法。对中晚期胃癌,积极辅以化疗、放疗及免疫治疗等综合治疗以提高疗效。

(一)手术治疗

1.根治性手术

原则为整块切除包括癌肿和可能受浸润胃壁在内的胃的全部或大部以及大、小网膜和局域淋巴结,并重建消化道。切除范围:胃壁的切线应距癌肿边缘 5cm 以上,食管或十二指肠侧切缘应距离贲门或幽门 3～4cm。

早期胃癌由于病变局限,较少淋巴结转移,可行内镜下胃黏膜切除术、腹腔镜或开腹胃部分切除术。

扩大胃癌根治术适用于胃癌侵及邻近组织或脏器,是指包括胰体、尾及脾的根治性胃大部切除术或全胃切除术;有肝、结肠等邻近脏器浸润可行联合脏器切除术。

2.姑息性切除术

用于癌肿广泛浸润并转移、不能完全切除者。通过手术可以解除症状,延长生存期,包括姑息性胃切除术、胃空肠吻合术、空肠造口术等。

(二)化学治疗

这是最主要的辅助治疗方法,目的在于杀灭残留的亚临床癌灶或术中脱落的癌细胞,提高综合治疗效果。但 4 周内进行过大手术、急性感染期、严重营养不良、胃肠道梗阻、重要脏器功能严重受损、血白细胞<3.5×10^9/L、血小板<80×10^9/L 等患者不宜化疗;化疗过程中出现以上情况也应终止化疗。常用的胃癌化疗给药途径有口服、静脉、腹膜腔、动脉插管区域灌注给药等。为提高化疗效果,多选用多种化疗药联合应用。临床上常用的化疗方案有:①FAM方案由氟尿嘧啶(5-FU)、多柔比星(ADM)和丝裂霉素(MMC)三种药组成;②MF 方案由

MMC 和 5-FU 组成;③ELP 方案由叶酸钙(CF)、5-FU 和依托泊苷(VP-16)组成。

近年来紫杉醇类(多西他赛)、草酸铂、拓扑异构酶Ⅰ抑制剂(伊立替康)、卡培他滨等新的化疗药物用于胃癌,含新药的化疗方案呈逐年增高趋势,这些新药单药有效率大于 20%,联合用药效果可达 50%左右。

(三)其他治疗

包括放射治疗、热疗、免疫治疗、中医中药治疗等。目前尚在探索阶段的还有基因治疗,主要有自杀基因疗法和抗血管形成基因疗法。

五、护理评估

(一)健康史

询问患者的年龄、性别、饮食习惯、烟酒嗜好等一般情况;有无慢性萎缩性胃炎、胃溃疡等慢性胃部疾病史;有无胃癌或其他肿瘤家族史。

(二)身体状况

1.症状

早期胃癌临床症状多不明显,缺乏典型特征,可出现上腹不适或隐痛、嗳气、泛酸、食欲减退、轻度贫血等类似于胃、十二指肠溃疡或慢性胃炎的症状。随着病程进展症状逐渐加重,可出现上腹疼痛、食欲减退、消瘦、体重减轻等症状。胃窦部癌引起幽门梗阻时发生呕吐,呕吐物多为宿食和胃液。

2.体征

早期常不明显。进展期可有上腹部质硬、固定的肿块,体重进行性下降、贫血、营养不良甚至恶病质等。癌肿转移时可有锁骨上淋巴结肿大、肝大、腹水等。

(三)心理-社会状况

评估患者对疾病的心理反应,是否存在焦虑、恐惧及其程度;了解患者及其家属的心理承受能力,家庭经济状况,对疾病治疗及预后的了解程度。

六、护理问题

(一)焦虑/恐惧

与对疾病的发展及预后缺乏了解.对治疗缺乏信心等因素有关。

(二)营养失调:低于机体需要量

与营养摄入不足、肿瘤消耗过多等因素有关。

(三)疼痛

与疾病和手术有关。

(四)潜在并发症

出血、穿孔、梗阻等。

七、护理措施

胃癌患者的手术护理与胃溃疡胃大部切除术的护理基本相同。此外,应注意如下问题。

（一）非手术治疗护理及手术前护理

1.心理护理

护理人员应关注患者的情绪变化,根据患者的需要程度和接受能力做针对性的解释工作,消除患者的顾虑和消极心理,增强对治疗的信心,使患者能积极配合治疗和护理。

2.营养护理

加强患者的营养护理,纠正负氮平衡,提高手术耐受力和术后恢复的效果。能进食者给予高热量、高蛋白、高维生素饮食。对不能进食或禁食患者,应静脉补充高营养及水、电解质、维生素,必要时可实施全胃肠外营养(TPN)。对化疗患者应适当减少脂肪及蛋白质摄入,多食蔬菜、水果,以利于消化和吸收。

（二）术后护理

(1)全胃切除者除按胃大部切除术后护理措施外,应注意肺部并发症的预防及营养支持。对于做经胸部全胃切除者,要做好胸腔闭式引流的护理。

(2)观察术后化疗期间出现的不良反应,如恶心、呕吐等消化道症状;有的患者可能出现脱发、口腔溃疡等毒性反应,应给予对症处理;同时还应注意患者的血常规变化,如果白细胞总数低于 $3\times10^9/L$、血小板计数低于 $80\times10^9/L$ 时,应酌情停药,并给予相应的处理;有的患者可能出现腹泻、便血,如果患者出现持续腹泻、便血时,则应高度重视,并及时处理。

（三）心理护理

及时做好解释和安慰工作,讲解手术的必要性、术前准备和术后注意事项的相关知识,减轻患者的焦虑,使患者及其家属积极配合治疗及护理。

八、健康教育

(1)让患者及其家属了解胃癌发生的相关因素,讲解术后饮食方法及应注意的问题;同时讲解术后并发症的表现及预防措施。

(2)定期门诊随访,发现问题,及早诊治。

第五节　小肠疾病

一、肠炎性疾病

小肠上接幽门下至回盲瓣,包括十二指肠、空肠、回肠,全长为 $3\sim5m$。受交感和副交感神经支配,血液供应来自肠系膜上动静脉,回肠段有许多淋巴集结。小肠是食物消化和吸收的主要部位。成人肠内可吸收液体量每日为 8000mL 以上,故小肠疾病可引起严重的营养代谢障碍和水、电解质、酸碱平衡紊乱。

肠炎性疾病主要可分为克罗恩病、急性出血性肠炎、肠结核。

（一）病因及病理

1.克罗恩病

病因不明，女性青年居多，为非特异性慢性炎症性疾病，可发生于消化道各部位，尤以回肠末端多见，可累及小肠、结肠。病变可局限于肠管的一处或者多处，呈节段性分布，局限于结肠者较少见。炎症可侵及肠壁各层，浆膜面充血水肿、纤维素渗出、病变黏膜增厚、肉芽肿形成，受累肠系膜也有水肿、增厚和淋巴结肿大，严重者病变肠祥间及与周围组织、器官粘连或因溃疡穿透而形成内瘘、外瘘，病程迁延、反复。

2.急性出血性肠炎

病因尚不明确，可能与 C 型魏氏杆菌 B 毒素有关，病变肠管呈节段性充血、水肿，肠腔内充满暗红色的血性液和坏死物质，严重者可有广泛性出血、坏死，甚至穿孔。

3.肠结核

为由结核分枝杆菌侵犯肠道引起的慢性特异性感染，常继发于肺结核。因结核杆菌细菌毒力、数量、人体对其免疫反应程度的不同在病理上表现为溃疡型和增生型，溃疡型好发于回肠末端、增生型好发于回盲部内。

（二）诊断要点

1.临床表现

（1）克罗恩病：病程漫长，有慢性、反复发作特点。临床表现与病变主要发生的部位有关，具体表现为腹痛、腹泻、低热、体重下降，炎症活动期可发生内瘘、肠穿孔、肠梗阻、腹膜炎。部分患者还有胃肠外的症状，如关节炎、结节性红斑、肾结石等。

（2）急性出血性肠炎：以急性的腹痛、腹胀、呕吐、腹泻、便血等消化道症状为主，腹痛特点为阵发性绞痛、持续痛伴阵发性加重，常由脐周或上中腹开始。可发生全身中毒、休克症状。

（3）肠结核：患者以慢性右下腹及脐周隐痛或绞痛为主，常有腹泻、稀便，偶有便秘，全身常伴体弱、消瘦、午后低热、盗汗、食欲减退等症状。病变波及结肠时可有黏液和脓血便；病变导致肠管形成环形瘢痕时可有肠梗阻症状；发生穿孔时有发热、腹膜炎症状。

2.辅助检查

①纤维肠镜、组织活检；②CT；③实验室检查有血常规、粪便隐血试验，在炎症活动期大便隐血试验结果常为阳性；④腹部 X 线钡餐检查。

（三）治疗

1.内科治疗

（1）抗结核及支持治疗：一般情况下，小肠结核患者在外科手术前需要积极进行抗结核治疗，特别是有空洞或开放性肺结核者需要经过彻底治疗、停止排菌后才能确保肠道不再继续受到感染。

（2）对症抗感染治疗：克罗恩病一般以内科抗感染治疗为主。

2.手术治疗

手术以切除病变肠段为主，原则上避免做广泛的切除、施行短路手术。

3.手术指征(表 6-7)

表 6-7　肠炎性疾病手术指征

克罗恩病	急性出血性肠炎	肠结核
并发肠梗阻	明显的腹膜炎症状	急性肠穿孔
急性肠穿孔	肠道大出血	慢性肠穿孔形成脓肿
脓肿或肠内、外瘘	肠梗阻非手术治疗后不缓解者	
肠道大出血	积极非手术治疗后全身症状不缓解	
不能排除癌症可能		

(四)主要护理问题

1.营养失调——低于机体需要量

与慢性腹泻、食欲减退、消化吸收不良所致的消耗增加有关。

2.舒适的改变

与慢性疼痛、腹泻等有关。

3.潜在并发症

短肠综合征、肠瘘、消化道梗阻等。

4.有皮肤完整性受损的危险

与慢性腹泻引起肛周皮肤浸渍有关。

(五)护理目标

(1)患者营养状况得到改善或维持。

(2)患者主诉不适感减轻或消失。

(3)术后未发生相关并发症或并发症发生后能得到及时治疗与处理。

(4)腹泻患者保持肛周皮肤清洁干燥,不发生破溃。

(六)术前护理措施

1.心理护理

(1)解释肠段切除手术的注意事项,帮助患者了解相关知识。

(2)鼓励患者,帮助其树立战胜疾病的信心。

(3)教会患者自我放松的方法以缓解术前焦虑。

(4)患者疾病迁延反复,针对个体情况进行适当的心理护理。

(5)鼓励患者家属和朋友给予患者关心和支持。

2.营养支持

(1)根据情况给予高蛋白、高热量、高维生素、低脂、易消化、少渣食物。

(2)不能进食者遵医嘱加强肠外营养,静脉补充热量及其他营养物质。

3.胃肠道准备

(1)饮食:术前 3 天少渣饮食、术前禁食 10 小时,禁饮 4 小时。

(2)胃管:择期手术患者术晨安置胃管;若为急性穿孔、大出血患者,需入院后立即安置胃肠减压。

（3）洗肠：部分择期患者可遵医嘱口服高渗洗肠液，进行肠道准备。

4.病情观察及护理

（1）观察并记录患者腹部体征。

（2）消瘦及腹泻患者注意观察皮肤状况并加强护理。

（3）注意对出入量和电解质的观察，每日多次解稀便或水样便的患者应注意记录大便量并适当补充水分。

（4）出血患者注意观察生命体征、出血量、尿量和使用止血药物的效果。

（5）穿孔患者按急性腹膜炎进行护理。

5.术前常规准备

（1）术前行抗生素皮试，术晨遵医嘱带入术中用药。

（2）协助完善相关术前检查：心电图、B超、出凝血试验等。

（3）术晨更换清洁病员服。

（4）术晨备皮：范围为上至双乳连线平面，下至耻骨联合，两侧至腋中线。

（5）术晨建立静脉通道。

（6）术晨与手术室人员进行患者、药物核对后，送入手术室。

（7）麻醉后置尿管。

（七）术后护理措施

1.术后护理常规（表6-8）

表 6-8　常规护理

全麻术后护理常规	了解麻醉和手术方式、术中情况、切口和引流情况
	持续低流量吸氧
	持续心电监护
	床挡保护防坠床
	严密监测生命体征
伤口观察及护理	观察伤口有无渗血、渗液，若有应及时通知医生并更换敷料
	观察腹部体征，有无腹痛、腹胀等
各管道观察及护理	中心静脉导管（PICC、CVC）护理见表6-9
	尿管按照尿管护理常规进行，一般术后第1日可拔除尿管，拔管后注意患者自行排尿情况
疼痛护理	评估患者疼痛情况
	对有镇痛泵（PCA）患者，注意检查管道是否通畅，评价镇痛效果
	遵医嘱给予镇痛药物
	提供安静舒适的环境
基础护理	做好口腔护理、尿管护理、定时翻身、雾化、患者清洁等工作

2.中心静脉导管护理(表 6-9)

表 6-9　中心静脉导管护理

	经外周静脉中心静脉导管置管(PICC)	锁骨下中心静脉置管(CVC)
穿刺	PICC 导管由执业护士进行穿刺	锁骨下静脉穿刺由医生进行穿刺
导管留置时间	有效期为 7 天至 1 年	有效期 4 周
导管固定	透明敷贴贴于穿刺点进行固定	皮下缝线固定导管后敷贴再次固定
导管维护	严格遵守无菌操作原则进行输液	严格遵守无菌操作进行输液
		每周 3 次更换肝素帽、敷贴
	每周 3 次更换肝素帽、敷贴	输液完毕 0.9％氯化钠溶液脉冲式冲管
	输液完毕 0.9％氯化钠溶液脉冲式冲管	肝素稀释液正压封管
	肝素稀释液正压封管	
拔管	治疗完成后由 PICC 执业护士床旁拔管	治疗完成后由医生拆线后拔管

3.饮食护理

术前根据患者病情调节禁食时间,给予肠道充分的休息,避免加重病情。术后在排除肠瘘后可以从饮水开始逐渐过渡至正常饮食,而有肠瘘的患者根据情况可以选择性地进行肠内营养与静脉营养交替。

4.体位与活动(表 6-10)

表 6-10　患者体位与活动

时间	体位与活动
全麻清醒前	去枕平卧位,头偏向一侧
全麻清醒后手术当日	低半卧位
术后第 1 日	半卧位为主,增加床上运动,可在搀扶下下床沿床边适当活动
术后第 2 日	半卧位为主,可在搀扶下适当屋内活动
术后第 3 日起	适当增加活动度

注:活动能力应当根据患者个体情况,循序渐进,对于年老或体弱的患者,应当相应推后活动进度。

5.健康宣教

患者病程迁延、反复,应帮助其树立战胜疾病的信心,保持良好的心态和情绪。术后根据病情给予相关的知识指导及宣教。可进行适当的活动,注意劳逸结合。

(八)并发症的处理及护理

并发症的处理及护理见表 6-11。

表 6-11　并发症的处理及护理

常见并发症	临床表现	处理及护理
肠瘘	患者进食后腹痛,急性腹膜炎症状	禁食,胃肠减压
	腹腔引流管引出浑浊乳糜样液体	营养支持
		充分引流抗感染

常见并发症	临床表现	处理及护理
短肠综合征	口服亚甲蓝后,伤口敷料或腹腔引流液出现蓝染	保护瘘口周围皮肤
	患者开始进食后,发生腹泻	营养支持
	大便为未消化的食物	补充水、电解质,维持内环境稳定
	具体临床表现见短肠综合征护理内容	

注:活动能力应当根据患者个体情况,循序渐进,对于年老或体弱的患者,应当相应推后活动进度。

(九)特别关注

(1)肠炎性疾病的外科治疗指征。

(2)术后中心静脉置管的护理。

(3)术后并发症的早期观察及处理。

二、肠系膜血管缺血性疾病

肠系膜血管缺血性疾病是由各种原因引起肠道急性或慢性血流灌注不足或血流受阻所致的肠壁缺血坏死和肠管运动功能障碍的一种综合征。

(一)病因及发病机制

凡全身血液循环动力异常、肠系膜血管病变以及其他全身或局部疾病引起的肠壁缺血,均可引发本病。

(二)临床表现

(1)初始症状为剧烈的腹部绞痛,难以用一般药物缓解,可以是全腹痛,也可见于脐旁、上腹、右下腹或耻骨上区,初期由于肠痉挛所致,出现肠坏死后疼痛转为持续性。

(2)多数患者伴有频繁呕吐、腹泻等胃肠道排空症状。

(3)初期无明显阳性体征,肠鸣音活跃,疾病进展迅速,数小时后患者就可能出现麻痹性肠梗阻,此时有明显的腹部膨胀、压痛和腹肌紧张、肠鸣音减弱或消失等腹膜炎的表现和低血容量性休克或感染性休克表现。

(三)辅助检查

1.实验室检查

可见白细胞计数在 $20×10^9/L$ 以上,并有血液浓缩和代谢性酸中毒表现。

2.腹部 X 线平片检查

在早期仅显示肠腔中等或轻度胀气,当有肠坏死时,腹腔内有大量积液,平片显示密度增高。

3.腹腔穿刺

可抽出血性液体。

4.腹部选择性动脉造影

对本病有较高的诊断价值,不仅能帮助诊断,还可鉴别是动脉栓塞、血栓形成或血管痉挛。

（四）治疗

1.非手术治疗

（1）积极治疗控制原发病。

（2）动脉造影后，动脉持续输注罂粟碱 30～60mg/h，并试用尿激酶或克栓酶动脉溶栓治疗。

2.手术治疗

（1）栓塞位于某一分支，累及局部肠管坏死，行肠段切除吻合术。

（2）栓塞位于肠系膜上动脉主干，全部小肠和右半结肠已坏死，则行全部小肠、右半结肠切除术，术后肠外营养支持。

（3）栓塞位于肠系膜上动脉主干，肠管未坏死，行动脉切开取栓术。

（4）如取栓后肠系膜上动脉上段无血或流出血较少，则应行自体大隐静脉或人工血管在腹主动脉或髂总动脉与肠系膜上动脉间搭桥吻合术。

（5）如累及范围广泛，取栓后不能确定肠管切除范围，可先切除确定坏死的肠管，将血运可疑的肠管外置，待 24～48 小时后再次探查，切除坏死肠管并行肠吻合术。

（6）术后积极抗凝和充分支持治疗。

（五）护理要点

1.非手术治疗护理/术前护理

（1）心理护理：患者起病急，腹痛较剧烈，且病情发展快，患者缺乏思想准备，担心不能得到及时治疗和预后不良，往往急躁和焦虑。护士应主动关心患者，向患者解释腹痛的原因，以稳定患者情绪，取得患者的积极配合。

（2）禁食和胃肠减压：可减少胃肠积聚，减轻腹痛和腹胀。

（3）体位护理：采取半坐卧位，可使腹腔内炎症局限，减轻全身中毒症状，其次可使腹肌放松，膈肌下降，有助于改善呼吸功能。

（4）维持水、电解质、酸碱平衡：迅速建立静脉通路，根据医嘱合理安排输液。

（5）加强病情观察：

1）生命体征：a.腹部体征，患者往往疼痛定位不明确，故应密切观察，听取患者的主诉。若患者腹痛由阵发性转为持续性且剧烈难忍，应用镇痛药不能缓解，应尽快手术治疗。b.应密切注意患者呕吐和大便的次数、量、性质。

2）口腔护理：禁食或体液不足的患者常常口干，易发生口腔感染。应定期给予口腔护理，并经常用温开水湿润口腔。

3）呕吐的护理：呕吐时扶患者坐起或头偏向一侧，以免发生误吸引起吸入性肺炎或窒息；及时清除口腔内呕吐物，予以漱口，保持口腔清洁，记录呕吐物的色、量、性状。

2.术后护理

（1）饮食护理：术后禁食，待胃肠减压排气后给予少量饮水 1～2 日，后给予流质饮食，根据病情好转情况逐步增量。忌油腻、生冷、坚硬食物，给予易消化、富含维生素的食物，如鲜果汁等。

（2）体位与活动：血压平稳后予以半卧位，并经常在床上改变体位，可用松软的枕头将腰背部垫起。在病情许可时,尽量帮助患者进行肢体锻炼,早期下床活动,其方法为第 1 日可扶患者坐在床沿;第 2 日可协助患者在床旁活动,并逐步扩大活动范围;第 3 日可在室外小范围活动。

(3)管道的护理:了解管道的作用,严格无菌操作,妥善固定,防止移位、脱出。保持引流管的通畅,避免受压、扭曲、堵塞;观察记录引流液的色、量、性状,待引流管量少、色清后方可拔除。

(4)术后继续根据医嘱进行抗凝治疗:要求术中静脉抗凝,术后 3~5 日持续静脉肝素维持[1mg/(kg·d)]或低分子肝素皮下注射(5000U/d),至改用口服抗凝药。护理中要防止患者身体部位和硬物碰撞,注射点压迫时间应较正常时间延长,并注意观察有无出血现象,如伤口出血或血肿、消化道出血、尿道出血等。

三、短肠综合征

小肠是食物消化和吸收的主要部位,可吸收液体量每日为 8000mL 以上。若小肠广泛切除、功能性肠管减少后可发生营养代谢障碍、屏障功能不良等一系列临床综合征,称为短肠综合征。

(一)病因及病理

小肠炎性疾病、腹膜炎、梗阻等疾病得不到及时的救治或者治疗后病情未好转者均可出现广泛的小肠坏死或者因肠扭转、肠系膜血栓形成、克罗恩病等疾病行肠管切除,若小肠切除范围小于 50% 可不出现短肠综合征,但是若小肠残留不足 1m,则会产生不同程度的消化、吸收代谢障碍,发生水、电解质紊乱。

(二)诊断要点

1.临床表现

患者可出现不同程度的水样腹泻。

(1)失代偿期:肠道消化、吸收功能大大减弱或者丧失,患者频繁腹泻,腹泻丢失的水分可达 2~5L/d,出现脱水、血容量下降、电解质紊乱,酸碱失衡。

(2)代偿期:机体内环境逐渐稳定,肠道功能开始缓慢恢复、水分流失量逐渐减少,肠段代偿性增生,可达 1~2 年。

(3)代偿后期:小肠段功能逐渐趋于正常,仍需辅助营养。

2.辅助检查

①CT;②实验室检查有生化、电解质等;③腹部 X 线钡餐检查。

(三)治疗

(1)早期维持内环境的稳定、减少消化液的分泌、纠正水电解质紊乱、营养支持。

(2)后期包括营养支持、肠康复治疗、手术治疗、小肠移植。

(四)主要护理问题

1.营养失调——低于机体需要量

与小肠缩短导致食物严重消化、吸收不良有关。

2.舒适的改变

与频繁腹泻等有关。

3.潜在并发症

电解质紊乱、营养代谢障碍、静脉相关性并发症。

4.有皮肤完整性受损的危险

与腹泻引起肛周皮肤浸渍有关。

(五)护理目标

(1)患者营养状况得到改善或维持。

(2)患者主诉不适感减轻或消失。

(3)未发生相关并发症或并发症发生后能得到及时治疗与处理。

(4)腹泻患者保持肛周皮肤清洁干燥,不发生破溃。

(六)护理措施

1.中心静脉导管护理

患者需要长期的静脉营养支持,应监测出入量及电解质情况,进行静脉营养。

2.饮食护理

患者病情稳定,在后期治疗中可由肠外营养逐渐开始肠内营养。患者能够耐受时还可以在肠内营养的基础上逐步增加经口营养。从单一的盐溶液或糖溶液开始,循序渐进,逐步加量,根据患者肠道功能逐步向高能量、高蛋白、低纤维素的饮食过渡。尤其在肠康复治疗方面,对小肠功能有促进作用的某些特殊物质,如谷氨酰胺、短链脂肪酸、纤维素、生长激素等可联合应用,共同促进小肠生长,缩短代偿过程。

3.健康宣教

患者病程迁延、反复,应帮助其树立战胜疾病的信心,保持良好的心态和情绪,给予恰当的心理支持。术后根据病情给予相关的知识指导及宣教。静脉导管应定期维护,保持通畅,避免脱出,保证静脉营养支持。

(七)并发症的处理及护理

1.电解质紊乱

动态监测患者是否存在水、电解质紊乱,根据其水、电解质情况及时给予补充,维持水、电解质平衡。

2.营养代谢障碍

根据患者身高、体重、体质指数、血清白蛋白水平补充营养,针对不同时期合理选择进行肠外营养、肠内营养、经口营养。

3.静脉相关性并发症

依据患者肠外营养时间的长短合理选择静脉通道,动态观察有无静脉相关性并发症,在静脉输液治疗操作中严格无菌操作,妥善维护静脉导管。

(八)前沿进展

肠内营养最早是通过鼻胃导管提供营养物质,主要发展于18世纪末,至19世纪已得到广泛应用。最早的肠内营养制剂是1942年推入市场用于治疗儿童肠道疾病的Nutramigen。在

20世纪50～60年代,随着航天事业的发展,人们对肠内营养制剂的化学配方进行了改进,使其配方成分明确,不含残渣,无须消化即能吸收,称为要素膳。正常人仅靠该要素即可维持6个月内的正常营养和生理状态。故营养支持与抗生素应用、输血技术、重症监护与支持、麻醉技术、免疫调控及体外循环一并被认为是20世纪医学的最伟大成就。然而,作为营养支持的重要组成部分,在肠内营养支持发展的早期,因缺乏有效的营养支持途径及营养制剂,营养支持很难实施。随着研究的不断深入,相继有诸多实验证实术后早期空肠喂养的营养效益。随着20世纪80年代对肠功能的再认识,尤其是肠道黏膜屏障、细菌易位及肠道是应激反应的一个中心器官等概念的确立,肠内营养越来越被重视,无论是理论还是技术、制剂都取得了较大的发展。

(九)特别关注

(1)短肠综合征的临床表现。

(2)术后中心静脉置管的护理。

(3)术后并发症的早期观察及处理。

(十)知识拓展

1.小肠移植的发展现状

小肠富含淋巴组织,肠腔内存在大量微生物,移植后排斥反应及感染发生率高达90.5%。小肠移植的难点在于术后排斥发生率和强度远高于腹腔其他器官(肝、肾、心脏)移植。如何在小肠移植术后使患者长期存活成为小肠移植的难题。

小肠移植作为一个高度实验性步骤,仅应用于少部分患者。这些患者由于腹内疾病(如肠扭转,中毒性小肠结肠炎,外伤)使肠吸收表皮受损。20世纪80年代中期,国内有学者开始了小肠移植的大动物实验工作,在90年代初期成功进行大动物小肠移植,1994年亚洲首例人的单独小肠移植成功,当时全球仅有美国等少数国家完成30多例小肠移植。之后,许多学者相继开始进行人体小肠移植的研究。

2.营养治疗发展史

1957年,美国的Dudrick和Wilmore经锁骨下静脉穿刺置管输入高能量和氮源营养液获得成功,首次提出了全胃肠外营养(TPN)的概念。至20世纪70年代,随着肠内营养制剂的研究不断深入和产业化开放、静脉输注过高浓度的营养液被发现为患者带来了循环及肝肾功能的损害,人们逐步认识到使用全肠外营养的风险及科学合理应用肠内营养的重要性,尤其是肠内营养可以有效保护肠黏膜的屏障作用,防止因肠功能衰竭带来全身多器官功能障碍。

第六节　直肠、肛管疾病

一、痔

痔是影响人类健康的常见病、多发病,可发生于任何年龄,且发病率随年龄增长而增高。

(一)病因与发病机制

与多种因素有关,目前得到广泛认可的学说主要有以下几个。

1.肛垫下移学说

肛垫起着肛门垫圈的作用,协助括约肌完全封闭肛门,也是痔的好发部位。正常情况下,肛垫在排便时被推挤下移,排便后可自行回缩至原位;若存在反复便秘、妊娠等引起腹内压增高的因素,则肛垫内正常纤维弹力结构破坏伴有肛垫内静脉曲张和慢性炎症纤维化,肛垫出现病理性肥大并向远侧移位后形成痔。

2.静脉曲张学说

直肠静脉是门静脉系统的属支,其解剖特点是无静脉瓣;另外,直肠上下静脉丛管壁薄、位置表浅,末端直肠黏膜下组织松弛。任何引起腹内压增高的因素如久坐久立、用力排便、妊娠、腹水及盆腔巨大肿瘤等均可阻碍直肠静脉回流,导致血液淤滞、静脉扩张以及痔的形成。

此外,长期饮酒和进食大量刺激性食物可使局部充血;肛周感染可引起静脉周围炎使肛垫肥厚;营养不良可使局部组织萎缩无力。以上因素都可诱发痔的发生。

(二)临床表现

1.内痔

主要临床表现是便血及痔块脱出。其便血的特点是无痛性间歇性便后出鲜血。便血较轻时表现为粪便表面附血或便纸带血,严重时则可出现喷射状出血,长期出血患者可发生贫血。若发生血栓、感染及嵌顿,可伴有肛门剧痛。

内痔分为4度。Ⅰ度:排便时出血,无痔块脱出,肛门镜检查可见齿状线以上直肠柱结节状突出。Ⅱ度:便血常见,痔块在排便时脱出肛门,排便后可自行回纳。Ⅲ度:偶有便血,痔排便时脱出或在劳累后、步行过久、咳嗽时脱出,无法自行回纳,需用手辅助。Ⅳ度:偶见便血,痔块长期脱出于肛门外,无法回纳或回纳后又立即脱出。

2.外痔

主要临床表现是肛门不适感,常有黏液分泌物流出,有时伴局部瘙痒。若发生血栓性外痔,疼痛剧烈,排便、咳嗽时加剧,数日后可减轻,可在肛周看见暗紫色椭圆形肿物,表面皮肤水肿、质硬、压痛明显。

3.混合性痔

兼有内痔及外痔的表现。严重时可呈环状脱出肛门,在肛周呈梅花状,称环状痔。脱出痔块若发生嵌顿,可引起充血、水肿甚至坏死。

(三)辅助检查

肛门镜检查可确诊,不仅可见到痔的情况,还可观察到直肠黏膜有无充血、水肿、溃疡、肿块等,以及排除其他直肠疾病。

(四)治疗

痔的治疗遵循三个原则:①无症状痔无须治疗;②有症状的痔重在减轻及消除症状,而非根治;③首选保守治疗,失败或不宜保守治疗时才考虑手术治疗。

1.非手术治疗

(1)一般治疗:适用于痔初期及无症状静止期的痔。主要措施包括:增加膳食纤维的摄入,改变不良排便习惯;热水坐浴以改善局部血液循环;肛管内注入抗生素油膏或栓剂,以润滑肛管、促进炎症吸收、减轻疼痛;血栓性外痔有时经局部热敷,外敷消炎止痛药物,疼痛可缓解而不需行手术;嵌顿痔初期,也可采用一般治疗,用手轻轻将脱出的痔块推回肛内,阻止其脱出。

(2)注射疗法:用于治疗Ⅱ度、Ⅲ度出血性内痔的效果较好。方法是在痔核上方的黏膜下层注入硬化剂使痔及其周围产生无菌性炎症反应,黏膜下组织发生纤维增生,小血管闭塞,痔块硬化、萎缩。

(3)胶圈套扎疗法:可用于治疗Ⅱ度、Ⅲ度内痔。应用器械在内痔根部套入一特制胶圈,利用胶圈的弹性回缩力将痔的血供阻断,使痔缺血、坏死、脱落而治愈。

(4)红外线凝固疗法:适用于Ⅰ度、Ⅱ度内痔。通过红外线直接照射痔块基底部,引起蛋白凝固、纤维增生,痔块硬化萎缩脱落。术后常有少量出血,且复发率高,临床少用。

(5)多普勒超声引导下痔动脉结扎术:适用于Ⅱ～Ⅳ度内痔。采用带有多普勒超声探头的直肠镜,于齿状线上方探测痔上方的动脉并结扎,通过阻断痔的血液供应以达到缓解症状的目的。

(6)其他:包括冷冻疗法、枯痔钉疗法等,原理类似红外线凝固疗法。

2.手术治疗

当保守治疗效果不满意、痔脱出严重、套扎治疗失败时,手术切除痔是最好的方法。手术方法包括:①痔切除术,主要用于Ⅱ～Ⅳ度内痔和混合痔的治疗;②吻合器痔上黏膜环形切除术,主要适用于Ⅲ～Ⅳ度内痔、环形痔和部分Ⅱ度大出血内痔;③激光切除痔核;④血栓性外痔剥离术,用于治疗血栓性外痔。

(五)观察要点

1.术前

观察痔核大小,是否脱出、糜烂、坏死及出血的量和色泽。若发现患者面色无华、少气懒言、脉象虚大,为大出血征兆,应立即报告医生,并配合救治。

2.术后

注意观察有无便后出血,有出血者应检查结扎线是否牢固或过紧。痔核脱落过早而出现伤口渗血,可用止血粉纱条塞入肛门压迫止血,遵医嘱肌内注射止血药。若痔核脱落后,出现动脉波动性大出血,应立即报告医生,行紧急救治。

(六)护理要点

1.非手术治疗护理/术前护理

(1)饮食与活动:嘱患者多饮水,多吃新鲜水果与蔬菜,多吃粗粮,少饮酒,少吃辛辣刺激食物。养成良好生活习惯,养成定时排便的习惯。适当增加运动量,促进肠蠕动,切忌久站、久坐、久蹲。

(2)热水坐浴:便后及时清洗,保持局部清洁舒适,必要时用 1∶5000 高锰酸钾溶液3000mL 坐浴,控制温度在 43～46℃,每日 2～3 次,每次 20～30 分钟,以预防病情进展及并发症。

(3)痔块回纳:痔块脱出时应及时回纳,嵌顿性痔应尽早行手法复位,注意动作轻柔,避免损伤;血栓性外痔者局部应用抗生素软膏。

(4)术前准备:缓解患者的紧张情绪,指导患者进少渣食物,术前排空大便,必要时灌肠,做好会阴部备皮及药敏试验,贫血患者应及时纠正。

2.术后护理

(1)饮食与活动:术后1～2日应以无渣或少渣流质、半流质为主。术后24小时内可在床上适当活动四肢、翻身等,24小时后可适当下床活动,逐渐延长活动时间,并指导患者进行轻体力活动。伤口愈合后可以恢复正常工作、学习和劳动,但要避免久站或久坐。

(2)控制排便:术后早期患者会存在肛门下坠感或便意,告知其是敷料刺激所致;术后3日尽量避免解大便,促进切口愈合,可于术后48小时内口服阿片酊以减少肠蠕动,控制排便。之后应保持大便通畅,防止用力排便而崩裂伤口。如有便秘,可口服液状石蜡或其他缓泻药,但切忌灌肠。

(3)疼痛护理:大多数肛肠术后患者创面疼痛剧烈,是由于肛周末梢神经丰富或因括约肌痉挛、排便时粪便对创面的刺激、敷料堵塞过多等导致。判断疼痛原因,给予相应处理,如使用镇痛药、去除多余敷料等。

(4)并发症的观察与护理:

1)尿潴留:术后24小时内,每4～6小时嘱患者排尿一次。避免因手术、麻醉刺激、疼痛等原因造成术后尿潴留。若术后8小时仍未排尿且感下腹胀痛、隆起时,可行诱导排尿、针刺或导尿等。

2)创面出血:由于肛管直肠的静脉丛丰富,术后容易因为止血不彻底、用力排便等导致创面出血。通常术后7日内粪便表面会有少量出血,如患者出现恶心、呕吐、心慌、出冷汗、面色苍白等并伴肛门坠胀感和急迫排便感进行性加重,敷料渗血较多,应及时通知医生行相应处理。

3)切口感染:直肠肛管部位由于易受粪便、尿液等的污染,术后易发生切口感染。应注意术前改善全身营养状况;术后2日内控制好排便;保持肛门周围皮肤清洁,便后用1∶5000高锰酸钾溶液坐浴;切口定时换药,充分引流。

4)肛门狭窄:术后观察患者有无排便困难及大便变细,以排除肛门狭窄。如发生狭窄,及早行扩肛治疗。

二、肛管直肠周围脓肿

直肠位于盆腔的后位,上接乙状结肠,长12～15cm。直肠上端的大小似结肠,直肠下部扩大成直肠壶腹,是粪便暂存的部位。

肛管上接直肠,下至肛门边缘,长3～4cm。肛管内括约肌、直肠纵肌的下部、肛管外括约肌的深部和耻骨直肠肌共同组成肛管直肠环,主要功能是收缩肛门。

直肠肛管周围脓肿是直肠肛管周围软组织内或其周围间隙内发生急性化脓性感染,并形成脓肿。脓肿常常破溃或切开后常形成肛瘘。脓肿是直肠肛管周围炎症的急性期表现,多见于青壮年。

(一)病因

直肠肛管周围脓肿多数由肛腺感染引起,也可继发于肛周皮肤感染、损伤、肛裂、内痔、骶尾骨骨髓炎、肛管直肠癌破溃或波及深部的感染等。

（二）病理

直肠肛管周围间隙为疏松的脂肪结缔组织,感染极易蔓延、扩散,向上可达直肠周围形成高位肌间脓肿或骨盆直肠间隙脓肿;向下达肛周皮下,形成肛周脓肿;向外穿过外括约肌,形成坐骨肛管间隙脓肿;向后形成肛管后间隙脓肿或直肠后间隙脓肿。

（三）诊断要点

1.临床表现

根据脓肿的病变部位不同,其临床表现也不同。

（1）肛门周围脓肿:最常见,位于肛门周围皮下。主要症状是肛周持续性、跳动性疼痛,肿胀和局部压痛为主要表现。排便、受压或咳嗽时加重,行动不便,坐卧不安,全身感染性症状不明显。局部可见肛周皮肤红、肿、硬、压痛,可有波动感,穿刺时抽出脓液。常自行破溃,形成低位肛瘘。

（2）坐骨肛管间隙脓肿较常见,脓肿较大,位置较深。初期局部体征不明显,而全身感染中毒症状明显。初期表现为患侧持续性胀痛,逐渐加重,继而为持续性跳痛,排便或行走时加剧。发热为最常见的临床症状。以后出现肛门患侧红肿,局部触诊或肛门指诊时患侧有深压痛,甚至波动感。

（3）骨盆直肠间隙脓肿:较为少见。该处脓肿位置深、空间大,因此全身感染症状较局部症状出现早且明显。早期就有全身中毒症状,如发热、寒战、全身疲倦不适。局部表现为直肠坠胀感,便意不尽。直肠指检在患侧直肠深处可触及有压痛的隆起,有时有波动感。诊断主要靠穿刺抽脓,必要时做直肠超声或 CT 检查可发现脓腔,即可明确诊断。

（4）其他:如肛门括约肌间隙脓肿、直肠后间隙脓肿、高位肌间脓肿、低位肌间脓肿、黏膜下脓肿。由于位置较深,局部症状大多不明显,主要表现为会阴、直肠部坠胀感,排便时疼痛加重;患者同时有不同程度的全身感染症状。直肠指检可触及痛性包块。

2.辅助检查

直肠指检;穿刺抽脓;亚甲蓝染色法;瘘管造影;肛管超声;CT 或 MRI。

（四）治疗

1.非手术治疗

应用抗生素、温水或中药坐浴、局部理疗、口服缓泻剂或液状石蜡等以减轻患者排便时的痛苦。

2.手术治疗

脓肿切开引流是治疗直肠肛管周围脓肿的主要方法。

（五）护理

1.主要护理诊断

（1）疼痛:与急性化脓性感染及手术有关。

（2）体温升高:与全身感染有关。

（3）便秘:与疼痛惧怕排便有关。

（4）皮肤完整性受损:与脓肿破溃及手术切开引流有关。

2.护理目标

(1)疼痛减轻,舒适感增强。

(2)体温逐渐恢复正常,无严重并发症发生。

(3)保持排便通畅。

(4)患者感染逐渐得到控制,皮肤完整性得以恢复。

3.术前护理措施

(1)有效缓解疼痛:指导患者采取舒适体位,避免局部受压;指导患者热水坐浴。

(2)保持大便通畅:嘱患者多饮水,摄入有助于促进排便的食物,鼓励患者排便,对于惧怕疼痛者,应提供相关知识。根据医嘱予以缓泻剂。

(3)控制感染:合理有效应用抗菌药,条件成熟时应穿刺抽取脓液,并根据药敏试验结果选择和调整敏感抗菌药。

(4)对症处理:高热患者给予物理降温。

4.术后护理措施

(1)肛周脓肿术后换药也是个关键,要注意避免桥形愈合,务必使伤口内肉芽从底部向外逐渐填满,以免形成瘘管。

(2)卧床休息,并用抗生素,至全身症状消退后为止。

(3)宜进低渣饮食,并服用液状石蜡或其他缓泻药,保持大便通畅。

(4)脓肿切开引流护理:对脓肿切开引流者,应密切观察引流液的颜色、量、性状并记录。定时冲洗脓腔,保护引流通畅。当脓液变稀,引流量小于 50mL/d 时,可考虑拔管。

(5)拔除引流管后,用 1∶5000 高锰酸钾温水、中药洗剂或盐水坐浴,每日 1～3 次(包括大便后的 1 次)。

三、直肠脱垂

直肠脱垂是指肛管、直肠甚至部分下端乙状结肠向下移位脱出至肛门外。通常所指为直肠全层的脱出,而仅有直肠黏膜层的脱出则称直肠黏膜脱垂或见于直肠的不完全脱出。

(一)病因及发病机制

直肠脱垂的病因尚不完全明了,认为与多种因素有关。

1.解剖因素

发育不良幼儿、营养不良患者、年老衰弱者,易出现肛提肌和盆底筋膜薄弱无力;小儿骶骨弯曲度小、过直;手术、外伤损伤肛门直肠周围肌或神经等因素都可减弱直肠周围组织对直肠的固定、支持作用,直肠易于脱出。

2.腹压增加

如便秘、腹泻、前列腺增生症、慢性咳嗽、排尿困难、多次分娩等,经常致使腹压升高,推动直肠向下脱出。

3.其他

内痔、直肠息肉经常脱出,向下牵拉直肠黏膜,诱发黏膜脱垂。

（二）临床表现

1.直肠黏膜或直肠全层脱出

这是直肠脱垂的主要症状，早期排便时直肠黏膜脱出，便后自行复位；随着病情的发展，直肠全层甚至部分乙状结肠脱出，甚至咳嗽、负重、行路、下蹲时也会脱出，而且不易复位，需要用手推回复位。

2.出血

一般无出血症状，偶尔大便干燥时，擦伤黏膜有滴血，粪便带血或手纸擦拭时有血，但出血量较少。

3.潮湿

由于直肠脱出没有及时复位或反复脱出导致的肛门括约肌松弛，黏液自肛内溢出刺激肛周皮肤而引起，并导致瘙痒。

4.坠胀

由于黏膜下脱，引起直肠或结肠套叠，压迫肛门部，产生坠胀，有的还感觉股部和腰骶部坠胀。

5.嵌顿

直肠脱出未能及时复位，局部静脉回流受阻，肠黏膜和肠壁炎症肿胀可导致嵌顿。嵌顿后黏膜逐渐变成暗红色，甚至出现表浅黏膜糜烂、坏死或脱垂肠段因肛门括约肌收缩而绞窄坏死。患者疼痛、坠胀、出血等症状加剧，发生肠梗阻症状。

（三）辅助检查

1.视诊

排便时肿物脱出肛门外，令患者蹲位做排便动作时，可见直肠黏膜呈放射状皱襞或同心环状皱襞，黏膜表面充血、水肿、溃疡等。

2.指诊

直肠指诊感括约肌松弛无力，直肠壶腹可触及折叠黏膜，柔软且上下活动。

3.直肠镜检查

直肠内有折叠黏膜。

（四）治疗

1.保守治疗

（1）适应证：儿童的直肠脱垂；成人直肠脱垂的辅助治疗。

（2）注意要点：a.排便后立即将脱出的直肠复位，取俯卧位，用胶布固定双臂。b.积极治疗咳嗽、便秘、排尿困难等增加腹压的疾病。c.多做收缩肛门的运动以增强盆底肌群的力量。

2.硬化剂注射治疗

（1）适应证：成人的直肠部分脱垂；保守治疗无效的儿童直肠脱垂。

（2）注意要点：a.将硬化剂注射到脱垂部位的黏膜下层。b.一般使用5％石炭酸植物油和5％盐酸奎宁尿素水溶液。c.对儿童和老年患者效果好，对青壮年患者易复发。

3.手术治疗

（1）适应证：成人的直肠完全脱垂。

(2)禁忌证:高龄、内科合并症多、心肺储备功能差、恶病质等不适合手术治疗者。

(3)术前准备:

1)饮食:术前1天流食,术晨禁食禁水。

2)导泻:术前1天口服10%甘露醇500mL。

3)抗生素:术前3天每日口服肠道灭菌药。

4)清洁肠道:术前晚及术晨清洁灌肠。

(4)手术入路:a.直肠悬吊固定术。b.吻合器痔上黏膜环切术(PPH)。c.肛门紧缩术。

(5)注意要点:a.直肠脱垂有很多治疗方法,应按年龄、脱垂种类和全身情况选择不同治疗方法。b.每一种手术均有其优缺点及复发率,没有任何一种手术方法可用于所有患者。c.有时对同一患者需同时用几种手术方法。

(五)护理要点

1.非手术治疗及术前护理

(1)饮食护理:多食新鲜蔬菜、水果,多饮水,少吃辛辣食物,避免饮酒。

(2)体位护理:脱垂嵌顿者应卧床休息。

(3)肠道准备:术前3日进食少渣饮食,并口服缓泻药液状石蜡及肠道杀菌药甲硝唑、庆大霉素等,以预防感染。术前1日进食全流质饮食,泡服中药大黄30g、芒硝30g、甘草10g或术前晚清洁灌肠。

(4)保持大便通畅:养成定时排便习惯,便秘者可口服缓泻药,大便时不宜采用蹲位,采用坐姿,每日做提肛运动。

(5)脱垂后处理:一经发现,指导患者及时复位,取侧卧位托住脱出物,轻轻还纳,并用"井"字敷料和"丁"字带压迫固定。如脱垂后嵌顿水肿,需报告医生处理。

(6)减轻肛周瘙痒不适:①嘱患者选用宽松、柔软的内裤,勤洗勤换,便纸应选用清洁、柔软、吸水的卫生纸,以减轻摩擦刺激。②剪短患者指甲,嘱患者不要用手搔抓肛周皮肤,以免破溃后并发出血、感染。③观察患者睡眠情况,如瘙痒导致精神紧张、神经衰弱而影响睡眠时,可遵医嘱予以镇静催眠药,保证睡眠。

2.术后护理

(1)饮食护理:术后禁食,第2日进食流质,第3日进食半流质,1周后进食无渣软食,避免食用产气和刺激性食物。

(2)体位护理:术后平卧位,病情许可、血压平稳后改半坐卧位,术后当日可在床上坐起,第1日可下床活动。行直肠硬化剂注射治疗者,术后俯卧6小时后仍需卧床休息。

(3)疼痛护理:大肠肛门疾病手术后的疼痛多是急性疼痛,所引起的病理生理改变可影响术后体力恢复,可发生呼吸、心血管系统的各种并发症。因此应尽量避免和减轻术后疼痛或尽早给予处理。

1)一般处理:肛门部手术的可给予局部理疗,如热敷、红外线照射等;避免粪便干结,口服缓泻药或开塞露塞肛以协助排便;如无出血,早期拔除肛管填塞物。

2)镇痛治疗:肌内注射哌替啶50~100mg,硬膜外镇痛或患者自控镇痛。

(4)熏洗坐浴:坐浴是肛门直肠手术后必不可少的一项治疗方法。通过对肛门局部的坐浴和热敷,利用蒸气和水温对肛门进行加热,缓解括约肌痉挛,减轻疼痛,减少渗出,促进血液循环和炎症的吸收,加速切口愈合。水温高时,蒸气熏浴,水温降至适度时坐浴。将肛门切口浸泡在药液中,坐浴水温以 43~46℃ 为宜,时间为 5~15 分钟。坐浴盆应较大而深,能盛放3000mL 溶液,并配备高度适宜的坐浴凳,方便患者坐浴。常用药物有:在沸水中加入适量的高锰酸钾,浓度不超过 1:5000;在沸水中加入少许食盐和花椒;或使用中药祛毒汤坐浴。熏洗坐浴在排便后进行,若治疗需要,每日可坐浴 2~3 次。

(5)控制排便:控制排便可服用复方苯乙哌啶 1~2 片,每日 2~3 次。尽量避免术后 3 日内解大便,有利于手术切口愈合。若有便秘,可口服缓泻药,但禁忌灌肠。

(6)病情观察:观察患者全身与局部情况,注意创面疼痛、肛缘水肿与渗血。渗血者可加压包扎,出血不止者通知医生及时处理。

(7)尿潴留的观察及处理:尿潴留是盆腔直肠手术后常见的并发症。主要表现为拔除尿管后仍不能自行排尿,当尿潴留膀胱极度充盈时,感到腹胀,伴充盈性尿失禁。

1)一般处理:病情许可改立位排尿,排尿时用力收缩腹壁肌肉或于耻骨上手适度加压。也可用下腹部热敷和针刺疗法。

2)药物疗法:给予提高膀胱逼尿肌收缩力的药物,如新斯的明;提高膀胱逼尿肌紧张力的药物,如溴化双吡己胺;提高膀胱颈和后尿道平滑肌紧张度的药物,如麻黄碱,用于治疗尿失禁。

3)神经损伤所致的尿潴留需重新留置导尿管,控制感染以等待自行恢复。

(8)肛门失禁的观察及处理:可先行保守治疗,做好基础护理及解释工作,给予减少肠管蠕动的药物如复方苯乙哌啶,或给予收敛药如碳酸铋,使大便干燥,随着时间的推移可能逐渐恢复。

第七节 肝脓肿

一、细菌性肝脓肿

因化脓性细菌侵入肝脏形成的肝化脓性病灶,称为细菌性肝脓肿。

(一)病因和病理

1.病因

细菌性肝脓肿的主要病因是继发于胆管结石、胆管感染,尤其是肝内胆管结石并发化脓性胆管炎时,在肝内胆管结石梗阻的近端部位可引起散在多发小脓肿。此外,在肝外任何部位或器官的细菌性感染病灶,均可因脓毒血症的血行播散而发生本病。总之,不论何种病因引起细菌性肝脓肿,绝大多数为多发性,其中可能有一个较大的脓肿,单个细菌性脓肿很少见。

2.病理

化脓性细菌侵入肝脏后,正常肝脏在巨噬细胞作用下不发生脓肿。当机体抵抗力下降时,细菌在组织中发生炎症,形成脓肿。血源性感染通常为多发性,胆源性感染脓肿也为多发性,且与胆管相通。肝脓肿形成发展过程中,大量细菌毒素被吸收而引起败血症、中毒性休克、多器官功能衰竭或形成膈下脓肿、腹膜炎。

(二)护理评估

1.健康史

了解患者、饮食、活动等一般情况,是否有胆管病史及胆管感染病史,体内部位有无化脓性病变,是否有肝外伤史。

2.临床表现

(1)寒战和高热:是最常见的症状。往往寒热交替,反复发作,多呈一日数次的弛张热,体温 38~41℃,伴有大量出汗,脉率增快。

(2)腹痛:为右上腹肝区持续性胀痛,如位于肝右叶膈顶部的脓肿,则可引起右肩部放射痛。

(3)肝肿大:肝肿大而有压痛,如脓肿在肝脏面的下缘,则在右肋缘下可扪到肿大的肝或波动性肿块,有明显触痛及腹肌紧张;如脓肿浅表,则可见右上腹隆起;如脓肿在膈面,则横膈抬高,肝浊音界上升。

(4)乏力、食欲减退、恶心和呕吐:少数患者还出现腹泻、腹胀以及难以忍受的呃逆等症状。

(5)黄疸:可有轻度黄疸;若继发于胆管结石胆管炎,可有中度或重度黄疸。

3.辅助检查

(1)实验室检查:血常规检查提示白细胞计数明显升高,中性粒细胞比例在 0.90 以上,有核左移现象或中毒颗粒。肝功能、血清转氨酶、碱性磷酸酶升高。

(2)影像学检查:X 线检查分辨肝内直径 2cm 的液性病灶,并明确性部位与大小,CT、磁共振检查有助于诊断肝脓肿。

(3)诊断性穿刺:B 超可以测定脓肿部位、大小及距体表深度,为确定脓肿穿刺点或手术引流提供了方便,可作为首选检查方法。

4.治疗原则

非手术治疗,应在治疗原发病灶的同时,使用大剂量有效抗生素和全身支持疗法。手术治疗,可行脓肿切开引流术和肝切除术。

(三)常见护理诊断/问题

1.疼痛

与腹腔内感染、手术切口、引流管摩擦牵拉有关。

2.体温过高

与感染、手术损伤有关。

3.焦虑

与环境改变及不清楚疾病的预后、病情危重有关。

4.口腔黏膜改变

与高热、进食、进水量少有关。

5.体液不足

与高热后大汗、液体摄入不足、引流液过多有关。

6.潜在并发症

腹腔感染。

（四）护理目标

1.患者疼痛减轻或缓解

表现为能识别并避免疼痛的诱发因素,能运用减轻疼痛的方法自我调节,不再应用止痛药。

2.患者体温降低

表现为体温恢复至正常范围或不超过 38.5℃,发热引起的心身反应减轻或消失,舒适感增加。

3.患者焦虑减轻

表现为能说出焦虑的原因及自我表现;能运用应对焦虑的有效方法;焦虑感减轻,生理和心理上舒适感有所增加;能客观地正视存在的健康问题,对生活充满信心。

4.患者口腔黏膜无改变

表现为患者能配合口腔护理;口腔清洁卫生,无不适感;口腔黏膜完好。

5.患者组织灌注良好

表现为患者循环血容量正常,皮肤黏膜颜色、弹性正常;生命体征平稳,体液平衡,无脱水现象。

6.患者并发症

不发生并发症或并发症能及时被发现和处理。

（五）护理措施

1.减轻或缓解疼痛

(1)观察、记录疼痛的性质、程度、伴随症状,评估诱发因素。

(2)咳嗽、深呼吸时用手按压腹部,以保护伤口,减轻疼痛。

(3)妥善固定引流管,防止引流管来回移动所引起的疼痛。

(4)指导患者使用松弛术、分散注意力等方法,如听音乐、相声或默默数数,以减轻患者对疼痛的敏感性,减少止痛药物的用量,在疼痛加重前,遵医嘱给予镇痛药,并观察、记录用药后的效果。

2.降低体温,妥善保暖

(1)观察生命体征、意识状态变化及食欲情况,以便及时处理;调节病室温度、湿度,保持室温在 18～20℃,湿度在 50％～70％,保证室内通风良好。

(2)给予清淡、易消化的高热量、高蛋白质、高维生素的流质或半流质饮食,鼓励患者多饮水。

(3)嘱患者卧床休息,保持舒适体位,保持病室安静,以免增加烦躁情绪。

(4)物理降温。体温超过 38.5℃,根据病情选择不同的降温方法,如冰袋外敷、温水或乙醇擦浴、冰水灌肠等,降温半小时后测量体温 1 次,如降温时出现颤抖等不良反应,立即停用。药物降温。经物理降温无效,可遵医嘱给予药物降温,并注意用药后反应,防止因大汗致虚脱发生。定时测量并记录体温,观察、记录降温效果。

(5)高热患者给予吸氧,氧浓度不超过 40%,氧流量为 2～4L/min,可保证各重要脏器有足够的氧供应,减轻组织缺氧。

(6)保持口腔、皮肤清洁,口唇干燥涂抹液状石蜡或护肤油,预防口腔、皮肤感染。

3.减轻焦虑

帮助患者减轻情绪反应:①鼓励患者诉说自己的感觉,让其发泄愤怒、焦虑情绪;②理解、同情患者,耐心倾听,帮助其树立战胜疾病的信心,帮助患者正确估计目前病情,配合治疗及护理;③分散患者注意力,如听音乐、与人交谈等;④消除对患者干扰的因素,如解决失眠等问题。

4.做好口腔护理

(1)评估口腔黏膜完好程度,讲解保持口腔清洁的重要性,使其接受。

(2)保持口腔清洁、湿润,鼓励进食后漱口,早、晚刷牙,必要时口腔护理。

(3)鼓励患者进食、饮水,温度要适宜,避免过烫、过冷饮食以防损伤黏膜。

5.纠正体液不足

(1)密切观察生命体征,准确记录出入液量,及时了解每小时尿量。若尿量＜30mL/h,表示体液或血容量不足,应及时报告医生给予早期治疗。

(2)告诉患者体液不足的症状及诱因,使之能及时反映并配合治疗、护理。

6.腹腔感染的防治

(1)严密监测患者体温、外周血白细胞计数、腹部体征,定期做引流液或血液的培养、抗生素敏感试验,以指导用药。

(2)指导患者妥善固定引流管的方法,活动时勿拉扯引流管,保持适当的松度,防止滑脱而使管内脓液流入腹腔。保持引流管通畅,避免扭曲受压,如有堵塞,可用少量等渗盐水低压冲洗及抽吸;观察引流液的量、性质及颜色,并做好记录。

(3)注意保护引流管周围皮肤,及时更换潮湿的敷料,保持其干燥,必要时涂以氧化锌软膏。

(4)在换药及更换引流袋时,严格执行无菌操作,避免逆行感染。

(5)告诉患者腹部感染时的腹痛变化情况,并应及时报告。

(六)健康教育

(1)合理休息,注意劳逸结合,保持心情舒畅,增加患者适应性反应,减少心理应激,从而促进疾病康复。

(2)合理用药,有效使用抗生素,并给予全身性支持治疗。

(3)向患者讲解疾病相关知识,了解疾病病因、症状及注意事项,指导患者做好口腔护理,多饮水,预防并发症发生。

二、阿米巴性肝脓肿

阿米巴性肝脓肿是肠道阿米巴病最常见的并发症,约半数在肠阿米巴急性期并发。阿米巴原虫从结肠溃疡处经门静脉、淋巴管或直接进入肝内,进入肝内的滋养体可能被消灭,也可能阻塞门静脉小分支末梢,引起肝细胞缺血坏死,同时产生溶组织酶,溶解肝组织而形成脓肿。

脓肿绝大多数为单发,80％见于肝右叶,以右叶顶部最多。

(一)护理评估

1.健康史

评估患者营养及发育状况;有无不洁饮食病史;有无腹痛、腹泻、里急后重等病史;了解有无免疫功能低下和全身代谢性疾病。

2.身体状况

起病可较急或较缓,病程一般较长,病情较细菌性肝脓肿轻。患者常有持续或间歇性高热、右上腹或右下胸痛、体质虚弱、肝大伴触痛等临床表现,应和细菌性肝脓肿鉴别(表 6-12)。

表 6-12　细菌性肝脓肿与阿米巴性肝脓肿的鉴别

	细菌性肝脓肿	阿米巴性肝脓肿
病史	继发于胆道感染或其他化脓性疾病	继发于阿米巴痢疾
病程	病情急骤严重,全身脓毒血症明显	起病较缓慢,病程较长,症状较轻
血液检查	白细胞计数及中性粒细胞数明显增加,血液细菌培养可阳性	白细胞计数可增加,血液细菌培养阴性
粪便检查	无特殊发现	部分患者可找到阿米巴滋养体
脓肿穿刺	多为黄白色脓液,涂片和培养可发现细菌	大多为棕褐色脓液,镜检有时可找到阿米巴大滋养体。若无混合感染,涂片和培养无细菌
诊断性治疗	抗阿米巴药物治疗无效	抗阿米巴药物治疗有效

3.诊疗要点

阿米巴性肝脓肿首先应考虑非手术治疗,以抗阿米巴药物治疗和必要时反复穿刺抽脓及支持疗法为主,大多数患者可获良好疗效。

(二)护理问题

1.体温过高

与坏死组织吸收有关。

2.营养失调:低于机体需要量

与进食减少、分解代谢增加、肠道功能紊乱等有关。

3.潜在并发症

继发细菌感染、腹膜炎、膈下脓肿、胸腔内感染等。

(三)护理措施

(1)做好发热患者的护理。

(2)遵医嘱使用抗阿米巴药物,注意观察药物不良反应。

(3)加强营养支持,鼓励患者多食营养丰富的食物,多饮水。

(4)密切观察病情变化,及时发现细菌感染征象。

(5)做好脓腔引流的护理,严格无菌操作。

(四)健康教育

具体同细菌性肝脓肿的健康教育。

第八节 肝囊肿

肝囊肿分为寄生虫性和非寄生虫性,肝包虫病是最主要的寄生虫囊肿,非寄生虫性囊肿是常见的良性肿瘤,按发病原因分为先天性和后天性两类。按形态可分为孤立性、多发性、增生性、假性、皮样、淋巴、内皮性。临床上肝囊肿通常为先天性肝囊肿,并以孤立性肝囊肿及多囊肝较多见。

一、病因及发病机制

本病的病因与先天发育异常有关,孤立性囊肿好发于右肝近膈面,多发性肝囊肿多数累及整个肝脏,肝大变形,并偶可导致门静脉高压症合并食管曲张静脉出血。

二、临床表现

先天性肝囊肿生长缓慢,小的囊肿可无任何症状,常偶发上腹无痛性肿块、腹围增加,临床上多数是在体检 B 超发现,当囊肿增大到一定程度时,可因压迫邻近脏器而出现症状。

(1)肝区胀痛伴消化道症状,如食欲减退、嗳气、恶心、呕吐、消瘦等。

(2)若囊肿增大压迫胆总管,则有黄疸。

(3)囊肿破裂可有囊内出血而出现急腹症。

(4)带蒂囊肿扭转可出现突然右上腹绞痛,肝大但无压痛,约半数患者有肾、脾、卵巢、肺等多囊性病变。

(5)囊内发生感染,则患者往往有畏寒、发热、白细胞升高等。

(6)体检时右上腹可触及肿块和肝大,肿块随呼吸上下移动,表面光滑,有囊性感,无明显压痛。

三、辅助检查

(一)B 超检查

是首选的检查方法,是诊断肝囊肿经济、可靠而非侵入性的一种简单方法。超声波显示肝大且无回声区,二维超声可直接显示囊肿大小和部位。

(二)CT 检查

可发现直径 1～2cm 的肝囊肿,可帮助临床医生准确定位病变,尤其是多发性囊肿的分布状态定位,从而有利于治疗。

(三)放射性核素肝扫描

显示肝区占位性病变,边界清楚,对囊肿定位诊断有价值。

(四)X 线检查

大的肝囊肿可因其所在部位不同,X 线检查可显示膈肌抬高或胃肠受压移位等征象。

四、治疗

(一)非手术治疗

适用于全肝小囊肿、全身情况差不适合做手术的肝囊肿患者,以囊肿穿刺抽液及引流术为主。

(二)手术治疗

有囊肿开窗术或去顶术,囊肿切除术,肝叶或肝部分切除术。

五、主要护理问题

(一)焦虑

与担心疾病预后有关。

(二)舒适的改变

与疼痛或手术、不适有关。

(三)潜在并发症

出血、感染、膈下积液或脓肿。

六、护理目标

(1)患者愿意表达出焦虑,能正确面对疾病、手术和预后,并参与治疗、护理决策。

(2)患者疼痛减轻或缓解,感觉舒适。

(3)患者未出现出血、感染、膈下积液或脓肿等并发症;若出现,能及时发现与处理。

七、术前护理措施

(一)心理护理

(1)解释手术的必要性、手术方式、注意事项。

(2)鼓励患者表达自身感受。

(3)教会患者自我放松的方法。

(4)请手术成功、术后康复较好患者进行病友交流、分享。

(5)鼓励患者家属和朋友给予患者关心和支持。

(二)胃肠道准备

1.饮食

术前 3 天少渣饮食,术前禁食 12 小时、禁饮 4 小时。

2.胃管

择期手术患者视手术大小情况及手术方式,由医生决定术晨是否安置胃管。

3.灌肠

术前 1 天和术晨行大量不保留灌肠一次。(大多数患者以为在术前进行灌肠)

（三）术前常规准备

（1）术前行抗生素皮试，术晨遵医嘱带入术中用药。

（2）协助完善相关术前检查：心电图、B超、出凝血试验等。

（3）术晨更换清洁病员服。

（4）术晨备皮：清洁上腹部皮肤为主，视患者上腹部毛发情况确定是否备皮。

（5）术晨建立静脉通道。

（6）术晨与手术室人员进行患者身份、药物核对后，送入手术室。

（7）麻醉后置尿管（非常规措施）。

八、术后护理措施

（一）术后护理常规（表6-13）

表6-13　常规护理内容

全麻术后护理常规	了解麻醉和手术方式、术中情况、切口和引流情况
	持续低流量吸氧
	持续心电监护
	床挡保护防坠床
	严密监测生命体征
伤口观察及护理	观察伤口有无渗血渗液，若有，应及时通知医生并更换敷料
	观察腹部体征，有无腹痛、腹胀等
各管道观察及护理	输液管保持通畅，留置针妥善固定，注意观察穿刺部位皮肤
	安置尿管者行尿管护理常规，一般术后第1日可拔除尿管，拔篱后注意关关注患者自行排尿情况
	腹腔引流管护理详见表6-14
	胃管护理详见表6-15
疼痛护理	评估患者疼痛情况
	重视患者主诉
	对有镇痛泵（PCA）患者，注意检查管道是否通畅，评价镇痛效果是否满意
	遵医嘱给予镇痛药物
基础护理	提供安静舒适的环境
	做好口腔护理、尿管护理、定时翻身、雾化、患者清洁等工作

（二）腹腔引流管的护理（表6-14）

表6-14　腹腔引流管护理内容

保持通畅	定时由引流口端向引流袋挤握管道，使之保持通畅
	勿折叠、扭曲、压迫管道
	及时倾倒，保持通畅

妥善固定	每班检查并妥善固定腹腔引流管
	平躺时固定高度不超过腋中线
	离床活动时,不超过引流口处
	搬动患者时,应先夹闭引流管,防止逆行感染
	在给患者做翻身等护理操作时一定要注意保护引流管,避免引流管的脱出
	若腹腔引流管不慎脱出,应立即通知主管医生处理
标识清楚及时更换	每条引流管上均需注明管道在腹腔内放置的位置、安置时间;引流袋上要注明管道名称、安置时间、引流袋更换时间
观察与记录	定期在无菌操作下更换引流袋,避免感染,必要时做细菌培养
	观察引流液性状、颜色和量;一般引流的血性液应该由多到少、由浓变淡。如果引流液由淡变浓,突然增加应注意内出血的发生
	观察腹腔引流管安置处敷料情况,如有渗出,及时换药
	观察患者腹部体征,有无腹胀、全身情况、症状是否减轻,生命体征是否正常
	观察患者酸碱、电解质是否平衡
拔管	医生根据患者病情及引流情况拔管,一般小于 20mL/d 可拔管
	拔管后应指导患者卧床休息,观察置管处有无局部出血,如有渗液及时更换敷料,有渗血时准确评估出血量并做相应处理

（三）胃管护理（表 6-15）

表 6-15　胃管护理内容

保持通畅	定时挤捏管道,使之保持通畅
	勿折叠、扭曲、压迫管道
	及时倾倒胃液,保持有效负压
妥善固定	固定胃管于床旁,每班检查胃管安置长度
	胶布注意正确粘贴,确保固定妥当
	每日更换固定胃管的胶布,胶布如有脱落,及时更换
	翻身、活动时应防止牵拉引起胃管脱出
	告知患者胃管重要性,切勿自行拔管
	若胃管不慎脱出,应通知医生查看患者后,遵医嘱安置胃管
观察与记录	观察胃液颜色、性状及量并准确记录
	胃肠减压引流液通常为无色透明、淡黄色或墨绿色。若引流液为褐色、咖啡色或血性液体,应警惕应激性溃疡的发生
	观察安置胃管处鼻黏膜情况,调整胃管角度,避免鼻黏膜受压
	观察患者有无腹胀及胃肠功能恢复情况
	监测患者电解质、酸碱平衡情况
拔管	胃肠功能恢复后即可拔管或视手术情况 24 小时内早期拔除胃管

（四）饮食护理

根据手术情况术后第 1 天拔除胃管,给予饮水及流质饮食,第 2 天给予半流质饮食,第 3 天可进软食,逐渐过渡至正常饮食,注意进食高蛋白、高维生素、高热量、低脂肪的饮食,忌生冷、产气(如豆制品、薯类、南瓜、牛奶等)、刺激性食物,肝功能不良者应限制蛋白质摄入。

(五)体位与活动(表6-16)

表6-16　患者体位与活动

时间	体位与活动
全麻清醒前	去枕平卧位,头偏向一侧
全麻清醒后手术当日	低半卧位
术后第1日	半卧位为主,增加床上运动,可在搀扶下适当下床沿床边活动
术后第2日	半卧位为主,可在搀扶下适当屋内活动
术后第3日起	适当增加活动度

注:活动能力应当根据患者个体化情况,循序渐进,对于年老或体弱的患者,应相应推后活动进度。

(六)健康宣教(表6-17)

表6-17　术后患者的出院健康宣教

饮食	四要:要饮食规律、要少食多餐、要营养丰富、要容易消化
	四忌:忌刺激性食物、忌坚硬食物、忌易胀气食物、忌烟酒
活动	根据体力,适当活动,注意休息和睡眠
复查	术后1个月复查一次,检查肝功能、血常规等

九、并发症的处理及护理

并发症的处理及护理见表6-18。

表6-18　并发症的处理及护理

常见并发症	临床表现	处理及护理
出血	在术后6小时内出现早期出血,表现为面色苍白、表情淡漠、四肢湿冷、脉搏细速(>120次/分)、血压下降(<140/50mmHg*) 少尿(<20mL/h)或无尿 腹腔引流管持续血性液流出,引流量>200mL/h,连续3小时 血常规检查示红细胞计数、血红蛋白和白细胞比容等降低	体位:平卧位 密切监测生命体征,每5~10分钟测量脉搏、血压一次,每15~30分钟挤压引流管一次,观察引流液量及性质变化,及时发现术后出血 迅速扩充血容量及抗休克 立即做好术前准备,再次剖腹探查
肺部感染	发热、咳嗽、咳痰 肺部有痰鸣音 白细胞计数增高 X线摄片显示肺部感染	加强呼吸道护理,指导患者每日胸式呼吸2次,每次10分钟 遵医嘱雾化吸入每日2~3次,每次20分钟,雾化吸入时患者取坐位,体位有利于吸入药液沉积到终末细支气管及肺泡 雾化吸入后给患者翻身、拍背,协助按压创口,鼓励患者行有效咳嗽,留痰液做细菌培养及药敏试验

常见并发症	临床表现	处理及护理
膈下脓肿	表现为寒战、高热、右上腹疼痛、咳嗽、消瘦、乏力、出汗、脉快、白细胞计数增高等症状 B超提示膈下脓肿	保持胃肠减压管通畅,接负压引流,以免患者过度饱胀出现呕吐而引起误吸 鼓励患者半卧位,有利于引流;保持引流管通畅,定时挤压 加强营养支持,提高患者抵抗力 按医嘱予抗生素治疗 密切观察体温、白细胞计数变化
胆瘘	表现为术后1周腹腔引流管有胆汁样液流出,引流管周围有少量胆汁外渗 患者出现消瘦、厌油、腹痛、腹胀及发热 腹部体征:压痛、跳痛	保持引流管通畅,定时挤压,注意引流量、性质变化 密切观察引流管周围有无渗液,及时更换引流管口敷料,保持干燥,涂氧化锌软膏或用凡士林纱条保护引流口周围皮肤,预防皮肤发生糜烂及湿疹 加强营养,调节水和电解质平衡 腹腔引流液少于10mL/d,可给予拔除腹腔引流管,拔管后患者无腹痛、发热,引流管口周围敷料干燥无渗液,证明瘘口已闭合

注:* 1mmHg＝0.133kPa。

第九节　胆道疾病

一、胆石症

胆石症包括发生在胆囊和胆管的结石,是常见的、多发的疾病。胆管结石按结石成分分为三种:①以胆固醇为主的胆固醇结石,80%分布在胆囊;②以胆红素为主的胆色素结石,75%分布在胆管;③由胆固醇、胆红素、胆盐组成的混合性结石,60%分布在胆囊,40%分布在胆管。由于饮食结构的变化,胆固醇结石多于胆色素结石,女性发病率高于男性。

(一)病因

胆管结石形成的原因十分复杂,可能与胆道感染、胆汁淤滞,胆固醇代谢异常有关。长期高脂食物、久坐、糖尿病、肥胖、妊娠等为胆囊结石的促发因素,而胆管蛔虫等引起的胆道感染则多为胆管结石形成的原因。

(二)辅助检查

(1)实验室检查:白细胞计数和中性粒细胞比例增高提示有感染和炎症,胆管梗阻患者可出现血清胆红素直接、间接试验均增高,尿胆红素阳性,尿胆原阴性。

(2)B超检查:是首选最佳方法,可明确结石部位、数量、大小等,并可显示肝内外胆管及胆囊的大小。

（3）口服法胆囊造影：显示胆囊内充盈缺损，主要可了解胆囊功能。

（4）经皮肝穿刺胆道造影（PTC）：可了解梗阻的部位、程度和范围，适用于黄疸的鉴别和掌握胆管梗阻的部位。但可引起出血、胆汁瘘和急性胆管炎，故有腹水和出血倾向的患者禁用。

（5）经内镜逆行胰胆管造影（ERCP）：可显示梗阻的部位和原因，少数可诱发胆管炎和胰腺炎。

（6）其他：CT、MRI 或磁共振胆管造影（MRCP）可作为以上检查的补充。

（三）治疗要点

1.胆囊结石

（1）胆囊切除是治疗胆囊结石的首选方法。近年来腹腔镜胆囊切除术已广泛开展，其具有损伤小、并发症少、患者恢复快的特点，已为广大患者所接受。

（2）老年人或合并严重的多系统功能障碍的不能耐受长时间手术的患者，可考虑溶石疗法，鹅脱氧胆酸和熊脱氧胆酸对胆固醇结石有一定效果，但此药有肝毒性，不良反应大，服药时间长、价格昂贵，且停药后结石易复发。

2.肝外胆管结石

（1）胆总管切开取石加 T 形管引流术：适用于单纯胆管结石，胆道上、下通畅，无狭窄或其他病变者。

（2）胆肠吻合术：适用于胆总管扩张＞2.5cm，下端有梗阻性病变，上段胆管通畅无狭窄；泥沙样结石不易取尽，有结石残留或结石复发者。常采用胆管空肠 Roux-en-Y 吻合术。

（3）Oddi 括约肌成形术：适应证同胆肠吻合术。

（4）经内镜下括约肌切开取石术：适用于结石梗阻于壶腹部和胆总管下端的良性狭窄。

3.肝内胆管结石

可行高位胆管切开及取石术、胆肠内引流术、切除病变肝叶。残余结石时可经 T 形管窦道行纤维胆道镜取石。

（四）护理评估

1.健康史

注意了解患者是否有高脂饮食。询问是否有与饱食和高脂饮食有关的消化道症状出现。还应该了解患者的日常活动或锻炼情况，有无久坐的生活习惯，询问有无胆道疾病的家族史。

2.身体状况

（1）胆囊结石：20％～40％的胆囊结石患者可终身无症状。有症状的胆囊结石主要表现为：①消化不良等胃肠道症状：进食后，特别是进油腻食物后，出现上腹部隐痛不适、饱胀伴嗳气、呃逆等消化不良的胃肠道症状。②胆绞痛：其典型表现，疼痛位于上腹或右上腹部，呈阵发性，可向右肩胛部或背部放射，多伴有恶心、呕吐。③Mirizzi 综合征：持续嵌顿和压迫胆囊壶腹部和颈部的较大结石，可引起肝总管狭窄或胆囊胆管瘘，以及反复发作的胆囊炎、胆管类及梗阻性黄疸。④胆囊积液：胆囊结石长期嵌顿但未合并感染时，胆汁中的胆色素被胆囊黏膜吸收，并分泌黏液性物质而致胆囊积液，积液呈透明无色，称为"白胆汁"。⑤其他：小的胆囊结石可进入胆总管形成继发胆管结石；结石梗阻于壶腹部引起胰腺炎；结石和炎症反复刺激可诱发胆囊癌变。

（2）肝外胆管结石取决于有无感染和梗阻：平时可无症状，一旦发生结石梗阻胆管并继发感染，可出现典型的临床表现：腹痛、寒战、高热和黄疸，即夏科氏三联征。①腹痛：发生在剑突下及右上腹部，多为绞痛，呈阵发性或为持续性疼痛阵发性加重，可向右肩背部放射，常伴有恶心、呕吐。②寒战、高热：由于胆管内压力升高，细菌及毒素经毛细胆管逆行进入肝窦及肝静脉，再进入体循环引起全身感染。表现为弛张高热，体温可达 39～40℃。③黄疸：黄疸程度、发生和持续的时间与梗阻程度、是否继发感染有关，若梗阻为部分或间歇性，黄疸程度较轻且呈波动性；完全梗阻，特别是合并感染时，则黄疸明显，且可呈进行性加深。黄疸时常有尿色变深，粪色变浅，有的可出现皮肤瘙痒。

（3）肝内胆管结石：

1）单纯肝内胆管结石：可多年无症状或仅有肝区和胸背部胀痛不适。如发生梗阻和合并感染则出现寒战或高热，甚至出现急性梗阻性化脓性胆管炎。此外，可继发胆源性肝脓肿和胆汁性肝硬化。

2）合并肝外胆管结石时，表现与肝外胆管结石相似。

3.心理-社会支持状况

患者因剧烈疼痛、发热、即将面临手术、各种损伤性检查、担心预后等因素引起患者及其亲属的焦虑与恐惧。护士应评估患者的情绪反应，并了解其原因。住院患者可能因家庭、经济等原因而产生焦虑。

（五）常见护理诊断/问题

1.焦虑

与缺乏胆石症的有关知识、病情反复发作、手术有关。

2.急性疼痛

与疾病本身和手术伤口有关。

3.体温升高

与结石梗阻导致感染有关。

4.营养失调

与胆道功能失调，胆汁排出受阻或手术后胆汁引流至体外导致消化不良，食欲减退、肝功能受损有关。

5.有皮肤完整性受损的危险

与梗阻性黄疸致皮肤瘙痒有关。

6.知识缺乏

缺乏 T 形管自我护理的知识。

（六）护理目标

患者情绪平稳，积极配合治疗，疼痛缓解，体温正常，营养得到改善，无皮肤损伤，了解 T 形管护理等相关知识。

（七）护理措施

1.术前护理

（1）心理护理：关心患者，宣讲胆石症的有关知识和手术效果，使之树立信心，主动接受术前检查,积极配合治疗。

(2)饮食与营养:急性期患者应禁食,其间应积极补充水、电解质和足够的热量。慢性或病情稳定患者,给予低脂、高热量、高维生素、易消化饮食,保证蛋白质的摄入。

(3)病情观察:动态观察生命体征,夏科氏三联征及腹部情况,如出现腹痛加重、腹痛范围扩大等,应考虑病情加重、应及时报告医生,并积极配合处理。

(4)抗感染治疗:胆道系统致病菌主要为肠道细菌,以大肠杆菌和厌氧菌为主,宜选用敏感的抗生素进行治疗。

(5)改善凝血机制:胆道疾病患者对脂溶性维生素 K 吸收障碍,致血中凝血酶原减少而影响凝血功能,故术前均需补充维生素 K。

(6)对症处理:疼痛患者应给予解痉镇痛药,如阿托品;发热患者予以降温处理;瘙痒患者给予止痒药或镇静药,每日用温水擦洗皮肤,为患者修剪指甲或戴手套以防抓伤皮肤。

(7)腹腔镜胆囊切除术(LC)术前护理:

1)向患者解释 LC 的优缺点。LC 具有切口小、痛苦少、腹腔内脏干扰小、恢复快、并发症少、住院时间短的优点。手术多在全麻下进行。并发症有血管损伤、胆总管损伤和肠管损伤等。

2)向患者解释手术操作步骤和 LC 可能失败改为剖腹术的可能性,以取得患者及其家属的理解配合。

3)饮食:入院后进食低脂饮食。

4)备皮:需特别注意脐部的清洁卫生。

(8)积极配合医生完成术前各项特殊检查:

1)B 超检查:检查前需禁食 12 小时、禁饮 4 小时。

2)经皮肝穿刺胆管造影(PTC):检查前需常规行碘过敏试验,检查凝血功能。检查后要求患者禁食 1 日,卧床 24 小时,注意观察有无出血、胆汁瘘和急性胆管炎等并发症。

(9)积极完成术前其他准备:备皮、配血及药物过敏试验等,准备行胆肠吻合术的,还需使用抗生素做肠道准备。

2.术后护理

(1)体位、饮食与营养、切口的护理、抗生素的使用及腹腔引流管的护理按腹部手术后常规护理。

(2)病情观察:注意观察生命体征、尿量、黄疸及腹部体征,注意引流液的量和性质,防止胆汁瘘和出血。

(3)T 形管引流的护理。T 形管引流的目的是引流胆汁,防止胆汁外漏,支撑胆道,防止胆道狭窄。护理 T 形管须注意:①妥善固定:T 形管需用缝线和胶布双重固定于腹壁,应避免受到牵拉而脱出。②保持引流通畅:T 形管引流胆汁量平均每日 200～400mL,如超过此量,说明胆总管下端有梗阻。如引流量锐减,应检查引流管是否堵塞、受压或扭曲。如疑堵塞,可通过挤压或负压吸引解除堵塞,1 周后堵塞可用少量 0.9% 氯化钠注射液在严格无菌操作下低压冲洗。③观察并记录引流液的量、颜色、性状:术后第 24 小时内 T 形管引流量较少,常呈淡红色血性或褐色、深绿色,有时可有少量细小结石和絮状物,以后引流量逐渐增加,呈淡黄色,逐渐加深呈橘黄色,清亮。如果引流液突然增加或减少,出现异常血性引流液、脓性引流液或结石等,应及时向医生汇报。④预防感染:每日消毒连接管,每周更换无菌引流袋1～2次,每周1次留取胆汁做细菌培养。保持皮肤引流口敷料干燥,每日清洗引流口并更换敷料。⑤拔管:T形管至少要术后2周,待T形管周围形成较坚固的窦道后才能拔管。术后10日左右,经夹管2～3日,患者无不适可先行经T形管造影,如无异常发现,开放引流1日,再夹管2～3日,仍无症状可予拔管。若疑有结石残余,应保留T形管6周后行纤维胆道镜取石。

(4)腹腔镜胆囊切除术术后护理:①体位:返回病房麻醉清醒前去枕平卧,头偏向一侧,清醒后,血压平稳可采取半坐卧位。②饮食:术后6～24小时可进食,如有消化道症状如恶心、呕吐等,可适当延长进食时间。③活动:术后6小时后可下床活动。④并发症的观察及护理:应密切观察患者有无胆瘘、出血、肠穿孔、伤口痛及腹部体征,有无高碳酸血症、酸中毒等,一旦异常立即通知医生处理。

3.健康指导

指导患者进低脂、易消化、清淡饮食,增加摄入钙和纤维素。定时进餐,经常排空胆囊,减少胆汁在胆囊内停留的时间。增加运动量,促进能量消耗。T形管留置者,指导患者做好T形引流管的护理并告知留管的目的和意义,若有异常应及时复诊。遵医嘱服用消炎利胆片。

二、胆道蛔虫病

胆道蛔虫病是指肠道蛔虫上行钻入胆道引起的一系列临床症状,是常见的外科急腹症之一,多见于农村儿童和青少年。

(一)病因

肠道蛔虫寄生于人体小肠中下段,当其寄生环境发生变化时,如胃肠道功能紊乱、饥饿、发热、妊娠、驱虫不当等,蛔虫可上窜至十二指肠,因其有钻孔习性而钻入胆道。机械刺激可引起Oddi括约肌痉挛诱发胆绞痛;虫体带入的肠道细菌还可导致胆道感染和急性胰腺炎;蛔虫的残骸和虫卵可在胆道内沉积,成为结石形成的核心。

(二)辅助检查

①血常规检查可见白细胞计数和嗜酸粒细胞比例升高。②B超为首选影像学检查,可显示蛔虫体影。

(三)治疗要点

胆道蛔虫病以非手术治疗为主,包括解痉镇痛、利胆驱虫、防治感染等措施,非手术治疗无效者或有严重并发症者应手术治疗,术中和术后均应行驱虫治疗,以预防复发。

(四)护理评估

1.健康史

了解患者性别、年龄和生活环境的卫生状况;询问有无肠道蛔虫病史、有无吐出蛔虫或大便排出蛔虫病史;有无胃肠道功能紊乱、饥饿、发热、妊娠、驱虫不当等诱因。

2.身体状况

胆道蛔虫症的特点为临床症状与体征不相符:症状重,患者突发剑突下或上腹部钻顶样剧烈疼痛,可向右肩背部放射,常伴恶心、呕吐,呕吐物中有时可见蛔虫,突发突止,间歇期无任何症状;而体征较轻,患者仅在剑突下或右上腹有轻度的深压痛。若继发感染和胆道梗阻时,可出现急性胆囊炎、胆管炎、胰腺炎、肝脓肿的相应症状和体征。

3.心理-社会状况

胆道蛔虫病起病急骤,症状严重,患者及其家属缺乏心理准备,大多处于恐慌、焦虑不安等情绪状态。

(五)常见护理问题

1.急性疼痛

与蛔虫刺激致 Oddi 括约肌痉挛有关。

2.知识缺乏

缺乏饮食卫生保健知识。

(六)健康教育

(1)养成良好的饮食及卫生习惯。

(2)驱虫药应于清晨空腹或晚上临睡前服用,服药后注意观察有无蛔虫排出。

第十节　胰腺疾病

一、病因病理

(一)病因

(1)梗阻因素:本病最常见的原因。由于胆总管与主胰管共同通路,梗阻使胆汁可逆流入胰管,使胰酶活化。引起梗阻最常见的原因为胆道疾病,如胆总管下端结石、胆道蛔虫病、十二指肠乳头水肿、Oddi 括约肌痉挛、壶腹部狭窄等,以上原因引起的胰腺炎,又称为胆源性胰腺炎;其次是胰管梗阻、胰管结石、肿瘤或十二指肠梗阻等。

(2)酒精中毒和暴饮暴食。

(3)十二指肠液反流:十二指肠内的压力增高时,十二指肠液反流到胰管内,其中的肠激酶等物质可激活胰液中的各种酶,从而引起急性胰腺炎。

(4)创伤:上腹部损伤或手术可直接或间接损伤胰腺组织。

(5)其他:特异性感染性疾病、药物因素、高脂血症、高钙血症等,有少数患者最终因找不到明确的发病原因,被称为特发性急性胰腺炎。

(二)病理

本病的发展是胰腺分泌产物(主要是胰酶)自体消化的过程。急性胰腺炎的基本病理改变是水肿、出血和坏死。出血坏死性胰腺炎和严重的水肿性胰腺炎可继发多种并发症,如休克、化脓性感染、急性肾功能衰竭、急性呼吸窘迫综合征、多器官功能衰竭等。临床分型如下所述。

1.水肿性胰腺炎(轻型)

主要表现为腹痛、恶心、呕吐,腹膜炎体征,血和尿淀粉酶增高,经治疗后短期内可好转,死亡率很低。

2.出血坏死性胰腺炎(重型)

除上述症状、体征继续加重外,高热持续不退,黄疸加深,神志模糊和谵妄,高度腹胀,血性或脓性腹水,两侧腰部或脐周出现青紫淤斑,胃肠出血、休克、急性肾功能衰竭。死亡率较高。但需注意个别重症出血坏死性胰腺炎患者早期临床表现不典型。局部并发症有胰腺坏死、急性胰腺假囊肿和胰腺脓肿。

二、临床表现及辅助检查

(一)临床表现

1.腹痛

主要临床症状。腹痛剧烈,胰头以右上腹腹痛为主,向右肩部放射;胰体部以上腹部正中腹痛为主;胰体尾部以左上腹腹痛为主,向左肩部放射;累及全胰呈腰带状疼痛,向腰背部放射。腹痛为持续性并有阵发性加重。

2.恶心、呕吐

剧烈而频繁,呕吐后腹痛不缓解为其特点。

3.腹膜炎体征

水肿性胰腺炎时,压痛只限于上腹部,常无明显肌紧张;出血坏死性胰腺炎压痛明显,并有肌紧张和反跳痛,范围较广泛或漫及全腹。

4.腹胀

初期为反射性肠麻痹,严重时可由腹膜炎、麻痹性肠梗阻导致。

5.手足抽搐

为血钙降低所致。

6.休克

多见于急性出血坏死性胰腺炎。

7.其他

体温升高为感染和组织坏死所致;胆总管下端有结石、胆管炎或胰头肿胀压迫胆总管时可出现轻度黄疸;严重患者可出现休克;少数患者可在腰部出现青紫色斑(Crey-Turner 征)或脐周围蓝色改变(Cullen 征)。

(二)辅助检查

1.胰酶测定

目前常测定血、尿的淀粉酶和血清脂肪酶。血清淀粉酶值在发病后 3~12 小时开始升高,24~48 小时达高峰,2~5 天后恢复正常。但应注意,淀粉酶的高低与病变的轻重不一定成正比,胰腺广泛坏死后,淀粉酶生成减少,血、尿淀粉酶均不升高。

2.血清脂肪酶测定

正常值 23~300U/L,发病后 24 小时开始升高。因其下降迟,对较晚就诊者测定其值有助于诊断。

3.血清钙下降

在发病后 2 天血钙开始下降,4～5 天后尤为显著,重型者可降至 1.75mmo/L(7mg/dL)以下,提示病情严重,预后不良。

4.血清正铁血红蛋白

重症患者常于起病后 12 小时出现,在重型急性胰腺炎患者该指标为阳性,水肿性胰腺炎患者该指标为阴性。

5.化验检查

白细胞计数增多(大于 $16×10^9/L$),血红蛋白和血细胞比容降低,血糖升高(大于 $11.1mmol/L$),血钙降低(低于 $2.0mmol/L$),PaO_2 低于 $8.0kPa$($60mmHg$),血尿素氮或肌酐增高。

6.B 超和 CT

可以明确胰腺病变的性质、部位和范围,有无胰腺外浸润及其范围、程度,定期 CT 检查可以观察病变演变的情况。

三、治疗要点

根据病情轻重选择治疗方法。一般认为,水肿性胰腺炎可采用非手术疗法;出血坏死性胰腺炎,尤其合并感染者可采用手术疗法;胆源性胰腺炎大多需要手术治疗,以解除病因。

(一)非手术疗法

(1)禁饮食与持续胃肠减压,严密观察和监测。

(2)减少胰腺的分泌:奥曲肽、施他宁能有效抑制胰腺的外分泌功能。西咪替丁也能间接抑制胰腺的外分泌。

(3)抗休克、补充液体、加强营养支持。

(4)抗生素应用:常用环丙沙星、甲硝唑等。

(5)解痉止痛:常用的药物有山莨菪碱、阿托品、哌替啶等。

(6)腹腔灌洗:通过腹腔或盆腔的置管、灌洗、引流,可以将含有大量胰酶及有害物质的腹腔渗出液稀释并排出体外。

(二)手术疗法

清除胰腺及其周围坏死组织、充分引流,术后进行灌洗以继续引流坏死组织和渗液。手术指征如下:①胰腺坏死继发感染;②虽经保守治疗,临床症状继续恶化;③胆源性胰腺炎;④重症胰腺炎,合并多器官功能衰竭不易纠正;⑤病程后期合并肠瘘或胰腺假性囊肿;⑥不能排除其他外科急腹症。

四、护理措施

(1)禁食,胃肠减压,给予抗胰酶药物,协助患者变换体位。

(2)防治休克,维持水、电解质平衡。

（3）做好疼痛护理。

（4）病情轻者进清淡流质饮食，严重者禁食，给予 TRN 支持。

（5）引流管护理：分清每根引流管放置部位及作用，保持引流通畅。腹腔双套灌洗引流的患者，应持续腹腔灌洗，引流管负压吸引，有效控制腹腔感染。

（6）严密观察并及时处理并发症，常见并发症有急性肾功能衰竭、术后出血、胰腺或腹腔脓肿、胰瘘、肠瘘。

（7）健康教育：①有糖尿病的患者，应遵医嘱服用降糖药物，如果行胰腺全切者，则需终身注射胰岛素，要定时监测血糖和尿糖，此外，还要严格控制主食的摄入；②有胰腺外分泌功能不足的患者，应戒酒戒烟，不要暴饮暴食，少进食蛋白质、糖类和蔬菜水果，少食多餐，必要时加用各种胰酶制剂；③定期随访，防治并发症，及时复查。

第七章　泌尿外科护理

第一节　泌尿系统损伤

一、肾损伤

肾损伤发病率每年约在 5/10 万。72% 见于 16～44 岁的男性青壮年,男女比例约 3∶1。在泌尿系统损伤中仅次于尿道损伤,居第二位,占所有外伤的 1%～5%、腹部损伤的 10%。以闭合性损伤多见,1/3 常合并有其他脏器损伤。当肾脏存在积水、结石、囊肿、肿瘤等病理改变时,损伤可能性更大。由于损伤的病因和程度不同,肾损伤出现多种类型,有时多种类型的肾损伤同时存在。现根据其损伤的程度将闭合性损伤分为以下病理类型。

(1)肾挫伤:损伤仅局限于部分肾实质,形成肾淤斑和(或)包膜下血肿,肾包膜及肾盏、肾盂黏膜完整,损伤涉及肾集合系统的可有少量血尿。

(2)肾部分裂伤:肾近包膜部位裂伤伴有肾包膜破裂,可致肾周血肿。若肾近集合系统部位裂伤伴有肾盏、肾盂黏膜破裂,则可有明显血尿。

(3)肾全层裂伤:肾实质深度裂伤,外及肾包膜,内达肾盏、肾盂黏膜,此时常引起广泛的肾周血肿、血尿和尿外渗。肾横断或碎裂时,可导致部分肾组织缺血。

(4)肾蒂血管损伤:肾蒂血管损伤比较少见。肾蒂或肾段血管的部分或全部撕裂,可引起大出血、休克,常来不及诊治就死亡。由于此类损伤引起肾急剧移位,肾动脉突然被牵拉,致血管内膜断裂,形成血栓,造成肾功能丧失。

(一)病因

1.开放性损伤

因弹片、枪弹、刀刃等锐器致伤,损伤复杂而严重,常伴有胸、腹部等其他组织器官损伤。

2.闭合性损伤

因直接暴力(如撞击、跌打、挤压、肋骨或横突骨折等)或间接暴力(如对冲伤、突然暴力扭转等)所致。

3.医源性损伤

经皮肾穿刺活检、肾造瘘、经皮肾镜碎石术、体外冲击波碎石等医疗操作有可能造成不同程度的肾损伤。

此外,肾本身有病变时,如肾积水、肾肿瘤、肾结核或肾囊性疾病等更易受损伤,有时极轻微的创伤也可造成严重的"自发性"肾破裂。

(二)临床表现

肾损伤的临床表现与损伤类型和程度有关,常不相同,尤其在合并其他器官损伤时,肾损伤的症状可能不易觉察。其主要症状有休克、血尿、疼痛、腰腹部肿块、发热等。

1.休克

严重肾裂伤、肾蒂血管损伤或合并其他脏器损伤时,因创伤和失血常发生休克,危及生命。

2.血尿

肾损伤患者大多有血尿,肾挫伤涉及肾集合系统时可出现镜下血尿或轻度肉眼血尿。若肾集合系统部位裂伤伴有肾盏、肾盂黏膜破裂,则可有明显的血尿。肾全层裂伤则呈大量全程肉眼血尿。有时血尿与损伤程度并不一致,如血块堵塞尿路、肾蒂断裂、肾动脉血栓形成,肾盂、输尿管断裂等情况可能只有轻微血尿或无血尿。

3.疼痛

肾包膜下血肿、肾周围软组织损伤、出血或尿外渗引起患侧腰、腹部疼痛。血液、尿液渗入腹腔或合并腹内脏器损伤时,出现全腹疼痛和腹膜刺激症状。血块通过输尿管时易发生肾绞痛。

4.腰腹部肿块

血液、尿液进入肾周围组织可使局部肿胀,形成肿块,有明显触痛和肌强直。开放性肾损伤时应注意伤口位置及深度。

5.发热

肾损伤所致肾周血肿、尿外渗易继发感染,甚至造成肾周脓肿或化脓性腹膜炎,常伴发热等全身中毒症状。

(三)辅助检查

1.实验室检查

包括血常规检查、尿常规检查。尿中含多量红细胞,严重休克无尿者,往往要在抗休克、血压恢复正常后方能见到血尿;肾动脉栓塞或输尿管离断时可无血尿。血红蛋白和血细胞比容持续降低提示有活动性出血。严重的胸、腹部损伤时,往往容易忽视肾损伤的临床表现,应尽早做尿常规检查,以免延误诊断。

2.影像学检查

(1)超声:能提示肾损伤的部位和程度,有无包膜下和肾周血肿、尿外渗、其他器官损伤及对侧肾等情况。须注意肾蒂血管情况,如肾动静脉的血流等。

(2)CT:可清晰显示肾实质裂伤程度、尿外渗和血肿范围,以及肾组织有无活力,并可了解与其他脏器的关系。CT血管成像(CTA)可显示肾动脉和肾实质的损伤情况,也可了解有无肾动-静脉瘘或创伤性肾动脉瘤,若伤侧肾动脉完全梗阻,表示为外伤性血栓形成。

(3)其他检查:MRI诊断肾损伤的作用与CT类似,但对血肿的显示比CT更具特征性。除上述检查外,传统的静脉尿路造影(IVU)、动脉造影等检查也可发现肾有无损伤、肾损伤的范围和程度,但临床上一般不作为首选。

（四）治疗要点

肾损伤的处理与损伤程度有直接关系。轻微肾挫伤一般症状轻微，经短期休息可以康复，大多数患者属于此类损伤。多数肾部分裂伤可行非手术治疗，仅少数需手术治疗。

1.紧急治疗

有大出血、休克的患者需迅速给予抢救措施，进行输血、补液等抗休克治疗，并严密观察生命体征，同时明确有无合并其他器官损伤，做好手术探查的准备。

2.非手术治疗

(1)绝对卧床休息2～4周，病情稳定、血尿消失后才可以允许患者离床活动。通常损伤后4～6周肾部分裂伤才趋于愈合，过早、过多离床活动，有可能再度出血。恢复后3个月内不宜参加体力劳动或竞技运动。

(2)密切观察：定时测量血压、脉搏、呼吸、体温，注意腰、腹部肿块范围有无增大。观察尿液颜色深浅的变化。定期检测血红蛋白和血细胞比容。

(3)及时补充血容量和热量，维持水、电解质平衡，保持足够尿量，必要时输血。

(4)早期合理应用抗生素预防感染。

(5)适量使用镇痛、镇静剂和止血药物。

3.手术治疗

(1)开放性肾损伤：几乎所有这类损伤的患者都要实行手术治疗，特别是枪伤或从前面腹壁进入的锐器伤，需经腹部切口进行手术，包括清创、缝合及引流，并探查腹部脏器有无损伤。

(2)闭合性肾损伤：一旦确定为严重的肾部分裂伤、肾全层裂伤及肾蒂血管损伤须尽早经腹进行手术。若肾损伤患者在非手术治疗期间发生以下情况，则需施行手术治疗：①经积极抗休克后生命体征仍未见改善，提示有内出血。②血尿逐渐加重，血红蛋白和血细胞比容继续降低。③腰、腹部肿块明显增大。④怀疑有腹腔脏器损伤。其手术方法包括血管介入治疗、肾修补术和肾部分切除术、肾切除术、肾血管修补术。

4.并发症的处理

由于出血、尿外渗以及继发性感染等可导致肾损伤并发症。腹膜后尿囊肿或肾周脓肿要切开引流。输尿管狭窄、肾积水需施行肾盂成形术或肾切除术。恶性高血压要做血管修复或肾切除术。动-静脉瘘和假性肾动脉瘤应予以修补，如在肾实质内则可行部分肾切除术。持久性血尿可施行选择性肾动脉栓塞术。

（五）护理措施（肾修补术和肾部分切除术）

1.术前护理

(1)按泌尿外科一般护理常规护理。

(2)心理护理：很多患者属于意外受伤，且受伤部位为重要脏器，给患者及其家属带来了巨大的精神压力，所以应主动给予关心和照顾，向患者及其家属讲解相关手术的目的、注意事项，消除患者及其家属的担心及疑虑，以积极的态度面对治疗。

(3)嘱患者绝对卧床休息，以免活动后加重出血。

(4)密切观察病情变化，定时测量血压、脉搏、呼吸、体温等生命体征。如患者出现血压下降、脉搏加快、呼吸增快、面色苍白、精神不振、躁动等情况，提示有休克发生，应按休克处理：迅速建立两条以上静脉通道,补充血容量,保证输血、输液的通畅;早期应用抗生素以预防感染,同时注意保暖、镇静、吸氧;尽量避免搬动患者;根据实验室检查结果,合理安排输液种类,以维持水、电解质及酸碱平衡。

(5)肾损伤应注意观察腰腹部情况,腹膜刺激症状是肾损伤的渗血、渗尿刺激后腹膜所致,其加重与好转可反映病情的变化,应注意观察腹膜刺激症状,如有无压痛、肌痉挛;注意观察腰腹部肿物的范围,以了解出血的情况。

(6)泌尿系损伤常伴有其他脏器损伤,应严密观察患者症状与体征的变化,随时做好抢救准备。

2.术后护理

(1)按泌尿外科术后一般护理常规护理。

(2)病情观察:准确、定时测量血压、心率、呼吸及血氧饱和度并正确记录,随时注意患者病情的变化。如果患者出现血压下降、心率增快、血氧饱和度下降的情况,及时通知医生,防止出血的发生。注意观察伤口敷料有无渗血、渗液,若有及时通知医生给予换药。

(3)维持水、电解质、酸碱平衡及有效循环血量:建立静脉通道,遵医嘱及时输液,必要时输血,以维持有效循环血量。输血过程中密切观察患者有无过敏反应、输血反应的发生。根据实验室检查结果,合理安排输液种类,及时输入液体和电解质,以维持水、电解质及酸碱平衡。

(4)休息与活动:全麻清醒、血压平稳后改半卧位,术后需卧床休息2～4周。卧床期间患者可以进行循序渐进的床上活动,比如做四肢主动的屈伸活动,以预防静脉血栓的发生;指导患者适时变换体位,常规放置防压疮气垫,必要时骶尾部贴防压疮敷料,以预防压疮的发生。

(5)预防感染:保持尿道口清洁,导尿管通畅,保持会阴部清洁干燥;定时观察体温,了解血、尿白细胞计数变化,及时发现感染征象;加强损伤局部的护理,严格无菌操作;早期应用抗生素预防感染。

(6)管路护理:术后留置伤口引流管及导尿管,实现伤口引流管的"双固定":将伤口引流管用透明贴膜固定于患者身上,将引流袋、尿袋分别固定于床单上,做好管路及引流袋的标识。让患者自己伸手摸到引流管的走向及固定位置。避免牵拉、打折。严密观察伤口引流管及导尿管引流液的颜色、性状和量,准确做好记录。若伤口引流液或尿液颜色鲜红,量较大,则考虑出血的可能,应立即通知医生。

(7)膀胱冲洗的护理:为防止血液逐渐沉积在膀胱内形成血块堵塞尿道口,导致患者尿管引流不畅,遵医嘱行膀胱冲洗。在冲洗过程中加强观察,确保尿管引流通畅,注意冲洗温度应适宜,保持在 20～30℃。冲洗过程中观察流速是否适宜,同时检查冲洗液的颜色,冲出液的量、浑浊度、有无尿外渗的发生。一般冲出液量不应少于冲入的液体,要及时发现冲出液是否进入腹腔、腹壁、会阴及阴囊皮下,造成腹壁、阴囊明显水肿或导致冲出液被大量吸收入血,急剧增加循环血量,造成急性心力衰竭致患者死亡。当患者出现脉速、面色苍白、出冷汗、剧烈腹痛等,应立即停止冲洗,通知医生,及时给予处理。

(8)饮食:可以进食后,应以易消化食物为主,避免食用辛辣刺激性食物以及过于油腻的食品;鼓励患者多饮水,保证尿量 2000～3000mL/d,可以预防泌尿系感染。

(六)出院指导

(1)出院后 3 个月内,不宜参加体力劳动或竞技运动,以免引起再度出血。

(2)注意保护肾脏,患病时应在医生指导下服药,以免造成肾功能的损害;定期检测肾功能。

(3)如出现腰痛、血尿,要及时就诊、及时治疗。

二、膀胱损伤

膀胱损伤是指膀胱在外力作用时发生膀胱壁层的破裂,引起膀胱腔完整性破坏,血尿外渗。膀胱空虚时位于骨盆深处,很少损伤,膀胱充盈时壁紧张而薄,易遭受损伤。

(一)病因与发病机制

1.病因

(1)开放性损伤:多由弹片、子弹或锐器贯通所致,常合并其他脏器损伤,如直肠、阴道损伤,形成腹壁尿瘘、膀胱直肠瘘或膀胱阴道瘘等。

(2)闭合性损伤:膀胱损伤处不与体表相通,常由直接或间接暴力引起。产程过长,膀胱壁被压在胎头与耻骨联合之间引起缺血性坏死,可导致膀胱阴道瘘。医源性损伤(如膀胱镜检查或治疗)、盆腔手术、腹股沟疝修补术、阴道手术等可伤及膀胱,多为闭合性。

2.病理

(1)挫伤:仅伤及膀胱黏膜或肌层,膀胱壁未穿破,局部出血或形成血肿,无尿外渗,可发生血尿。

(2)膀胱破裂:分为腹膜外型与腹膜内型两类。

1)腹膜内型:膀胱壁破裂伴腹膜破裂,常发生在有腹膜覆盖的膀胱顶部,膀胱与腹腔相通,尿液流入腹腔,形成尿性腹膜炎。

2)腹膜外型:膀胱壁破裂,但腹膜完整,如外伤性骨盆骨折刺破膀胱前壁或顶部,尿液外渗到盆腔内膀胱周围组织及耻骨后间隙。

(二)护理评估

1.健康史

了解患者的受伤史,受伤时膀胱是否充盈,是否有骨盆骨折,有无膀胱镜检查及既往健康史。

2.身体状况

(1)休克:骨盆骨折引起剧痛、大出血,膀胱破裂致尿外渗及腹膜炎,常发生休克。

(2)腹痛:腹膜外型膀胱破裂时,尿外渗及血液进入盆腔及腹膜后间隙引起下腹部疼痛,可有压痛及腹肌紧张,直肠指检有触痛,可触及肿物。腹膜内型,尿液流入腹腔而引起急性腹膜炎症状,并有移动性浊音。

(3)血尿和排尿困难:膀胱轻度损伤时仅有少量血尿;膀胱壁全层破裂时由于尿外渗到膀胱周围或腹腔内,患者可有尿意,但不能排尿或仅排出少量血尿。

(4)尿瘘:开放性损伤时,因体表伤口与膀胱相通而漏尿。若与直肠、阴道相通,则经肛门、阴道漏尿。闭合性损伤在尿外渗继发感染破溃后,可形成尿瘘。

3.心理-社会状况

因膀胱损伤多为重大伤害事故所致,加上损伤后的疼痛、大出血、合并骨盆骨折等,患者及其家属多有恐惧心理。

(三)辅助检查

1.实验室检查

尿常规可见肉眼血尿,镜下红细胞满视野。

2.影像学检查

X线平片可显示骨盆骨折,膀胱造影可见造影剂漏至膀胱外。B超能提示破裂口及腹腔有无液体。

3.特殊检查

导尿及测漏试验,膀胱破裂时,试插导尿管可顺利插入膀胱,引流出少量血尿。经导尿管注入无菌生理盐水200mL至膀胱,引流出的量明显多于或少于注入量提示膀胱破裂。

(四)治疗要点

(1)紧急处理:对严重损伤、出血导致休克者,积极行抗休克治疗,如输液、输血、止痛及镇静。尽早使用广谱抗生素预防感染。

(2)保守治疗:膀胱挫伤或仅有少量尿外渗的膀胱破裂,症状轻。可留置导尿管持续引流尿液7～10天,并保持引流通畅,使用抗生素预防感染,即可痊愈。

(3)手术治疗:膀胱破裂伴有出血和尿外渗,须在休克纠正后尽早手术,清除并充分引流外渗尿液,修补膀胱缺损,做耻骨上膀胱造瘘,预防感染。

(五)常见护理问题

1.组织灌注量改变

与损伤后尿外渗、出血有关。

2.疼痛

与损伤有关。

3.焦虑/恐惧

与损伤、休克等有关。

4.排尿异常

与膀胱破裂导致排尿功能受损有关。

5.有感染的危险

与膀胱破裂,尿液流入腹腔或外渗到膀胱周围组织有关。

(六)护理目标

(1)预防和纠正休克。

(2)减轻患者的疼痛与不适。

(3)患者焦虑/恐惧减轻。

(4)保持留置导尿管通畅。

(5)预防感染或感染得到控制。

（七）护理措施

1.非手术治疗及手术前患者的护理

（1）有休克等生命危险者,应先行抗休克等抢救措施。

（2）密切观察患者的生命体征和腹部症状与体征变化。

（3）留置导尿管并做好导尿管的护理。

（4）遵医嘱使用抗生素。

（5）积极做好术前准备。

2.手术后患者的护理

同一般腹部手术后患者的护理,但应特别注意如下几项。

（1）留置导尿管:定时观察,保持引流通畅,防止逆行感染;定时清洁、消毒尿道外口;鼓励患者多饮水;每周行尿常规化验及培养一次;遵医嘱 8～10 天后拔除导尿管。

（2）尿外渗切开引流的护理:对有尿外渗行多处切开引流的患者,应观察引流情况,若敷料浸湿或污染者应及时更换。

（3）膀胱造瘘管的护理:①妥善固定、定时观察、保持引流通畅,若有堵塞,可用无菌生理盐水冲洗;②保护造瘘口周围皮肤,保持敷料清洁、干燥,如每日用消毒棉球擦拭尿道外口及尿道外口处的导尿管两次;③遵医嘱定时用无菌生理盐水低压冲洗膀胱;④拔管时间一般为 10 天左右,但拔管前需先夹闭此管,待患者排尿情况良好后再拔除膀胱造瘘管,拔管后造瘘口适当堵塞纱布并覆盖。

（八）护理评价

（1）患者焦虑/恐惧是否减轻。

（2）患者组织灌注是否正常,生命体征是否平稳。

（3）患者伤口及膀胱破口愈合情况,尿外渗引流吸收情况。

（4）体温和白细胞计数是否正常,伤口有无感染。

（5）患者排尿异常状态是否得到纠正。

（九）健康指导

向患者说明如下情况。

（1）多饮水的目的。

（2）膀胱损伤的情况,注意与护理人员配合。

（3）留置导尿管、防止导尿管脱落及保持引流通畅的意义。

（4）拔除留置导尿管前夹闭导尿管以训练排尿的意义。

三、尿道损伤

（一）护理评估

1.健康史

主要是了解受伤的原因、受伤时的姿势,是否有骑跨伤、骨盆骨折或经尿道的器械检查治疗史等。

2.身体状况

(1)尿道出血:前尿道损伤,即使在不排尿时也可见尿道外口滴血或流血;后尿道损伤,尿道外口不流血或仅流出少量血液;排尿时可出现血尿。

(2)疼痛:前尿道损伤时,受伤处疼痛,有时可放射到尿道外口,排尿时疼痛加重;后尿道损伤时,疼痛位于下腹部,患者在行走时出现或加重。

(3)排尿困难与尿潴留:尿道挫裂伤时因损伤和疼痛导致尿道括约肌痉挛,发生排尿困难;尿道断裂时,可引起尿潴留。

(4)局部血肿和淤斑:骑跨伤或骨盆骨折造成尿生殖膈撕裂时可发生会阴、阴囊部肿胀、淤斑和血肿。

(5)尿外渗:前尿道损伤时尿外渗至会阴、阴囊、阴茎部位,有时向上扩展至腹壁,造成这些部位肿胀;后尿道损伤时尿外渗至耻骨后间隙和膀胱周围。

(6)直肠指检:尿道膜部完全断裂后,可触及前列腺尖端浮动;若指套上染有血迹,提示可能合并直肠损伤。

(7)休克:骨盆骨折合并后尿道损伤可出现休克的表现。

3.心理-社会状况

患者常因尿道出血、排尿困难或尿潴留而焦虑,若担忧性功能及其他预后,焦虑更为明显,有的忧心忡忡出现恐惧感;后期尿道狭窄的患者,需要反复施行尿道扩张术往往有悲观情绪。

(二)辅助检查

1.实验室检查

(1)尿常规检查:了解尿中有无大量红细胞、白细胞。

(2)血常规检查:了解有无血液稀释及有无感染血象。

2.影像学检查

(1)B超:能了解后尿道损伤是否发生了尿外渗。

(2)X线平片检查:了解有无骨盆或其他部位骨折。

(3)尿道造影:可显示尿道有无破裂及破裂的部位和程度。

3.试插导尿管及导尿试验

严格无菌下轻柔缓慢插入尿管,若插入顺利,说明尿道连续,一旦插入导尿管,即应留置导尿1周,以引流尿液并支撑尿道;若插入困难,多提示尿道损伤严重,不能反复试插,以免加重损伤和导致感染。导尿管虽然可以顺利插入膀胱,但仅能流出少量血尿,甚至无尿液流出,应鉴别是尿道损伤还是膀胱损伤,此时经导尿管注入无菌生理盐水 200mL 至膀胱,片刻后引流出。若引流出的液体明显少于或多于注入量,则提示膀胱破裂。

(三)治疗要点

全身治疗包括防治休克、防治感染和预防并发症;局部治疗包括恢复尿道的连续性、引流膀胱内尿液和引流尿外渗。

尿道裂伤或完全断裂时常合并骨盆骨折,应重视休克的防治、尽快解除急性尿潴留、恢复尿道连续性(插置尿管或尿道修补、吻合术)、引流外渗尿液、防治感染和尿道狭窄,术后定期行尿道扩张术。

（四）常见护理问题

1.急性疼痛

与肾损伤后包膜张力增加,血块通过输尿管,膀胱或尿道损伤后尿外渗等因素有关。

2.排尿障碍

与创伤后疼痛、膀胱或尿道损伤等有关。

3.焦虑

与损伤后出现血尿、排尿困难以及担心预后等有关。

4.潜在并发症

休克、感染、尿道狭窄。

（五）护理目标

患者疼痛不适感减轻或消失;排尿恢复正常;焦虑减轻,情绪稳定,能安静休息。

（六）护理措施

1.非手术治疗及手术前患者的护理

(1)一般护理:能进食的轻症患者,多饮水,进高热量、高蛋白、高维生素的饮食。休克患者可采用抗休克体位或平卧位;非手术治疗的肾损伤患者,嘱其绝对卧床2～4周,待病情稳定、血尿消失1周后方可离床活动。

(2)病情观察:密切观察患者的生命体征,每隔1～2小时测量血压、脉搏、呼吸一次。并注意血尿、腰腹部包块及腹膜刺激症状等变化。经积极的非手术治疗后,出现下列情况,应及时向医生反映并做好术前准备:①生命体征仍未好转;②血尿加重;③腰、腹部包块逐渐增大。

(3)治疗配合:

1)肾损伤:除嘱患者绝对卧床休息外,应建立静脉输液通路,遵医嘱输血输液,给予止血剂,及时有效地采取防治休克的措施;早期常规使用对肾无毒性作用的广谱抗生素,以防治感染。有手术指征者,在防治休克的同时,积极进行各项术前准备,危重患者尽量减少搬动以免加重损伤和休克。必要时还应做好镇静、止痛等方面的护理。

2)膀胱损伤:做好尿管、膀胱造瘘管护理,保持引流通畅;大多数膀胱裂伤的患者需手术治疗,在一般护理的同时应尽快做好手术前常规准备。

3)尿道损伤:配合医生试插尿管,如能插入,即应留置尿管;如果尿管插入困难,需配合医生于耻骨上行膀胱造瘘术以引流尿液;必要时做好术前常规准备。

(4)心理护理:主动关心和帮助患者了解伤情,解释目前治疗方法的可行性,解除其思想顾虑。对焦虑不安的患者,进行正确引导,以和蔼可亲的态度,安慰和关心患者,使患者解除焦虑、恐惧不安等心理障碍,能安静休息,主动配合治疗和护理。

2.手术后患者的护理

(1)一般护理:

1)体位与休息:麻醉作用消失且血压平稳者,可取半卧位,以利于腹腔引流和呼吸。肾切除术后需卧床休息2～3日,肾修补术、肾部分切除术或肾周引流术后需卧床休息2～4周。

2)饮食:肾损伤、膀胱破裂、后尿道损伤术后患者,需禁食2～3日,待肠蠕动恢复后开始进食。前尿道损伤术后6小时且无麻醉反应者即可正常饮食。肾区手术后易出现腹胀,因此,恢复饮食早期要注意少进易产气的食物,以减轻腹胀。鼓励患者多饮水。

(2)病情观察:注意观察生命体征是否平稳;有无主观不适;伤口敷料是否干燥,有无渗血渗液;尿管、耻骨上造瘘管、肾周引流管等引流管引流物的性状、颜色、量及气味等是否正常。

(3)治疗配合:

1)做好各引流管的护理:要妥善固定;保持引流通畅,避免扭曲、受压、脱落;每日无菌操作下更换引流袋,保持引流管清洁;观察并记录引流管引流情况。

2)预防感染:严格无菌操作,遵医嘱应用抗菌药物。

3)肾损伤:注意尿量及血尿变化,遵医嘱及时进行血、尿常规及肾功能检查等。对肾切除的患者,输液速度不要太快,并注意有无输液反应。

4)膀胱及尿道损伤:a.留置尿管者,定时冲洗膀胱,每日用消毒棉球擦洗尿道外口及尿道外口处的尿管两次。b.暂时性膀胱造瘘,一般留置1～2周,拔管前须先夹管,观察能否自行排尿,排尿通畅方可拔除造瘘管;如果同时留有尿管,应先拔除尿管,然后再考虑拔除膀胱造瘘管。c.尿外渗切开引流的护理:对有尿外渗多处切开引流的患者,应观察引流液的量和性状,敷料浸湿或污染应及时更换。

5)并发症的护理:a.尿瘘时,应保持引流通常和局部清洁,防治感染,加强营养,促进愈合。b.尿道狭窄时,应配合医生定期施行尿道扩张术,术后嘱其多饮水,必要时遵医嘱给予止血、抗感染等药物。

(4)心理护理:术后给予患者及其亲属心理上的支持,解释术后恢复过程,术后不适、引流管的安放多为暂时性,若积极配合治疗和护理可加快康复等。

3.健康指导

(1)向患者介绍肾损伤后卧床以及观察血尿、腰腹部包块的意义。

(2)告诉患者3个月内不宜参加重体力劳动或竞技运动;肾切除术后患者,应注意保护对侧肾,尽量不要应用对肾有损害的药物。

(3)鼓励患者适当多饮水,以增加尿量,稀释尿液,预防泌尿系统感染和结石的形成。

(4)向带有膀胱造瘘管的患者介绍其护理知识。

(5)嘱尿道狭窄患者,出院后仍应坚持定期到医院行尿道扩张术。

(九)护理评价

疼痛不适感是否减轻或消失;排尿是否恢复正常;情绪是否稳定,能否安静休息。

第二节　泌尿系统结石

一、尿石症

泌尿系结石是泌尿外科的常见疾病之一,在泌尿外科住院患者中占据首位。欧美国家的流行病学资料显示,5%～6%的人在其一生中至少发生1次泌尿系结石,欧洲泌尿系结石年新发病率为(100～400)/10万。我国泌尿系结石发病率1%～5%,南方高达5%～10%;年新发病率为(150～200)/10万,其中25%的患者需住院治疗。近年来,我国泌尿系结石的发病率有增长趋势,是世界上三大结石高发区之一。泌尿系结石按病因分为代谢性、感染性、药物性和特发性结石;按晶体成分可分为含钙和不含钙结石;按部位分为上尿路和下尿路结石。

(一)病因

影响结石形成的因素很多,年龄、性别、种族、遗传、环境因素,饮食习惯和职业对结石的形成影响很大,身体的代谢异常、尿路的梗阻、感染、异物和药物的使用是结石形成的常见病因。

1.流行病学

(1)性别和年龄:尿石症的人群发病率为 $2\%\sim3\%$,好发年龄为 $25\sim40$ 岁。成年男性比女性更多见,男性患病者是女性的 $2\sim3$ 倍。

(2)种族:有色人种比白种人患病率低。我国肾结石的新发病率随着生活水平的提高、饮食的不合理搭配、蛋白质和糖分摄入的增多也呈增加的趋势。

(3)地理环境和气候:尿石症的发病有明显的地区差异,山区、沙漠、热带和亚热带地区发病率较高,我国南方比北方更为多见。

(4)饮食和营养:营养成分与饮食结构对尿石症的形成有重要影响,营养状况好、动物蛋白摄入过多时,易形成肾结石;营养状况差、动物蛋白摄入过少时,容易形成膀胱结石。

(5)职业:从事高温工作、外勤工作、职业司机等人较易患有结石。主要是因为工作环境的温度较高、排汗量增加所致。

(6)水分的摄入:流行病学调查发现水质的软硬对结石的发病率没有影响。水分摄入过少或损失过多(如出汗)会促进结石的形成。

2.各种代谢因素

包括尿液酸碱度、高钙血症、高钙尿症、高草酸尿症、高尿酸尿症、胱氨酸尿症、低枸橼酸尿症和低镁尿症等。

3.局部因素

包括尿路梗阻(尿液排出不畅造成尿盐沉积)、感染(细菌改变尿液酸碱度,菌落、脓块、坏死组织形成结石核心)、异物(形成结石核心)等。

4.药物相关因素

药物引起的肾结石占所有结石的 $1\%\sim2\%$,药物诱发的结石形成的原因有两类,一类为能够诱发结石形成的药物,包括乙酰唑胺、维生素 D、维生素 C 和皮质激素等,这些药物在代谢的过程中导致了其他成分结石的形成;另一类为溶解度低的药物,在尿液浓缩时析出形成结石,药物本身就是结石成分,包括氨苯蝶啶、治疗 HIV 感染的药物(如硅酸镁和磺胺类药物等)。

(二)临床表现

1.症状

上尿路结石主要症状是与活动有关的疼痛和血尿,也有肾结石长期存在而无明显症状者,特别是有较大的鹿角型结石。

(1)疼痛:肾结石可引起肾区的疼痛,部分患者平时无明显症状,在活动后出现腰部钝痛;较小的肾结石活动范围较大,进入肾盂输尿管连接部时引起输尿管的剧烈蠕动诱发肾绞痛。此外输尿管结石也可刺激输尿管引起肾绞痛,并沿输尿管走行放射至同侧腹股沟、大腿内侧,乃至同侧睾丸或阴唇。若结石位于输尿管膀胱壁段或输尿管口,可伴有膀胱刺激症状以及尿道和龟头部放射痛。肾绞痛一般于活动后突然出现,结石越小症状越明显,患者表现为疼痛剧烈、难以忍受、出大汗,还可伴有恶心和呕吐。

(2)血尿:表现为肉眼或镜下血尿,一般于活动后出现,与结石对尿路黏膜的损伤有关。镜下血尿更为常见。若结石固定不动时也可无血尿。

(3)恶心、呕吐:肾绞痛时,输尿管管腔压力增高,管壁局部扩张、痉挛和缺血,由于输尿管与肠有共同的神经支配因而可引起恶心与呕吐的症状。

(4)膀胱刺激征:当结石伴有感染或结石位于输尿管膀胱壁段时,可出现尿频、尿急和尿痛等膀胱刺激征。

(5)并发症的表现:结石继发感染时可患有急性肾盂肾炎或肾积脓,患者有发热、寒战等全身症状。结石引起一侧或双侧尿路梗阻时,可导致一侧肾功能受损、无尿或尿毒症。

2.体征

肾结石患者肾区可有明显的叩击痛。

(三)辅助检查

1.实验室检查

包括血液分析、尿液分析。尿液分析可见到肉眼或镜下血尿,伴有尿路感染时可为脓尿,尿细菌培养可为阳性。血生化检查中尿素氮、血肌酐结果等可大致反映患者的肾功能状况。

2.结石成分分析

常见结石成分依次为草酸钙类、尿酸类、磷酸钙类、磷酸铵镁和胱氨酸等。

3.影像学检查

(1)B超:可发现2mm以上结石,了解集尿系统有无积水扩张,可作为泌尿系结石的常规检查方法。

(2)尿路平片(KUB平片):尿路平片可以发现90%左右的X线阳性结石,可了解结石的大小、数目、形态和位置。

(3)静脉尿路造影(IVU):确定结石位置,并了解尿路的形态及肾功能。

(4)非增强CT扫描:敏感性高于尿路平片,其中CT值可评估结石的成分。

(四)治疗要点

临床治疗目的是最大限度地去除结石、控制尿路感染和保护肾功能。

1.肾绞痛的治疗

药物治疗:①非甾体类镇痛抗炎药物:有双氯芬酸钠等。②阿片类镇痛药:常用药物有吗啡、哌替啶、布桂嗪等。③解痉药:M型胆碱受体拮抗剂(如654-2)、黄体酮、钙离子阻滞剂(硝苯地平)、α受体阻滞剂。

2.排石治疗

包括一般疗法、中医中药、溶石疗法和中西医结合等方法。

二、肾结石患者

肾结石是指发生于肾盏、肾盂及肾盂与输尿管连接部的结石。肾结石是泌尿系结石中最常见的疾病,多发生在青壮年,左右侧发病率相近,肾结石通常无症状,当结石在尿路中移动时才引起症状,造成不同程度的血尿或者尿路梗阻,还可以伴有疼痛、尿路感染、败血症、恶心和呕吐,患者可突发严重腰部绞痛或腹痛。肾绞痛是上尿路结石的典型症状,表现为突然发作的脊肋角和腰部的剧烈疼痛,常伴有放射痛,受累部位为同侧下腹部、腹股沟、股内侧。肾绞痛一般为间歇性发作,部分患者疼痛呈持续性,伴阵发性加重。常用的治疗方法包括 ESWL、PCNL、URS、腹腔镜取石等。

(一)术前护理

(1)按泌尿外科一般护理常规护理。

(2)心理护理。

(3)肾绞痛、感染患者遵医嘱对症处理。

(4)鼓励患者多饮水。

(5)手术体位的训练:术中患者取截石位或俯卧位。术前护士指导患者进行手术体位的训练,尤其是俯卧位,一般患者难以耐受,且复杂的结石手术时间长,体位的改变对患者呼吸及循环系统的影响较大,因此应指导患者从俯卧位 30 分钟开始练习,逐渐延长至 45 分钟、1 小时、2 小时等。通过训练使患者能忍受体位的改变,同时使呼吸及循环系统得到一定的适应,降低术中、术后心血管意外发生的概率。

(6)手术前需行 KUB 做术前定位,以明确结石位置,便于手术顺利进行。嘱患者手术当日晨起禁食、禁饮,以避免胀气影响检查结果,定位检查后要求尽量减少活动,防止结石位置发生变化。

(二)术后护理

(1)按泌尿外科术后一般护理常规护理。

(2)病情观察:

1)严密监测生命体征变化:出血是 PCNL 最常见、最严重的并发症,如果患者出现血压下降、心率增快、呼吸加快,应高度怀疑有出血的可能。若不及时处理,患者很快会出现休克。

2)注意观察患者体温变化:术中冲洗易导致尿路细菌或致热原通过肾血管吸收入血引起菌血症,患者术后出现体温升高,甚至可达 39.5℃ 以上,警惕患者有无感染性休克或 DIC 的表现。若出现上述症状,应及时对症处理。

3)注意观察腹部症状和体征:定期询问患者有无腹胀、腹痛等症状,腹部查体有无腹部压痛、反跳痛等体征,警惕肾周血肿、尿外渗、腹腔积液或腹膜炎等并发症发生。

(3)管路护理:

1)固定:术后留置肾造瘘管及尿管(开放手术还留置有伤口引流管),实行肾造瘘引流管的"双固定":将肾造瘘管用透明贴膜固定于患者身上,将引流袋、尿袋分别固定于床单上,做好管路及引流袋的标识。

2)严密观察:观察肾造瘘管及导尿管引流尿液的颜色、性状和量,准确做好记录。若引流尿液颜色鲜红,量较大,则考虑出血可能,立即通知医生,可采取夹闭肾造瘘管,使血液在肾、输尿管内压力升高,形成压力性止血。

3)保持管路通畅:让患者自己伸手摸到引流管的走向及固定位置,以利于患者自我管理,避免牵拉、打折。如出现造瘘管周围有渗尿,应考虑是否堵塞,可挤压造瘘管或用注射器抽吸;尿管被血块堵塞时,以无菌生理盐水少量、多次、反复冲洗。

(4)术后1～2天拔除肾造瘘管,患者可能出现造瘘口漏尿情况,告知患者若敷料被尿液浸湿,通知医生及时换药。

(5)饮食:可以进食后,应以高蛋白、易消化食物为主,注意多饮水,保证尿量2000～3000mL/d可以预防泌尿系感染,同时,一些细小的结石碎屑也会随尿液排出。

(6)活动:腰麻术后6小时可以侧卧位休息,双下肢做主动的屈伸活动。全麻术后患者,返回病房后可取半坐卧位。术后第1天,可以下床活动,循序渐进。

(7)术后第1天晨,患者需要复查KUB,了解结石清除情况、肾造瘘管及双J管的位置。要求患者禁食、禁饮。

(8)肾造瘘管拔除后,嘱患者向健侧侧卧休息3～4小时,以减轻造瘘口的压力,减少漏尿。肾造瘘管拔除1天后,拔除尿管。患者可能出现尿频、尿急、尿痛、血尿等症状,一般会自行缓解。患者第一次排尿后需告知医护人员;若2小时内未自行排尿,应通知医生检查膀胱充盈情况,给予处理。

(三)出院指导

(1)坚持饮水,保证尿液2000～3000mL/d防止尿石结晶形成,减少晶体沉积,延缓结石增长速度。若患者结石合并感染,大量的尿液可促进引流,利于含有细菌的尿液及时排出体外,有利于控制感染。

(2)根据结石成分,调理饮食:

1)尿酸结石者应吃低嘌呤饮食,如鸡蛋、牛奶,多吃水果和蔬菜,碱化尿液。忌食动物内脏,肉类、蟹、菠菜、豆类、菜花、芦笋、香菇等也要尽量少吃。

2)胱氨酸结石者应限制含蛋氨酸较多的食物,如肉类、蛋类及乳类食品。

3)草酸钙结石者应食低草酸、低钙的食物,如尽量少食菠菜、海带、香菇、虾米皮等食物。

4)磷酸钙和磷酸铵镁结石者应食低钙、低磷饮食,少食豆类、奶类、蛋黄食品。

(3)休息2～4周可以正常工作,体力劳动者可根据自己身体情况来决定。出院1～3个月拔除双J管,拔管不影响正常的工作和生活。

(4)留置双J管的目的及护理:术后于输尿管内放置双J管,可起到内引流、内支架的作用,避免碎石排出时造成梗阻。留置双J管的时间,通常为1～3个月,此间患者不宜做四肢及腰部同时伸展的动作,不做突然的下蹲动作,不从事重体力劳动;预防便秘,减少引起腹压增高的任何因素,防止双J管滑脱或上下移动;定时排空膀胱,不要憋尿,避免尿液反流。大量饮水,每日2000mL以上。告知患者留置双J管期间可能出现的异常情况及处理方法,重点提醒患者拔管时间(表7-1)。

(5)制定电话随访的时间、方法和内容,建立留置双J管患者出院登记手册,登记患者病情诊断、手术名称、手术时间、出入院时间、出院时带管情况、随访资料、随访结果和患者特殊情况等。及时了解患者的情况,指导患者正确的自我护理。随访时间为每月1次。如需拔除双J管,则在拔管之前随访,提醒患者按时拔管,强调拔管后的注意事项。

(6)出院3～6个月复查泌尿系B超,以后每年复查1次。

表 7-1　留置双 J 管常见并发症与处理措施

常见并发症	原因	处理措施
尿路刺激症状(尿频、尿急、尿痛等膀胱刺激征)	导管刺激	轻度:调整体位,多饮水,少活动 症状明显者:应用 α 受体阻滞剂,必要时借助膀胱镜调整双 J 管
血尿(不同程度,可在活动后加重)	导管刺激	一般程度较轻,多饮水,避免剧烈运动可好转,严重时及时就诊
感染(表现为高热,可达 39～40℃,寒战、肾区疼痛)	最常见的致病菌为大肠埃希菌	多饮水,出现尿路感染应及时对症治疗
尿液反流(腰腹部胀痛甚至影响肾功能)	尿液可通过双 J 管反流至肾盂	早期保持膀胱低压,如增加排尿次数和立位排尿,避免憋尿,保持大便通畅,防止便秘所致的腹内压增高等途径,可有效防止尿液反流
双 J 管移位	双 J 管位置过高或过低、剧烈运动、输尿管蠕动、尿管气囊的干扰以及重力因素	加强自我管理,不宜做四肢及腰部同时伸展的动作,避免突然下蹲动作,不从事重体力劳动,定时复查 KUB 平片,一旦出现双 J 管移位,应及时就诊

三、上尿路结石

(一)护理评估

1.健康史

了解患者的生活环境、平时饮食饮水情况,有无尿路梗阻、感染和异物史。有无血尿史、排石史、肾绞痛史;有无甲状旁腺功能亢进症、痛风、长期卧床史;有无长期用药史,如长期使用维生素 C、维生素 D 及水杨酸等药物。

2.身体状况

上尿路结石多见于男性青壮年,好发于 21～50 岁人群。以单侧多见,约占 90%。主要表现为与活动有关的肾区疼痛和血尿。其程度与结石的部位、大小、活动及有无损伤、感染、梗阻等有关。极少数患者可长期无自觉症状,直到出现泌尿系感染或积水时才发现。

(1)疼痛:结石大、移动小的肾盂,肾盏结石可引起上腹部和腰部钝痛。结石活动或引起输尿管完全梗阻时出现刀割样肾绞痛,呈阵发性腰部或上腹部剧痛,沿输尿管走行方向放射至下腹部、外阴及同侧大腿内侧,疼痛剧烈,患者辗转不安,面色苍白甚至休克。疼痛时间可持续数分钟至数小时不等,间歇期可无任何症状,可伴有肾区叩击痛。结石位于输尿管膀胱壁段和输尿管口处或合并感染时可有膀胱刺激症状,男性患者有尿道和阴茎头部放射痛。

(2)血尿:患者活动或绞痛后出现肉眼或镜下血尿,以后者常见。有些患者以活动后出现镜下血尿为其唯一表现。

(3)其他表现:上尿路结石可引起梗阻、肾积水,造成急性肾功能不全。合并急性感染时,腰痛加重,并可出现寒战、高热、膀胱刺激征和脓尿。输尿管末端结石也可出现膀胱刺激征。小儿的上尿路结石以尿路感染为重要表现。

3.心理-社会状况

因反复出现血尿、肾绞痛,患者常烦躁、恐惧和焦虑。

(三)辅助检查

1.实验室检查

尿常规检查可有镜下血尿,有时可见较多的白细胞或结晶。酌情测定肾功能、血钙、血磷、肌酐、碱性磷酸酶、尿酸和蛋白以及 24 小时尿的尿钙、尿磷、尿酸、草酸、肌酐,必要时做钙负荷试验及尿细菌培养等。

2.影像学检查

具体如下。

(1)X 线:泌尿系平片可显示多数结石。

(2)B 超:能发现平片不能显示的小结石和透 X 线结石,还能显示肾结构改变和肾积水等。

(3)排泄性尿路造影:可显示结石所致的尿路形态和肾功能改变,有无引起结石的局部因素。

(4)逆行肾盂造影:仅适用于其他方法不能确诊时。

(5)肾图:可判断泌尿系梗阻程度及双侧肾功能。

2.输尿管肾镜检查

适用于其他方法不能确诊或同时进行治疗时。

(三)治疗要点

根据患者的全身情况,结石大小、数目、位置、成分,有无梗阻、感染、肾积水,肾实质损害程度来综合考虑制订治疗方案。

(1)非手术治疗:适用于结石直径小于 0.6cm,表面光滑,无尿路梗阻、感染者。可采用解痉、止痛、利尿、中药排石等综合治疗方案。

1)肾绞痛治疗:肌内注射哌替啶 50mg 或并用异丙嗪 25mg,症状无缓解时每 4 小时可重复一次。轻者可给予山莨菪碱(654-2)、硝苯地平、吲哚美辛、黄体酮,双氯芬酸钠栓剂纳肛,针灸止痛。

2)大量饮水,增加尿量,促进结石排出;保持每天饮水量在 3000mL 以上,尤其在睡前及半夜也应饮水,以保持夜间尿液呈稀释状态,有利于减少晶体形成。

3)适当运动:跑步、跳跃、跳绳、上下楼梯、打球、骑车等。

4)饮食调节:少食含钙及草酸成分丰富的食物,多食富含纤维素类食物。

5)控制感染:可根据尿细菌培养结果选用针对性抗生素。

6)调节尿液 pH 值:尿酸及胱氨酸结石可服用碱化尿液的药物,如枸橼酸钾、碳酸氢钠。口服氯化铵酸化尿液,有利于防止感染性结石形成。

7)中药排石:如口服排石冲剂等。

(2)体外冲击波碎石(ESWL):此方法安全、有效。通过 X 线、B 型超声对结石进行定位,利用体外冲击波聚焦后击碎体内的结石,然后随尿液排出体外。此方法最适用于直径小于

2.5cm的结石。

（3）手术治疗：分为两种。

①非开放手术治疗：包括输尿管肾镜取石或碎石术、经皮肾镜取石或碎石术。

②开放手术治疗：当以上的治疗方法无效，则需考虑开放手术治疗。手术方法有输尿管切开取石术、肾盂切开或肾窦内肾盂切开取石术、肾部分切除术和肾切除术等。

（四）常见护理问题

1.疼痛

与结石刺激引起的炎症损伤及平滑肌痉挛有关。

2.血尿

与结石粗糙，损伤肾及输尿管黏膜有关。

3.焦虑

与结石引起的绞痛及肾功能的减退、病情反复有关。

4.有感染的危险

与结石梗阻、尿液淤积和侵入性诊疗有关。

5.知识缺乏

缺乏有关病因和预防复发的知识。

（五）护理目标

（1）减轻疼痛。

（2）血尿减轻或消失。

（3）稳定患者情绪，减轻焦虑。

（4）感染的危险性下降或未发生感染。

（5）患者能说出形成尿路结石的致病因素、预防结石复发的方法。

（六）护理措施

1.非手术治疗的护理

（1）肾绞痛的护理：发作期患者应卧床休息，遵医嘱立即用药物止痛，病情较重者应输液治疗。

（2）促进排石：鼓励患者大量饮水，在病情允许的情况下，适当做一些跳跃或其他体育运动，改变体位，以增强患者代谢，促进结石排出。

（3）病情观察：每次排尿于玻璃瓶或金属盆内，观察尿液内是否有结石排出。同时观察有无血尿及尿路感染等。

2.体外冲击波碎石的护理

（1）术前护理：

1）心理护理：向患者讲明该方法简单、安全、有效、可重复治疗，以解除患者恐惧心理，争取其主动配合，治疗中患者不能随意移动体位。

2）术前准备：术前3天忌食易产气食物，术前1日服缓泻剂，术日晨禁饮、禁食。

（2）术后护理：

1）病情观察：a.严密观察和记录碎石后排尿及排石情况；b.用纱布过滤尿液，收集结石碎渣做成分分析;c.定时行腹部平片检查,以观察结石排出情况。

2)一般护理:若患者无不良反应,可正常进食并多饮水,以增加尿量的排出。若患者无不适,可适当活动,经常变换体位,以增加输尿管蠕动,促进碎石排出。肾下盏结石可采用头低位,并叩击背部加速排石。巨大肾结石碎石后,为预防因输尿管堵塞引起的"石街"和继发感染,从而导致肾功能改变,应采用患侧卧位,以利于结石随尿液排出。

3)淡红色血尿一般可自行消失。若需再次治疗,间隔时间不少于1周。

3.手术患者的护理

(1)术前护理:

1)术前准备:输尿管结石患者进入手术室前需再次行腹部平片定位。注意继发性结石或老年患者的全身情况和原发病的护理。

2)心理护理:关心体贴患者,帮助患者解除思想顾虑,消除恐惧心理。

(2)术后护理:

1)病情观察:严密观察和记录尿液颜色、量及患侧肾功能情况。

2)一般护理:a.肾实质切开者,应卧床休息2周。上尿路术后,取侧卧位或半卧位以利引流。b.输液和饮食:肠功能恢复后,可进食。鼓励患者多饮水,每日3000～4000mL,血压稳定者应用利尿剂,增加尿量,以便冲洗尿路和改善肾功能。

(七)护理评价

(1)患者的疼痛程度是否减轻或消失,有无痛苦表情。

(2)体液是否正常,尿量以及肾功能恢复情况。

(3)有无感染的征象,有无体温升高及白细胞计数增高。

(4)是否已掌握尿路结石的致病因素,预防复发的方法。

(八)健康指导

(1)向患者说明大量饮水增加尿量的意义,尽早解除尿路梗阻、感染、异物等因素,可减少结石形成。

(2)说明调节饮食可预防结石。例如:含钙结石患者,宜食用富含膳食纤维的食物,限制牛奶、奶制品、豆制品等含钙量高的食物,浓茶、菠菜、番茄、土豆、芦笋等含草酸量高的食物;尿酸结石患者,不宜食用含嘌呤高的食物,如动物内脏。

(3)说明采用药物可降低有害成分,碱化或酸化尿液可预防结石复发。如维生素B_6有助于减少尿中草酸含量,氧化镁可增加尿中草酸溶解度;枸橼酸钾、碳酸氢钠等可使尿pH值保持在6.5～7以上,预防尿酸和胱氨酸结石。口服别嘌醇可减少尿酸形成,对含钙结石有抑制作用。口服氯化铵使尿液酸化,有利于防止感染性结石的发生。

(4)说明长期卧床者必须进行适当功能锻炼,甲状旁腺功能亢进症者必须摘除腺瘤或增生组织,以防止骨脱钙,减少尿钙排出。

(5)定期复查:治疗后定期行尿常规检查、X线、B超等检查,观察有无复发、残余结石情况。若出现腰痛、血尿等症状,及时就诊。

第三节　泌尿及男性生殖系统结核

一、肾结核

泌尿、男性生殖系统结核是全身结核的一部分,其中最主要的是肾结核。肾结核发病过程较慢,绝大多数起源于肺结核,其次是骨、关节和肠道结核。多发于 20～40 岁青壮年,幼儿及老年少见。男性多于女性。约 90％ 为单侧病变。

(一)病因

引起肾结核的病菌绝大部分为人型结核杆菌,牛型仅占极少数。致病体首先侵入肺部(或骨、关节、淋巴结、消化道),引起结核病,然后从患病器官通过血流到达肾脏,在肾皮质部形成结核小结节,这些病灶绝大部分会被纤维包裹,钙化而愈合,临床上不出现症状,称之为病理肾结核,病变均为双侧性。当机体抵抗力低下或变态反应强烈时,病灶会扩大,发生坏死和干酪化,形成小脓肿,并下行到达肾髓质和乳头部,引起组织坏死和形成小空洞,这时会出现腰部酸痛、尿路刺激症状明显,有脓尿和血尿,称之为临床肾结核,病变多数为一侧性,只有并发膀胱炎后,细菌从输尿管口上行,才会累及对侧肾脏。从病理肾结核到临床肾结核的过程缓慢,一般需经过 5 年左右的时间,这时原发的肺结核病灶多数已愈合或纤维化。若原发结核病灶在盆腔器官,则结核菌多从膀胱上行,首先引起结核性肾盂肾炎,然后才侵犯肾脏实质。结核菌从肾脏随尿流下行,会引起输尿管和膀胱结核,并产生相应的症状,还可感染前列腺、输精管、附睾和盆腔器官,引起相应的结核病。

(二)临床表现

肾结核早期无明显症状。随着病情的发展,渐出现症状,其症状取决于肾病变的范围及输尿管、膀胱继发结核病变的严重程度。可以出现以下典型症状。

1.尿频、尿急、尿痛

慢性膀胱刺激症状是肾结核典型的症状之一。最早出现尿频,以后随着结核病变侵及膀胱壁,尿频加剧,并伴有尿急、尿痛,晚期膀胱发生痉挛,甚至出现尿失禁。

2.血尿和脓尿

血尿是肾结核的重要症状,可为肉眼或镜下血尿,但以终末血尿为主。血尿常在尿频、尿急、尿痛症状发生后出现。脓尿表现为尿液呈不同程度的浑浊,也可为脓血尿。

3.肾区疼痛和肿块

一般无明显肾区疼痛。仅患肾破坏严重,形成巨大脓肾,继发感染或病变蔓延至肾周可出现疼痛或肾区触及肿块。

4.50％～80％的男性患者伴有生殖系统结核

临床表现最明显的是附睾结核。

5.全身症状

当肾破坏严重、积脓或合并其他器官活动性结核病灶时,可出现消瘦、乏力、低热、盗汗等全身症状。双肾结核或单侧肾结核对侧出现严重肾积水时,可出现慢性肾功能不全症状,如水肿、贫血、恶心、呕吐、少尿或无尿等。

（三）辅助检查

1.尿常规化验

尿呈酸性,有多数白细胞、红细胞和少量蛋白。

2.尿细菌学检查

晨尿沉渣涂片找结核杆菌,50％～70％的病例可找到抗酸杆菌,应连查 3 次,必要时再一次重复检查。

3.结核杆菌培养

阳性率高达 90％,这对肾结核的诊断有决定性意义,但培养时间长达 4～8 周。

4.放射学检查

泌尿系统平片可见患肾局灶或钙化,应与结石鉴别;静脉尿路造影可见典型的肾盏、肾盂虫蚀样破坏或棉桃样空洞阴影,同时借此可以了解分肾功能、病变程度及范围。严重者患肾不显影应行逆行肾盂造影,可显示肾脏破坏情况。

5.膀胱镜检查

可见膀胱三角区及患侧输尿管周围充血水肿及浅黄色结核结节或溃疡与肉芽肿。必要时取活组织检查明确诊断,患侧输尿管口可呈"洞穴"状,膀胱挛缩或急性期炎症时忌做此项检查。

6.B超和CT检查

B超可显示肾结构紊乱、脓腔和对侧肾积水;CT 对晚期病变的诊断优于静脉尿路造影,可显示肾皮质空洞、钙化及输尿管管壁增厚等。

7.同位素肾动态扫描

可了解分肾功能和上尿路排泄情况。

（四）治疗要点

1.药物治疗

(1)药物治疗原则:早期、联用、适量、规律、全程使用敏感药物。抗结核治疗的一线药物,见表 7-2。

表 7-2　抗结核治疗的一线药物及剂量

药物	每日给药		每周 3 次给药	
	计量范围(mg/kg)	最大剂量(mg)	计量范围(mg/kg)	每日最大剂量(mg)
异烟肼(INH)	5(4～6)	300	10(8～12)	900
利福平(RMP)	10(8～12)	600	10(8～12)	600
吡嗪酰胺(PZA)	25(20～30)	—	35(30～40)	—
乙胺丁醇(EMB)	15(15～20)	—	30(25～35)	—
链霉素(SM)	15(15～18)	—	15(12～18)	1000

注:60 岁以上患者或体重小于 50kg 的患者不能耐受大于 500～750mg/d 的剂量,推荐将剂量调整为 10mg/(kg·d)

(2)药物治疗的适应证:

1)围手术期用药:术前必须应用抗结核药物,一般用药2~4周,术后继续用抗结核药物短程化疗。

2)单纯药物治疗:适用于早期肾结核或虽已发生空洞破溃,但病变不超过1~2个肾盏,且无输尿管梗阻者。

3)推荐的治疗方案:标准化方案是6个月短程化疗。包括2个月的强化治疗和4个月的巩固治疗,强化治疗阶段使用异烟肼、利福平、吡嗪酰胺联合乙胺丁醇;巩固治疗阶段使用异烟肼联合利福平或者异烟肼、利福平联合乙胺丁醇。

4)规范用药方法:①督导治疗。即所有抗结核药物均在医护人员或患者家属的监管下服用。②顿服治疗。将一日全部药量于睡前一次顿服。

5)药物治疗期间的观察和随访:①治疗效果的评估。泌尿生殖系统结核治疗期间的临床监测,是评估治疗反应最常用的方式,要求详细记录结核症状变化、药物中断等情况,应定期做尿常规、结核菌培养、结核菌耐药试验及静脉尿路造影,以观察治疗效果。必须重视尿液检查和泌尿系统造影的变化,如经治疗6~9个月,仍不能转为正常或肾脏有严重破坏者,则应进行手术治疗。在停止用药后,仍需强调患者继续长期随访观察,定期做尿液检查及泌尿系统造影检查至少3~5年。②药物不良反应的防治。抗结核药物的使用有一定的不良反应,医务人员需要告知患者可能发生的不良反应,并嘱其发现相关症状时,及时同医务人员沟通。患者定期取药时,医务人员需常规询问药物不良反应相关症状。所有药物不良反应产生的症状需由医务人员详细记录。一般情况下,患者出现不良反应较轻时,可继续原抗结核方案并给予对症治疗。少数患者出现严重药物不良反应时,需立即停药,并至当地抗结核医疗机构就诊(表7-3)。

表7-3 抗结核药物主要的不良反应

	不良反应	可能产生该不良反应的药物
严重不良反应	皮疹	链霉素、异烟肼、利福平、吡嗪酰胺
	听力障碍	链霉素
	头晕(眩晕或眼球震颤)	链霉素
	黄疸(排除其他病因)、肝炎	异烟肼、吡嗪酰胺、利福平
	精神症状	绝大多数抗结核药
	视觉障碍(排除其他病因)	乙胺丁醇
	休克、紫癜、急性肾衰竭	利福平
	尿量减少	链霉素
轻度不良反应	厌食、恶心、腹痛	吡嗪酰胺、异烟肼、利福平
	关节痛	吡嗪酰胺
	手脚麻木、刺痛感、燃烧感	异烟肼
	嗜睡	异烟肼
	尿色深红或橙色	利福平

不良反应	可能产生该不良反应的药物
感冒症状	间断给予利福平

2.手术治疗

尽管药物化疗是泌尿生殖系结核目前主要的治疗方法,手术治疗有时仍然不可避免,它与药物治疗互为补充。手术治疗包括结核病变毁损性手术以及重建性手术。在行药物治疗至少2～4周,血沉、病情稳定后进行手术治疗,手术后继续药物治疗。

(1)肾切除术:适应证:①单侧肾结核病灶破坏范围超过50％以上。②全肾结核性破坏,肾功能已丧失。③结核性脓肾。④双侧肾结核,一侧破坏严重,而另一侧较轻。⑤自截肾。

(2)肾部分切除术:适用于病灶局限于肾的一极者。

(3)肾结核病灶清除术:适用于局限于肾实质表面闭合性的结核性脓肿,与肾集合系统不相通者。

(4)解除输尿管狭窄的手术:如切除狭窄段行对端吻合术、输尿管膀胱吻合术。适用于输尿管结核病变致使管腔狭窄引起肾积水者。

(5)挛缩膀胱与对侧肾积水的手术:如乙状结肠膀胱扩大术、肾造瘘术、输尿管皮肤造口术等。

(五)护理措施

1.术前护理

(1)按泌尿外科一般护理常规护理。

(2)完善术前各项检查,做好健康教育。

(3)术前常规准备。

(4)心理护理:由于肾结核诊治往往需多次就医,做多项检查、治疗且效果不明显,患者容易失去耐心和信心,产生消极、悲观情绪,一部分患者充满恐惧、自卑心理,担心会受歧视,应正确评估患者的心理状态,针对患者不同的心理反应,及时给予心理疏导与精神鼓励,使其树立治疗信心,并乐于接受健康教育。

(5)特殊用药指导:手术治疗的患者在手术前后均需配合药物治疗,术前至少应用抗结核药2～4周。向患者讲解所用药物的名称、剂量、作用及用法,说明足量、早期、联合及正规给药的重要性。嘱患者在医生指导下用药,不擅自停药或加减剂量,防止病情扩散。告知患者抗结核药物的不良反应及用药的注意事项。

(6)加强呼吸道管理宣教:患者多伴有肺结核病史,嘱患者戒烟酒。指导患者进行深呼吸及有效咳嗽训练,有效咳嗽可预防术后肺炎、肺不张等呼吸系统并发症。

(7)饮食指导:向患者讲解加强营养的重要性,应从食物选择、营养成分搭配、烹调方法等方面进行宣教。指导患者进高蛋白、高热量、高维生素及高钙、低脂饮食,忌辛辣、刺激性食物,如厌食及体质较差者可给予半流质饮食。嘱患者注意饮食卫生,建立良好的饮食习惯,做到均衡营养膳食,提高身体素质及手术耐受力。

2.术后护理

(1)按泌尿外科术后一般护理常规护理。

（2）病情观察：肾切除后应密切观察患者血压及尿量的变化，连续3天准确记录24小时尿量，且观察第1次排尿的时间、尿量及颜色。如手术后6小时仍没有排尿或24小时尿量较少，说明健肾功能可能有障碍或者因手术刺激，引起反应性肾功能不良所致，发现异常尽快通知医生处理。

（3）引流管的护理：引流管要妥善固定，引流袋位置不得高于引流管置管处，以防引流不畅或反流。保持引流管通畅，防止扭曲，翻身时避免滑脱。严密观察引流液的量、性质及颜色并及时记录。24小时内引流液会逐渐减少，如肾窝引流管引流液每小时超过100mL，提示可能出血，需及时报告医生处理；如24小时尿量不到500mL应警惕脱水或肾功能衰竭。

（4）密切观察有无憋气、呼吸困难，若出现呼吸异常，应及时通知医生行床旁X线检查，以鉴别有无气胸发生。

（5）饮食护理：术后禁食，胃肠功能恢复后开始进流食、半流食，逐渐过渡到普食。一般为高蛋白、高热量及富含纤维素的食物。在术前饮食要求的基础上，增加促进伤口愈合的食物，即富含胶原、微量元素（铜、锌等）饮食，少进食易引起肠胀气的食物。

（6）活动指导：遵医嘱术后6小时给予半卧位，协助床上翻身。术后第1天可逐步下地活动，活动过程中，注意安全。

（六）出院指导

（1）嘱患者1个月内勿剧烈运动、持重物等，防止继发出血。合理饮食，进食高热量、高蛋白、富含纤维素、易消化的饮食，预防便秘。

（2）术后1个月来院复诊，如出现腹痛和伤口红、肿、热、痛等症状，应及时来院就诊。

（3）遵医嘱继续服用抗结核药1～2年。向患者反复强调规律用药的重要性，说明如不规律用药带来的危害和严重后果。密切观察各种抗结核药的不良反应，并教会患者识别，一旦发现，及时停药就诊复查，禁用或慎用有肾毒性的药物。

二、男性生殖系统结核

男性生殖系统结核以20～40岁人群多见，包括前列腺结核、精囊结核、附睾结核。前列腺结核是男性生殖系统结核中最常见的一种，不易被发现。附睾结核容易被发现，临床上也较多见。

（一）病因与发病机制

1.前列腺、精囊结核

继发于肾结核，多由后尿道病灶蔓延而来。病理改变为结核结节、干酪样坏死、空洞和纤维化。

2.附睾结核

含结核杆菌的尿液经前列腺、精囊、输精管而感染附睾，病变从尾部开始，可蔓延至整个附睾，甚至扩散至睾丸。

（二）临床表现

1.前列腺、精囊结核

症状常不明显，偶感会阴、直肠内不适。病变严重者，表现为精液减少、脓血精、久婚不育。

2.附睾结核

附睾发生无痛性硬结、生长缓慢,病变发展肿大可形成寒性脓肿,与阴囊皮肤粘连,破溃窦道经久不愈,流出稀黄色脓液。病变侧输精管变粗,有串珠状小结节。

(三)治疗要点

1.前列腺、精囊结核

多用抗结核药物治疗,尽可能去除泌尿系统结核病灶。

2.附睾结核

病情稳定无脓肿者,经服用抗结核药物多可治愈。有脓肿或有窦道形成时,应用药物配合手术治疗。

(四)常规护理问题

1.恐惧/焦虑

与病程长、影响生育功能有关。

2.有感染的危险

与机体抵抗力降低、置管引流等有关。

(五)护理措施

用药护理和用药指导同肾结核。脓肿形成切开引流时,注意无菌操作,预防感染;关心患者并介绍疾病有关知识,减轻其恐惧、焦虑,增强患者战胜疾病的信心;对生育年龄段的患者若继发不育时应积极寻找原因,并协助医生针对其原因采用多种治疗手段,争取使患者尽快恢复生育能力。

第四节　泌尿系统梗阻

一、良性前列腺增生

良性前列腺增生简称前列腺增生(俗称前列腺肥大),是老年男性常见病。前列腺增生实质上是围绕尿道的腺体和外周腺体内的细胞增生,导致泌尿系统梗阻而出现的一系列临床表现及病理生理改变。男性自 35 岁以后前列腺均有不同程度的增生,50 岁后部分患者出现症状。

(一)解剖生理概要

前列腺是男性特有的性腺器官,呈栗子状,底朝上,与膀胱相贴,尖朝下,抵泌尿生殖膈,前面贴耻骨联合,后面依直肠。前列腺腺体的中间有尿道穿过,所以,前列腺出现疾病,排尿首先受影响。前列腺是具有内、外双重分泌功能的性分泌腺。作为外分泌腺,前列腺每天分泌约 2mL 前列腺液,后者是构成精液主要成分;作为内分泌腺,前列腺分泌的激素称为"前列腺素"。

（二）病因与发病机制

1.病因

前列腺增生的病因尚不完全清楚,目前认为年龄大,睾酮、双氢睾酮及雌激素水平的改变和失去平衡是前列腺增生的重要因素。

2.发病机制

前列腺增生起源于围绕尿道精阜部的腺体,增生的前列腺可将外周的腺体压扁形成假包膜(外科包膜),与增生腺体有明显界线。增大的腺体使尿道前列腺部弯曲、伸长,受压变窄,成为引起排尿困难或梗阻的机械因素,前列腺内尤其是围绕膀胱颈增生的、含丰富的肾上腺素能受体的平滑肌收缩则是引起排尿困难或梗阻的功能性因素。随着长期膀胱出口梗阻,黏膜面出现小梁、小室、憩室;逼尿肌的代偿性肥大可发生不稳定的逼尿肌收缩,导致膀胱内高压甚至出现压力性尿失禁。逼尿肌失代偿则不能排空膀胱而出现残余尿,严重时膀胱收缩无力,出现充溢性尿失禁。长期排尿困难使膀胱高度扩张或膀胱内高压,可发生尿液的膀胱输尿管反流,最终引起肾积水和肾功能损害。由于梗阻后膀胱内尿潴留,容易继发感染和结石。

（三）护理评估

1.健康史

评估可能引起前列腺增生的常见原因,例如:有无尿路梗阻,有无长期吸烟、饮酒史;平时饮水习惯,是否有足够的液体摄入和尿液排出;是否有定时排尿和憋尿习惯;近期有无因受凉、劳累、久坐、辛辣刺激、情绪变化、应用解痉药等而发生过尿潴留。

2.身体状况

(1)尿频:尿频常是患者最初出现的症状,夜间尤为显著。早期是由腺体充血刺激引起,后期是由残余尿量增多、膀胱有效容量减少引起。

(2)进行性排尿困难:进行性排尿困难是前列腺增生最重要的症状。发展常缓慢,轻度梗阻时,排尿迟缓、断续、尿线变细,逐渐费时费力、射程变短,最终滴沥。

(3)尿潴留:梗阻加重到一定程度,过多的残余尿可使膀胱失去收缩、舒张能力,逐渐发生尿潴留,并可出现尿失禁。由于膀胱过度充盈而使少量尿从尿道口溢出,称为充盈性尿失禁。寒冷、饮酒、劳累、便秘、憋尿等情况也可导致前列腺充血、水肿加重,诱发急性尿潴留。严重梗阻引起肾积水、肾功能损害时,可出现相应表现。

(4)其他症状:合并感染或结石时,可有尿频、尿急、尿痛等膀胱刺激症状,并可伴有血尿、脓尿;晚期可出现肾积水和肾功能不全征象。长期排尿困难引起腹内压增加可并发下肢静脉曲张、腹外疝、痔等。

(5)直肠指检:直肠指检可发现前列腺表面光滑,体积增大,中间沟变浅、消失甚至隆起,质韧有弹性,一般无压痛。

3.心理-社会状况

发病早期,由于症状不明显患者常不重视,甚至认为是老年男性的"正常现象";随着病情的发展,尤其夜尿次数明显增多,影响患者休息、睡眠及其日常生活时即开始出现烦躁、焦虑,常希望尽早治疗、尽快治愈。当需要手术治疗时,患者又担心手术会出现危险而产生恐惧,经济能力、家属的支持与否等都影响着患者的心理感受。

（四）辅助检查

1.实验室检查

血常规、尿常规及肾功能检查。

2.B超检查

主要是测量腺体大小，检查内部结构，以及是否突入膀胱，同时可以测定膀胱残余尿量，了解有无下尿路结石。

3.测定膀胱残余尿量

常用方法有导尿法和超声法，正常成人残余尿量小于 10mL，当超过 50mL 时，即需要手术治疗。

4.尿流率检查

可确定患者排尿的梗阻程度。

5.血清前列腺特异性抗原(PSA)

血清正常值为 4ng/mL，敏感性高，但特异性有限。当前列腺有结节或质地较硬时，应测定 PAS，可排除前列腺癌。

（五）治疗要点

前列腺增生未引起梗阻者，一般不需要特殊处理。梗阻较轻或难以耐受手术者可采用非手术治疗。当尿路梗阻严重，残余尿量超过 50mL，症状明显而药物治疗疗效不佳或曾经出现过急性尿潴留时，可手术治疗。

1.紧急处理

如出现严重的排尿困难或急性尿潴留，应施行导尿或留置导尿管，若导尿失败则施行耻骨上膀胱造瘘术，以引流尿液，减轻症状，恢复膀胱功能，预防尿毒症发生。

2.非手术治疗

主要措施有药物治疗、经尿道热疗、经尿道球囊扩张、超声聚焦治疗、激光治疗、使用记忆合金网状支架等。

3.手术治疗

常用的方法有经尿道前列腺切除术(TURP)、开放性前列腺切除术、永久性膀胱造瘘术(属于姑息性手术)等。目前多采用经尿道前列腺电气化术(TUVP)，其优点是出血少、恢复快；缺点是术中有大量冲洗液被吸收，易形成低钠血症甚至脑水肿、肺水肿、心力衰竭等。

（六）护理诊断及合作性问题

1.焦虑

与反复排尿困难、出现并发症、手术等有关。

2.排尿异常

与尿路梗阻有关。

3.舒适的改变

与尿潴留致下腹胀痛有关。

4.有感染的危险

与高龄、梗阻、术后免疫力低下、留置导尿管有关。

5.潜在并发症

术后出血、TUR 综合征。

(七)护理目标

(1)减轻或消除焦虑。

(2)维持尿路通畅。

(3)减轻疼痛与不适。

(4)预防感染、促进伤口愈合。

(5)并发症未发生或得到及时处理。

(八)护理措施

1.非手术疗法及手术前患者的护理

(1)一般护理:调节饮食,给予高蛋白、高热量、高维生素、易消化吸收且富含纤维素的食物,改善全身营养,防止便秘;忌饮酒及辛辣食物;鼓励患者多饮水、勤排尿,适当锻炼。

(2)心理护理:前列腺增生的病程长,病情有时在长时间内无明显变化。有时症状改善后又突然加重,使病情反复,应向患者及其家属解释相关知识,稳定患者情绪。

(3)治疗配合:遵医嘱使用药物,配合有关功能检查,做好手术前准备。

2.术后护理

(1)一般护理:术后取平卧位,6 小时后生命体征平稳,无特殊不适及活动性出血等征象,可改为半卧位。如术后需固定或牵拉气囊尿管,平卧 2 日后改为半卧位。术后暂时禁食,待胃肠功能恢复后可进流质饮食,并逐渐过渡到普食。遵医嘱应用药物。加强基础护理,防止肺部感染、下肢静脉血栓形成、压疮等并发症,可下床活动时应加强陪护,防止意外损伤发生。

(2)病情观察:严密观察患者生命体征、意识状态、重要器官的功能及各种引流管的引流情况。对经尿道前列腺切除术(TURP)者,在手术临近结束时及术后最初的几个小时内,应注意观察有无心慌、气急、恶心、呕吐,甚至抽搐等稀释性低钠血症的表现。发现异常情况,及时报告医生,并配合处理。

(3)治疗配合:

1)留置导尿管患者的护理:患者取平卧位,气囊尿管稍向外牵拉,并固定在患者一侧大腿的内侧,告知患者不可自行松开。也可用无菌纱布,在尿道外口扎住向外适度牵引,尿管未见回缩即可。尿管的外口与膀胱冲洗装置相连接。手术后利用三腔气囊尿管压迫止血,一般牵引压迫时间为 8～10 小时。术后 1 周内禁止灌肠或置肛管排气,以免诱发出血。术后注意避免腹内压增加。

2)做好膀胱冲洗患者的护理。

3)预防感染:早期应用抗生素,保持伤口和引流管的清洁,留置导尿管者,每日用消毒棉球擦拭尿道外口 2 次,以预防感染。

(4)心理护理:针对术后患者更多关心伤口疼痛、大小、愈合情况,术后尿急甚至尿失禁等并发症的转归情况,配合健康教育给予患者心理安慰。

(九)护理评价

(1)患者的恐惧、焦虑是否消失,情绪是否稳定。

(2)尿路是否通畅,有无疼痛症状。

(3)有无感染的发生,有无体温升高、伤口红肿、尿液混浊。

(4)排尿型态是否恢复正常,排尿是否通畅、能否节制。

(5)有无血尿,血尿程度如何,生命体征是否平稳。

(十)健康指导

(1)向患者介绍本病的一般知识,嘱其避免因久坐、饮酒、劳累、受凉等引起尿潴留。

(2)解释各种引流管的意义和注意事项。

(3)嘱患者出院后加强营养,多饮水,勤排尿,忌烟酒、辛辣等不良刺激。

(4)适度活动,术后1～2月内避免剧烈运动和性生活,防止继发出血。

(5)指导有尿失禁现象的患者进行提肛肌舒缩活动,方法是吸气时缩肛,呼气时放松肛门括约肌,每日3次,每次10分钟。

(6)指导永久性膀胱造瘘的患者学会造瘘的家庭护理。

(7)若出现大量血尿等,应及时到医院就诊。

二、尿道狭窄

尿道狭窄是指尿道任何部位的机械性管腔异常狭小,使尿道内阻力增加而产生的排尿障碍性疾病,是泌尿外科常见病之一,多见于男性。现有资料显示,尿道狭窄的发病率随男性年龄的增长而增加,25岁男性发病率为万分之一,但65岁或以上者发病率则增至千分之一。

(一)病因

1.先天性尿道狭窄

由于黏膜横膈或尿道瓣膜形成、精阜增生、尿道外口狭窄所致。

2.炎症性尿道狭窄

尿道结核、淋病可导致尿道狭窄。结核性尿道狭窄很少见,淋病性尿道狭窄常见于球部尿道、阴茎阴囊交界处及舟状窝。包茎继发感染或长期留置导尿管可导致非特异性炎症性尿道狭窄。

3.外伤性尿道狭窄

因骨盆骨折、骑跨伤等引起。局部血肿及尿外渗、感染可导致瘢痕形成。

4.医源性尿道狭窄

由于尿道扩张、膀胱镜检查时的创伤或尿道下裂修补术、开放性前列腺摘除术、经尿道前列腺切除术(TURP)、压力性尿失禁悬吊术等术后并发症所致。

(二)临床表现

(1)排尿不畅:排尿困难是尿道狭窄的最主要症状,轻者仅表现尿线变细,尿线分叉,排尿时间延长;重者尿不成线、滴沥,甚至不能排尿,可发生急性或慢性尿潴留。

(2)合并感染时,可出现尿频、尿急、尿痛,还可引起附睾炎、前列腺炎、尿道周围脓肿或尿道瘘。

(3)长期排尿困难可引起上尿路病理性改变,如肾积水、肾功能不全等。

（三）辅助检查

1.静脉尿路造影（IVU）

可显示膀胱憩室形成、输尿管扩张、肾积水及肾功能情况。

2.尿道造影

对诊断尿道狭窄有着非常重要的意义。

3.中段尿培养

合并尿路感染应做中段尿培养及药敏试验，采用相应敏感药物治疗。

4.尿道镜检

采用尿道镜在直视下观察尿道狭窄的部位和严重程度，结合尿道造影对尿道狭窄的治疗方案具有重要参考价值。

（四）治疗要点

尿道狭窄的治疗有多种方法，各种方法的选择主要根据尿道狭窄的部位、程度、长度及并发症等，再结合具体医疗技术等条件而定。

（五）护理措施（口腔黏膜尿道成形术）

1.术前护理

（1）按泌尿外科一般护理常规护理。

（2）心理护理：尿道狭窄的患者由于病程较长，反复就医，而造成诸多心理问题，对疾病有很多困惑和不解，因此，医护人员及患者家属应多做心理上的疏导工作，使患者以积极的心态面对疾病。

（3）口腔护理：由于口腔黏膜尿道成形术需要取材于患者的口腔黏膜，因此术前应评估患者的口腔情况，主要评估口腔黏膜有无溃疡、白斑，有无义齿及牙有无松动。由于义齿或松动牙会影响开口器的使用，会引起术中的损伤或者牙脱落。术中取材应避开松动牙，嘱患者术前摘除义齿。术前3日给予患者复方氯己定含漱液于晨、晚间漱口，嘱患者饭后刷牙，清洁口腔，减少口腔细菌的滋生；嘱患者戒烟，避免使用过烫或辛辣等对口腔黏膜刺激性较强的食物，以免口腔溃疡的发生。

（4）会阴部准备：患者入院后嘱其每晚用温水进行会阴部的清洁；术前一日给予患者会阴部备皮，以方便手术进行及预防术后感染发生。

（5）膀胱造瘘管护理：入院后已留置膀胱造瘘管的患者，应注意保持其管路通畅，避免管路打折、受压和弯曲，防止管路堵塞；注意观察造瘘口敷料有无渗液，保持敷料干燥，并注意观察造瘘口周围皮肤有无红肿、糜烂等情况发生，如有异常应及时通知医生。

2.术后护理

（1）按泌尿外科术后一般护理常规护理。

（2）病情观察：注意观察生命体征的变化，监测患者的体温、心率、血压、呼吸及血氧饱和度，有异常及时通知医生给予处理；用支被架支起盖被，防止盖被压迫局部引起伤口出血、移位及疼痛；会阴部的切口距离肛门较近，容易发生感染，应保证伤口敷料干燥，并注意观察伤口敷料有无渗血、渗液等情况出现，观察阴囊有无水肿；阴茎切口处采用弹性绷带加压包扎，可起到加压止血的作用，还可以使黏膜紧贴于组织，利于黏膜存活，防止会阴皮肤的水肿，所以术后应注意观察绷带是否紧贴于皮肤起到加压包扎的作用,并注意观察绷带包裹阴茎是否松紧适当,注意阴茎龟头的大小、色泽有无异常,如果出现龟头肿胀、颜色发紫等缺血性表现,应及时通知医生给予处理,防止阴茎缺血、坏死。

(3)管路护理:术后留置尿管,起到支撑和引流的作用。保持尿管的通畅,避免管路发生受压、弯曲及打折等情况;将引流袋固定于床单上,做好管路及引流袋的标识;让患者自己伸手摸到引流管的走向及固定位置;严密观察导尿管引流尿液的颜色、性状和量,准确做好记录。一般术后 1 周左右体温正常,挤压切口无分泌物流出,即可带尿管出院。有些患者还会留置膀胱造瘘管,注意观察造瘘口皮肤有无红肿、糜烂,敷料有无渗液,必要时通知医生定时给予换药,以保持敷料的干燥清洁,保持造瘘管的通畅。

(4)口腔护理:患者术后 2～5 天可能会有口腔疼痛,一般程度较轻、可以忍受,不需特殊处理。术后应嘱患者避免张口过大,以免影响切口恢复,并嘱患者继续使用复方氯己定含漱液漱口,3～5 次/天。

(5)饮食护理:术后遵医嘱可以进食清淡、稍凉的流质饮食,逐渐过渡到普通饮食,避免使用过烫、辛辣等刺激性较强的食物。嘱患者多饮水,保持尿量在 2000mL 以上,以预防尿路感染的发生。食用含纤维素较高、易消化的食物,以保证大便通畅,防止因便秘导致伤口出血。

(6)活动指导:术后卧床期间指导患者床上活动,做双下肢的屈伸活动,以防止下肢静脉血栓的发生。告知患者床上翻身活动的重要性,使用水胶体或泡沫敷料覆盖骶尾部,防止压疮的发生。一般无特殊情况,患者于术后 1 天可下地活动,活动时注意会阴伤口不要受到挤压,活动遵循循序渐进的原则。

(7)并发症的护理:常见的并发症包括切口出血、感染和尿道狭窄复发。

1)出血:阴茎勃起是术后出血的主要原因,应遵医嘱给予患者口服己烯雌酚防止阴茎勃起而引起出血。

2)感染:会阴部的切口距离肛门较近,容易发生感染,感染会造成尿道再次狭窄。应注意观察切口有无红肿,有无过多的分泌物流出,必要时及时通知医生换药,术后应遵医嘱给予抗生素预防感染。

3)尿道狭窄复发:拔管后注意观察,出现排尿困难及时就诊。

(六)出院指导

(1)术后 3 个月内,避免重体力劳动和性生活。

(2)患者一般会留置尿管出院,遵医嘱每 6 周回院进行尿管的更换,3 个月回院复诊,视情况遵医嘱拔除导尿管。

(3)拔管后注意观察自己的小便情况,如出现尿线变细、分叉等现象,及时就诊,必要时行尿道扩张。

第八章　妇科护理

第一节　盆腔炎性疾病

盆腔炎性疾病(PID)是指女性上生殖道的一组感染性疾病,主要包括子宫内膜炎、输卵管炎、输卵管卵巢脓肿、盆腔腹膜炎等。炎症可局限于一个部位,也可以同时累及多个部位,以输卵管炎、输卵管卵巢炎最常见。

一、临床表现

腹痛、发热、阴道分泌物增加。月经期发病可出现月经量增加,经期延长。腹痛为持续性,活动或性生活后加重。病情严重的患者可出现寒战、高热、食欲减退等。

二、治疗要点

于 PID 发作 48 小时内开始联合应用广谱抗生素,一次性彻底治愈。

(一)门诊治疗

若患者一般状况好,症状轻,能耐受口服抗生素,并有随访条件,可在门诊给予口服或肌内注射抗生素治疗。

(二)住院治疗

若患者一般情况差,病情严重,伴有发热、恶心、呕吐;或伴有盆腔腹膜炎、输卵管卵巢囊肿;或经门诊治疗无效;或不能耐受口服抗生素;或诊断不清者均应住院给予抗生素药物治疗为主的综合治疗。

(三)中药治疗

主要为活血化瘀、清热解毒药物,如银翘解毒汤、安宫牛黄丸或紫血丹等。

(四)其他治疗

合并盆腔脓性包块,且抗生素治疗无效者,可行超声引导下包块穿刺引流术。

三、护理评估

(一)病史评估

评估患者本次发病的诱因,有无急性感染病史,有无发热,有无尿频、尿痛、腹泻等;评估病程长短,月经情况,有无不孕等情况;了解目前的治疗及用药;评估既往病史、家族史、过敏史、手术史、输血史等。

（二）身体评估

评估意识状态、神志、精神状况、生命体征、营养及饮食情况、BMI、排泄型态、睡眠型态，有无大小便困难，是否采取强迫体位。

（三）风险评估

患者入院2小时内进行各项风险评估，包括患者压疮危险因素评估、患者跌倒/坠床危险因素评估、日常生活能力评定。

（四）心理-社会评估

了解患者的文化程度、工作性质，患者家庭状况以及其家属对患者的理解和支持情况。评估个人卫生、生活习惯，有无烟酒嗜好，对疾病认知以及自我保健知识掌握程度。

（五）观察要点

①观察患者生命体征、面色，有无食欲减退、腹胀及营养状况。②观察下腹痛和腰骶部疼痛的程度及疼痛性质。③观察阴道分泌物的量、气味及性状。

四、护理措施

（一）一般护理

1.皮肤、黏膜护理

高热患者，皮肤长期处于潮湿状态，全身抵抗力也下降，易发生压疮、感染，应及时更换潮湿的衣裤、床单，保持床单位平整，定时翻身；高热患者的唾液分泌减少，口腔黏膜干燥，口腔内食物残渣易发酵，细菌易生长繁殖，应嘱患者多饮水，多漱口，必要时给予口腔护理；行冰袋降温时，选择合理部位（如腋下、额头、腹股沟等），禁忌用于枕后、耳郭、心前区、腹部、足底等处，并定时更换冷敷部位，避免冻伤，酒精擦浴浓度不宜过高，以25％～35％为宜，注意酒精过敏者禁用，避免对皮肤造成损伤。盆腔炎症患者有时会伴阴道大量脓性分泌物，长期刺激外阴皮肤会出现皮疹、破溃，应密切观察会阴部皮肤情况，告知患者保持清洁，每日更换内裤，污染的内裤单独清洗，避免交叉、重复感染。

2.饮食

高热期间应选择高营养易消化的流食，如豆浆、藕粉、果泥、菜汤等；体温下降或病情好转时，可进食半流食或普食，如面条、粥，配以高蛋白、高热量、高维生素易消化的菜肴，如精瘦肉、豆制品、蛋黄及各种新鲜蔬菜等。

3.生活护理

保持室内清洁舒适、通风良好，合理降低室温，有利于降低患者体温；高热、大汗时注意保暖；必要时遵医嘱给予口腔护理，预防口腔疾病；长期高热者，机体处于高代谢状态，食欲减退，活动耐力下降，更应加强生活护理，如协助患者起床如厕等；将呼叫器置于患者手边，实施预防跌倒、坠床护理措施；保持会阴清洁，遵医嘱给予会阴擦（冲）洗，及时更换清洁、干燥的病号服、床单位及中单等。

（二）病情观察

1.生命体征

密切观察体温的变化,有预见性地给予护理干预,体温过高时给予物理降温;监测患者的出入量,预防脱水。

2.疼痛

观察患者疼痛的性质、程度,及早发现病情变化给予积极处理。

3.皮肤、黏膜

观察口腔黏膜情况,预防口腔炎症;观察高危部位皮肤情况,预防压疮。

4.并发症

警惕因长期高热导致严重脱水、高热惊厥甚至循环衰竭、酸中毒等情况的发生;预防感染控制不佳造成的全身感染,如菌血症、败血症等。

（三）用药护理

1.头霉素类或头孢菌素类药物

头霉素类,如头孢西丁钠 2g,静脉滴注,每 6 小时 1 次;或头孢替坦二钠 2g,静脉滴注,每 12 小时 1 次。常加用多西环素 100mg,每 12 小时 1 次,静脉或口服。头孢菌素类,如头孢呋辛钠、头孢唑肟钠、头孢曲松钠,头孢噻肟纳也可选用。临床症状改善至少 24 小时后转为口服药物治疗,多西环素 100mg,每 12 小时 1 次,连用 14 日。对不能耐受多西环素者,可用阿奇霉素替代,每次 500mg,每日 1 次,连用 3 日。对输卵管卵巢脓肿的患者,可加用克林霉素或甲硝唑,从而更有效地对抗厌氧菌。

2.克林霉素与氨基糖苷类药物联合方案

克林霉素 900mg,每 8 小时 1 次,静脉滴注;庆大霉素先给予负荷量(2mg/kg),然后给予维持量(1.5mg/kg),每 8 小时 1 次,静脉滴注。临床症状、体征改善后继续静脉应用 24～48 小时,克林霉素改为口服,每次 450mg,每日 4 次,连用 14 日;或多西环素 100mg,口服,每 12 小时 1 次,连服 14 日。

（四）专科指导

预防炎症扩散,禁止阴道冲洗,尽量避免阴道检查。严格执行无菌操作,防止医源性感染。

（五）心理护理

盆腔炎患者一般病程较长,患者心理较为复杂,多有焦虑,应做好心理疏导,减轻患者心理压力。注意倾听患者主诉,耐心解答患者疑问,消除患者顾虑,有针对性地实施有效的心理护理,使其积极配合治疗。患者多会担心发生盆腔炎性疾病后遗症,影响家庭生活和夫妻感情,护士应获取患者的信任,告知患者疾病及预防知识,使患者树立治疗疾病的信心,保持乐观情绪。

（六）健康教育

1.饮食

健康合理的饮食调理有利于患者免疫力以及体质的增强。患者应加强营养,多饮水,避免进食生冷、辛辣等刺激性食物,定时定量进食。发热时选择高营养易消化的流食,如豆浆、藕粉、果泥、菜汤等,体温下降或病情好转时,可进半流食或普食,如面条、粥,配以高蛋白、高热量、高维生素易消化的菜肴,如精瘦肉、豆制品、蛋黄及各种新鲜蔬菜等。

2.休息活动

急性期采取半卧位卧床休息使感染局限。得到控制后应加强锻炼,增加机体抵抗力,预防慢性盆腔炎急性发作。

3.用药指导

指导患者连续彻底用药,及时治疗盆腔炎性疾病,防止后遗症发生。

4.宣讲疾病相关知识

(1)讲解盆腔炎发病原因及预防复发的相关知识。

(2)急性期应避免性生活及阴道操作;指导患者保持外阴清洁,养成良好的经期及性生活卫生习惯。

(3)对沙眼衣原体感染高危妇女进行筛查和治疗可降低盆腔炎性疾病的发病率。虽然细菌性阴道炎与盆腔炎性疾病相关,但检测和治疗细菌性阴道炎能否降低盆腔炎性疾病发病率,至今尚不清楚。

(4)及时治疗下生殖道感染。

第二节　前庭大腺炎

前庭大腺位于两侧大阴唇后部,腺管开口于小阴唇内侧靠近处女膜处,因解剖部位的特点,在性交、分娩或其他情况污染外阴部时,病原体容易侵入而引起炎症。前庭大腺炎为多种病原体感染而发生炎症,如未得到及时治疗,造成急性化脓性炎症则成为前庭大腺脓肿,此病以育龄妇女多见。病因病原体多为葡萄球菌、大肠杆菌、链球菌及肠球菌等,随着性传播疾病发病率的增高,淋病奈瑟菌及沙眼衣原体已成为最常见的病原体。此外还有厌氧菌,其中又以类杆菌最多见,因为类杆菌属是正常阴道寄居者,感染机会较多。本病常为混合感染,多发生在生育期。

一、临床表现

急性前庭大腺炎多见于一侧,发病时首先侵犯腺管,呈急性化脓性炎症变化,局部有红、肿、热、痛,即患侧外阴部肿胀,灼热感,疼痛剧烈,有时有坠胀及大小便困难的感觉。腺管口往往因肿胀或渗出物凝集发生阻塞,脓液不能外流形成脓肿,称前庭大腺脓肿。如已形成脓肿,触之肿块局部可有波动感,触痛明显如未及时处理,脓腔内压增大时,可自行破溃。脓液流出后,患者自觉轻松;如破口小,引流不畅通,可反复发作,常使患者行走坐卧不安。前庭大腺炎常有腹股沟淋巴结肿大、体温升高及白细胞计数增加等全身症状。根据病史及临床所见诊断并不困难。外阴一侧阴道口前庭大腺部位有红、肿、压痛的肿块,与外阴皮肤可有粘连或无粘连;如已有破口,挤压局部可见有分泌物或脓液流出;若为淋病奈瑟菌,脓液稀薄,淡黄色。当脓肿形成时,肿块触之有波动感,脓肿直径可达 5～6cm,患者可出现腹股沟淋巴结肿大、体温升高及白细胞计数增加等。并发症脓肿如不及时进行处理,偶可向后侧方向播散,形成直肠周围脓肿,有时甚至向直肠溃破。脓肿切开排脓后,多数脓腔可完全闭合而痊愈,但偶亦可形成瘘管,不断有少量分泌物排出,触诊时可扪到小而硬的硬结,有轻微压痛,挤压时有时可从瘘口流出脓液。有时瘘口自行封闭或狭窄,又可蓄积脓液而再次形成脓肿,亦可能反复发作,经久不愈。前庭大腺炎急性期后,由于腺管口阻塞,腺内分泌液不能排出而潴留,形成前庭大腺囊肿。治疗急性期可用抗生素肌内注射或口服,卧床休息,局部热敷、坐浴或热疗法。脓肿形成后,可在大阴唇内侧波动明显处做一弧形切口排脓。需注意排脓应彻底。较大的前庭大腺囊肿应考虑手术治疗。

二、护理评估

(一)病史评估

评估患者本次发病的诱因,有无流产、分娩、外阴阴道手术后感染史,有无局部肿胀、疼痛、灼热感,了解疼痛的性质、部位及局部皮肤情况,了解目前的治疗及用药;评估既往病史、家族史、过敏史、手术史、输血史。

(二)身体评估

评估患者的意识状态、神志、精神状况、生命体征,营养及饮食情况,BMI,排泄型态、睡眠型态;了解有无大小便困难,是否采取强迫体位,有无行走不便,有无发热等全身症状。

(三)风险评估

患者入院 2 小时内进行各项风险评估,包括患者压疮危险因素评估、患者跌倒/坠床危险因素评估、日常生活能力评定。

(四)心理-社会评估

了解患者的文化程度、工作性质,患者家庭状况以及其家属对患者的理解和支持情况。

(五)其他评估

评估患者的个人卫生习惯、生活习惯、性格特征,有无烟酒嗜好,对疾病认知以及自我保健知识掌握程度等。

三、护理措施

(一)一般护理

1.皮肤护理

保持皮肤清洁、床单位平整,内裤柔软洁净、每日更换,污染内裤单独清洗。

2.饮食

禁酒,忌辛辣食物。

3.休息与活动

急性期嘱患者卧床休息,活动时减少局部摩擦。

4.生活护理

如患者因局部肿胀、疼痛、烧灼感而导致行动不便时,协助患者大小便,并将呼叫器置于患者易触及处;脓肿切开引流及造口术后,遵医嘱擦洗或协助患者坐浴;实施预防跌倒、坠床护理措施;及时更换清洁病号服、床单位及中单等。

(二)病情观察

(1)皮肤:关注患者主诉,密切观察外阴部局部充血、肿胀或破溃情况(包括脓肿严重程度及消退情况)。

(2)行脓肿切开引流及造口术后,观察引流液的性质、气味及引流量,警惕感染加重。

(3)注意观察有无发热等全身症状。

(三)用药护理

(1)遵医嘱给予抗生素及镇痛剂。

(2)脓肿切开引流及造口术后,外阴用 0.5% 碘伏棉球擦洗,每日 2 次。伤口愈合后改用 1:5000 高锰酸钾坐浴,每次坐浴 15~30 分钟,每日 2 次。

(四)坐浴指导

实施坐浴时先将坐浴盆刷洗干净,并做到专人专用。盆内放入清洁的热水约八分满,温度 41~43℃,注意不要过烫,以免烫伤。坐浴前清洁外阴及肛周,坐浴时将伤口完全浸入药液中,每次坐浴 15~30 分钟,中间可以加入热水以维持水温,每日坐浴 1~2 次。

(五)心理护理

许多患有前庭大腺炎的患者普遍觉得羞于启齿,患者在医生为其检查、治疗等过程中易发生复杂的心理反应。应倾听患者主诉,耐心解答患者的疑问,消除患者顾虑,使其积极配合治疗。尽快使患者适应陌生的环境,护士应有针对性地实施有效的心理护理。

(六)健康教育

1.饮食

禁烟、酒,避免进食辛辣刺激性食物。应多食新鲜蔬菜和水果,以保持大便通畅;多饮水,防止合并泌尿系感染。

2.休息与活动

急性期卧床休息;非急性期也要劳逸结合,避免骑自行车等骑跨类运动,以减少局部摩擦。

3.用药指导

严格遵照医嘱用药,坚持每天坐浴直至痊愈,避免病情反复或产生耐药。

4.卫生指导

指导患者注意个人卫生,勤换内裤,不穿化纤类及过紧内裤,保持外阴清洁干燥。局部严禁搔抓,勿用刺激性药物或肥皂擦洗。

5.感染防控

局部严禁搔抓,勿用刺激性药物或肥皂擦洗,指导患者注意经期、孕期、分娩期及产褥期卫生,勤换内裤,保持外阴清洁干燥,预防继发感染。

第三节　子宫肌瘤

子宫肌瘤是指发生于子宫肌层的平滑肌瘤,是女性生殖器官中最常见的良性肿瘤。根据肌瘤与子宫壁的关系,通常可分为浆膜下肌瘤、肌壁间肌瘤、黏膜下肌瘤。多见于 30~50 岁妇女,其中 20%~50%是有症状的,对生活有直接影响。据尸检统计,30 岁以上妇女约 20%有子宫肌瘤。

一、病因及发病机制

目前为止,确切的发病因素尚不清楚,一般认为其发生和生长可能与女性性激素的长期刺激有关。分子生物学研究结果提示,子宫肌瘤是由单克隆平滑肌细胞增生而成,多发性子宫肌瘤是由不同克隆细胞形成。

二、分类

(1)按肌瘤生长部位分为宫体肌瘤(90%)和宫颈肌瘤(10%)。

(2)按肌瘤与子宫肌壁的关系分为三类:肌壁间肌瘤(60%~70%)、浆膜下肌瘤(20%左右)、黏膜下肌瘤(10%~15%)。子宫肌瘤常为多个,各种类型的肌瘤可发生在同一子宫,称多发性子宫肌瘤。

三、临床表现

同为子宫肌瘤这一疾病,每个人可能出现不同的临床表现,大多数患者无明显症状,常见表现如下。

(一)月经改变

多见于大的肌壁间肌瘤及黏膜下肌瘤患者,肌瘤使宫腔增大,子宫内膜面积增加,并影响子宫收缩,导致经量增多、经期延长。肌瘤可挤压附近的静脉,导致子宫内膜静脉丛充血、扩张,也引起月经过多。黏膜下肌瘤伴坏死感染时,患者可出现不规则阴道出血或排血样脓性液。长期阴道出血可导致不同程度的贫血,患者可出现头晕、乏力等症状。

(二)下腹部包块

初起时腹部不可触及肿块,当肌瘤逐渐增大,致使子宫超过 3 个月妊娠大小时,可从腹部扪及。当黏膜下肌瘤增长过大脱出阴道外时,患者可因外阴脱出肿物来就医。

(三)白带增多

子宫黏膜下肌瘤出现感染可有大量脓样白带,如有溃烂、坏死、出血时可有脓血性、有恶臭的液体从阴道流出;肌壁间肌瘤可使宫腔面积增大,内膜腺体分泌增多,并伴有盆腔充血致使白带增多。

(四)压迫症状

不同位置的肌瘤可能压迫邻近的器官,患者可出现尿频、尿急、排尿困难、尿潴留、便秘等症状。

（五）其他

患者可出现不同程度的下腹坠胀、腰酸背痛、经期加重等症状。肌瘤可能影响精子进入宫腔，可引起患者不孕或流产。浆膜下肌瘤蒂扭转患者可出现急性腹痛。

四、辅助检查

（一）B型超声检查

可发现子宫、附件及盆腔脏器的病变。

（二）MRI

可用于检查盆腔肿块数目、部位、性质（良、恶性）。

（三）微生态

检查患者阴道菌群是否平衡，是否存在阴道炎症。

（四）HPV

检查患者是否存在人类乳头状瘤病毒感染。

五、诊断

（一）妇科检查

是诊断子宫肌瘤的基本方法，绝大多数子宫肌瘤可以借此得到正确诊断。

（二）诊断性刮宫

是妇科最常见的简便易行的辅助诊断方法。

（三）B型超声检查

对盆腔肿块的鉴别大有帮助。

（四）腹腔镜检查

作为辅助的诊断方法，日益受到重视。

（五）子宫输卵管造影

是一个古老的检查方法，可以显示宫腔有无变形、占位性病变，同时可显示输卵管是否畅通。

六、治疗

治疗应根据患者症状、年龄、生育要求及肌瘤的部位、大小、数目等因素全面考虑，选择适当的治疗方法。包括手术治疗和保守治疗。

（一）保守治疗

1.随访观察

子宫肌瘤小、无明显症状者，一般不需治疗，特别是近绝经期妇女，可定期（每3～6个月）随访复查1次，若子宫肌瘤明显增大或出现症状时可考虑进一步治疗。

2.药物治疗

子宫肌瘤小于2个月妊娠子宫大小，症状轻或全身情况不适宜手术者，在排除子宫内膜癌的情况下,可给予药物对症治疗。如雄激素,可对抗雌激素,使子宫内膜萎缩,作用于子宫平滑肌,增强收缩,减少出血;促性腺激素释放激素类似物通过抑制促卵泡激素(FSH)和促黄体生成素(LH)的分泌作用,降低雌激素水平,达到治疗目的;也可用抗雌激素制剂他莫昔芬治疗月经明显增多者。

(二)手术治疗

1.适应证

(1)月经过多致继发性贫血,经药物治疗无效。

(2)严重腹痛、性交痛或慢性腹痛、有蒂肌瘤扭转引起的急性腹痛。

(3)有膀胱、直肠压迫症状。

(4)能确定肌瘤是不孕或反复流产的唯一原因者。

(5)肌瘤生长较快,怀疑有恶变者。

(6)特殊部位肌瘤,如宫颈肌瘤、阔韧带肌瘤。

2.手术途径

可经腹、经阴道或宫腔镜及腹腔镜下手术。

3.手术方式

(1)肌瘤切除术:适用于年轻希望保留生育功能的患者。多开腹或腹腔镜下切除,黏膜下肌瘤部分可经阴道或宫腔镜摘除。

(2)子宫切除术:肌瘤大,个数多,症状明显,不要求保留生育功能或怀疑有恶变者,可行全子宫切除术。必要时可于术中行冷冻切片组织学检查。术前应行宫颈细胞学检查,排除宫颈恶性病变;术中依具体情况决定是否保留双侧附件。

(3)其他:目前新兴的微创治疗手段如子宫动脉栓塞术、射频消融技术、高强度聚焦超声等,各有优缺点,其疗效还有待进一步证实。

七、护理措施

(1)评估患者体温、脉搏、白细胞计数、分泌物是否异常,有无腹痛情况。

(2)入院评估时,要关注患者月经变化及伴随症状。缓解患者各种不适,评估患者腹痛程度,遵医嘱给予镇痛药物。对于出现压迫症状的患者,如尿潴留者遵医嘱给予导尿,便秘患者遵医嘱给予缓泻药治疗。

(3)遵医嘱给予止血、抗贫血药物治疗,必要时输血治疗,定期复查血常规。

(4)遵医嘱保留会阴垫,准确评估出血量。必要时行会阴冲洗,保持会阴清洁,预防感染。

(5)评估患者贫血程度及跌倒风险,并且采取相应的安全防护措施。向患者及其家属进行宣教,防止患者发生跌倒坠床的意外事件。

(6)指导患者进食高蛋白、高热量、高维生素、富含铁的食物,纠正贫血。

(7)手术患者根据具体手术方式,给予围术期护理。

(8)心理护理:患者因担心肌瘤恶变及手术对身体、生育、性生活的影响会产生各种心理反应,责任护士应与患者建立良好的护患关系,了解患者需要,提供个性化心理护理。

八、健康教育

(一)术后生活指导

指导患者术后避免进食辛辣、刺激性食物;注意个人卫生,子宫肌瘤剔除术后者1个月内禁性生活及盆浴,子宫肌瘤全切术后者3个月内禁性生活及盆浴。

(二)贫血患者的指导

①指导按时、按剂量口服铁剂等药物,为减少铁剂的胃肠道反应,可在餐后服药。为避免影响口服铁剂的吸收,药物不宜与牛奶、钙剂、浓茶同服。②告知患者改变体位时预防晕厥、跌倒的方法,如起床时应缓慢坐起,适应后再起身走动,走动时需有支撑物或有人搀扶。

(三)非手术治疗患者指导

指导非手术治疗患者定期门诊复查妇科超声及血常规,了解肌瘤变化及贫血纠正的情况。

第四节 宫颈癌

宫颈癌是最常见的妇科恶性肿瘤。原位癌高发年龄为30~35岁,浸润癌为45~55岁,近年来其发病有年轻化的趋势。近几十年宫颈细胞学筛查的普遍应用,使宫颈癌和癌前病变得以早期发现和治疗,宫颈癌的发病率和死亡率已有明显下降。

一、病因

病因可能与以下因素相关:

(一)病毒感染

高危型HPV持续感染是宫颈癌的主要危险因素。90%以上的宫颈癌伴有高危型HPV感染。

(二)性行为及分娩次数

多个性伴侣、初次性生活<16岁、初产年龄小、多孕多产等与宫颈癌发生密切相关。

(三)其他生物学因素

沙眼衣原体、单纯疱疹病毒Ⅱ型、滴虫等病原体的感染在高危HPV感染导致宫颈癌的发病过程中有协同作用。

(四)其他行为因素

吸烟作为HPV感染的协同因素可以增加子宫颈癌的患病风险。另外,营养不良、卫生条件差也可影响疾病的发生。

二、临床表现

早期宫颈癌常无明显症状和体征,宫颈可光滑或难与宫颈柱状上皮异位区别。颈管型患者因宫颈外观正常易漏诊或误诊。随病变发展,可出现以下表现:

（一）症状

1.阴道流血

早期多为接触性出血；中晚期为不规则阴道流血。出血量根据病灶大小、侵及间质内血管情况而不同，若侵袭大血管可引起大出血。年轻患者也可表现为经期延长、经量增多；老年患者常为绝经后不规则阴道流血。一般外生型较早出现阴道出血症状，出血量多；内生型较晚出现该症状。

2.阴道排液

多数患者有阴道排液，液体为白色或血性，可稀薄如水样或米泔状或有腥臭。晚期患者因癌组织坏死伴感染，可有大量米汤样或脓性恶臭白带。

3.晚期症状

根据癌灶累及范围出现不同的继发性症状，如尿频、尿急、便秘、下肢肿痛等；癌肿压迫或累及输尿管时，可引起输尿管梗阻、肾盂积水及尿毒症；晚期可有贫血、恶病质等全身衰竭症状。

（二）体征

原位癌及微小浸润癌可无明显肉眼病灶，宫颈光滑或仅为柱状上皮异位。随病情发展可出现不同体征。外生型宫颈癌可见息肉状、菜花状赘生物，常伴感染，肿瘤质脆易出血；内生型宫颈癌表现为宫颈肥大、质硬、宫颈管膨大。晚期癌组织坏死脱落，形成溃疡或空洞伴恶臭。阴道壁受累时，可见赘生物生长于阴道壁或阴道壁变硬；宫旁组织受累时，双合诊、三合诊检查可扪及宫颈旁组织增厚、结节状、质硬或形成冰冻状盆腔。

（三）病理类型

常见鳞癌、腺癌和腺鳞癌三种类型。

1.鳞癌

按照组织学分化分为三级。Ⅰ级为高分化鳞癌；Ⅱ级为中分化鳞癌（非角化性大细胞型）；Ⅲ级为低分化鳞癌（小细胞型），多为未分化小细胞。

2.腺癌

占宫颈癌 15%～20%。主要组织学类型有两种。①黏液腺癌：最常见，来源于宫颈管柱状黏液细胞，镜下见腺体结构，腺上皮细胞增生呈多层，异型性增生明显，见核分裂象，癌细胞呈乳突状突入腺腔。可分为高、中、低分化腺癌。②恶性腺癌：又称微偏腺癌，属高分化宫颈管黏膜腺癌。癌性腺体多，大小不一，形态多变，呈点状突起伸入宫颈间质深层，腺上皮细胞无异型性，常有淋巴结转移。

3.腺鳞癌

占宫颈癌的 3%～5%。是由储备细胞同时向腺细胞和鳞状细胞分化发展而形成。癌组织中含有腺癌和鳞癌两种成分。

（四）转移途径

主要为直接蔓延及淋巴转移，血行转移较少见。

（1）直接蔓延最常见，癌组织局部浸润，向邻近器官及组织扩散。常向下累及阴道壁，极少向上由宫颈管累及宫腔；癌灶向两侧扩散可累及宫颈旁、阴道旁组织直至骨盆壁；癌灶压迫或侵及输尿管时,可引起输尿管阻塞及肾积水。晚期可向前、后蔓延侵及膀胱或直肠,形成膀胱阴道瘘或直肠阴道瘘。

（2）淋巴转移:癌灶局部浸润后侵入淋巴管形成瘤栓,随淋巴液引流进入局部淋巴结,在淋巴管内扩散。淋巴转移一级组包括宫旁、宫颈旁、闭孔、髂内、髂外、髂总、骶前淋巴结;二级组包括腹股沟深、浅淋巴结、腹主动脉旁淋巴结。

（3）血行转移较少见,晚期可转移至肺、肝或骨骼等。

三、检查

（一）宫颈刮片细胞学检查
是宫颈癌筛查的主要方法,应在宫颈转化区取材。

（二）宫颈碘试验
正常宫颈阴道部鳞状上皮含丰富糖原,碘溶液涂染后呈棕色或深褐色,不染色区说明该处上皮缺乏糖原,可能有病变。在碘不染色区取材活检可提高诊断率。

（三）阴道镜检查
宫颈刮片细胞学检查巴氏Ⅲ级及Ⅲ级以上、TBS 分类为鳞状上皮内瘤变,均应在阴道镜观察下选择可疑癌变区行宫颈活组织检查。

（四）宫颈和宫颈管活组织检查
为确诊宫颈癌及宫颈癌前病变的可靠依据。所取组织应包括间质及邻近正常组织。宫颈刮片阳性,但宫颈光滑或宫颈活检阴性,应用小刮匙搔刮宫颈管,刮出物送病理检查。

（五）宫颈锥切术
适用于宫颈刮片检查多次阳性而宫颈活检阴性者;或宫颈活检为宫颈上皮内瘤变需排除浸润癌者。可采用冷刀切除、环形电切除或冷凝电刀切除。

四、诊断

根据病史、症状、妇科检查和(或)阴道镜检查并进行宫颈组织活检可以确诊。

五、鉴别诊断

确诊主要依据宫颈活组织病理检查。应注意与有类似临床症状或体征的各种宫颈病变鉴别。包括:

（一）宫颈良性病变
宫颈柱状上皮异位、宫颈息肉、宫颈子宫内膜异位症和宫颈结核性溃疡等。

（二）宫颈良性肿瘤
宫颈黏膜下肌瘤、宫颈管肌瘤、宫颈乳头瘤等。

（三）宫颈恶性肿瘤
原发性恶性黑色素瘤、肉瘤及淋巴瘤、转移性癌等。

六、治疗

根据临床分期、患者年龄、生育要求、全身情况、医疗技术水平及设备条件等综合考虑制定适当的个体化治疗方案。采用以手术和放疗为主、化疗为辅的综合治疗方案。

(一)手术治疗

手术主要用于早期宫颈癌患者。

常用术式有:全子宫切除术;次广泛全子宫切除术及盆腔淋巴结清扫术;广泛全子宫切除术及盆腔淋巴结清扫术;腹主动脉旁淋巴切除或取样。年轻患者卵巢正常可保留。对要求保留生育功能的年轻患者,属于特别早期的可行宫颈锥形切除术或根治性宫颈切除术。根据患者不同分期选用不同的术式。

(二)放射治疗

适用于:①中晚期患者;②全身情况不适宜手术的早期患者;③宫颈大块病灶的术前放疗;④手术治疗后病理检查发现有高危因素的辅助治疗。

(三)化疗

主要用于晚期或复发转移的患者,近年也采用手术联合术前新辅助化疗(静脉或动脉灌注化疗)来缩小肿瘤病灶及控制亚临床转移,也用于放疗增敏。常用化疗药物有顺铂、卡铂、紫杉醇、博来霉素、异环磷酰胺、氟尿嘧啶等。

七、护理措施

(一)术前护理

1.一般护理

开腹手术的患者,术前为患者准备沙袋、腹带。

2.病情观察

(1)观察阴道流血:宫颈癌早期多为接触性出血,后期则为不规则阴道流血。责任护士应对有阴道流血的患者进行阴道出血的颜色、性状、量进行评估。对于出血量多或出血时间延长的患者,要注意观察有无贫血。

收集患者使用过的护理垫,称重后减去干净护理垫的重量,根据公式算出阴道出血量。血的密度为 $1.05\sim1.06$,阴道出血量=(使用过的护理垫总重量-干净护理垫重量)×使用个数÷1.05。

(2)观察阴道排液:阴道排液多发生在阴道流血之后,患者可出现白色或血性、稀薄如水样或米泔样阴道排液或伴有腥臭味。责任护士要评估患者阴道排液的颜色、气味、性状、量。

3.专科指导

随着新辅助化疗的不断发展,手术前进行化疗虽然不能根治宫颈癌,但可以缩小或控制肿瘤,能够争取手术机会。目前,动脉灌注治疗应用广泛,可以通过动脉灌注将药物聚集于靶器官,使其临床效果达到最佳。

(1)动脉介入化疗前:①为患者讲解化疗的作用、不良反应等相关知识。②讲解动脉灌注的方法和作用。③术前 1 日备皮,上下范围是脐部至大腿上 1/3,两侧至腋中线,以腹股沟处最为重要。④术前 4 小时禁食、禁水。⑤术前测空腹体重、身高,以准确计算化疗药物的剂量。⑥由于患者术后制动,应指导患者练习床上排尿、排便。

(2)动脉介入化疗后:①动脉介入手术后不能自行排尿,遵医嘱给予导尿。②子宫动脉栓塞术后需注意双下肢皮肤温度、色泽及足背动脉搏动是否一致。③用沙袋压迫穿刺点 6 小时,密切观察穿刺点有无渗血及皮下淤血或大出血,如有渗血、血肿或大出血立即通知医生给予处理。④穿刺侧肢体制动 8 小时,卧床休息 24 小时。⑤协助患者床上翻身,预防压疮。⑥术后若疼痛遵医嘱给予镇痛药,并评估药物的镇痛效果及观察药物不良反应。⑦严密观察阴道流血量和伤口出血量。⑧患者首次下床时应在身边陪伴,预防跌倒。⑨术后观察体温变化,如出现体温升高,遵医嘱给予抗感染治疗。⑩讲解化疗药的不良反应及应对措施,并遵医嘱给药以减轻药物的毒副反应。

4.心理护理

护士通过耐心细致的观察,及时与患者进行沟通,使患者消除焦虑、恐惧等不良情绪反应,并积极配合治疗。向患者及其家属讲解疾病的治疗及手术注意事项等,以减轻患者心理压力,增强患者治愈疾病的信心。

5.健康教育

(1)饮食:纠正患者不良饮食习惯,兼顾患者的嗜好,必要时与营养师进行沟通,制定多样化食谱满足患者的需求。对于宫颈癌有阴道流血者,可进食高蛋白质、高热量、高维生素、易消化、含铁丰富的饮食,如鸡蛋、瘦肉、猪血、大枣等。

(2)卫生指导:指导患者保持床单位清洁,注意室内空气流通。指导患者自我护理,注意个人卫生,勤换会阴垫,每天冲洗会阴 2 次,便后及时冲洗外阴并更换会阴垫,保持外阴部清洁干燥,避免感染。

(3)疾病相关知识:癌症患者的身心不适会对其配偶造成直接影响,使性生活质量明显下降,但是影响癌症患者生活质量的重要因素之一是社会家庭的支持,因此要向患者及其家属讲解疾病相关知识,解除家属顾虑,纠正其错误的认知。

(二)术后护理

1.病情观察

(1)严密心电监护,观察血压、脉搏、呼吸及伤口渗血情况。

(2)子宫全切术后的患者阴道残端有伤口,应注意观察阴道分泌物的性质、颜色、量,以便判断阴道残端伤口的愈合情况。

2.用药护理

(1)补血药:

1)蔗糖铁注射液:a.目的:纠正缺铁性贫血。b.方法:遵医嘱静脉输液。c.注意事项:谨防静脉外渗。如果遇到静脉外渗,涂抹黏多糖软膏或油膏,禁止按摩以避免铁的进一步扩散。d.不良反应:头痛、恶心、呕吐、腹泻、低血压、痉挛、胸痛、嗜睡、呼吸困难、咳嗽、瘙痒等。

2)琥珀酸亚铁:a.目的:缺铁性贫血的预防及治疗。b.方法:0.1~0.2g,口服,每日 3 次。c.注意事项:与维生素 C 同服,可增加本品吸收;与磷酸盐、四环素类及鞣酸等同服,可妨碍铁的吸收。勿与浓茶同服,宜饭后服用,可减轻胃肠道局部刺激。d.不良反应:胃肠道不良反应,如恶心、呕吐、上腹疼痛、便秘等。

(2)化疗药:宫颈癌的化疗常见一线抗癌药物有顺铂、卡铂、紫杉醇、吉西他滨等。

1)顺铂:a.目的:作用类似烷化剂,干扰 DNA 复制或与核蛋白及胞质蛋白结合。b.用法:由静脉、动脉或腔内给药,通常采用静脉滴注方式给药。剂量视化疗效果和个人反应而定。c.注意事项:给药前后必须进行水化治疗;为减轻毒副作用,用药期间多饮水;用药前应用各类止吐药;同时备用肾上腺素、皮质激素、抗组织胺药,以便急救时使用。d.不良反应:骨髓抑制,主要表现为白细胞减少;胃肠道反应,如食欲减退、恶心、呕吐、腹泻等,停药后可消失;肾脏毒性,单次中、大剂量用药后,偶会出现轻微、可逆的肾功能障碍,可出现微量血尿;神经毒性,一些患者表现为头晕、耳鸣、耳聋、高频听力丧失,少数人表现为球后神经炎、感觉异常、味觉丧失;过敏反应,出现颜面水肿、气喘、心动过速、低血压、非特异性丘疹类麻疹。

2)紫杉醇:a.目的:抑制细胞分裂和增生,发挥抗肿瘤作用。b.方法:静脉滴注。剂量视化疗效果和个人反应而定。c.注意事项:治疗前,应先采用地塞米松、苯海拉明及 H₂ 受体拮抗剂治疗。出现轻微症状如面色潮红、皮肤反应、心率略快、血压稍降可不必停药,滴速减慢即可。但如出现严重反应如血压低、血管神经性水肿、呼吸困难、全身荨麻疹,应停药给予适当处理。有严重过敏的患者下次不宜再次应用紫杉醇治疗。d.不良反应:变态反应,多数为Ⅰ型变态反应,表现为支气管痉挛性呼吸困难、荨麻疹和低血压,几乎所有的反应发生在用药后最初的10 分钟;骨髓抑制,贫血较常见;神经毒性,表现为轻度麻木和感觉异常;胃肠道反应,恶心,呕吐,腹泻和黏膜炎。

3)卡铂:a.目的:干扰 DNA 合成,而产生细胞毒作用。b.注意事项:鼓励患者多饮水,排尿量保持在每日 2000mL 左右;溶解后,应在 8 小时内用完,并避光;应避免与铝化物接触,也不宜与其他药物混合滴注;用药前及用药期内应定期检查血象、肝肾功能等。c.不良反应:骨髓抑制,长期大剂量给药时,血小板、血红蛋白、白细胞减少,可于停药后 3～4 周恢复;胃肠道反应,食欲减退、恶心、呕吐;神经毒性,指或趾麻木或麻刺感,有蓄积作用;耳毒性首先发生高频率的听觉丧失,耳鸣偶见;过敏反应(皮疹或瘙痒,偶见喘鸣),发生于使用后几分钟之内。

3.专科指导

(1)尿管护理:①宫颈癌根治术后遵医嘱保留尿管 2 周,并观察尿的颜色、性质和量及患者尿道口的情况。②保留尿管期间每天会阴擦洗 2 次,每周更换抗反流引流袋。保持尿管通畅并使尿袋低于尿道口水平,防止逆行感染。③拔除尿管时应动作轻柔,避免损伤尿道黏膜,停留置尿管后鼓励患者多饮水、多排尿,3 次正常排尿后测膀胱内残余尿量,低于 100mL 者为合格,高于 100mL 或患者不能自主排尿的情况下需遵医嘱重新留置尿管。

(2)性生活指导:术后性生活要根据疾病恢复情况而定,在医生指导下逐渐恢复。在恢复性生活初期,有的患者会感觉疼痛或因阴道上皮抵抗力下降,易发生损伤和感染,出现阴道分泌物增多、阴道流血等,出现类似情况应及时就医,以便得到治疗和指导。

通过有效医治手段可提高宫颈癌患者术后性生活质量。手术后、药物治疗或放疗后患者可能出现阴道分泌物减少、性交痛等症状,必要时为患者提供相关咨询服务,可指导患者如何使用阴道扩张器、润滑剂,以促进性生活舒适度,注意保护患者隐私。年轻患者在行宫颈癌根治术的同时也可行阴道延长术;卵巢功能丧失者可以采用激素替代疗法等。

4.并发症的护理观察

(1)尿潴留:术后尿潴留在《Smith's General Urology》和《吴阶平泌尿外科学》被定义为膀胱充满尿液而不能排出。对于尿潴留患者,护士必须全面评估患者的排尿功能,采取适当的护理措施,促进排尿功能的恢复,预防泌尿系感染。

1)发生潴留原因:a.手术因素:手术中根治性切除宫旁和阴道旁组织,不可避免地损伤支配膀胱和尿道的交感神经和副交感神经,导致膀胱逼尿肌功能减弱,排尿困难;切除子宫、阴道上段时,造成膀胱后壁大面积剥离面,膀胱失去原有支撑,使膀胱位置后移,致尿液排泄不畅。b.长时间留置尿管:宫颈癌患者术后一般要留置尿管 2 周,长期留置尿管可致尿道括约肌充血、水肿、痉挛,增加膀胱逼尿肌阻力。c.心理因素:术后长时间留置尿管及反复测残余尿量造成的痛苦和思想负担。

2)护理措施:a.饮水训练:嘱患者适量饮水,锻炼自主排尿。日间给予饮水,每小时 100～150mL,每日摄入量 1500～2000mL,对于心、肾功能不全的患者不宜进行饮水训练。入睡前应限制饮水,以减少夜间尿量。b.盆底肌肉训练:视患者实际情况取坐位或卧位,试做排尿或排便动作,先慢慢收紧肛门,再收紧阴道、尿道,使盆底肌上提,大腿和腹部肌肉保持放松,每次收缩不少于 3 秒,放松时间 10 秒,连续 10 次,每日 5～10 次,训练过程中注意观察患者的情况。c.诱导排尿:停留置尿管后的患者,能离床者则协助其到洗手间坐在马桶上,打开水龙头听流水声,利用条件反射缓和排尿抑制,使患者产生尿意,切忌用力按压膀胱区,以免造成膀胱破裂;给患者饮热饮料,并用温热的毛巾外敷膀胱区,利用热力使松弛的腹肌收缩、腹压升高而促进排尿;用温水冲洗会阴部,边冲洗边轻轻按摩膀胱的膨隆处,以缓解尿道括约肌痉挛,增强膀胱逼尿肌功能,尽量使患者自行排尿;为患者提供一个不受他人影响的排尿环境;使用开塞露塞肛,在排大便的同时伴随排尿。在诱导的过程中,随时关注患者的感受及症状,如出现面色苍白、出冷汗、眩晕等不适时,应立即处理。

(2)淋巴囊肿:对于宫颈癌术后患者,责任护士密切观察患者一般状况及主诉,如患者主诉下肢肿胀,应注意有无发生淋巴囊肿可能性。

处理方法:①外阴水肿者可用硫酸镁湿敷。②盆腔积液引流不畅形成囊肿时,可使用芒硝外敷。③囊肿较大,患者出现右下腹不适、同侧下肢水肿及腰腿疼痛、体温升高时,应通知医生进行穿刺引流,以预防继发性感染及深静脉血栓、脓肿等。

5.心理护理

指导患者正确认识疾病,保证营养摄入,鼓励患者逐步恢复自理能力,动员家庭成员关心和爱护患者,让患者体会到家庭温暖,使其增强战胜疾病的信心,最终回归社会。

6.健康教育

(1)饮食:根据患者的不同情况,指导和鼓励患者进食,以保证营养的摄入,增强抵抗力。

(2)活动:指导卧床患者进行床上肢体活动,以预防长期卧床并发症的发生。告知患者应尽早下床活动,并注意渐进性增加活动量,有利于增加肺活量、减少肺部并发症、改善血液循环、促进伤口愈合、预防深静脉血栓、促进肠蠕动恢复、预防肠粘连、减少尿潴留发生。

（3）疾病相关知识宣教：①积极宣传与宫颈癌发病相关的高危因素，开展性卫生教育。积极治疗宫颈炎、宫颈上皮内瘤变，阻断宫颈癌的发生。②已婚妇女应定期行防癌普查，做到早检查、早诊断、早治疗。30岁以上妇女到妇科门诊就诊时，应常规接受宫颈刮片检查，一般妇女每1～2年普查一次，有异常者应及时处理。

（4）出院指导：①指导患者定期复查，复查内容包括肿瘤标志物、液基薄层细胞检查（TCT）、HPV、磁共振等检查。治疗后两年内应每3～4个月复查一次；3～5年内6个月复查一次；第6年开始每年复查一次。②让患者了解肿瘤随访的目的和重要性，并积极配合随访，留下真实的通信地址和联系方式。③鼓励患者适当参加社交活动，调整心理状态，保持乐观态度，提高生活质量。④性生活的恢复需要依术后复查结果而定。

7.延续护理

（1）电话访视：出院1周内进行电话访视，访视内容包括出院后遇到的一些问题，向患者耐心讲解所遇问题的解决方法，及时反馈。

（2）随访：提醒患者复诊，对患者提出的疑虑与问题及时提供有针对性的帮助。

（3）微信平台：告知患者妇科肿瘤携手俱乐部微信平台，随时与患者联系，同时发布健康宣教相关内容，传播温暖与正能量。

第九章　产科护理

第一节　妊娠期合并症

一、妊娠合并心脏病

妊娠合并心脏病(包括妊娠前已患有的心脏病、妊娠后发现或发生的心脏病)是妇女在围生期一种严重的妊娠合并症。妊娠期(尤其 32~34 周)、分娩期及产褥期(尤其分娩后 72 小时内,特别是 24 小时内)均可加重心脏疾病孕产妇的心脏负担而诱发心力衰竭,是孕产妇死亡的重要原因之一,高居我国孕产妇死亡的第二位、非直接产科死因的首位。

(一)临床表现

(1)孕妇可出现发绀、呼吸困难、颈静脉怒张、肝脾大、双下肢水肿、腹水、贫血、心脏扩大、心脏杂音等。

(2)胎心和胎动异常、胎儿生长发育受限及早产等。

(3)早期心力衰竭表现:①轻微活动后感胸闷、心悸、气短;②休息时每分钟心率>110 次,每分钟呼吸>20 次;③夜间常因胸闷,需坐起呼吸或到窗口呼吸新鲜空气;④肺底部少量持续性湿性啰音,咳嗽后不消失。

(二)评估和观察要点

1.评估要点

(1)健康史:了解心脏病病史、疾病种类和程度、诊疗经过;有无心力衰竭发作史及发作时有无诱因。

(2)身心状况:评估劳累后有无心悸、气急、发绀及能否平卧,能否胜任家务劳动或工作。①妊娠期:评估孕妇宫高、腹围及体重增长情况;胎儿宫内情况,胎心、胎动计数。②分娩期:评估产妇宫缩、产程进展;胎心率及变异;产后出血高危因素,有无心悸、胸闷表现;精神状态。③产褥期:评估产后出血和感染征象;活动耐受能力;有无早期心力衰竭的表现。

2.观察要点

①妊娠期:观察孕妇的宫高、腹围及体重增长与停经月份是否相符,呼吸、心率、血压、发绀、水肿及体重等情况;胎儿宫内情况,胎心、胎动变化。②分娩期:观察产妇生命体征变化,胎心、宫缩及产程进展情况;有无心力衰竭早期表现。③产褥期:观察产妇生命体征变化,特别是产后 72 小时内有无心力衰竭早期表现。子宫收缩及产后出血情况,血常规、切口愈合及恶露

情况等。

(三)护理措施

1.妊娠期护理

(1)嘱孕妇遵医嘱严格定期产检,自早孕开始检查,妊娠20周前,每2周产检一次;妊娠20周后,尤其32周后,每周检查一次,根据病情变化及时调整检查时间。

(2)嘱孕妇避免情绪激动和劳累,保证充足休息和睡眠。

(3)指导孕妇限制钠盐摄入,每日不超过4~5g,预防水肿。给予高蛋白、低脂肪、高维生素饮食,少量多餐,避免过饱。多食水果和蔬菜,防止便秘而加重心脏负担诱发心力衰竭。孕20周后多食含铁丰富的食物。

(4)指导孕妇做好体重管理,遵医嘱监测体重。

(5)住院护理:①卧床休息,保持环境安静、舒适,减少探视,做好必要的生活护理。②遵医嘱给予吸氧(鼻导管吸氧或面罩吸氧)。③输液治疗时,严格控制输液量及速度。④遵医嘱监测生命体征和体重,有异常及时报告医生。⑤发生急性心力衰竭时,协助孕妇保持坐位,双下肢下垂,以减少回心血量;即刻给予高流量加压吸氧,6~8L/min;遵医嘱给药,并注意观察药效及有无不良反应。

2.分娩期护理

(1)第一产程的护理:①专人陪伴分娩;②嘱产妇注意休息,保持体力,鼓励产妇半卧位,上身抬高30°为宜,避免长时间仰卧位,防止发生仰卧位低血压综合征;③适时、间断吸氧;④遵医嘱持续心电监护,监测生命体征;⑤严密观察产程进展;⑥必要时提供药物镇痛支持,减轻产妇疼痛,缓解其紧张情绪;⑦遵医嘱及时给予抗生素,防止感染;⑧产程中发现异常及时报告医生处理。

(2)第二产程的护理:①尽量缩短第二产程,宫口开全后避免产妇屏气用力;②配合医生适时行阴道助产,尽早结束分娩,减少产妇体力消耗。

(3)第三产程的护理:①胎儿娩出后,遵医嘱使用镇静药,利于产妇安静休息;②立即在腹部放置1~2kg沙袋,防止腹压骤降而诱发心力衰竭;③预防产后出血,遵医嘱及时给予宫缩剂,禁用麦角新碱,胎盘娩出后按摩子宫;④出血多者,及时通知医生并配合医生处理,遵医嘱控制输液或输血速度。

3.产褥期护理

(1)分娩后在产房观察2小时,遵医嘱监测生命体征、子宫收缩、阴道出血及病情,有异常及时报告医生处理,待病情平稳后遵医嘱送产妇回母婴同室。

(2)产后72小时内,特别是产后24小时内仍是发生心力衰竭的危险时期,遵医嘱监测生命体征,注意有无心力衰竭早期征兆,出现气急、咳嗽,特别是夜间胸闷等症状,及时通知医生。

(3)产后24小时内绝对卧床休息,可酌情进行翻身及双下肢活动,在心功能允许的条件下,鼓励产妇尽早下床活动,预防血栓的发生。保证充足的休息,必要时遵医嘱给予小剂量镇静药。

(4)做好必要的生活护理,指导产妇合理饮食,预防便秘。

(5)保持会阴部清洁干燥。

（6）遵医嘱给予抗生素治疗,预防感染。

（7）输液治疗注意控制输液速度。

（8）鼓励心功能Ⅰ～Ⅱ级的产妇母乳喂养,避免过度劳累。Ⅲ级或以上不宜哺乳者及时回奶,回奶时不宜使用雌激素,以免加重水钠潴留。

4.心理护理

鼓励家属陪伴,给予情感支持。提供疾病相关信息,减轻孕产妇紧张、焦虑及恐惧心理。

（四）健康教育

1.妊娠期健康指导

①指导孕妇识别心力衰竭早期征象及应对措施,如轻微活动即有胸闷、心悸、气短;夜间常因胸闷而坐起呼吸或需到窗口呼吸新鲜空气,即警惕为心力衰竭早期,需及时处理。②告知孕妇严格遵医嘱定期产检。③指导孕妇卧位休息时尽量采取左侧卧位或半卧位,以防增大且右旋的子宫压迫下腔静脉,并可减轻心脏负担。

2.产褥期健康指导

①告知产妇保持会阴部清洁方法,预防感染。②鼓励产妇适度照顾新生儿,促进亲子关系的建立,满足产妇心理需求,减轻产后抑郁。③指导孕产妇合理饮食,进食低脂肪、高蛋白及富含维生素和矿物质饮食,多食蔬菜和水果;少量多餐,不宜进食过饱。④指导患者采取有效适宜的避孕措施。

二、妊娠合并糖尿病

妊娠合并糖尿病有两种情况,一种为原有糖尿病(DM)的基础上合并妊娠;另一种为妊娠前糖代谢正常,妊娠期才出现的糖尿病,称为妊娠期糖尿病(GDM)。大量研究表明20%～50%的孕妇可能发生糖尿病,我国发生率高达17.5%～19.2%,GDM对母体和胎儿产生近期和远期的不良影响,因此应引起足够的重视与关注。

（一）高危因素

1.孕妇因素

年龄≥35岁、孕前超重或肥胖、有糖耐量异常史、多囊卵巢综合征。

2.遗传因素

有糖尿病家族史。

3.妊娠分娩史

有不明原因的死胎、死产、流产史,有巨大儿分娩史、胎儿畸形和羊水过多史、GDM史。

4.本次妊娠因素

妊娠期发现胎儿大于孕周、羊水过多;反复外阴阴道假丝酵母菌者(VVC)。

（二）临床表现

大多数妊娠期糖尿病患者一般无明显的临床表现。妊娠期有三多症状(多饮、多食、多尿)或外阴阴道假丝酵母菌感染反复发作,孕妇体重>90kg,本次妊娠并发羊水过多或巨大胎儿者,应警惕合并糖尿病的可能。

（三）辅助检查

1.尿常规

尿糖、尿酮体可为阳性,尿糖阳性者应进一步进行空腹血糖检查及糖筛试验以排除生理性糖尿。

2.口服葡萄糖耐量试验(OGTT)

OGTT 试验前连续 3 天正常体力活动、正常饮食,即每日进食碳水化合物不少于 150g,OGTT 前 1 日禁食 8～14 小时至次日晨(最迟不超过上午 9 时),检查期间静坐、禁烟。检查时,5 分钟内口服含 75g 葡萄糖的液体 300mL,分别抽取服糖前和服糖后 1 小时、2 小时的静脉血(从开始饮用葡萄糖水时计算时间),放入含有氟化钠的试管中,采用葡萄糖氧化酶法测定血浆葡萄糖水平。

3.其他

肝、肾功能,24 小时尿蛋白定量,眼底检查、B 超、胎儿成熟度等相关检查。

（四）诊断

1.糖尿病合并妊娠的诊断

(1)妊娠前已确诊为糖尿病患者。

(2)妊娠前未进行过血糖检查且存在糖尿病高危因素者,如肥胖(尤其重度肥胖)、一级亲属患 2 型糖尿病、GDM 史或大于胎龄儿分娩史、多囊卵巢综合征及早孕期空腹尿糖反复阳性,在首次产前检查时应明确是否存在孕前糖尿病。经检查达到以下任何一项标准应诊断为糖尿病合并妊娠:①空腹血糖(FPG)≥7.0mmol/L(126mg/dL)。②糖化血红蛋白(HbA1c)≥6.5%(采用 NGSP/DCCT 标化的方法)。③伴有典型的高血糖或高血糖危象症状,同时任意血糖≥11.1mmol/L(200mg/dL)。

如果没有明确的高血糖症状,任意血糖≥11.1mmol/L 需要次日复测上述①或者②确诊。不建议孕早期常规葡萄糖耐量试验(OGTT)检查。

2.妊娠期糖尿病(GDM)的诊断

GDM 是指妊娠期发生的糖代谢异常,GDM 诊断标准和方法如下。

(1)有条件的医疗机构,在妊娠 24～28 周,应对所有尚未被诊断为糖尿病的孕妇,进行 75g OGTT。凡空腹血糖值≥5.1mmol/L、服糖后 1 小时血糖值≥10.0mmol/L、服糖后 2 小时血糖值≥8.5mmol/L 三项中出现一项即可诊断为 GDM。

(2)在医疗资源缺乏的地区,如果孕妇具有 GDM 高危因素,建议妊娠 24～28 周首先检查空腹血糖,空腹血糖≥5.1mmol/L 可以直接诊断为 GDM,不必再做 75g OGTT。空腹血糖<4.4mmol/L(80mg/dL)者,发生 GDM 可能性极小,而 4.4mmol/L≤FPG<5.1mmol/L 者应尽早做 75g OGTT。

(3)孕妇具有 GDM 高危因素,首次 OGTT 结果正常者,必要时在孕晚期重复 75g OGTT。未定期孕期检查者,如果首次就诊时间在孕 28 周以后,建议初次就诊时进行 75g OGTT 或 FPG。

（五）治疗

处理原则为通过健康教育、饮食控制、运动疗法及药物治疗在严密监测维持血糖在正常范围,以减少母儿并发症,降低围生儿死亡率。

1.医学营养治疗

医学营养治疗是诊断 GDM 之后采取的第一步,大多数 GDM 产妇经过饮食治疗和适当运动后血糖能够达标。理想的饮食控制目标是既能保证和提供妊娠期间热量和营养需要,又能避免餐后高血糖或饥饿性酮症出现,保证胎儿正常生长发育。每日摄入能量根据妊娠前体质指数、孕周而定,妊娠早期应保证不低于 1500kcal/d(1kcal＝4.184kJ),妊娠晚期不低于 1800kcal/d。不同种类食物摄入的热量也应有所差异,其中糖类占 50％～60％,蛋白质占 15％～20％,脂肪占 25％～30％。

2.药物治疗

根据空腹及餐后血糖值可将 GDM 分为两型:①A1 型:经饮食控制后空腹血糖及餐后 2 小时血糖分别低于 5.8mmol/L、6.7mmol/L。②A2 型:饮食控制后未达到 A1 型水平。对 A2 型 GDM 产妇首先推荐应用胰岛素控制血糖,并根据产妇的血糖值、孕周、体重制订个体化的用药治疗方案。随着妊娠进展,抗胰岛素激素分泌逐渐增多,妊娠中晚期胰岛素需要量常有不同程度的增加。妊娠 32～36 周胰岛素用量达最高峰,妊娠 36 周后胰岛素用量逐渐下降,特别在夜间,应根据血糖及时进行胰岛素用量的调整。手术前后、产程中及产后非正常进食期间应停止皮下注射胰岛素,改为静脉滴注,根据血糖值进行胰岛素用量调整,以防高血糖或低血糖的发生。口服降糖药治疗 GDM 尚存争议,妊娠期一般不推荐使用口服降糖药。

3.运动疗法

运动疗法是配合药物、饮食疗法治疗妊娠期糖尿病的一项重要措施。运动增强心肌和骨骼肌的力量,可降低妊娠期基础胰岛素抵抗,促进机体各部位的血液循环等。中等强度的运动对母儿无不良影响,而且有利于 GDM 的控制和正常分娩,减少与 GDM 相关的不良结局的发生。GDM 孕妇可根据病情及有无并发症等不同条件在医生的指导下选择合适的运动方式,《妊娠合并糖尿病诊治指南(2014)》中推荐的有氧运动为步行。美国运动医学学会(ACSM)推荐:糖尿病产妇应以有氧运动为主,每个星期至少运动 3～5 天,达到 40％～85％的最大氧耗量或是 60％～90％的最大心率,每天运动持续时间为 20～60 分钟。因此对于没有运动禁忌证的 GDM 产妇而言,在妊娠中晚期可以坚持中等强度的运动。

4.定期进行产前检查

了解孕妇及胎儿宫内生长状况,防止死胎的发生。根据产妇血糖控制情况、骨盆、宫颈成熟度、既往史,以及胎儿孕周、体重、宫内情况等选择适宜的分娩时机和方式。糖尿病本身不是剖宫产指征。拟行阴道分娩者,应制订分娩计划,产程中密切监测产妇的血糖、宫缩、胎心率变化,避免产程过长。妊娠期血糖控制不好、胎儿偏大(尤其估计胎儿体重≥4250g 者)或既往有死胎、死产史者,应适当放宽剖宫产指征。糖尿病伴微血管病变、合并重度子痫前期或胎儿生长受限、胎儿窘迫、胎位异常和剖宫产史等情况为选择性剖宫产指征。在终止妊娠前 48 小时,应用地塞米松促进胎儿肺泡表面活性物质的产生,减少新生儿呼吸窘迫综合征的发生,同时监测孕妇血糖变化。

（六）护理评估

1.病史评估

（1）既往史：了解孕妇有无糖尿病家族史或妊娠期糖尿病病史、多囊卵巢综合征、不明原因的死胎、死产、巨大儿、畸形儿等分娩史。

（2）现病史：了解本次妊娠经过，孕妇目前的临床症状，血糖情况，是否应用胰岛素，有无明确药物过敏史。

2.身体评估

（1）症状与体征评估：有无发热，有无心率、血压、呼吸节律变化，有无"三多一少"、疲乏无力的临床表现，有无低血糖症状。

（2）营养评估：询问孕妇饮食习惯与嗜好、饮食量和食物种类，测量体重、体质指数。

（3）并发症评估：有无视网膜、心血管和肾脏并发症。

（4）专科评估：测量宫高、腹围、胎心、胎动等情况。

3.风险评估

评估孕妇自理能力或日常活动能力，有无压疮、跌倒、坠床高危因素；评估孕妇有无泌尿系感染、呼吸道感染、深静脉血栓等风险。

4.心理-社会状况评估

孕妇及其家属对疾病的认知程度，对妊娠期糖尿病相关知识的掌握情况，对检查及治疗的配合情况；是否因担心母婴安全而产生焦虑、抑郁、恐惧的心理；社会及家庭支持系统是否建立完善等。

（七）护理措施

1.妊娠期

（1）一般护理。

（2）病情观察：

1）母体监测：a.血糖：妊娠期血糖控制目标为餐前、餐后 1 小时、餐后 2 小时分别≤5.3mmol/L、7.8mmol/L、6.7mmol/L，夜间血糖不低于 3.3mmol/L；孕期糖化血红蛋白最好≤5.5%。b.每周测量体重、宫高、腹围，每天监测血压。c.遵医嘱对孕妇尿酮体、糖化血红蛋白、眼底功能、肾功能、血脂等进行监测，发现异常情况及时通知医生进行处理。

2）胎儿监测：a.B 超检查。产检时常规进行 B 超检查，监测胎头双顶径、羊水量、胎盘成熟情况，判断胎儿中枢神经系统和心脏的发育情况，排除胎儿畸形。条件允许可行胎儿超声心动图检查。b.胎动计数。28 周后常规监测，12 小时正常值为 30 次左右，高于 40 次或低于 20 次均为胎动异常。c.胎心监护。妊娠 32 周起，每周行一次无应激试验（NST），了解胎儿宫内储备情况，若 NST 结果可疑，则进一步行催产素激惹试验（OCT）。

（3）用药护理：

1）用药的目的：通过注射胰岛素，使血糖保持在正常水平。

2）常用的胰岛素制剂及其特点：a.超短效人胰岛素类似物：其特点是起效迅速，药物维持时间短，具有最强的降低餐后血糖的作用，不易发生低血糖，用于控制餐后血糖水平。b.短效胰岛素：其特点是起效快，剂量易于调整，可皮下、肌内和静脉注射使用。静脉注射胰岛素后能使血糖迅速下降,故可用于抢救糖尿病酮症酸中毒患者。c.中效胰岛素:其特点是起效慢,药效持续时间长,其降低血糖的强度弱于短效胰岛素,只能皮下注射而不能静脉使用。d.长效胰岛素:可用于控制夜间血糖和餐前血糖。

3)妊娠期胰岛素应用的注意事项:a.应用胰岛素应从小剂量开始,0.3～0.6U/(kg•d)。每天计划应用的胰岛素总量应分配到三餐前使用,分配原则是早餐前最多,午餐前最少,晚餐前用量居中。每次调整后观察2～3天判断疗效,每次以增减2～4U或不超过胰岛素每天用量的20%为宜,直至达到血糖控制目标。b.胰岛素治疗期间清晨或空腹高血糖的处理:夜间胰岛素作用不足、黎明现象和Somogyi现象均可导致高血糖的发生。前两种情况必须在睡前增加中效胰岛素用量,而出现Somogyi现象时应减少睡前中效胰岛素的用量。c.妊娠过程中机体对胰岛素需求的变化:妊娠中、晚期对胰岛素需要量有不同程度的增加;妊娠32～36周胰岛素需要量达高峰,妊娠36周后稍下降,应根据个体血糖监测结果,不断调整胰岛素用量。

(4)专科指导:按"妊娠期糖尿病一日门诊"进行妊娠期的专科指导。"一日门诊"主要内容及流程:孕妇早7:00来到门诊检测空腹血糖,19:00检测餐后2小时血糖后由家属陪伴离开医院,由1名具有营养师资格的护士全程陪护。①就餐:全天在营养食堂进食三餐以及两次加餐。GDM孕妇全天进食能量为1800kal,此能量为孕中、晚期能量摄入最低标准。②测量血糖:GDM孕妇全天测量三餐前及三餐后2小时共6次血糖。③授课:早餐后开始授课,授课教师由门诊具有营养师资格的糖尿病专科护士担当,主要内容是妊娠期糖尿病的饮食管理,如妊娠期糖尿病血糖控制标准、GDM患者一日能量需求的计算方法、如何使用食物交换份搭配一日的膳食和控制血糖的有效方法及运动方式、运动强度的选择等。④运动:护士根据孕妇不同情况给予相应的运动指导,如对于有早产危险的孕妇指导其采取坐位进行上肢轻微负重的运动,达到消耗能量、降低血糖的目的;不存在除GDM以外合并症的孕妇采取大步走、孕期瑜伽、球操的运动形式,运动强度以身体微微出汗同时可以与同行者交谈为宜。⑤膳食分析及反馈:营养科营养师对当日膳食食谱进行分析和讲解,晚餐后GDM孕妇填写"一日门诊反馈表"。

(5)并发症护理观察:

1)妊娠期高血压疾病:糖尿病孕妇可导致广泛的血管病变,在孕期密切监测血压及尿蛋白变化,警惕子痫前期的发生。

2)感染:注意孕妇有无白带增多、外阴瘙痒、尿急、尿频、尿痛等表现,按需行尿常规检查。

3)羊水过多:注意孕妇的宫高曲线及子宫张力,如宫高增长过快或子宫张力增大应及时进行B超检查,了解羊水量。

4)酮症酸中毒:妊娠期出现不明原因的恶心、呕吐、乏力、头痛甚至昏迷,注意检查血糖及尿酮体水平,必要时进行血气分析明确诊断。

5)甲状腺功能检测:必要时进行检查,了解孕妇甲状腺功能。

6)其他:注意观察孕妇主诉及行为变化,遵医嘱进行肝肾功能、血脂、眼底等检查。

(6)心理护理:糖尿病孕妇因控制饮食、应用胰岛素治疗、反复检查、缺乏糖尿病知识、担心胎儿发育受影响、胎儿畸形、早产、巨大儿,甚至胎死宫内,常有紧张焦虑等负性情绪。积极开展心理疏导,建立一对一的沟通交流,通过健康宣教使孕妇及其家属了解GDM并非是不可治愈的疾病,努力消除产妇的焦虑、紧张心理,引导孕妇以乐观向上的心态面对疾病,使孕妇体会到医护人员的支持与关怀,确保通过医疗和护理干预实现理想的妊娠结局。

(7)健康教育:糖尿病孕妇大多数在孕早期及中期都无明显的症状和体征,导致孕妇及其家属常常忽略其危害,要提高孕妇及其家属的依从性及配合程度,首先应加强健康教育,内容包括:疾病相关知识(GDM 高危因素、临床表现、对母胎的影响、常见并发症的预防及处理)、饮食运动指导、卫生指导、用药指导及出院指导。

1)饮食控制:a.控制总能量,建立合理的饮食结构,控制碳水化合物、蛋白质和脂肪的比例,提高膳食中可溶性纤维含量,每日摄入量 25～30g;有计划地增加富含维生素 B_6、钙、钾、铁、锌、铜的食物,如瘦肉、家禽、鱼、虾、奶制品、新鲜水果和蔬菜等。b.鼓励孕妇定时定量进餐,三餐间可少量加餐,避免短期内进食过多造成糖负荷,并注意预防两餐间低血糖的发生。c.饮食清淡,低脂少油,禁止精制糖的摄入,适当限制食盐的摄入。d.合理控制孕妇体重增长。

2)运动指导:a.运动类型:运动有多种形式,由于妊娠的特殊性,孕期运动必须结合自身的状况,选择既能取得治疗效果又可保证母胎安全的运动形式。步行是一种非常适宜 GDM 孕妇的活动,简便易行,可以根据自身情况选择不同的步行速度。建议每天步行 500～1500m。b.运动时间:从 10 分钟开始,逐步增加至 30 分钟(达到运动强度),中间可有间歇。宜在餐后进行,应从吃第一口饭的时间算起饭后 30 分钟至 1 小时开始运动。因为此时血糖较高,且避免了胰岛素的作用高峰,不会发生低血糖。若运动间歇超过 3～4 天,则运动锻炼的效果和蓄积作用将减小,难以产生疗效,因此运动不应间断。如果运动量小,且身体条件好,运动后又不疲劳,可坚持每天运动。c.运动强度:规律的运动频率为餐后进行 30 分钟,每周 3～5 次的有氧锻炼。这样的体育活动就能达到降低空腹血糖和糖化血红蛋白水平的作用。临床上多用运动中的心率作为评定运动强度大小的指标,其中靶心率是最常应用的指标。靶心率是指获得较好运动效果,并能确保安全的运动时的心率。计算公式为:靶心率＝170－年龄(岁)或靶心率＝(220－年龄)×70％。d.使用胰岛素孕妇运动注意事项:应避开胰岛素作用高峰期。注射胰岛素侧肢体适当限制活动。运动前监测血糖水平,血糖值＜5.5mmol/L 时要先进食,再进行运动,血糖值＞13.9mmol/L 时需监测尿酮体,若尿酮阳性或合并其他不适,需警惕糖尿病酮症酸中毒的可能,此时要停止运动,立即就医。避免清晨空腹进行运动。运动时应随身携带饼干或糖果,发生低血糖时立即进食。不管是否使用胰岛素,运动期间出现腹痛、阴道流血或流水、憋气、头晕、眼花、严重头痛、胸痛、肌无力等情况应及时就医。

3)卫生指导:GDM 孕妇抵抗力下降,易合并感染,应指导并协助孕妇做好个人卫生,尤其是会阴部卫生,勤换内裤,保持清洁干燥,如皮肤出现瘙痒禁止挠抓,以防破溃感染。

4)用药指导:指导孕妇自我注射胰岛素的方法及注意事项。a.要做好注射前的准备工作。b.选择适合的注射区域:选择上臂外侧、腹部、大腿外侧或臀部作为常用的胰岛素注射部位,要注意经常更换注射部位。c.按操作程序注射时孕妇可用左手轻轻地捏起注射部位的皮肤,用右手持胰岛素笔将针头直接刺入捏起的皮肤内,然后推注药液。注射完毕后,将拇指从剂量按钮上移开,待针头在皮肤内停留 10 秒钟后将其拔出,再用干棉签按压针眼 3 分钟以上即可。d.注意用药后的不良反应:低血糖。

5)出院指导:a.加强孕妇及其家属对 GDM 相关知识的认识;保持个人卫生;养成正确的

饮食、运动习惯,合理控制体重,掌握自我血糖监测及胰岛素注射和保存的方法,使血糖维持在正常范围,预防并发症的发生。b.了解不良情绪对疾病的影响,树立战胜疾病、顺利分娩的信心。c.定期产前检查,保证孕期安全,如有不适随时到医院就诊。

(8)延续护理:①在原有的营养中心的基础上成立了延续护理中心,人员全部由有国家公共营养师资格的护士组成,其中主管护师3名,护师2名。护士长负责该中心全面的质量控制,2名护士负责营养分析及患者追踪和随访,1名护士负责"一日门诊"当天对GDM患者的管理和指导,1名护士负责GDM患者用药指导。②制订个性化随访计划:向GDM孕妇发放追踪卡,每周详细记录3天,记录每日食物摄入量及运动和餐后2小时血糖情况,并于下一周前往营养中心进行膳食分析及接受相应指导,直至分娩。每次随访根据患者的血糖控制情况、孕妇体重增长情况及胎儿生长情况给予相应的营养指导。

2.分娩期

(1)一般护理。

(2)病情观察:①临产后停止皮下注射胰岛素,根据血糖水平调整静脉滴注胰岛素的用量,每2小时监测一次血糖,维持血糖在4.4~6.7mmol/L,血糖升高时检查尿酮体变化。②按时测量并记录宫缩、胎心、羊水、宫口扩张及胎先露下降情况;4小时测一次生命体征。③产程时间不宜过长,总产程尽量少于12小时,产程过长会增加酮症酸中毒、胎儿缺氧和感染发生的风险。④糖尿病产妇巨大儿发生率高达25%~42%,必要时行会阴侧切及低位产钳助产术;警惕肩难产、产道损伤等情况发生。⑤分娩后2小时内监测产妇意识状态、血压、脉搏、呼吸、体温、阴道出血(颜色、性质、量)及子宫收缩情况,如发现异常及时通知医生。

(3)用药护理:

1)胰岛素使用原则:产程中及围术期停用所有皮下注射胰岛素,改用胰岛素静脉滴注,以避免出现高血糖或低血糖。

2)胰岛素使用方法:正式临产或血糖水平<3.9mmol/L时,静脉滴注5%葡萄糖或乳酸钠林格液,并以100~150mL/h的速度滴注,以维持血糖水平在5.6mmol/L;如果血糖水平>5.6mmol/L,则采用5%葡萄糖液加短效胰岛素,按1~4U/h的速度静脉滴注。

3)注意事项:产程中每1~2小时监测一次血糖,根据血糖值维持小剂量胰岛素静脉滴注。妊娠期应用胰岛素控制血糖者计划分娩时,引产前1天睡前正常使用中效胰岛素,引产当日停用早餐前胰岛素,并给予0.9%氯化钠注射液静脉滴注。

(4)专科指导:①分娩镇痛、导乐陪产、丈夫陪产、自由体位分娩。②新生儿护理:a.胎儿娩出前做好新生儿窒息复苏的准备,同时请儿科医生到场。b.GDM产妇的新生儿由于抵抗力弱,肺发育较差,无论孕周、出生体重多少,均按高危儿处理,注意保暖和吸氧。c.动态监测血糖变化:新生儿出生后、30分钟、3小时、6小时、12小时分别进行末梢血血糖测定,若新生儿持续哭闹、额头出现汗珠或血糖值低于2.6mmol/L等情况表示发生低血糖,应及时通知医生,协助进行处理,必要时用10%葡萄糖缓慢静脉滴注。遵医嘱常规检查血红蛋白、血钾、血钙、血细胞比容、胆红素等相关检查,密切注意新生儿呼吸窘迫综合征的发生。d.预防新生儿低血糖的发生:鼓励母乳喂养,并在分娩后喂服5%葡萄糖水10mL。

（5）并发症护理观察：

1）低血糖：观察产妇有无心动过速、盗汗、面色苍白、饥饿感、恶心和呕吐等低血糖表现。

2）酮症酸中毒：常表现为不明原因的恶心、呕吐、乏力、口渴、多饮、多尿、皮肤黏膜干燥、眼球下陷、呼气有酮臭味，少数伴有腹痛，病情严重者出现意识障碍或昏迷；实验室检查显示血糖＞13.9mmol/L。一旦发生，及时通知医生并协助处理。

（6）心理护理：告知产妇紧张和焦虑可使心率加快、呼吸急促，使子宫收缩乏力、产程延长，导致产妇体力消耗过多，引起糖尿病酮症酸中毒。通过产妇言语、姿势、情绪、感知水平及不适程度评估其心理状态，及时给予指导。助产人员需耐心反复地提醒产妇用力技巧，如产妇配合较好，应给予直接鼓励，以增强产妇分娩的信心。告知患者分娩过程中疼痛的出现时间、持续时间、程度及频率，让产妇有充分的思想准备，增加自信心。

（7）健康教育：

1）饮食：产程中体力消耗大而进食少，易出现低血糖。临产后仍采取糖尿病饮食，严格限制碳水化合物和糖类的摄入。若因子宫收缩疼痛剧烈影响进食，指导其少量多次进食易消化食物，并注意补充水分，为分娩提供能量支持，保证精力充沛。

2）运动指导：产程中日间鼓励产妇下床活动，有利于宫口扩张及胎先露下降，夜间在宫缩间歇期入睡，以保持体力。

3）用药指导：告知产妇引产当日停用早餐前胰岛素，产程中及围术期停用所有皮下注射胰岛素，改用胰岛素静脉滴注，以避免出现高血糖或低血糖。

3.产褥期

（1）一般护理。

（2）病情观察：

1）产妇：分娩后给予产妇适量的葡萄糖液体加胰岛素静脉滴注，以预防产妇剖宫产术后低血糖现象的发生，遵医嘱完善糖化血红蛋白检查。观察子宫复旧及阴道出血情况，如有异常及时通知医生，并准确记录出血量。观察会阴伤口或剖宫产手术切口愈合情况，如有异常情况通知医生并协助处理。

2）新生儿：由于受母体血糖及胰岛素的影响，GDM 产妇的新生儿出生后较正常新生儿更易出现多种并发症：a.低血糖：轻者表现为面色苍白、烦躁、多汗，重者甚至出现淡漠、反应低下、嗜睡、肌张力降低、呼吸困难等，应加强母乳喂养，每日监测体重变化，必要时遵医嘱给予人工代奶。b.黄疸：注意观察患儿皮肤颜色、精神状态、食欲、肌张力、大小便等，发现异常及时报告儿科医生，避免核黄疸发生。c.新生儿呼吸窘迫综合征：多发生于生后 6 小时内，表现为皮肤发绀、呼吸困难进行性加重、呻吟样呼吸，严重时"三凹征"阳性。应严密观察面色、呼吸情况，每日定时监测 2 次体温。d.低血钙：表现为手足抽搐、震颤、惊厥，必要时进行血液生化检查，根据病情遵医嘱给予口服补钙，如需静脉补液者转儿科进行治疗。

（3）用药护理：

1）妊娠期应用胰岛素的产妇剖宫产术后禁食或未能恢复正常饮食期间，给予静脉输液，胰岛素与葡萄糖比例为 1∶（4～6），同时监测血糖水平及尿酮体，根据监测结果调整胰岛素用量。

2)妊娠期应用胰岛素者,一旦恢复正常饮食,应及时行血糖监测,血糖水平显著异常者,应用胰岛素皮下注射,并根据血糖水平调整剂量,所需胰岛素的剂量一般较妊娠期明显减少。

(4)专科指导:指导产妇进行母乳喂养、新生儿抚触及乳房护理。

(5)并发症护理观察:

1)产褥期感染:GDM产妇自身杀菌能力和吞噬白细胞能力较健康产妇有所降低,加之产程中阴道的损伤及尿糖高,产后极易产生泌尿系统和生殖系统感染。对其护理要点是:①住院期间用0.5‰的碘伏溶液行会阴擦洗,每天2次;剖宫产者注意观察手术切口是否发生感染,并保持伤口干燥清洁;留置尿管者及时拔掉导尿管,并密切观察产妇是否有发热、头晕等症状。必要时遵医嘱查血常规,应用抗生素治疗。②出院后指导产妇每天用温开水冲洗会阴1次,大小便后要保持会阴清洁,勤换卫生巾和内裤,1个月内禁止盆浴。

2)产后出血:妊娠合并糖尿病的产妇,分娩巨大儿的概率较大,使产后出血的风险增加。产后2小时产妇仍需留在产房接受监护,要密切观察产妇的子宫收缩、阴道出血及会阴伤口情况。注意保暖,保持静脉通道通畅,充分做好输血和急救准备。定时测量产妇的血压、脉搏、体温、呼吸。督促产妇及时排空膀胱,以免影响宫缩致产后出血。早期哺乳,可刺激子宫收缩,减少阴道出血量。

(6)健康教育:

1)饮食:妊娠期无需胰岛素治疗的GDM产妇,产后可恢复正常饮食,但应避免高糖及高脂饮食。由于产褥期哺乳的需要,一般不主张产妇减肥和低热量饮食治疗,主张适当增加热量。鼓励多进食蔬菜、豆类,以及含有对哺乳期妇女最适宜的营养素,如荞麦和玉米粉等含糖偏低的产品,注意补充维生素及钙、铁等微量元素。

2)运动:运动有利于血糖的控制,对改善肥胖、维持体重在正常范围具有重要作用,同时对产后子宫复旧、恶露的排出、盆底肌肉的康复起到促进作用。可指导产妇选择舒缓有节奏的运动项目,如产后健身操、室内慢步、打太极拳等有氧运动。运动时间选择在餐后1小时进行,每次持续20～30分钟,每日2次,每周运动3～5天,以产妇个体耐受为度。同时备好糖果、饼干等食品,若有不适,即刻进食,以避免发生低血糖。

3)出院指导:a.告知新生儿免疫接种、出生证明办理及产后复查随访等事项。b.产后合理饮食及适当运动,坚持母乳喂养,避免肥胖,减少2型糖尿病的发生。c.定期到产科和内科复查,产后随访时检查内容包括身高、体重、体质指数、腰围及臀围的测定,以及产后血糖情况。所有GDM产妇产后应检查空腹血糖,空腹血糖正常者产后6～12周进行口服75g葡萄糖监测,便于进一步诊治,如产后正常也需要每3年随访一次。

(7)延续护理:

1)与医生共同建立了患者追踪系统:GDM孕妇参加"一日门诊"后,护士指导GDM孕妇定期复诊和产后42天前往指定医生处进行血糖评估,了解产妇产后血糖恢复情况,减少2型糖尿病发生的风险。

2)产后随访:向产妇讲解产后随访的意义,指导其改变不良的生活方式,合理饮食及适当运动,鼓励母乳喂养。随访时建议进行身高、体重、体质指数、腰围及臀围的测定,同时了解产后血糖的恢复情况。建议所有GDM产妇产后行OGTT,测定空腹血糖及服糖后2小时血糖水平,并按照 2014 年美国糖尿病协会(ADA)的标准明确有无糖代谢异常及其种类。有条件者建议监测血脂及胰岛素水平,至少每 3 年进行一次随访。

三、妊娠合并病毒性肝炎

病毒性肝炎是由肝炎病毒引起的,以肝病变为主的传染性疾病,致病病毒包括甲型肝炎病毒(HAV)、乙型肝炎病毒(HBV)、丙型肝炎病毒(HCV)、丁型肝炎病毒(HDV)及戊型肝炎病毒(HEV)5 种。乙型肝炎病毒为 DNA 病毒,其余为 RNA 病毒。

(一)临床表现

(1)临床以疲乏、食欲减退、肝大及肝功能异常为主要表现,部分患者可出现黄疸。

(2)急性病毒性肝炎时,不能用早孕反应或其他原因解释的消化系统症状,部分患者出现乏力、畏寒、发热、皮肤及巩膜黄染。

(3)重症肝炎时,多见妊娠晚期,起病急、病情重,表现为畏寒发热、皮肤及巩膜黄染迅速、尿色深黄、皮肤黏膜下出血、食欲急速减退、呕吐频繁、腹胀腹水、肝臭气味、肝进行性缩小,甚至出现肝性脑病表现。

(4)产科情况:表现有早孕反应出现时间早、症状重,甚至发展为妊娠剧吐。

(二)评估和观察要点

1.评估要点

①评估患者病毒性肝炎病史及诊治情况。腹部检查肝大小,有无触痛。超声检查有无肝硬化情况。肝功能及凝血功能是否正常。HBV-DNA、HCV-RNA 的滴度水平,母婴传播风险,评估 HBV-DNA≥106copies/mL 的孕妇在孕期是否接受了抗病毒治疗。②评估患者肝炎接触史及输血、注射血制品史。③评估患者及其家属对疾病相关知识的认知程度。④评估患者心理状况,有无紧张、焦虑及恐惧等心理反应。⑤评估患者产后出血高危因素。

2.观察要点

①观察患者有无乏力、恶心、呕吐、腹胀及厌油腻等消化道症状及出现的时间。②观察患者有无皮肤和巩膜黄染,有无尿色深黄情况。③观察患者有无性格改变、行为异常、扑翼样震颤等肝性脑病前驱症状。④观察患者分娩后子宫收缩及出血情况。

(三)护理措施

1.妊娠期的护理

(1)妊娠合并轻型肝炎的护理与非妊娠期肝炎患者相同。①告知孕妇遵医嘱按时产检;②告知孕妇注意休息,避免过度劳累;③指导孕妇合理饮食,进食高蛋白、高维生素、高糖、低脂肪及富含纤维素饮食;④告知孕妇预防交叉感染相关措施,入院后安置在隔离病室,严格执行相关消毒隔离规定。

(2)妊娠合并重型肝炎的护理:①遵医嘱给予保肝药物治疗;②指导合理饮食,进食低脂肪、低蛋白、高糖类饮食;③保持排便通畅并严禁肥皂水灌肠,减少游离氨基酸和其他毒素的产生和吸收;④注意观察有无性格改变、行为异常、扑翼样震颤等肝性脑病前驱症状,发现异常及时报告医生处理。

2.分娩期的护理

①安置于隔离分娩室,避免交叉感染。②严格执行相关消毒隔离措施,常规贴标识,预防交叉感染。③第一产程指导产妇保证休息,减少体力消耗。宫口开全后,缩短第二产程,必要时配合医生行阴道助产术。④分娩前遵医嘱配血、备血。⑤接产过程中,尽可能避免软产道损伤及新生儿产伤,降低母婴传播风险。⑥分娩后遵医嘱正确使用缩宫素,预防产后出血。⑦凡病毒性肝炎产妇使用过的医疗用品均需用 2000mg/L 含氯消毒液浸泡后,依照相关规定处理。

3.产褥期的护理

①分娩后 2 小时内,要特别关注产妇子宫收缩及出血情况,发现异常及时报告医生。②遵医嘱给予对肝损伤较小的抗生素预防感染。③指导产妇合理喂养新生儿,HBsAg 阳性产妇可以行母乳喂养;不能母乳喂养者遵医嘱给予回奶。为避免加重对肝的损害,回奶不主张使用雌激素,可口服炒麦芽或用芒硝外敷。

4.小三阳患者的护理

(1)肝功能异常、DNA 阳性患者,遵医嘱给予相应治疗。

(2)肝功能正常,没有明显消化道症状,遵医嘱做好饮食护理。①提供适当热量。②给予足量的蛋白质维持氮平衡,改善肝功能,利于肝细胞的修复与再生。③给予适量的糖类,占总热量的 50%～70%,保证热量的同时,减少体内蛋白质的分解,促进肝对氨基酸的利用,增加肝糖原的储备,增强肝细胞的解毒能力。④适当而不必过分限制脂肪饮食。⑤补充适量的维生素和矿物质,以促进肝细胞的解毒功能和再生,提高免疫力。以食补为主,必要时药物补充。慢性肝炎患者容易发生缺钙和骨质疏松,饮用牛奶或补充钙剂是必要的。⑥戒酒,避免加重肝细胞的损害。

5.新生儿的护理

①HBsAg 阳性母亲的新生儿,出生后 24 小时内尽早(最好在出生后 12 小时内)注射乙肝免疫球蛋白(HBIg),剂量≥100U,同时在不同部位接种 10μg 重组酵母乙型肝炎疫苗。②出生 1 个月和 6 个月时分别接种第 2 针和第 3 针重组酵母乙型肝炎疫苗,可显著提高阻断母婴传播的效果。

6.心理护理

保护产妇隐私,做好母婴传播阻断护理,消除其紧张、焦虑和恐惧心理。

(四)健康教育

(1)疾病知识指导:根据肝炎类型告知临床特点、传播方式、传染途径及危害和预防交叉感染。

(2)指导合理营养,禁止饮酒。

(3)指导产妇及其家属合理喂养新生儿,告知不哺乳产妇的回奶方法。

(4)指导产妇及其家属新生儿免疫的方法。

(5)指导适宜的避孕措施:避孕药含雌激素应避免使用;有血小板减少和凝血功能障碍产妇,避免使用节育环避孕。

四、妊娠期急性脂肪肝（AFLP）

是发生于妊娠后期的一种与线粒体脂肪酸氧化障碍有关的、以肝细胞大面积脂肪变性为主要特征的危重疾病，多见于初产妇和妊娠期高血压疾病产妇，发病率为 1/（10 000～15 000）。

（一）病因及发病机制

多数人认为妊娠后体内性激素水平的变化与本病有直接关系。妊娠引起的激素变化，使脂肪酸代谢发生障碍，致游离脂肪酸堆积在肝细胞和肾、胰、脑等其他脏器。由于造成多脏器损害，近年来已有多例复发病例和其子代有遗传缺陷的报道，故有人提出可能是先天遗传性疾病。此外可能也与病毒感染、中毒、药物（如四环素）、营养不良、妊娠期高血压疾病等多因素对线粒体脂肪酸氧化的损害作用有关。

（二）临床表现

起病初期仅有持续性恶心、呕吐、乏力、上腹痛或头痛，数天至 1 周出现黄疸且进行性加深，常无瘙痒。腹痛可局限于右上腹，也可呈弥散性。常伴有高血压、蛋白尿、水肿，少数人有一过性多尿和烦渴，如不分娩病情继续进展，出现凝血功能障碍（皮肤淤点、淤斑以及消化道、龈出血等）、低血糖、意识障碍、精神症状及肝性脑病、尿少、无尿和肾衰竭，常于短期内死亡。AFLP 时死产、死胎、早产及产后出血多见。少数患者还可出现胰腺炎和低蛋白血症。

（三）辅助检查

1.血常规

外周血白细胞计数升高，可达（15.0～30.0）×10⁹/L，出现中毒颗粒，并见幼红细胞和嗜碱性点彩红细胞；血小板计数减少，外周血涂片可见肥大血小板。

2.血清总胆红素

血清总胆红素中度或重度升高，以直接胆红素为主，一般不超过 $200\mu mol/L$；血转氨酶轻度或中度升高，ALT 不超过 300U/L，有酶-胆分离现象；血碱性磷酸酶明显升高；血清清蛋白偏低，β脂蛋白升高。

3.血糖

血糖可降至正常值的 1/3～1/2，是 AFLP 的一个显著特征；血氨升高，出现肝性脑病时可高达正常值的 10 倍。

4.凝血功能

凝血酶原时间和部分凝血活酶时间延长，纤维蛋白原降低。

5.血尿酸、肌酐和尿素氮

血尿酸、肌酐和尿素氮均升高。尤其是尿酸的增高程度与肾功能不成比例，有时高尿酸血症可在 AFLP 临床发作前就存在。

6.尿蛋白及尿胆红素

尿蛋白阳性，尿胆红素阴性。尿胆红素阴性是较重要的诊断依据之一，但尿胆红素阳性不能排除 AFLP。

7.影像学检查

B超见肝区的弥散性高密度区,回声强弱不均,呈雪花状,有典型的脂肪肝波形。CT及MRI检查可显示肝内多余的脂肪,肝实质呈均匀一致的密度减低影。

8.病理检查

病理肝组织学检查是唯一的确诊方法。当临床高度怀疑AFLIP时,应及早在DIC发生前做穿刺活组织检查。典型病理变化为肝细胞弥散性、微滴性脂肪变性,炎症、坏死不明显。本病开始时肝小叶周围肿胀的肝细胞充满细小的脂肪滴,细胞核仍位于细胞中央。以后病变累及门脉区的肝细胞组,肝小叶结构清晰,基本正常。病情进一步发展,肾脏、胰腺、脑等均有微囊样脂肪变性。HE染色时,可见肝细胞脂肪变性形成独特的空泡,肝细胞呈气球样变,肝血窦内出现嗜酸小体。用特殊的脂肪油红O染色,细胞中脂肪小滴的阳性率更高。电镜观察可见肝细胞核位于中央,胞质中充满大小不等的囊泡,可见脂肪滴,线粒体基质密度增高,并明显肿大。如患者康复,上述的病理变化可完全消失,肝脏无伤痕遗留。

(四)诊断

1.病史

无肝炎接触史,既往无肝病史。

2.临床表现

妊娠晚期突然发生不明原因的恶心、呕吐、上腹痛、黄疸时需高度警惕AFLP。

3.实验室检查

(1)白细胞计数升高,≥$15.0×10^9/L$,有时可达$30×10^9/L$。血小板计数减少＜$100×10^9/L$。外周血涂片可见肥大血小板、幼红细胞、嗜碱性点彩红细胞。

(2)血清转氨酶轻度或中度升高,一般不超过300U/L,血清碱性磷酸酶明显升高,血清胆红素升高,但很少＞$200\mu mol/L$。

(3)血糖降低,血氨升高:持续性重度低血糖是AFLP的一个显著特征,血糖常可降至正常值的1/20～1/3血氨在AFLP的早期就可升高,出现昏迷时则高达正常值的10倍。

(4)凝血酶原时间延长,部分凝血活酶时间延长,血浆抗凝血酶Ⅲ和纤维蛋白原减少。

(5)血尿酸、肌酐和尿素氮均升高,尤其是尿酸的增高程度与肾功能不成比例,有时高尿酸血症可在AFLP临床发作前即存在。

(6)尿蛋白阳性,尿胆红素阴性。尿胆红素阴性是较重要的诊断指标之一,但尿胆红素阳性不能排除AFLP。

4.影像诊断

影像诊断是AFLP的辅助诊断。B超主要表现为肝区弥散的密度增高,呈雪花状,强弱不均。CT检查示肝实质为均匀一致的密度减低影。

(五)治疗

AFLP尚无特效疗法,保守治疗风险极高,因此提高认识、早期诊断及治疗是关键,尽快终止妊娠,可以降低母婴死亡率。

1.产科处理

(1)本病可迅速恶化,危及母儿生命,一经诊断,应立即终止妊娠。期待治疗不能缓解病情,而是呈进行性加重趋势,及时终止妊娠已使母儿存活率明显升高。

(2)终止妊娠的方式是经剖宫产还是经阴道,目前尚无一致意见。一般认为,宫颈条件差或胎位异常者,应多采用剖宫产,术中采取局麻或硬膜外麻醉,不用全麻以免加重肝损害。若胎死宫内,宫颈条件差,短期不能经阴道分娩的也应行剖宫产。剖宫产时如出现凝血机制障碍,出血不止经用宫缩剂等处理无效者,应行次全子宫切除。术后禁用镇静、镇痛剂。若条件许可,胎盘功能好,经阴道分娩的结果也较好。

(3)注意休息,不宜哺乳。

2.支持疗法

(1)给予低脂肪、低蛋白、高糖饮食。纠正低血糖,注意电解质平衡,纠正代谢性酸中毒。

(2)每天给予维生素 K_1、维生素 C、ATP 及辅酶 A,静脉应用保肝及降血氨药物。

(3)酌情输血浆、纤维蛋白原、血小板及凝血酶原复合物等纠正凝血功能障碍,给予人体清蛋白以纠正低蛋白血症,减少脑水肿的发生。

3.对症治疗

(1)早期短时间应用肾上腺皮质激素,如氢化可的松,以保护肾小管上皮。

(2)血浆置换是目前最常用的人工肝支持治疗方法。

(3)根据病情应用抗凝剂和 H_2 受体阻滞剂,维持胃液 pH>5,防止应激性溃疡的发生。

(4)肾衰竭利尿无效者可行透析疗法、人工肾等治疗。使用对肝功能影响小的抗生素,如氨苄青霉素 6~8g/d,防治感染。

(5)发生 DIC 时应及早应用肝素。

经上述治疗,多数产妇病情改善,预后良好。损害的肝脏一般在产后 4 周能恢复,无慢性肝病后遗症。少数产妇虽经迅速终止妊娠及上述各种方法治疗,病情继续恶化的,可考虑肝脏移植。文献报道对不可逆肝功能衰竭者,肝移植确能提高生存率。

(六)护理评估

1.病史评估

(1)既往史:分娩的次数,初次生育的年龄、分娩方式、胎儿的大小;有无肝病史;妊娠期间肝功能情况;药物使用情况及有无过敏。

(2)现病史:了解此次妊娠经过,孕妇目前的临床症状、肝功能情况、是否应用某种药物。

(3)心理-社会状况:评估产妇对急性脂肪肝的认知程度、相关知识的掌握情况,对检查及治疗的配合情况;评估是否因担心母婴安全而产生焦虑、抑郁、恐惧的心理;评估社会及家庭支持系统是否建立完善等;了解急性脂肪肝对产妇生活的影响。

2.身体评估

(1)症状与体征:妊娠晚期是否出现不明原因的恶心、呕吐、上腹痛等症状,是否出现黄疸而不伴皮肤瘙痒等症状。

(2)营养评估:询问孕妇饮食习惯与嗜好,饮食量和种类;测量体重。

(3)专科评估:测量宫高、腹围,观察胎心、胎动等情况。

(4)其他评估:评估自理能力或日常活动能力,有无压疮、跌倒/坠床高危因素;评估孕妇有无泌尿系感染、呼吸道感染、深静脉血栓等风险。

（七）护理措施

1.妊娠期

（1）一般护理：

1）测量生命体征，安置床位，为产妇佩戴腕带，根据病历首页正确填写姓名、年龄、病历号、护理单元、床号等信息，查看入院须知及其家属签字情况，通知其主管医生。

2）保持病室整洁、舒适、安全，病室温度和湿度适宜，定时开窗通风。

3）遵医嘱指导产妇饮食，嘱产妇左侧卧位，注意休息，保持轻松愉快的心情。

4）嘱产妇定时计数胎动，必要时吸氧。

5）每日测体温、脉搏1~2次，体温＞37.2℃者，每日测体温4次，高热者按高热护理常规护理。

6）每周测体重1次。

7）生活不能自理者，如阴道出血、发热、重度贫血及长期保留导尿管者，每日清洁外阴1~2次，预防感染。

8）每日记录大便次数，3日无大便者可根据医嘱给予缓泻剂。

9）做好生活护理，提供必要帮助。

（2）病情观察：

1）严密监测生命体征，持续心电监护，准确记录出入量，观察神志及瞳孔的变化以了解有无肝性脑病的先兆。

2）注意观察其有无口渴、喜冷饮、上腹痛等，以及尿色加深、巩膜、皮肤黄染等症状。

3）注意观察有无头晕、头痛、视物模糊等症状，警惕子痫的发生。

4）观察有无心慌、出冷汗等低血糖症状，随时监测血糖情况。

5）密切观察体重变化，体重骤增时及时通知医生。

6）警惕出血、肝肾综合征、胸腔积液、腹腔积液、脑水肿、感染及多脏器功能衰竭的发生，密切监测，做好抢救准备。

（3）用药护理：

1）遵医嘱给予成分输血（红细胞、血小板、清蛋白等）。输血时严格执行输血查对制度，密切观察输血反应，及时做出相应处理。

2）遵医嘱给予保肝治疗，如维生素C、氨基酸等。输注过程中注意控制输液速度，观察有无输液反应，若发生及时给予处理。

（4）专科指导：

1）急性脂肪肝可导致胎儿在宫内窘迫或死亡，应预防胎死宫内。注意听胎心，监测频率每天不少于10次，白天每间隔2小时监听一次，夜间每3小时监听一次，每间隔1天进行胎心监测一次。

2）严密观察孕妇胎动情况，教会患者自数胎动的方法，发现异常及时报告医生。

3）遵医嘱及时进行B型超声检查，对出现异常情况的产妇及时终止妊娠。

（5）并发症护理观察：

1）死胎：严密监测胎儿宫内情况，注意观察胎心、胎动情况。

2）早产：密切观察先兆早产征象，一经发现及时给予处理。

（6）心理护理：孕妇了解病情后会产生焦虑心理，并且担心胎儿的身体健康，会产生较严重的抑郁心理。护士要正确安慰孕妇，对孕妇进行有效的心理疏导，使其放松心情，配合治疗。如果情况许可，将孕妇放置单间内由家属陪同，以缓解焦虑、紧张的情绪。

（7）健康教育：

1）饮食控制：以进食碳水化合物、高维生素、低蛋白的清淡易消化的饮食为主，禁食动物脂肪、骨髓、黄油、内脏等。葡萄糖除能供给热量、减少蛋白质分解外，还能促进氨合成谷氨酰胺，以降低血氨，防止肝性脑病的发生，所以可适当补充葡萄糖。出现腹腔积液者要限制钠盐和水的摄入。保持大便通畅，减少肠内有毒物质，可给予植物蛋白饮食、高维生素饮食，有利于氨的排除，且利于排便。

2）卧床休息：绝对卧床休息，保持病房安静，各种治疗、操作尽量集中执行，动作应轻柔、熟练，保证孕妇充分的休息。保持各种管道通畅，双下肢水肿者给予抬高双下肢。

3）卫生指导：保持床单位清洁干燥、平整，衣着宽松舒适，保持皮肤清洁卫生。定时翻身，改善受压部位的血液循环，特别是有水肿的产妇，应防止水肿部位受压而破损，引起压疮。黄疸者因胆盐沉积出现皮肤瘙痒时，可用温水擦浴并涂抹止痒药物，防止抓伤，引起感染。

2.分娩期

（1）病情观察：

1）持续吸氧，心电监护，注意产妇生命体征及神志改变。

2）加强电子胎心监护，如有异常情况及时通知医生。

3）注意产妇自觉症状，如有全身不适、右上腹疼痛，立即通知医生做好抢救准备。

（2）健康教育：加强手术前心理护理，避免紧张。

3.产褥期

（1）病情观察：

1）密切观察生命体征，发现异常及时处理。

2）术后加强尿管护理，保持会阴部清洁干燥，行会阴擦洗每日 2 次，预防尿路感染，保持管壁清洁无污迹，注意观察尿量及尿液的性质、有无感染迹象。

3）出血的观察：a.产后 2 小时内每 30 分钟按摩一次宫底，观察宫缩情况及阴道出血的性质和量，2 小时后每小时观察一次子宫收缩和阴道出血情况。用称重法计算出血量。b.观察手术切口渗血、渗液情况。c.观察皮肤黏膜有无淤血、淤斑；观察采血部位和针眼处有无渗血，尽量选择静脉留置，以减少穿刺次数，做好静脉维护，注意穿刺处有无淤斑。d.密切观察有无血压下降、肠鸣音亢进等情况，如出现心悸、头晕、脉搏细速、面色苍白等，应警惕消化道出血。e.人工肝支持治疗：严密监测生命体征、血氧饱和度，做好循环管路、人工肝支持系统运行参数、不良反应的观察。血浆置换时观察有无过敏反应、低血压、出血倾向，低钙、低钾血症。血液灌流时需警惕栓塞并发症、血小板减少的发生。治疗过程中做好血管通道的护理，防止导管脱出。

（2）专科指导：注意观察乳房情况，做好乳房护理，AFLP 产妇不宜母乳喂养。视乳汁分泌程度口服炒麦芽或芒硝外敷回奶，避免使用有损肝脏的药物。

（3）并发症护理观察：

1）肝性脑病：密切注意产妇的精神意识状态，重视产妇的主诉，注意与产妇的交流与沟通技巧，注意有无腹胀，如产妇出现精神萎靡、嗜睡或兴奋、血压偏低等，应警惕肝性脑病的发生。保持大便通畅，预防肝性脑病。

2）感染：遵医嘱早期禁食，后期给予低脂优质蛋白饮食，同时给予纤维蛋白原、人血清蛋白和抗生素，纠正贫血，改善凝血功能，预防感染。

3）肝肾综合征：准确记录 24 小时出入量，观察肾功能，血容量补足后若仍少尿，遵医嘱给予利尿剂，无效者提示可能发生急性肾衰竭，应尽早采取血液透析。

（4）健康教育：

1）饮食：遵医嘱早期禁食，恢复期逐渐给予低脂肪、低蛋白、高维生素、高碳水化合物饮食，保证足够热量，逐渐增加饮食中蛋白质含量，且由植物蛋白向动物蛋白逐渐过渡。

2）运动：注意休息，适当活动。

3）出院指导：a.宜进食清淡、易消化、富含营养的食物，食物中应有足够的蔬菜、水果及谷类，多喝汤类，少食多餐，以每日 4～5 餐为宜。b.注意休息，避免劳累，产后不宜哺乳，保证充足睡眠。c.定期随访肝功能。若再次妊娠，仍有一定的复发倾向。d.合并有代谢性疾病、内分泌疾病、消化性疾病的应积极治疗原发病。e.保持外阴清洁及个人卫生，勤换内衣裤，产后可进行沐浴、刷牙。f.保持心情愉快，指导产妇心理调适，保持乐观，情绪稳定。g.产后 42 天内禁止性生活，42 天后建议避孕，再次妊娠有再发生 AFLP 的可能。指导产妇选择适合的避孕方法，产后避孕不宜用避孕药；正常产后 3 个月，可以选择宫内节育器避孕。h.指导产妇将孕期保健册交地段保健机构，产后 42 天产妇及婴儿应来医院进行产后复查。i.指导产妇在产褥期如有异常应及时到医院检查。

第二节 妊娠并发症

一、先兆早产和早产

早产指妊娠满 28 周至不足 37 周间分娩者，分为自发性早产和治疗性早产。先兆早产指有规则或不规则宫缩，伴有宫颈管进行性缩短。

（一）临床表现

子宫收缩间歇时间在 10 分钟以内，有逐渐缩短的趋势，收缩持续时间 20～30 秒，并有逐渐延长的倾向，部分孕妇可伴有少量阴道出血或阴道流液。

（二）评估和观察要点

1.评估要点

①健康史：孕妇年龄、生育情况，有无妊娠期并发症、合并症，有无外伤、精神创伤等致病因素存在，既往有无流产、早产或本次妊娠有无阴道出血史等，应详细询问并记录孕妇既往出现

的症状和接受治疗的情况,以及胎儿宫内情况。②宫缩及宫口情况评估:孕妇宫缩持续时间、间隔时间及强度,阴道出血量、宫颈管缩短及扩张情况,是否发生胎膜破裂。③胎儿健康情况:通过 B 型超声检查、电子胎心监护评估胎儿大小、宫内储备情况。④孕妇心理状况:面对早产孕妇及其家属均无思想准备,评估是否存在焦虑、害怕、恐惧等情绪反应。

2.观察要点

①子宫收缩情况:持续时间、强度及宫口扩张情况;是否出现阴道出血及胎膜是否破裂。②胎儿宫内情况:胎心每分钟 110～160 次,教会孕妇自数胎动,及时发现胎儿窘迫。③感染征象:观察生命体征、白细胞计数有无升高等。④精神状况:有无恐惧、焦虑等不良情绪变化。

(三)护理措施

(1)指导孕妇卧床休息,巡视及时发现孕妇所需,将呼叫器及日常生活用品放在伸手可及之处以便拿取,协助孕妇洗手进餐,做好各项生活护理。

(2)遵医嘱给予药物治疗,做好用药解释及指导,严密观察药物反应,保障用药安全。

(3)指导孕妇采取左侧卧位低流量吸氧,每次 30 分钟,每日 2 次。

(4)教会孕妇自数胎动,异常时及时告知医护人员。

(5)告知孕妇不要刺激乳房,以防诱发宫缩,如有腹痛、阴道流水、出血时,及时告知医护人员处理。

(6)如已发生胎膜早破的孕妇,遵医嘱抬高床尾,减少羊水流出,防止脐带脱垂,给予会阴冲洗,每日 2 次,保持会阴清洁、干燥。

(7)指导孕妇适当增加粗纤维食物的摄入,防止发生便秘。

(8)提供心理支持,鼓励家属陪伴,减轻孕妇的焦虑。

(四)健康教育

1.疾病知识介绍

对孕妇及其家属详细介绍先兆早产及临产的临床知识,包括病因、危害、防治及护理干预等内容,了解早产征象,发现异常及时就诊。

2.保健知识指导

给予孕妇自我监护、用药、活动与休息、个人卫生、饮食等方面指导,缓解孕妇及其家属焦虑情绪。

3.其他

早产不可避免时,做好孕妇分娩期、产褥期及早产儿护理等健康教育。

附:宫颈功能不全环扎术的护理

宫颈环扎术是采用无创伤缝合技术缩小宫颈管内口,以防治晚期流产和早产的手术方式。适用于双胎及多胎妊娠宫颈内口松弛症、陈旧性宫颈裂伤、前置胎盘等。

1.评估和观察要点

(1)评估要点:①健康史:孕妇年龄、生育情况,有无妊娠期并发症、合并症,既往有无流产、早产史等。②监测和评估生命体征情况。③子宫情况:评估孕妇有无子宫收缩、宫颈管缩短及扩张情况,是否发生胎膜破裂。④胎儿情况:通过 B 型超声检查、电子胎心监护评估胎儿大小、宫内储备情况。⑤孕妇心理状况:宫颈功能不全患者在孕期发生多次早产或流产,评估孕妇及其家属是否存在焦虑、害怕、恐惧等情绪反应。

（2）观察要点：观察孕妇生命体征变化；观察宫缩、胎心、胎动情况及有无胎膜破裂及孕妇情绪反应。

2.护理措施

（1）术前护理：术前健康教育，讲解手术目的，进行心理疏导，使孕妇配合。

（2）术后护理：

1）遵医嘱指导孕妇卧床休息，巡视及时发现孕妇所需，将呼叫器及日常生活用品放在伸手可及之处以便拿取，协助孕妇洗手进餐做好各项生活护理。

2）指导孕妇适当增加粗纤维食物的摄入，遵医嘱给予大便软化药，保持排便通畅。

3）遵医嘱使用保胎药物，保持输液管路通畅，并做好用药前的解释及指导，严密观察药物反应，保障用药安全。

4）预防感染的措施。a.保持室内空气清新，开窗通风，每日 2 次，每次 30 分钟。b.保持床单位整洁，协助孕妇排尿、排便后会阴清洁，勤换内衣、内裤。c.监测体温，每日 4 次，观察体温是否升高，及时了解孕妇白细胞计数情况。d.指导孕妇进食高蛋白、高维生素、高热量食物，增强机体抵抗力。e.留置尿管期间做好会阴护理，给予会阴擦洗，每日 2 次，保持会阴部清洁。

5）耐心倾听孕妇主诉，做好心理护理，鼓励家属陪伴、支持；指导看书、听音乐等放松方法，消除心理紧张和焦虑。

6）如有先兆早产征兆，按先兆早产常规护理。

3.健康教育

（1）疾病知识介绍：对孕妇及其家属进行讲解手术过程和手术方式，使患者减轻心理负担。

（2）健康指导：给予自我监护、用药、活动与休息、个人卫生、饮食等方面指导，缓解孕妇及其家属焦虑情绪。

（3）出院指导：向孕妇及其家属讲解出院后应注意的事项，告知孕妇注意多卧床休息，减少孕妇因劳累引起的不适，如出现异常随时就医。

二、前置胎盘

正常的胎盘附着于子宫体的前壁、后壁和侧壁。妊娠 28 周后若胎盘附着于子宫下段，其下缘达到或覆盖宫颈内口，位置低于胎儿先露部，称为前置胎盘。前置胎盘也是妊娠晚期出血的常见原因。

（一）临床表现

1.症状

典型症状是妊娠晚期或临产时发生无诱因、无痛性、反复阴道出血。

2.体征

一般患者情况与出血量及出血速度有关。大量出血者呈现面色苍白，脉搏增快、微弱，血压下降等休克表现。

（二）评估和观察要点

1.评估要点

①健康史：询问孕妇年龄生育状况，有无剖宫产史、人工流产史及子宫内膜炎等前置胎盘

的诱发因素。②出血量评估:严密观察阴道出血情况及出血时间,尤其是大出血时,及早发现出血性休克症状。③身心状况:监测产妇生命体征,及时发现病情变化;评估孕妇是否有焦虑等不良情绪。④胎儿评估:监测胎心、胎动变化,了解胎儿宫内情况。

2.观察要点

严密观察孕妇阴道出血次数、量;观察孕妇面色及注意有无头晕、心悸、胸闷等主诉;监测孕妇生命体征及宫缩情况,胎心、胎动变化。

(三)护理措施

1.妊娠期护理

(1)按护理级别做好相应护理,遵医嘱卧床休息,取左侧卧位,低流量吸氧 30 分钟,每日 2 次。加强巡视及时发现孕妇所需,将呼叫器及日常生活用品放在伸手可及之处,以便拿取。

(2)教会孕妇自测胎动的方法,每日 3 次,早、中、晚每次 1 小时。若 12 小时胎动计数＞30 次为正常,＜10 次要及时告知医护人员。

(3)采取预防感染的措施。①保持室内空气清新、床单位清洁,开窗通风每日 2 次,每次 15～30 分钟。②每日监测体温,注意会阴部护理,给予会阴冲洗每日 2 次,保持排尿、排便后会阴清洁,用消毒卫生垫,勤换内衣、内裤。③遵医嘱应用抗生素。④指导孕妇适当增加粗纤维食物的摄入,保持排便通畅,必要时给予大便软化药物。⑤禁做阴道检查。⑥如有阴道活动性出血或一次出血量多时,保留会阴垫,通知医生并观察血压、脉搏、呼吸、面色及早发现出血性休克。做好大出血的抢救准备工作。⑦嘱孕妇如有先兆临产症状,如破水、见红及宫缩及时告知医护人员。⑧观察孕妇宫缩情况,必要时遵医嘱使用宫缩抑制药物。

2.分娩期护理

①开放静脉、配血,做好输血准备。②在抢救休克同时,做好术前准备及母婴抢救的准备工作。③监测生命体征、尿量和阴道出血量、颜色、出血时间,监测胎心、胎动情况。④观察孕妇精神状态、肤色,尤其是面色。⑤观察子宫收缩强度、宫底高度及宫体有无压痛。⑥给予孕妇心理支持。⑦积极预防产后出血,分娩后立即给予宫缩药物,按摩子宫。

3.产褥期护理

同阴道分娩或剖宫产术后护理。

(四)健康教育

1.疾病知识介绍

对孕妇及其家属进行引发前置胎盘病因解释,以及危害、防治及护理干预等内容。

2.产前保健指导

指导孕妇注意卧床休息,左侧卧位为主;注意个人卫生,保持会阴部清洁、干燥,勤换卫生垫及内衣裤,避免感染;进行饮食指导,多吃富含蛋白质和铁的食物,保证孕妇、胎儿生长发育的需要。

3.自我监测胎动

教会孕妇自数胎动方法,监测胎儿宫内情况。

三、胎盘早剥

妊娠 20 周以后或分娩期,正常位置胎盘在胎儿娩出前,部分或全部从子宫壁剥离,称为胎盘早剥。胎盘早剥是妊娠中晚期出血最常见的原因之一,严重者迅速出现弥散性血管内凝血、急性肾衰竭及产后出血,是妊娠期的一种严重并发症。

(一)临床表现

胎盘早剥最常见的典型症状,是伴有疼痛性的阴道出血。

(二)评估和观察要点

1.评估要点

①评估子宫大小是否与孕周相符;②了解本次妊娠经过是否顺利,是否有妊娠期高血压疾病或慢性高血压史等;③评估孕妇腹痛性质,有无恶心、呕吐、面色苍白、阴道出血等情况;④评估生命体征情况,有无呼吸增快、脉搏细数和血压下降等休克症状。

2.观察要点

①观察孕妇阴道出血量及血液是否凝集;②观察子宫底高度变化,可在子宫底位置用圆珠笔或签字笔画线做标记观察宫底高度是否有升高,如宫底高度逐渐升高,预示有内出血的加重;③观察孕妇呼吸、脉搏、血压及血氧饱和度数值变化情况;④观察子宫收缩、放松情况及有无压痛;⑤观察胎心是否异常,孕妇自测胎动情况。

(三)护理措施

1.产前护理

①观察孕妇的阴道出血、肤色、精神状况,积极配合医生抢救。②观察子宫收缩强度、宫底高度及宫底压痛。③立即做好术前准备,听胎心,并通知手术室做好手术及抢救准备。④做好解释工作,减轻孕妇及其家属的恐慌心理。

2.产时护理

①开放静脉、吸氧,及时终止妊娠,立即做好术前准备,听胎心,并通知手术室做好手术及抢救准备;②观察孕妇的阴道出血、肤色、精神状况,积极配合医生抢救;③观察子宫收缩强度、宫底高度及宫底压痛;④给予产妇心理支持;⑤积极预防产后出血,分娩后立即给予宫缩药物及按摩子宫。

3.产后护理

①密切观察生命体征,宫缩情况及切口愈合情况,保持外阴清洁干燥,预防产褥感染;②若发生母婴分离,护士应指导和协助产妇掌握正确的挤奶方法(分娩后 6 小时开始挤奶,以后挤奶每 3 小时 1 次,包括夜间),进行保持泌乳的母乳喂养相关知识宣教。

(四)健康教育

1.疾病知识介绍

对孕妇及其家属介绍引发胎盘早剥的病因,以及危害、防治及护理干预等内容。指导积极防治妊娠期高血压疾病、慢性肾病等。加强营养纠正贫血,增强抵抗力,避免长时间仰卧位。

2.自我监护指导

孕妇突然发生的持续性腹痛和腰酸、腰痛、阴道出血,严重时可出现恶心、呕吐、面色苍白、出汗、脉弱及血压下降等休克征象,出现这种情况及时就医。

四、胎膜早破

胎膜早破指胎膜在临产前破裂。

(一)临床表现

90%的孕妇突感有较多液体从阴道流出,无腹痛和其他分娩的先兆。排液通常为持续性,持续时间不等,开始量多,后逐渐减少,少数为间歇性排液。

(二)评估和观察要点

1.评估要点

①健康史:询问孕妇一般情况和孕期情况,有无创伤、宫颈内口松弛病史,确定孕周,有无下生殖道感染,有无多胎妊娠、羊水过多、头盆不称、胎位异常等;②评估羊水性状、临产先兆症状及胎儿宫内发育情况;③评估孕妇心理状态和社会支持情况。

2.观察要点

①观察孕妇生命体征情况,胎动、胎心率变化;②观察阴道流液的性状、颜色、气味等并记录;③观察宫缩、宫口开大、胎先露下降等产程进展情况。

(三)护理措施

(1)准确记录胎膜破裂时间、羊水性状。

(2)监测宫缩及胎心情况,注意有无胎儿窘迫。指导孕妇自数胎动,如有异常,及时告知医护人员。指导孕妇左侧卧位,吸氧每次 30 分钟,每日 2 次。

(3)监测孕妇体温、脉搏、呼吸,每日 4 次,遵医嘱监测白细胞计数分类,及早发现感染征象。

(4)预防感染,住院期间勤换内衣裤,用消毒卫生巾,保持外阴清洁。阴道检查严格无菌操作。如破膜 6 小时仍未发动宫缩临产者,遵医嘱给予会阴冲洗每日 2 次。破膜 12 小时以上,可遵医嘱预防性给予抗生素治疗。孕妇孕足月胎膜早破 24 小时以上未发动宫缩者,应给予引产措施。

(5)胎儿胎头浮者绝对卧床休息,避免坐起或站立,以防脐带脱垂。

(6)孕妇卧床期间,加强巡视,及时发现孕妇所需,将呼叫器及日常生活用品放在伸手可及之处,以便拿取。

(7)指导适当增加粗纤维食物的摄入,遵医嘱给予大便软化剂,保持排便通畅。

(8)给予心理支持,减轻孕妇焦虑。

(四)健康教育

1.疾病知识

为孕妇及其家属讲解胎膜早破相关知识,给予分娩知识介绍。

2.自我保健指导

向孕妇及其家属介绍预防感染的知识,保持床单位整洁,会阴部清洁,勤换内衣裤等。

3.自我监护指导

针对保胎孕妇,介绍保胎药物的作用,配合治疗,并教会孕妇自数胎动的方法。

五、产后出血

产后出血（PPH）是指胎儿娩出后 24 小时内阴道分娩者出血量≥500mL、剖宫产分娩者出血量≥1000mL；严重产后出血是指分娩后出血量超过 1000mL。产后出血是分娩期的严重合并症，是目前我国引起孕产妇死亡的首位原因。

（一）病因及发病机制

主要原因有子宫收缩乏力、胎盘因素、软产道裂伤及凝血功能障碍。

1.子宫收缩乏力

是产后出血最常见的原因。胎儿娩出后，子宫平滑肌的收缩和缩复对肌束间的血管起到有效的压迫作用，因此任何影响子宫肌收缩和缩复功能的因素均可引起子宫收缩乏力性出血。常见因素有：

（1）全身因素：产妇精神过度紧张，对分娩恐惧；体质虚弱或合并全身性疾病等。

（2）产科因素：产程延长使体力消耗过多；前置胎盘、胎盘早剥、妊娠期高血压疾病、宫腔感染等，可使子宫肌水肿或渗血，影响收缩。

（3）子宫因素：子宫肌纤维过分伸展（如多胎妊娠、羊水过多、巨大儿）；子宫肌壁损伤（剖宫产史、肌瘤剔除术后、产次过多等）；子宫病变（子宫肌瘤、子宫畸形、子宫肌纤维变性等）。

（4）药物因素：过多使用镇静剂、麻醉剂或子宫收缩抑制剂。

2.胎盘因素

（1）胎盘滞留：胎盘多在胎儿娩出后 15 分钟内娩出，若 30 分钟后胎盘仍不排出，将导致出血。常见原因有：膀胱充盈、胎盘嵌顿、胎盘剥离不全。

（2）胎盘植入：指胎盘绒毛在其附着部位与子宫肌层紧密连接。胎盘植入常见原因有：①子宫内膜损伤，如多次人工流产、宫腔内感染等。②胎盘附着部位异常，如附着于子宫下段、宫颈或子宫角部，因此处内膜菲薄，使得绒毛易侵入宫壁肌层。③子宫手术史，如剖宫产术、子宫肌瘤剔除术、子宫整形后。④经产妇子宫内膜损伤及发生炎症的机会较多，易引起蜕膜发育不良而发生植入。

（3）胎盘部分残留：指部分胎盘小叶、副胎盘或部分胎膜残留于宫腔，影响子宫收缩而出血。

3.软产道裂伤

软产道裂伤后未及时发现，可导致产后出血。常见于阴道助产、巨大胎儿分娩、急产、软产道静脉曲张、外阴水肿、软产道组织弹性差而产力过强等情况。

4.凝血功能障碍

任何原发或继发的凝血功能异常，均能造成产后出血。原发血小板减少、再生障碍性贫血、肝脏疾病等，因凝血功能障碍可引起手术创伤处及子宫剥离面出血。胎盘早剥、死胎、羊水栓塞、重度子痫前期等产科并发症，可引起弥散性血管内凝血（DIC），从而导致子宫大量出血。

（二）临床表现

1.症状

产后出血者面色苍白、出冷汗、口渴、心慌、头晕，尤其是子宫出血潴留于宫腔及阴道内时，产妇表现为怕冷、寒战、打哈欠、懒言或表情淡漠、呼吸急促甚至烦躁不安、昏迷。软产道损伤造成阴道壁血肿的产妇会有尿频或肛门坠胀感,且有排尿疼痛。

2.体征

血压下降,脉搏细数。子宫收缩乏力所致出血者,胎盘娩出后阴道流血较多,子宫轮廓不清,触不到宫底,按摩后子宫收缩变硬,停止按摩又变软,按摩子宫时阴道有大量出血。胎儿娩出后数分钟出现阴道流血,色暗红,应考虑胎盘因素。血液积存或胎盘已剥离而滞留于子宫腔内者,宫底可升高,按摩子宫、挤压子宫底部刺激宫缩,可促使胎盘和淤血排出。胎儿娩出后阴道持续流血,且血液不凝,应考虑凝血功能障碍。胎儿娩出后立即发生阴道流血,色鲜红,应考虑软产道裂伤。软产道裂伤或凝血功能障碍所致的出血,腹部检查宫缩较好,轮廓较清晰。

(三)辅助检查

1.实验室检查

检查产妇血常规、出凝血时间、凝血酶原时间、纤维蛋白原测定等结果。

2.测量生命体征与中心静脉压

观察血压下降情况,若改变体位时收缩压下降＞10mmHg,脉率增加＞20 次/分,提示血容量丢失 20％～25％;呼吸短促,脉细数,体温开始可低于正常,随后也可升高,通过观察体温变化识别感染征象。中心静脉压测定结果低于 $2cmH_2O$ 提示右心房充盈压力不足,即静脉回流不足,血容量不足。

3.B 型超声检查

可见宫腔内残留血块。

(四)治疗

产后出血的处理原则为针对原因,迅速止血;补充血容量,纠正休克;防治感染。产后出血的抢救流程见表 9-1。

(五)护理评估

1.病史评估

评估有无与产后出血有关的疾病史,如孕前是否患有出血性疾病、重症肝炎、子宫肌壁损伤史、人工流产及产后出血史、妊娠期高血压疾病、妊娠期糖尿病、前置胎盘、胎盘植入、羊水过多、多胎妊娠;了解分娩期是否过度使用镇静剂、抑制宫缩药物;是否有产程延长、软产道损伤等。

2.产后出血量评估

评估产后出血量,评估由于产后出血所导致症状和体征的严重程度。但需要注意的是估测阴道出血量往往低于实际出血量。

(1)称重法:将分娩后所用敷料称重减去分娩前敷料重量,为失血量(1mL 血液为 1.05g)。

(2)容积法:临床上用专用的产后接血容器,可准确测量出血量。

(3)面积法:将血液浸湿的面积按 10cm×10cm 为 10mL 的方法计算。

(4)休克指数法:休克指数＝心率/收缩压(mmHg)(表 9-2)。

(5)血红蛋白水平测定:血红蛋白每下降 10g/L,出血量为 400～500mL。产后出血早期,由于血液浓缩,血红蛋白值常不能准确反映实际出血量。

(6)重症产后出血:出血速度＞150mL/min;3 小时内出血量超过总血容量的 50％;24 小

时内出血量超过全身总血容量。

表 9-1　产后出血抢救流程

寻找出血原因(注意出血原因常为几种原因的叠加)	1.准确评估出血量 2.评估宫缩情况 3.检查胎盘完整性,必要时搔刮宫腔 4.检查软产道:检查阴道壁及后穹隆,如有裂伤快速缝合,必要时充分暴露,并以卵圆钳查宫颈 1 周 5.了解凝血功能
补充血容量	1.先晶体、后胶体(3:1) 2.尽早输血:先红细胞、后血浆(3:1),依血小板结果配 PLT 3.适时复查血常规及凝血情况,决定是否继续输血 4.浓缩红细胞 2U(400mL)升高 10g/L 血红蛋白 浓缩血小板 1U(2000 分)升高 $50×10^9$/L 血小板 新鲜冰冻血浆 200mL 升高 0.1g/L 纤维蛋白原 纤维蛋白原 2～4g 升高约 1g/L 纤维蛋白原
促进子宫收缩的方法	1.有效按摩子宫 2.常用宫缩药物(依据出血情况,采取不同组合): 缩宫素(≤60U/d) 卡贝缩宫素(100μg,iv,≤100μg/d) 欣母沛(250μg,im,≤8 支/日,间隔 30 分钟以上) 卡孕栓(1mg,经舌下或直肠给药,≤3mg/d) 米索(200～600μg,舌下给药,≤600μg/d) 注意药物禁忌证和不良反应
产后出血手术止血措施(及时转入手术室)	阴道分娩: 1.宫腔水囊、宫腔填塞 2.子宫动脉栓塞 3.适时转入手术室行开腹手术 剖宫产术: 1.双侧子宫动脉结扎 2.B-Lynch 缝合等 3.子宫动脉栓塞 4.必要时子宫切除

表 9-2　休克指数与估计出血量

休克指数	估计出血量(mL)	占总血容量的百分比(%)
<0.9	<500	<20
1.0	1000	20
1.5	1500	30
2.0	≥2500	≥50

3.身心状况评估

一般情况下,出血的开始阶段产妇有代偿功能,无出血征象,一旦出现失代偿状况则很快进入休克,同时易发生感染。孕妇出血在 20% 以内,生命体征往往没有改变;只有当出血达到血容量的 20%~30% 以上时,才会开始出现窘迫的表现,且往往是脉搏先增快,而血压可能尚在正常范围,很易被忽视,但实际上此时已相当危险。当产妇全身状况较差或合并有内科疾病时,即使出血量不多,也可能发生休克。一旦发生产后出血,产妇会表现出惊慌、恐惧、担心自己的生命安危,把全部希望寄托于医护人员身上,但由于出血过多与精神过度紧张,有些产妇会很快进入休克昏迷状态。

(六)护理措施

1.一般护理

见本章第三节。

2.预防产后出血

加强围生期保健,严密观察产程,预防产后出血。

(1)妊娠期:

1)加强孕期保健,定期产前检查,注意识别高危妊娠,及时治疗高危妊娠或早孕时终止妊娠。

2)对高危妊娠者如妊娠期高血压疾病、肝炎、贫血、血液病、多胎妊娠、羊水过多等孕妇应提前入院,做好分娩及预防产后出血的准备。

(2)分娩期:

1)第一产程:密切观察产程进展,防止产程延长,保证产妇休息与营养补充,合理使用镇静剂。

2)第二产程:严格执行无菌技术,指导产妇正确使用腹压,注意保护会阴,严格掌握会阴侧切指征和时机,胎头、胎肩缓慢娩出,避免软产道损伤。胎肩娩出后立即肌内注射或静脉滴注缩宫素;头位胎儿前肩娩出后、胎位异常胎儿全身娩出后、多胎妊娠最后 1 个胎儿娩出后,给予缩宫素 10U 加入 500mL 液体中以 100~150mL/h 的速度静脉滴注或缩宫素 10U 肌内注射,以加强子宫收缩,减少出血。

3)第三产程:避免过早挤压子宫或牵拉脐带,正确协助胎盘娩出及测量出血量,仔细检查胎盘、胎膜是否完整,胎盘娩出后认真检查软产道有无裂伤,若裂伤及时缝合。

(3)产褥期:

1)有高危因素者产后 4 小时是发生产后出血的高危时段,80% 的产后出血发生在这一阶段。应密切观察产妇的血压、脉搏、宫底高度、宫缩和阴道出血量、膀胱充盈情况,尤其对小量持续出血不可忽视;观察会阴伤口,询问有无自觉症状,注意阴道血肿的发生。

2)督促产妇及时排空膀胱,以免影响子宫收缩导致产后出血。

3)鼓励并协助产妇尽早哺乳,哺乳可刺激子宫收缩,减少阴道出血。

4)对可能发生产后出血的高危产妇,注意保持静脉通道,充分做好输血和急救的准备。

5)为产妇提供安静的环境,注意保暖。

6)密切观察产妇生命体征变化,严格会阴护理,必要时遵医嘱应用抗生素预防感染。

7)严格记录出血量,注意阴道出血有无凝血块及残留物,留 24 小时会阴垫。

8)部分产妇分娩 24 小时后,于产褥期内发生子宫大量出血者,称为晚期产后出血。多在产后 1～2 周内发生,也可推迟至 6～8 周甚至于 10 周发生,应予以高度警惕,注意加强活动,以免导致严重后果。

3.专科护理

密切配合医生积极找出原因,针对原因进行相应的处理。

(1)因产后子宫收缩乏力所致的大出血,可以通过使用宫缩剂、按摩子宫、宫腔内填塞纱布条或结扎血管等方法达到止血目的。

1)按摩子宫:助产者一手在腹部按摩宫底(拇指在前,其余四指在后),均匀而有节律地按摩子宫,同时压迫宫底,将宫内积血压出。如果无效,可行腹部-阴道双手按摩子宫法,即一手握拳置于阴道前穹隆顶住子宫前壁,另一手在腹部按压子宫体后壁使宫体前屈,双手相对紧压子宫并做节律性按摩,不仅可以刺激子宫收缩,还可以压迫子宫内血窦,减少出血。按压时间以子宫恢复正常收缩为止,按摩时注意无菌。

2)应用宫缩剂:a.缩宫素:为预防和治疗产后出血的一线药物,缩宫素 10U 肌内注射或子宫肌层或子宫颈注射,以后 10～20U 加入 500mL 晶体液中静脉滴注。b.卡贝缩宫素:100μg 单剂静脉推注。c.卡前列素氨丁三醇:250μg 深部肌内注射或子宫肌层注射,必要时可重复使用,总量不超过 2000μg。d.米索前列醇:200～600μg 顿服或舌下给药。e.卡前列甲酯栓:1mg 经阴道或直肠给药。

3)艾条灸神阙穴:艾条灸神阙穴对子宫有刺激作用,可引起子宫收缩,治疗产后宫缩乏力。与缩宫剂配合使用能更有效地增强子宫收缩,减少产后出血。具体方法是:点燃艾条一端,放入单孔艾条箱中对准产妇神阙穴(脐部),艾条距皮肤 2～4cm,肚脐上放少许食用盐起到隔热作用,以产妇感到微烫而不灼痛为度。使用此方法时注意观察产妇皮肤,防止烫伤。

4)宫腔纱布填塞法:适用于子宫全部松弛无力,经按摩及宫缩剂等处理仍无效者。24 小时取出纱条,取出纱条前使用宫缩剂,并遵医嘱给予抗生素预防感染。由于宫腔内填塞纱条可增加感染机会,故只有在缺乏输血条件、病情危急时才考虑使用。

5)经以上积极处理仍出血不止者,可行手术治疗。如子宫动脉栓塞、子宫压缩缝合术(适用于剖宫产),严重者可行子宫切除术。充分做好术前准备,严密监测产妇生命体征及神志变化,警惕休克征兆出现。

(2)胎盘因素导致的大出血:协助医生及时将胎盘取出,检查胎盘、胎膜是否完整,必要时做好刮宫准备。若剥离困难疑有胎盘植入者,应及时做好子宫切除的术前准备。

(3)软产道损伤导致的出血:按解剖层次逐层缝合裂伤处直至彻底止血。软产道血肿应切开血肿、清除积血、彻底止血,同时注意补充血容量。

(4)凝血功能障碍所致出血:明确诊断后尽快输新鲜全血、血小板、纤维蛋白原或凝血酶原复合物、凝血因子。若已发生 DIC,则按 DIC 处理。

(5)如发生产后出血,应迅速开放两条静脉通道,做好输液、输血前的准备工作。对于失血过多尚未有休克征象者,应及早补充血容量。对失血多已发生休克者以补充同等血容量为原则。

4.用药护理

(1)缩宫素:相对安全,但大剂量应用时可引起高血压、水中毒和心血管系统不良反应;快速静脉注射未稀释的缩宫素,可导致低血压、心动过速和(或)心律失常,应禁忌使用;因缩宫素有受体饱和现象,无限制加大用量反而效果不佳,并出现不良反应,故 24 小时总量应控制在 60U 内。

(2)卡前列素氨丁三醇:哮喘、心脏病和青光眼患者禁用,高血压患者应慎用,常见的不良反应有暂时性的呕吐、腹泻等。

(3)米索:不良反应较大,恶心、呕吐、腹泻、寒战和体温升高较常见;高血压和活动性心、肝、肾疾病及肾上腺皮质功能不全者慎用,青光眼、哮喘及过敏体质者禁用。

5.心理护理

大量失血后,产妇抵抗力低下、体质虚弱、活动无耐力、生活自理有困难,医护人员应主动给予产妇关爱,使其增加安全感。教会产妇一些放松方法,鼓励产妇说出内心感受。根据产妇具体情况,有效纠正贫血,逐步增加活动量,以促进身体的康复过程。

(七)健康教育

1.饮食指导

宜进食清淡、易消化、富含营养的食物,少食多餐,每日 4～5 餐为宜;由于产后失血过多,应多进食富含铁剂的食物,如瘦肉、动物肝脏、菠菜等;饮食内应有足够的蔬菜、水果及谷类,多喝汤类,防止便秘。

2.活动指导

产后 2 小时后即可下床轻微活动;产后第 2 天可在室内随意走动,并根据产妇的情况开始做产褥期保健操直至产后 6 周;与新生儿同步睡眠,劳逸结合。

3.用药指导

使用抗生素时注意观察过敏反应、不良反应,注意有无哺乳禁忌。如需补充口服铁剂时,宜在饭后服用,注意勿与茶水、中和胃酸药、富含钙和磷酸盐的食物同服,以免降低药效;可与维生素 C 同服,促进铁剂吸收。

4.出院指导

指导产妇将孕期保健册交地段保健机构;产后 42 天产妇及婴儿应来医院进行复查,以了解产妇恢复情况,及时发现问题,调整产后指导方案,使产妇尽快恢复健康,并给予计划生育指导;告知产妇自我保健技巧,产褥期应禁止盆浴和性生活。继续观察子宫复旧及恶露情况;告知产妇母乳喂养热线电话、母乳喂养咨询门诊时间,以便产妇遇到困难时咨询。

六、羊水栓塞

羊水栓塞(AFE)是指在分娩过程中,羊水突然进入母体血液循环后引起的急性肺栓塞、过敏性休克、弥散性血管内凝血、肾衰竭等一系列病理改变的严重分娩并发症。是造成孕产妇死亡的重要原因之一,发生在足月分娩者的死亡率可高达 60% 以上,也可发生在中期引产者,但极少造成产妇死亡。近年研究认为,羊水栓塞主要是过敏反应,建议命名为妊娠过敏反应综合征。

(一)病因及发病机制

目前羊水栓塞的病因还不是十分清楚,一般认为羊水栓塞是由于被胎粪污染的羊水的有形物质(胎儿毳毛、角化上皮、胎脂、胎粪)进入母体循环所引起。主要与下列因素有关:

1.羊膜腔内压力增高(子宫收缩过强)

临产后,特别是第二产程子宫收缩时,羊膜腔内压力升高可达 100～175mmHg,明显超过静脉压,羊水有可能被挤入破损的微血管而进入母体血液循环。

2.血窦开放

分娩过程中各种原因引起的宫颈或宫体损伤可使羊水通过损伤的血管进入母体血液循环。

3.胎膜破裂

大部分羊水栓塞发生在胎膜破裂以后,羊水可从子宫蜕膜或宫颈管破损的小血管进入母体血液循环中。剖宫产或羊膜腔穿刺时,羊水可从手术切口或穿刺处进入母体血液循环。

综上所述,高龄初产、经产妇,自发或人为导致的子宫收缩过强、急产、胎膜早破、前置胎盘、子宫破裂、剖宫产等均可诱发羊水栓塞。

(二)临床表现

羊水栓塞发病特点是起病急骤、来势凶险。多发生在分娩过程中,尤其是胎儿娩出前后的短时间内。在极短时间内可因心肺功能衰竭、休克而致产妇死亡。典型的临床表现可分三个渐进阶段:

1.心肺功能衰竭和休克

在分娩过程中,尤其是刚破膜不久,产妇突然发生寒战、呛咳、气急、烦躁不安、恶心等前驱症状,随后出现发绀、呼吸困难、心率加快、抽搐、昏迷、血压下降,短时间内出现休克状态。有的产妇突然惊叫一声或打一个哈欠或抽搐后血压迅即下降甚至消失,并在几分钟内死亡。

2.出血

产妇度过心肺功能衰竭和休克阶段后,则进入凝血功能障碍阶段,表现为大量阴道流血为主的全身出血倾向,血液不凝固。如切口及针眼大量渗血、全身皮肤黏膜出血、消化道大出血、呕血、便血及血尿等。

3.急性肾衰竭

产妇出现尿少、无尿和尿毒症征象。一旦肾实质受损,可致肾衰竭甚至死亡。

羊水栓塞临床表现的三个阶段基本上按顺序出现,但有时亦可不全出现或出现不典型症状。

(三)辅助检查

1.血涂片找羊水中有形物质

抽取下腔静脉血,镜检见到羊水有形成分即可支持诊断。

2.胸部 X 线检查

双肺出现弥散性点片状浸润影,并向肺门周围融合,伴有轻度肺不张和右心扩大。

3.心功能检查

心电图、彩色多普勒超声检查提示右心房、右心室扩大,而左心室缩小,ST 段下降。

4.与 DIC 有关的实验室检查

示凝血功能障碍。

5.尸检

可见肺水肿、肺泡出血,主要脏器如肺、胃、心、脑等血管及组织中或心内血液离心后镜检找到羊水有形成分。

(四)治疗

羊水栓塞一旦确诊,应立即抢救产妇。主要原则为纠正呼吸循环功能衰竭和改善低氧血症;抗过敏和抗休克;防治 DIC 和肾衰竭;预防感染。具体见表 9-3。

表 9-3　羊水栓塞抢救措施

生命支持	在麻醉科协助下维持血压、抢救通路,必要时心肺复苏
	胸外按压
加压给氧	面罩给氧,氧流量 5～10L/min
	必要时无创呼吸机、气管插管
	请麻醉科协助
开放静脉	≥2 条,必要时静脉切开
配血	留取化验:血常规、PT、APTT、FIB、配血、血气分析
完善化验	选择时机留取腔静脉或心腔血,以明确诊断
留置尿管	监测尿量,记录出入量
抗过敏	1.地塞米松:20mg,iv,可重复一次(起效慢作用时间长)或
	2.氢化可的松:200～300mg+5％葡萄糖注射液 100mL 静脉点滴(起效更快,短效)
缓解肺动脉高压	1.首选盐酸罂粟碱,30～90mg,iv;100～200mg+5％葡萄糖溶液 100mL 静脉维持,
解除支气管痉挛	每日用量<300mg
	2.氨茶碱 250mg+5％葡萄糖溶液 100mL 静脉滴注
	3.阿托品 1～2mg,iv(心率大于 120 次/分者慎用)
抗休克	1.开放中心静脉,监测 CVP
	2.扩容:新鲜血浆或血浆、低分子右旋糖酐、羟乙基淀粉 130/0.4 氯化钠注射液(最
	大 30mL/kg)、琥珀酰明胶注射液(无限量)等(<1000mL,滴速 20～40mL/min)
	3.升压药:扩容基础上评估血压后使用
	肾上腺素 0.5～1mg,iv,可重复
	多巴胺 180mg+生理盐水至 50mL,4mL/h 起静脉泵注,根据血压调整。酌情使用
	苯肾上腺素或去甲肾上腺素,配合升压并减慢心率
防治 DIC	1.补充凝血因子:新鲜血、血小板、纤维蛋白原每次 2～4g、凝血酶原复合物(如有新
	鲜血浆可不再补充)
	2.尽早使用肝素:12.5～25mg+生理盐水 250mL 快速静脉滴注,肝素 50mg+5％葡
	萄糖溶液 500mL 静脉维持
	3.抗纤溶剂:纤溶亢进时,肝素化基础上使用
	6-氨基己酸 5g+5％葡萄糖溶液 500mL 静脉滴注,每天<30g
	建议在血液科指导下使用

其他	1.纠正酸中毒:5％碳酸氢钠 125～250mL 静脉滴注
	2.抗生素预防感染
	3.持续心电监护
	4.防治产后出血:慎用宫缩剂,必要时果断切除子宫
	5.防治肾衰竭等多器官衰竭:多科室联合抢救,注意出入量
控制心力衰竭	1.毛花苷丙 0.2～0.4mg,iv
	2.呋塞米 20mg(充分扩容后)
	3.注意出入量
产科处理	如发生于第一产程——剖宫产术,围死亡期剖宫产——抢救胎儿
	第二产程——及时助产
手术止血	1.及时转入手术室抢救
	2.平稳后转入 ICU

(五)护理评估

1.病史评估

评估产妇是否有诱发羊水栓塞的诱因,如胎膜早破、前置胎盘或胎盘早剥、宫缩过强或强直性宫缩、羊膜穿刺史等。

2.身心状况评估

评估产妇是否突然出现烦躁不安、呛咳、呼吸困难、发绀、面色苍白、四肢厥冷、吐泡沫痰、心率加快,并迅速出现循环衰竭,进入休克及昏迷状态;评估是否有全身黏膜出血,消化道、阴道出血,且不凝,切口渗血不止等难以控制的出血倾向,评估有无少尿、无尿等肾衰竭表现。

(六)护理措施

1.一般护理

见本章第三节。

2.病情观察

(1)严密监测产程进展、宫缩强度与胎儿情况。

(2)观察阴道出血量,血凝情况,如出血不止者,应做好子宫切除的术前准备。

(3)严密监测产妇的生命体征变化,定时测量并记录。

(4)留置尿管,观察尿液的颜色、量和性质,同时做好出入量记录。中期妊娠钳刮术中或羊膜穿刺时发生者应立即停止手术,及时进行抢救。发生羊水栓塞时如正在滴注缩宫素应立即停止。

3.羊水栓塞的预防

(1)加强产前检查,注意诱发因素,及时发现前置胎盘等并发症。

(2)严密观察产程进展,严格掌握缩宫素使用指征,防止子宫收缩过强、急产的发生。

(3)正确掌握破膜时间,人工破膜应在宫缩的间歇期,在胎死宫内和强烈宫缩时,应延迟破膜。人工破膜时不宜兼行胎膜剥离。剥离胎膜时,颈管内口或子宫下段由于分离胎膜而损伤血管,当破膜后羊水直接与受损小静脉接触,在宫缩增强情况下易使羊水进入母体血液循环。

(4)中期引产者,羊膜穿刺次数不应超过 3 次,钳刮时应先刺破胎膜,使羊水流出后再钳夹胎块,严防子宫或产道裂伤。

4.羊水栓塞的处理

(1)保持呼吸道通畅:取半卧位,面罩加压给氧,必要时行气管插管或气管切开,保证供氧,减轻肺水肿症状,改善心、脑缺氧。

(2)立即建立两条以上的静脉通道,保证液体和药物及时输入。

(3)建立危重护理记录,详细、及时、准确记录病情变化及治疗转归。

(4)遵医嘱准确给药,及时输注新鲜血、血浆或纤维蛋白原等,并准确记录。

(5)严密观察尿量,遵医嘱及时准确留取各种血尿标本,当护士接到《临床检验危急值报告》时,应立即通知医生。

5.用药护理

(1)纠正肺动脉高压:

1)阿托品:1~2mg 加在 5% 或 10% 葡萄糖溶液 10mL 中,每 15~30 分钟静脉注射一次,直至患者面部潮红或症状好转为止。这类药物可阻断迷走神经反射引起的肺血管痉挛及支气管痉挛,促进气体交换,解除迷走神经对心脏的抑制,使心率加快,改善循环,增加回心血量、兴奋呼吸中枢。若心率>120 次/分者慎用。

2)盐酸罂粟碱:首次用量 30~90mg/d,加在 5% 或 10% 葡萄糖溶液 250~500mL 中静脉滴注,此药直接作用于平滑肌,解除肌张力,血管痉挛时作用更为明显。对冠状动脉、肺动脉、脑血管均有扩张作用。与阿托品同时应用,可阻断迷走神经反射、扩张肺动脉,为解除肺动脉高压的首选药物。

(2)抗过敏,抗休克:

1)地塞米松:遵医嘱立即静脉注射 20mg,再用 20mg 加入 5% 葡萄糖溶液中继续静脉滴注维持,也可用氢化可的松 200~300mg 加在 5% 或 10% 葡萄糖溶液中静脉点滴;根据病情可重复使用,肾皮质激素可解除痉挛,改进及稳定溶酶体,不但可保护细胞也可用于抗过敏反应。

2)右旋糖酐:补充血容量,每天不超过 1000mL,补充新鲜的血液和血浆,如血压仍不回升,可用多巴胺 10~20mg 加于葡糖糖注射液中静脉滴注,根据血压情况调整输液速度。

3)5% 碳酸氢钠:产妇在缺氧情况下必然有酸中毒,常用 5% 碳酸氢钠 200~300mL 静脉点滴,纠正酸中毒,有利于纠正休克与电解质紊乱。使用碳酸氢钠和多巴胺时,严防药液外渗,以免引起皮下组织坏死。

(3)纠正心力衰竭,消除肺水肿。常用毛花苷丙 0.2~0.4mg,加在 5% 葡萄糖溶液 20mL 中静脉推注或加入输液小壶内滴注,以利于加强心肌收缩。必要时 1~2 小时后可重复使用,一般于 6 小时后再重复一次以达到饱和量。使用时注意监测心率,勿与排钾利尿剂、胰岛素、皮质激素同时应用,以防洋地黄中毒。

(4)肝素抗纤溶药物的应用及凝血因子的补充:羊水栓塞 10 分钟内,DIC 高凝阶段应用肝素效果佳;在 DIC 纤溶亢进期可给予抗纤溶药物、凝血因子合并应用,防止大出血。

6.心理护理

对于神志清醒的产妇,医护人员应当给予鼓励,使其增强信心,相信自己的病情会得到控制。对于家属的焦虑、恐惧的情绪表示理解和安慰,适当的时候允许家属陪伴,向家属介绍产妇病情的严重性,让产妇得到家庭支持,以取得配合。

(七)健康教育

(1)饮食护理:一旦发生羊水栓塞应立即禁食、禁水。产褥期增加营养,应多摄入高蛋白、高热量、少刺激性饮食。

(2)运动与休息:指导产妇产后康复锻炼和盆底功能锻炼。指导产妇与宝宝同步睡眠,保证休息。

(3)待病情平稳后,指导产妇母乳喂养和新生儿护理的方法,不宜哺乳者指导回奶和人工喂养。

(4)告知新生儿预防接种的注意事项,如未及时接种交代好补种疫苗的时间、地点等相关事宜。

(5)待产妇病情稳定后与其共同制订康复计划,针对产妇的具体情况提供健康教育指导和出院指导,门诊复查产后恢复情况。

七、胎儿窘迫

胎儿窘迫是指胎儿在子宫内因急性或慢性缺氧危及其健康和生命的综合征。急性胎儿窘迫多发生在分娩期,慢性胎儿窘迫多发生在妊娠晚期,但在临产后常表现为急性胎儿窘迫。

(一)病因及发病机制

母体血液含氧量不足、母胎间血氧运输或交换障碍及胎儿自身因素异常均可导致胎儿窘迫。

1.胎儿急性缺氧

因子宫胎盘血液循环障碍、气体交换受阻或脐带血液循环障碍所致。常见因素有:

(1)前置胎盘出血、胎盘早剥。

(2)缩宫素使用不当,可造成子宫收缩过强、过频及不协调,使宫内压长时间超过母血进入绒毛间隙的平均动脉压,而致绒毛间隙中血氧含量降低。

(3)脐带异常,如脐带绕颈、脱垂、真结、扭转等。

(4)母体严重血液循环障碍导致胎盘灌注急剧减少,如各种原因所致的休克。

2.胎儿慢性缺氧

(1)母体血氧含量不足,如妊娠合并先天性心脏病或伴心功能不全、较大面积肺部感染、慢性肺功能不全、哮喘反复发作及重度贫血等。

(2)子宫胎盘血管异常,如患妊娠期高血压疾病,妊娠合并慢性肾炎、糖尿病等严重并发症时,胎盘血管可发生痉挛、硬化、狭窄,导致绒毛间隙血流灌注不足。

(3)胎儿运输及利用氧能力降低,如胎儿患有严重心血管畸形、呼吸系统疾病、母儿血型不合等。

(二)临床表现

主要临床表现为:胎心率异常或胎心监护异常、羊水粪染、胎动减少或消失。

1.急性胎儿窘迫

多发生在分娩期。常因脐带脱垂、前置胎盘、胎盘早剥、产程延长或宫缩过强及不协调等引起。

(1)胎心率异常:正常胎心基线为 110～160bpm。缺氧早期,胎儿代偿期,胎心率＞160bpm;缺氧严重时,胎儿失代偿,胎心率＜110bpm,胎儿电子监护可出现基线变异缺失、晚期减速、变异减速;胎心率＜100bpm,伴频繁晚期减速提示胎儿缺氧严重,随时可发生胎死宫内。

(2)羊水胎粪污染:羊水呈绿色、浑浊、稠厚、量少。

(3)胎动异常:缺氧初期胎动频繁,继而减少至消失。

(4)酸中毒:取胎儿头皮血进行血氧分析,pH＜7.2,PO_2＜10mmHg 及 PCO_2＞60mmHg,可诊断为胎儿酸中毒。

2.慢性胎儿窘迫

常发生在妊娠晚期,多因妊娠期高血压疾病、慢性肾炎、糖尿病、严重贫血、妊娠期肝内胆汁淤积症及过期妊娠等所致。

(1)胎动减少或消失:胎动＜10 次/12 小时为胎动减少,是胎儿缺氧的重要表现。

(2)胎儿电子监护异常:无刺激胎心监护(NST)表现为无反应型;催产素激惹试验(OCT)可见变异减少或缺失、频繁变异减速或晚期减速。

(3)胎儿生物物理评分低:≤4 分提示胎儿窘迫,6 分为胎儿可疑缺氧。

(4)胎儿生长受限:持续慢性胎儿缺氧,使胎儿宫内生长受限,各器官体积减小,胎儿体重低。表现为宫高、腹围低于同期妊娠 10 个百分点,B 型超声测得双顶径、股骨长、头围、腹围等径线小于相同胎龄胎儿平均值 2 个标准差。

(5)胎盘功能低下。

(6)羊水胎粪污染:羊膜镜检查见羊水浑浊呈浅绿色至棕黄色。

(三)辅助检查

1.胎盘功能检查

出现胎儿窘迫的孕妇一般 24 小时尿雌三醇(E_3)值骤减 30％～40％或于妊娠末期连续多次测定在 10mg/24h 以下。

2.胎心监护

胎动时胎心率加速不明显,基线变异幅度＜5bpm,出现晚期减速、变异减速。

3.胎儿头皮血血气分析

pH 值＜7.2。

4.多普勒超声

脐动脉血流异常。

(四)治疗

1.急性胎儿窘迫

应采取果断措施,紧急处理。

（1）积极寻找原因并予以治疗：如仰卧位低血压综合征者,应立即让孕妇取左侧卧位;若孕妇有严重摄入不足,水电解质紊乱或酸中毒时,应予以纠正;若缩宫素使用不当致宫缩过强者,应立即停用缩宫素,必要时使用抑制宫缩的药物。

（2）吸氧：左侧卧位,给予面罩或鼻导管持续给氧,每分钟流量 10L,能明显提高母血含氧量,使胎儿血氧分压升高。

（3）尽快终止妊娠：根据产程进展,决定分娩方式,做好新生儿抢救准备。

2.慢性胎儿窘迫

根据妊娠合并症或并发症特点及其严重程度,结合孕周、胎儿成熟度及胎儿窘迫的严重程度综合判断,拟订处理方案。

（1）一般处理：取左侧卧位,定时低流量吸氧,每日 2～3 次,每次 30 分钟,积极治疗妊娠合并症及并发症。

（2）终止妊娠：妊娠近足月者胎动减少应加强胎心监护,如果 OCT 出现变异平直、晚期减速、重度变异减速或胎儿生物物理评分<4 分时,均应行剖宫产术终止妊娠。

（3）期待疗法：孕周小、估计胎儿娩出后存活可能性小,尽量保守治疗,以期延长胎龄,同时促胎肺成熟,争取胎儿成熟后终止妊娠。

（五）护理评估

1.病史评估

了解孕妇的年龄、孕周、生育史、内科合并症等;了解此次妊娠经过,是否伴有妊娠期高血压疾病、胎膜早破、前置胎盘等;了解分娩经过,是否存在产程延长、缩宫素使用不当;评估胎儿有无畸形及胎盘功能情况。

2.身心状况

（1）胎动评估：胎儿窘迫时,孕妇自感胎动增加或停止。早期可表现为胎动过频,如缺氧未纠正则胎动转弱且次数减少,继而消失。

（2）羊水胎粪污染评估：Ⅰ度污染羊水呈浅绿色、Ⅱ度污染羊水呈黄绿色、浑浊,Ⅲ度污染羊水呈棕黄色、稠厚。

（3）心理评估：评估孕产妇是否对威胁到胎儿生命产生焦虑、无助、恐惧等心理变化。

（六）护理措施

1.妊娠期

（1）一般护理：

1）合理膳食：指导孕妇进食高热量、高蛋白、高维生素,含铁、钙、纤维素的饮食,多吃新鲜水果和蔬菜,避免孕妇因严重摄入不足,水电解质紊乱或酸中毒造成胎儿窘迫。若孕妇有严重摄入不足,水电解质紊乱或酸中毒,应遵医嘱予以纠正。

2）指导孕妇合理休息,保证充足的睡眠。

3）指导孕妇正确的体位：卧床休息时,避免长时间仰卧位,长期取仰卧体位会造成子宫压迫下腔静脉,影响血液回流,导致胎儿缺血、缺氧。

4）指导孕妇自数胎动的方法,定时吸氧。

（2）病情观察：严密监测胎心变化，遵医嘱定时监测胎心或进行胎心监护，注意胎心变化型态。

（3）专科指导：

1）指导孕妇自数胎动的方法：妊娠 28 周后，每日固定时间（如三餐后）监测胎动 1 小时，每日 3 次，3 次相加乘以 4 为 12 小时的胎动数。≥30 次/12 小时为正常，20～30 次/12 小时为警戒值，<20 次/12 小时为异常。如每日计数 3 次有困难者也可以计数 1 小时，如>3 次/小时也属正常。

2）教会产妇远程胎心外监护仪的使用方法。

（4）心理护理：当孕妇出现胎儿窘迫时，可能会表现为焦虑、烦躁的情绪，护士应耐心为其做思想工作，使孕妇情绪稳定，有利于胎盘血液循环的改善。帮助孕妇分析目前的现状，让其做出正确的抉择，如遇胎儿不测，帮助孕妇度过心理危机期。

（5）健康教育：

1）指导高危孕妇定期接受产前检查。

2）向孕妇及其家属讲解胎儿窘迫的病因及临床表现，教会孕妇自数胎动的方法，发现异常及时就诊。

3）向孕妇讲解吸氧及改变体位对改善胎儿缺氧状态的重要性，请孕妇积极配合。对提出的疑虑给予适当解释。指导孕妇心理调适，保持乐观，情绪稳定。

2.分娩期

（1）一般护理：

1）密切监测胎心变化，如出现晚期减速等应立即让产妇取左侧卧位，给予氧气吸入，并立即通知医生。

2）因缩宫素使用不当造成的胎儿窘迫，应遵医嘱立即停用缩宫素，必要时可使用抑制宫缩的药物。

3）遵医嘱可协助医生行人工破膜术，严密监测胎心变化及羊水性状。

4）为需要手术者做好术前准备，如果宫口开全、胎先露已经达坐骨棘水平以下 3cm 者，应尽快行产钳助产娩出胎儿。

5）通知儿科医生到场，做好新生儿抢救和复苏准备。

（2）病情观察：

1）严密监测胎心变化，一般每 15 分钟听一次胎心或进行胎心监护，注意胎心变化型态。

2）严密监测羊水的性质及量。

3）胎儿娩出后，观察新生儿是否存在缺氧状况，并配合医生进行抢救。

4）胎盘娩出后，仔细检查胎盘、脐带是否异常。

（3）专科指导：见本章第三节。

（4）心理护理：

1）向产妇夫妇提供相关信息，包括医疗措施的目的、操作过程、预期结果及产妇需要做的配合，将真实情况告知产妇夫妇，帮助他们面对现实，减轻焦虑。必要时陪伴他们，对他们的疑虑给予适当的解释。

2)耐心听取产妇关于疼痛的诉说,表达对其疼痛的同情及理解。

(5)健康教育:见本章第三节。

3.产褥期

(1)心理护理:

1)对于新生儿转儿科继续治疗的产妇为其讲解儿科探视制度及母乳的留存方法,耐心倾听产妇的需求,并尽量满足。

2)对于胎儿不幸死亡的产妇及其家属,为其合理安排房间,尽量安排远离其他新生儿的房间,陪伴她们或安排家属陪伴她们,避免她们独处,鼓励诉说悲伤、哭泣,发泄抑郁的情绪,陪伴在旁提供支持和关怀,帮助她们使用适合自己的压力应对技巧和方法。

(2)健康教育:

1)对于胎儿不幸死亡的产妇应告知回奶的方法:回奶时避免刺激乳房,如挤奶等;如感觉乳房胀痛不适,可少量挤出一点乳汁,不要排空(如全部排空会产生更多的乳汁),经过一段时间,乳汁分泌会越来越少,最后完全停止。

2)指导服用回奶药:甲磺酸溴隐亭 2.5mg,每日 3 次,有恶心、头晕、疲倦、腹痛、呕吐等不良反应。

(3)延续护理:产后 3～7 天对产妇进行电话随访,如婴儿在身边者,指导产妇母乳喂养,关注婴儿生长发育情况,如果胎儿不幸死亡者,关注产妇心理恢复情况,指导回奶方法。

八、妊娠期高血压疾病

妊娠期高血压疾病是妊娠与血压升高并存的一组疾病,其发病率为 5％～12％,包括妊娠期高血压、子痫前期、子痫、慢性高血压并发子痫前期及妊娠合并慢性高血压。

(一)临床表现

1.妊娠期高血压

妊娠 20 周后出现高血压,收缩压≥140mmHg 和(或)舒张压≥90mmHg,于产后 12 周内恢复正常;尿蛋白(一);产后方可确诊。

2.子痫前期

妊娠 20 周后出现收缩压≥140mmHg 和(或)舒张压≥90mmHg,伴有尿蛋白≥0.3g/24h或随机尿蛋白(＋)。或虽无蛋白尿,但合并下列任何一项者:①血小板减少(血小板<100×10^9/L);②肝功能损害(血清转氨酶水平为正常值 2 倍以上);③肾功能损害(血肌酐水平>1.1mg/dL 或为正常值 2 倍以上);④肺水肿;⑤新发生的中枢神经系统异常或视觉障碍。

3.子痫

子痫前期基础上发生不能用其他原因解释的抽搐。

4.慢性高血压并发子痫前期

慢性高血压妇女妊娠前无蛋白尿,妊娠 20 周后出现蛋白尿;或妊娠前有蛋白尿,妊娠后蛋白尿明显增加或血压进一步升高或出现血小板减少<100×10^9/L 或出现其他肝肾功能损害、肺水肿、神经系统异常或视觉障碍等严重表现。

5.妊娠合并慢性高血压

妊娠 20 周前收缩压≥140mmHg 和（或）舒张压≥90mmHg（除外滋养细胞疾病），妊娠期无明显加重；或妊娠 20 周后首次诊断高血压并持续到产后 12 周以后。

（二）评估和观察要点

1.评估要点

①健康史：询问孕妇年龄生育情况，既往有无高血压史、有无妊娠期高血压的易患因素，妊娠后有无蛋白尿、水肿等征象，有无高血压家族史。既往是否有慢性肾炎、糖尿病、自身免疫性疾病及高凝血血液系统疾病史；胎死宫内史、早发或重度子痫前期史、不明原因羊水过少史和早产史等不良孕产史。②胎儿评估：通过超声、电子胎心监护结果评估胎儿大小、宫内储备情况。③心理评估：评估孕妇心理状态。

2.观察要点

①观察血压、尿量、水肿和体重的变化；②观察孕产妇有无头痛、胸闷、眼花、上腹部不适等自觉症状；③监测胎心、宫缩及阴道出血情况，及时发现胎儿窘迫并及时处理；④密切观察硫酸镁、镇静药等用药效果及毒性反应；⑤重症患者注意观察并发症的发生，有无胎盘早剥、凝血功能障碍、肺水肿、急性肾衰竭等临床症状。

（三）护理措施

1.产前护理

(1)加强产前检查，控制病情发展。

(2)轻者门诊治疗，需住院治疗者按解痉、降血压、镇静、合理扩容及利尿的原则适时终止妊娠，以防子痫及并发症的发生。

(3)将孕妇安置于安静、光线较暗的病室，经常巡视，并备好急救药品及物品。

(4)卧床休息以左侧卧位为宜，鼓励阅读、听音乐，帮助孕妇放松。

(5)遵医嘱进行血压监测，特别注意舒张压变化，如舒张压上升提示病情加重；出现头晕、头痛、目眩等自觉症状，应及时告知医生。

(6)给予吸氧，每次 30 分钟，每日 2 次。

(7)遵医嘱完成各项实验室检查，定时送检尿常规及 24 小时尿蛋白定量。

(8)给予健康教育指导，合理饮食，教会孕妇自测胎动，遵医嘱监测体重，正确记录出入量。

(9)硫酸镁用药护理：硫酸镁的治疗浓度和中毒浓度相近，因此，在进行硫酸镁治疗时应严密观察其毒性反应，并认真控制硫酸镁的入量。①用药前评估孕妇膝反射、呼吸及尿量情况。②每次用药前均应做有关检查：膝反射存在；每分钟呼吸＞16 次；尿量＞25mL/h；监测血镁浓度，血镁值＜3mmol/L。③严格掌握硫酸镁用量及滴速（1～2g/h），告知孕妇输液速度，如遇体位改变而致滴速变化时告知护士，孕妇不能自调输液速度。④向孕妇讲解镁中毒症状，如有异常及时告知医护人员。⑤在应用硫酸镁期间备好 10％葡萄糖酸钙注射液 10mL，当发生镁中毒时立即遵医嘱静脉缓慢注射（5～10 分钟注射完）。

2.产时护理

(1)阴道分娩：①产妇进入待产室后，及时监测血压、脉搏、尿量、胎心及宫缩情况，观察有无自觉症状，做好心理疏导和产程指导；②及时发现胎儿窘迫及胎盘早剥征兆，一经确诊，应迅速终止妊娠;③第二产程时避免产妇过度用力,适当缩短第二产程;④做好抢救产妇及新生儿的准备工作;⑤分娩过程中密切监测血压、胎心情况,指导产妇分娩;⑥注意观察出血,及时发现凝血功能异常、DIC 及羊水栓塞征兆。

(2)剖宫产:①在剖宫产手术中配合麻醉医生及手术医生,积极做好抢救产妇及新生儿的准备;②术中密切监测产妇血压、尿量;③注意观察出血,及时发现 DIC 及羊水栓塞征兆。

3.产后护理

①密切监测产妇血压情况,记录出入量,观察尿量及有无自觉症状;②注意观察宫缩、阴道出血情况;③遵医嘱使用解痉降压利尿剂,注意硫酸镁用药护理。

4.子痫患者的护理

①协助医生控制患者抽搐,一旦发生抽搐应尽快控制,硫酸镁为首选药物。②专人护理,防止患者受伤。子痫发生后,首先要保持呼吸道通畅,并立即给氧,开口器置上下臼齿间,放一缠好纱布的压舌板,用舌钳固定舌,防止咬伤唇舌或发生舌后坠。③患者取头低侧卧位,以防黏液吸入呼吸道或舌头阻塞呼吸道,使用吸引器吸出黏液或呕吐物,以防窒息。④患者昏迷或未完全清醒时,禁止给予口服药,以防误入呼吸道而发生肺炎。⑤减少刺激,以免诱发抽搐。患者应置于安静单人间将室内光线调暗,为患者佩戴眼罩,保持安静,避免声、光刺激,治疗活动和护理操作尽量轻柔且相对集中,避免干扰患者。

(四)健康教育

1.产前保健指导

向患者及其家属详细讲解妊娠期高血压疾病的临床知识,包括病因、危害、防治及护理干预等内容,提高他们对疾病防范意识,患者坚持定期产检。

2.自我保健监测

对妊娠期高血压疾病患者,进行饮食指导,注意休息,左侧卧位为主;加强胎儿监护,教会其自数胎动方法。对重度妊娠期高血压疾病的患者要指导其识别不适症状及用药后的不适反应;产后继续随访血压情况。

3.围生期健康教育指导

包括产前指导、产程指导、产褥期指导、新生儿护理及母乳喂养的指导。

附:HELLP 综合征的护理

HELLP 综合征以溶血、肝酶升高、血小板减少为特点,是子痫前期的严重并发症,对母婴预后有严重影响。

1.临床表现

临床表现缺乏特异性,可表现为全身不适、右上腹痛、恶心、呕吐,伴或不伴黄疸,头痛、头晕、视物模糊、水肿等,重度子痫前期患者出现以上症状时,应警惕 HELLP 综合征的发生。

2.评估和观察要点

(1)评估要点:①健康史:询问患者孕前及妊娠 20 周前有无高血压、水肿、蛋白尿现象;既往有无高血压史、慢性肾炎及糖尿病史,有无高血压家族史。②评估肝功能及凝血功能的变化,有无皮肤淤点、淤斑、黄染和产后出血、血尿等异常情况。③患者心理状态:评估患者及其家属是否存在焦虑、害怕、恐惧等情绪反应,是否存在担心病情严重而影响胎儿安危。

(2)观察要点:①密切观察血压、尿量、水肿情况;②密切观察患者有无头痛、胸闷、眼花、上腹部不适等自觉症状;③注意观察患者阴道出血及腹痛情况,子宫有无压痛、宫底有无升高等,及时发现胎盘早剥征象。

3.护理措施

(1)产前护理:

1)评估患者一般情况、身体状况。住院期间应加强监测,避免声音、光等强烈刺激,尽量将患者安排在单间。

2)嘱患者应多卧床休息,以左侧卧位为宜,以维持有效的子宫胎盘血液循环,增加回心血量,改善肾血流量,避免采用仰卧位。

3)密切观察生命体征,做好相关记录。给予电子胎心监护,每日1~2次,监护异常时应遵医嘱采取必要措施,教会患者自数胎动的方法。

4)注意患者主诉,观察其有无上腹部疼痛、恶心、呕吐,全身有无出血点、淤点或淤斑,以及皮肤及巩膜颜色等,做到早期发现。

5)保持尿管通畅,观察尿色、尿量,尿袋更换,每日1次。

6)向患者讲解记录出入量的注意事项,准确记录出入量,发现异常及时告知医生。

7)血小板减少的护理:a.由于HELLP综合征患者血小板减少,有出血倾向,尽量避免肌内注射,宜静脉给药。护士应提高穿刺成功率,避免不必要的血管穿刺和在同一部位反复穿刺,以免引起皮下出血或血肿。b.HELLP综合征患者,出现贫血、血小板减少、低蛋白血症时,遵医嘱输注血浆、血小板、人血白蛋白等血制品。

(2)产时护理:

1)阴道分娩者:a.患者入待产室后及时监测血压、胎心、宫缩情况,做好心理疏导和产程指导。注意询问主诉症状,及时发现胎儿窘迫及胎盘早剥征兆,一经确诊,应迅速终止妊娠。b.分娩过程中密切监测血压、胎心。配合医生做好紧急抢救患者及新生儿准备。c.注意观察出血、凝血功能、DIC及羊水栓塞征兆。

2)行剖宫产术者:a.在剖宫产手术中配合麻醉医生及手术医生,积极做好抢救患者及新生儿准备;b.术中注意患者血压,术后注意产后出血。

(3)产后护理:①患者如合并贫血、血小板降低、低蛋白血症,术后应注意观察其切口有无渗血及愈合情况;②注意倾听患者主诉,观察血压变化,预防子痫的发生;③由于贫血、产后抵抗力下降,密切观察患者体温变化;④加强对患者的生活护理,保持床单位清洁,术后协助翻身,下肢稍抬高,促进回流,减轻肿胀,避免形成下肢静脉血栓及压疮;⑤患者神志清醒时,应多与其沟通交流,了解思想变化,亲属可多陪伴,以减轻其思想顾虑。

九、母胎血型不合

母胎血型不合溶血性疾病是一种与血型有关的同种免疫性疾病,发生在胎儿期和新生儿早期,是引起新生儿溶血性疾病的重要原因。胎儿主要表现为溶血性贫血、心力衰竭、水肿等。

人类红细胞血型有二十多种,但能引起母胎血型不合溶血性疾病的血型以 Rh 血型和 ABO 血型最为常见。

(一)病因及发病机制

胎儿从父亲和母亲各接受一半基因成分,胎儿红细胞可能携带来自父体的抗原,表现为胎儿的血型不同于母体。当胎儿的红细胞进入母体血液循环后,诱导母体的免疫系统产生抗体,抗体通过胎盘进入胎儿血液循环系统,结合胎儿红细胞,使胎儿红细胞被破坏,导致胎儿和新生儿溶血性疾病(HDF)。

(二)疾病分类

1.Rh 血型不合溶血

Rh 血型抗原是由第 1 对染色体上 3 对紧密连锁的等位基因决定的,共有 6 种抗原,即 C 和 c、D 和 d、E 和 e。由于 D 抗原最早被发现,抗原性最强,故临床上凡是 D 抗原阳性者称为 Rh 阳性,无 D 抗原者称为 Rh 阴性。Rh 阴性率在不同人群和种族中存在差别。美国白人约 15％,黑人约 5％;我国汉族则为 0.34％,有些少数民族(如塔塔尔族、乌兹别克族等)在 5％以上。Rh 血型抗原的抗原性决定了溶血病的严重程度,以 D 抗原的抗原性最强;其次为 E 抗原,再次为 C、c 和 e 抗原;d 抗原的抗原性最弱,目前尚无抗 d 抗体发现。另外,尚有两种抗原同时作用,产生两种抗体,共同导致围生儿溶血。由于机体初次被抗原致敏的时间较长,产生的抗体以 IgM 为主;且自然界中极少存在 Rh 抗原,因此 Rh 血型不合溶血病很少在第一胎产生。但约有 1％的 Rh 溶血发生在第一胎,可能的原因有:①孕妇在妊娠前曾输注 Rh 血型不合的血液或血制品。②当孕妇在胎儿期,接触过 Rh 血型不合的母亲的血液,在胎儿或新生儿时期就已经致敏。

2.ABO 血型不合

ABO 血型不合是我国新生儿溶血病的主要原因,占 96％左右。理论上,只要胎儿存在母体没有的抗原,就可能产生胎儿或新生儿溶血。但实际上,母体为 O 型者占 ABO 新生儿溶血病的 95％以上。ABO 血型不合导致溶血往往在第一胎即可发生,因为 O 型血孕妇在妊娠前就有机会接触 ABO 血型的抗原。ABO 血型抗原接触的来源主要有:①肠道寄生菌中有血型抗原。②某些免疫疫苗含有 ABO 血型的抗原,如伤寒疫苗、破伤风疫苗或白喉疫苗等。③自然界中的植物或动物有 ABO 血型抗原存在。因此,在第一胎出现 ABO 血型不合时,就有可能产生 IgG 抗体,发生胎儿或新生儿溶血。

(三)临床表现

1.Rh 血型不合溶血

往往起病早、病情重、病程长,可表现为贫血、水肿、心力衰竭、新生儿晚期贫血、溶血性黄疸和核黄疸等,严重者甚至发生死胎或新生儿死亡。

(1)贫血:由于母体产生大量抗胎儿红细胞的 IgG 抗体,IgG 抗体进入胎儿体内,破坏大量胎儿红细胞,使胎儿贫血,严重者胎儿血红蛋白少于 80g/L。

(2)心力衰竭:严重贫血使心脏负荷增加,易发生心力衰竭。

(3)水肿:严重贫血使肝脏因缺氧而损伤,出现低蛋白血症,结合贫血、心力衰竭等因素,导致胎儿水肿,表现为胎儿全身水肿、胸腔积液、腹腔积液等。

（4）黄疸：在新生儿时期，由于溶血产生的大量胆红素不能及时从肝脏排出，新生儿黄疸加重。与 ABO 血型不合比较，Rh 血型不合性溶血出现黄疸时间早，程度深，最早在出生后 12 小时内出现，多数在 24 小时内出现。由于胆红素以未结合胆红素为主，易发生核黄疸。

（5）晚期贫血：新生儿期贫血可能继续加重，称为晚期贫血。

2.ABO 血型不合

虽然 ABO 血型不合的发生率很高，但真正发生溶血的病例不多，即使发生溶血，症状较轻，表现为轻、中度的贫血和黄疸，极少发生核黄疸和水肿。

（四）辅助检查

1.妊娠期

（1）夫妇血型检查：有不良分娩史的妇女在再次妊娠前需要进行血型检查。无高危因素的孕妇在初次产科检查时也要进行血型检查；若孕妇血型为 O 型或 Rh 阴性，需要进行配偶的血型检查。一些患者虽然 ABO 或 Rh 血型系统夫妇相配，但临床症状高度怀疑胎儿或新生儿溶血可能或者孕妇血液中发现不规则抗体，需要进行 Rh 全套和特殊血型检查。

（2）血型抗体测定：在 ABO 血型不合中，如果免疫抗 A 抗体或免疫抗 B 抗体滴度达到 1∶64，可疑胎儿溶血；如果抗体滴度达到 1∶512 则高度怀疑胎儿溶血。孕妇抗 A 或抗 B 滴度的高低并非都与胎儿溶血程度成正比，需要结合其他检测方法综合判断。Rh 血型不合中，抗 D 抗体滴度自 1∶2 开始即有意义，抗 D 滴度达到 1∶16 胎儿溶血情况加重。Rh 母儿血型不合与 ABO 血型不合不同，抗体滴度与胎儿溶血程度成正比。血型抗体检测一般在孕前和初诊时各检查一次，以后每隔 2～4 周复查。但临床上可根据血型不合类型、孕周以及母亲孕产史等具体情况调节检测的时间间隔。

（3）羊水 ΔOD450（光密度）的测定：正常羊水呈无色透明或混有少许乳白色胎脂；当胎儿溶血后羊水变黄，且溶血程度愈重，羊水胆红素愈高，羊水愈黄。

（4）B 型超声检查：在 B 超下监测胎儿、胎盘情况，检查胎儿胸腔、腹腔有无积液，有无肝大、脾大、有无水肿。

（5）胎心监护：妊娠 32 周起进行 NST 检查。当胎心监护中显示正弦波形，提示胎儿出现严重贫血及缺氧情况，需及时处理。

（6）胎儿脐带血管穿刺：在 B 超监护下，取胎儿脐部血液，检查胎儿血型、血红蛋白、胆红素，监测溶血程度。

2.新生儿期

新生儿娩出后，通过脐带血检查血型、Rh 因子、胆红素、直接 Coomb 试验。此外，进行脐血的血清游离抗体测定和红细胞释放抗体试验。出生后通过检测新生儿外周血的血红蛋白、血细胞比容、网织红细胞及有核红细胞计数等了解溶血和贫血的程度。同时随访胆红素，如果 48 小时内间接胆红素达到 $340\mu\text{mol/L}(20\text{mg/dL})$ 有换血指征。

（五）诊断

母胎血型不合溶血病在妊娠期往往无明显的临床表现，少数患者可表现为羊水过多。临床需要根据以往的病史、血型检测、血清血检查以及 B 型超声等形态学检查得到临床诊断，最终确诊需要新生儿期的检查。

1.妊娠期病史

母亲过去有分娩过黄疸或水肿新生儿史,母亲有流产、早产、胎死宫内史,母亲曾接受过输血。这些妇女在准备妊娠前均应进行有关夫妇血型和血型抗体的检查,以便确定有无母儿血型不合。

2.新生儿期临床表现

溶血症的胎儿生后表现皮肤苍白,迅速变黄,容易发生窒息,心率快,呼吸急促,继之发绀、心力衰竭,全身皮肤水肿,肝大、脾大,腹腔积液。如果胎儿未发生水肿,生后表现皮肤苍白,迅速出现黄疸,多数在24～48小时内达高峰。

(六)治疗

1.妊娠期和分娩期处理

(1)一般治疗:为提高胎儿的抵抗力,于妊娠早、中、晚期各进行10日的综合治疗。包括25％葡萄糖液40mL、维生素C 500mg每日静脉注射各1次;维生素E 100mg每日1次;同时还可补充铁剂、叶酸、其他维生素等;口服苯巴比妥10～30mg,每日3次,以加强肝细胞葡萄糖醛酸转换酶的活性,提高胆红素的结合能力,降低新生儿核黄疸的发生率;必要时,可以应用肾上腺糖皮质激素抑制孕妇的免疫反应,减少抗体的产生。

(2)中医、中药治疗:茵陈蒿汤有抑制抗体的作用。

(3)孕妇血浆置换:Rh血型不合的孕妇,在妊娠中期(24～26周),抗体滴度高,但胎儿水肿尚未出现时,可进行血浆置换术。300mL血浆可降低一个级别的抗体滴定度,每周需要10～15L血浆。此法比直接胎儿宫内输血或新生儿换血安全,但需要的血量较多,花费大。

(4)宫内输血:具有一定风险。Rh母儿血型不合时,输入Rh阴性O型血,胎儿腹腔内输血输入浓缩红细胞,输血量＝(胎龄－20)×10mL。胎儿宫内输血有两条途径,即胎儿腹腔内输血和脐静脉输血。目前多采用B型超声引导下行脐静脉穿刺,取血进行胎儿血型、血红蛋白等方面的检查。同时,静脉内输注Rh阴性O型浓缩红细胞。该方法操作需要一定的技术,但疗效明确,可延长胎儿宫内存活的时间。

(5)终止妊娠时间和方式:妊娠越接近预产期,抗体产生得越多,对胎儿的危害也越大。根据过去分娩史、血型不合类型、抗体滴度、胎儿溶血症的严重程度、胎儿的成熟度以及胎儿胎盘功能状态综合分析。轻度患者原则上不超过预产期,无其他剖宫产指征者可以行阴道分娩,产程中注意严密监测胎心;重度患者一般经保守治疗维持妊娠达32～33周,可行剖宫产终止妊娠,在分娩前测定羊水中L/S比值,了解胎肺成熟度,胎肺不成熟者可给予地塞米松促胎肺成熟。

2.新生儿观察和治疗

观察新生儿贫血、黄疸进展,是否有心力衰竭。如果脐带血胆红素<68μmol/L(4mg/dL),胆红素增长速度<855μmol(L·h)(每小时0.5mg/dL),间接胆红素<342μmol/L(20mg/dL),可以行保守治疗。新生儿保守治疗方法有:光疗及选择性给予清蛋白、激素、保肝药、苯巴比妥、γ球蛋白治疗。

(七)护理评估

1.病史评估

(1)既往史:了解是否曾有过输血史或不明原因的流产史、早产史,死胎、死产史或分娩过黄疸或水肿的新生儿史或新生儿出生后很快死亡或于出生后 24~36 小时内出现胆红素脑病者。若有上述病史,应怀疑有母胎血型不合,并应做进一步检查。

(2)现病史:评估夫妇二人的血型,了解相关检查、诊断情况。

2.身体评估

(1)症状与体征:胎儿有无贫血、水肿、心力衰竭等,有无新生儿晚期贫血、溶血性黄疸和核黄疸等异常。

(2)专科评估:测量宫高、腹围,评估胎心、胎动等情况。

(3)其他:评估产妇自理能力或日常活动能力,评估有无压疮、跌倒/坠床高危因素。

3.心理-社会状况

评估产妇对母儿血型不合及对疾病拟采取的治疗方法的认知情况,了解产妇家庭经济承受能力,以提供相应的心理支持。

(八)护理措施

1.妊娠期及分娩期

(1)一般护理:

1)妊娠期:凡有流产、死胎、新生儿黄疸史的产妇均要做 ABO 血型检查及 Rh 系统检查,以早期诊断母儿血型不合。确诊后及早配血,备血。其他护理见本章第三节。

2)分娩期:做好新生儿抢救准备。新生儿娩出后,立即在距脐轮约 10cm 处夹住脐带,自胎盘端收集脐血,查血型、血红蛋白、网织红细胞计数、有核红细胞计数、胆红素及 Coomb 试验。脐带应保留,以备必要时换血之用。阴道试产者、剖宫产者的其他护理见本章第三节、第四节。

(2)病情观察:

1)严密观察胎心、胎动变化。进入产程后还需密切观察产程进展。

2)密切观察病情,定期进行血清抗体效价检查、羊水情况检查、B 型超声检查、胎心监护等。

(3)用药护理:

1)口服药:口服维生素 E 和苯巴比妥钠时应注意观察恶心、呕吐等药物不良反应。

2)血液制品:a.严格执行输血查对制度:配血合格后,由医护人员到血库取血;取血与发血的双方必须共同查对孕产妇姓名、性别、病历号、科室、床号、血型、血袋号、血的种类、血量、条形编码、血液有效期及配血试验结果,以及保存血的外观等,并观察血液有无凝血块或溶血、血袋有无破损、是否有细菌污染迹象等,查对无误时,双方共同签字后方可发出;输血前由两名医护人员再次核对交叉配血报告单及血袋标签各项内容,检查血袋有无破损渗漏,血液颜色是否正常,准确无误后方可输血;输血时由两名医护人员带输血申请单、输血治疗单共同到孕产妇床旁又一次核对患者姓名、性别、年龄、病历号、科室、床号、血型等,确认与配血报告相符后,用符合标准的输血器进行输血;输血完毕后应密闭保留血袋 24 小时,以备必要时核查。b.输血不良反应:一般输血不良反应包括发热反应和一般过敏反应;严重输血不良反应包括血型不符导致的急性溶血性输血反应以及过敏性休克或喉头水肿而导致窒息。输血过程中要严密观察受血者有无输血不良反应,如出现异常立即停止输血,保留余血,启动输血反应应急预案,按预案流程处理,确保受血者安全。

(4)专科指导:导乐陪产。

(5)并发症的护理观察:通过血型检查和抗体效价测定,怀疑母儿血型不合者,应教育孕妇坚持系统治疗,阻止母体循环中的大量抗体进入胎儿体内,增强胎儿抵抗力,避免严重黄疸的发生。

(6)心理护理:讲解母婴血型不合的原因及后果,让孕妇及其家属清楚医护人员治疗和护理的流程和目的,并予以患者心理疏导,消除患者紧张心理,使患者积极配合治疗。

(7)健康教育:

1)饮食:以高蛋白、高维生素、易消化食物为宜;注意补充维生素 C,多吃水果与蔬菜;多吃含维生素 E 高的食物,如全谷类、干豆类、坚果种子类,植物油、绿色蔬菜以及肉、蛋、奶等,以增加胎盘对氧和葡萄糖的利用;忌食甲鱼、人参、桂圆、薏米等易引起宫缩和流产的食物。

2)休息与活动:保证环境安静舒适,避免影响患者情绪及休息。保胎期间在无宫缩的前提下可适当活动,但勿疲劳,勿从事重体力劳动,勿进行增加腹压的动作和锻炼;若可疑宫缩或近预产期时,应绝对卧床休息。

3)出院指导:做好出院手续办理流程的告知;加强产妇及其家属对母胎血型不合的特点、严重性、危险性的认识;养成正确的饮食、运动、卫生习惯,掌握自我监测的方法,预防并发症的发生;加强产前检查,保证孕期安全,如有不适随时到医院进行就诊。

2.产褥期

(1)一般护理:阴道分娩者、剖宫产者的护理见本章第三节、第四节。

(2)病情观察:Rh 母儿血型不合的新生儿因有宫内溶血,多在出生后 1~2 天内出现黄疸,重者生后数小时即可出现,并伴有水肿、贫血、肝大、脾大。因此,应严密观察黄疸出现的时间和患儿的一般情况,如有异常及时通知医生。

(3)用药护理:新生儿血胆红素在 $68\mu mol/L$ 以下者可以进行药物治疗。

1)血液制品:可输注清蛋白(1g/kg)或血浆(25mL/次,1~2 次/天)。输注时严格执行查对制度,严密观察不良反应。

2)酶诱导剂:可应用苯巴比妥 5~8mg/(kg·d)或尼可刹米 100mg/(kg·d)。使用时,严密观察患儿皮肤情况及精神状态,严格遵医嘱用药。

3)肾上腺皮质激素:可应用泼尼松 1~2mg/(kg·d)或氢化可的松 6~8mg/(kg·d)。使用时,观察患儿的精神症状及过敏反应。

(4)专科指导:指导母乳喂养及新生儿抚触,做好乳房护理。

(5)并发症护理观察:加强新生儿喂养,适当补充水分,观察黄疸出现的时间、变化及贫血程度,预防核黄疸。

(6)心理护理:协助产妇消除不良因素影响;如母婴分离产妇,帮助其了解新生儿在儿科的一般状况,缓解产妇紧张、焦虑情绪。

(7)健康教育:

1)饮食:产妇应注意饮食营养,新生儿有水肿时,乳母应减少盐的摄入;新生儿应以母乳喂养为宜。

2)休息与活动:病室要保持安静,温、湿度适宜,保证新生儿充足的睡眠和良好的休息;产妇尽量保证休息时间与新生儿同步,适当下床活动,以促进身体的恢复。

3)出院指导:a.产妇应合理休息,加强营养,以促进身体康复;新生儿以母乳喂养为宜。b.保持会阴部清洁卫生,勤更换内衣、内裤,防止感染。c.保持环境清洁卫生,温、湿度适宜,避免各种不良刺激,防止呼吸道、消化道感染。d.注意观察新生儿有无异常,如眼球运动障碍、听力障碍、智力低下等异常情况。若出现异常,及早到医院诊治。e.告知产妇,孩子在以后生活中,如接受别人的供血,应提前向医护人员说明情况,以免引起严重的不良后果。

(8)延续护理:建立随访登记本,定期进行电话随访。随访过程中,关注婴儿喂养情况及黄疸情况,指导黄疸预防及消退方法。若出生 2 周后黄疸未消退者及时去儿科门诊就医。

第三节　自然分娩

自然分娩是分娩方式的一种。妊娠满 28 周及以上,胎儿及附属物从临产开始到全部从母体娩出的过程,称为分娩。妊娠满 28 周至不满 37 足周期间分娩,称为早产。妊娠满 37 周至不满 42 足周期间分娩,称为足月产;妊娠满 42 周及以后分娩称为过期产。

一、产前护理常规

(一)护理评估

1.基本情况评估

评估产妇的入院方式、文化程度及婚姻状况。

2.病史评估

评估产妇的既往史(孕次、产次、初次生育的年龄、既往分娩方式、胎儿的大小及有无妊娠合并症)、过敏史、家族史,有无特殊嗜好。营养代谢状况(食欲、近 3 个月体重变化)、排泄型态及睡眠型态、有无留置管路(留置针、中心静脉置管、胃管、尿管等),有无输液、吸氧、心电监护等治疗。

3.风险评估

评估产妇的日常活动能力,有无发生压疮、跌倒、坠床的风险及程度。评估方法参考日常生活活动能力(arthel)指数评定量表、北京大学第一医院患者跌倒危险因素评估表、北京大学第一医院患者压疮 Braden 评分表。

4.心理-社会评估

评估产妇的情绪状态、沟通能力、感认知能力(意识、视力、听力、疼痛)及有无宗教信仰。

(二)护理措施

1.一般护理

(1)测量生命体征,安置床位,为产妇佩戴腕带,根据病历首页正确填写姓名、年龄、病历号、护理单元、床号等信息,查看入院须知及其家属签字情况,通知其主管医生。

（2）保持病室整洁、舒适、安全，病室温度和湿度适宜，定时开窗通风。

（3）遵医嘱指导产妇饮食，嘱产妇左侧卧位，注意休息，保持轻松愉快的心情。

（4）嘱产妇定时计数胎动，必要时吸氧。

（5）每日测体温、脉搏1～2次，体温＞37.2℃者每日测体温4次，高热者按高热护理常规护理。

（6）每周测体重1次。

（7）生活不能自理者，如阴道出血、发热、重度贫血及长期保留导尿管者，每日清洁外阴1～2次，预防感染。

（8）每日记录大便次数，3日无大便者可根据医嘱给予缓泻剂。

（9）做好生活护理，提供必要帮助。

2.病情观察

（1）密切观察临产征兆及胎心变化，规律宫缩伴宫口已开者及时送入产房并严格交接班。

（2）严密观察病情变化及治疗反应，发现阴道出血、下腹痛等异常情况及时通知医生。指导出血者保留排出物及会阴垫以便于观察病情。

3.心理护理

实施心理干预，消除产妇的不良心理因素，教会产妇进行正确减轻疼痛的方法，缓解产妇对分娩产生的紧张、恐惧心理。

4.健康教育

（1）饮食：告知产妇进食、饮水、及时排尿的重要性，无妊娠合并症的产妇指导其摄入易消化高热量饮食，伴有妊娠期合并症的产妇，根据病情指导其进食特殊饮食。

（2）宣讲疾病相关知识：向产妇讲解临产指征、产程的进展情况、分娩相关知识及子宫收缩引起的疼痛程度。指导产妇自我监测胎动及宫缩情况，告知产妇如有头晕、眼花、腹痛加剧等不适及时通知医生。

（3）做好各项检查及特殊检查的注意事项宣教。

附：先兆临产

分娩发动前，出现一些预示即将临产的症状，如不规律宫缩、胎儿下降感及阴道少量血性分泌物（俗称见红），称为先兆临产。

1.临床表现

（1）假临产：特点为宫缩持续时间短（＜30秒）且不恒定，间歇时间长且不规律，宫缩强度不增加；宫缩时宫颈管不缩短，宫口不扩张；常在夜间出现，清晨消失；给予强镇静药物能抑制宫缩。

（2）胎儿下降感：孕妇自觉上腹部较前舒适，进食量较前增多，呼吸较前轻快，系胎先露部进入骨盆入口，使宫底位置下降而致。

（3）见红：大多数孕妇在临产前24～48小时，因宫颈内口附近的胎膜与该处的子宫壁剥离，毛细血管破裂有少量出血并与宫颈管内黏液栓相混，经阴道排出，称为见红，是分娩即将开始比较可靠的征象。

2.评估和观察要点

(1)评估要点:a.孕妇孕周及孕期检查的情况;b.评估孕妇宫缩的强度、持续时间及"见红"时间。

(2)观察要点:a.观察产妇子宫收缩的强度、间歇时间、持续时间;b.观察"见红"的颜色、量、气味。

3.护理措施

(1)教会孕妇识别先兆临产的临床表现。

(2)指导孕妇自我观察宫缩的方法。

(3)给予孕妇休息、饮食、运动指导,保持轻松愉快的精神状态。

(4)为孕妇提供安静舒适的待产环境,按时熄灯,规律作息。

(5)进行临产健康宣教,耐心解答孕妇提出的问题。

4.健康教育

(1)指导孕妇产前采取少量多餐的饮食方法,适当增加富含膳食纤维的食物摄入,以缓解便秘现象。

(2)定期产前检查,掌握先兆临产的观察,提前备好分娩用物。

二、产时护理常规

(一)护理评估

1.病史评估

根据产前记录评估产妇的一般情况,如结婚年龄、生育年龄、身高、体重、营养状况、既往疾病史、过敏史、月经史、生育史、分娩史等。评估本次妊娠的经过,包括末次月经、预产期、有无阴道流血、妊娠期高血压综合征等情况,同时记录血、尿常规数据,骨盆各径线的测量值,胎先露、胎心等情况。

2.身体评估

临产后,评估产妇的脉搏、呼吸、血压的变化以及疼痛程度。通过触诊法或胎儿监护仪评估产妇子宫收缩的频率、每次收缩的持续时间和强度。通过阴道检查评估宫颈扩张及胎头下降情况。每次评估的结果应及时记录,并绘制产程图来连续描记和反映宫口扩张程度及胎先露下降程度。用多普勒仪或胎儿监护仪评估胎心的频率、节律性及宫缩后胎心率的变化及恢复的速度等。评估产妇的胎膜是否完整。

3.心理-社会评估

评估产妇对分娩的认知情况。了解产妇对引产方式、对分娩及可能导致并发症的认知程度、家庭经济承受能力,以提供相应的心理支持。

(二)正常分娩期护理

1.第一产程

(1)相关概念:

1)第一产程:又称宫颈扩张期,指临产开始直至宫口完全扩张即宫口开全(10cm)为第一产程。临产开始的标志为规律且逐渐增强的子宫收缩,持续约 30 秒,间歇 5～6 分钟,同时伴随进行性宫颈管消失、宫口扩张和胎先露部下降。用强镇静药物不能抑制宫缩。

2)潜伏期:从临产至宫口扩张 6cm。

3)活跃期:从宫口扩张 6cm 至宫口开全。

4)潜伏期:延长初产妇>20 小时,经产妇>14 小时。

5)活跃期停滞:当破膜且宫口扩张≥6cm 后,如宫缩正常,而宫口停止扩张≥4 小时可诊断活跃期停滞;如宫缩欠佳,宫口停止扩张≥6 小时可诊断为活跃期停滞。

(2)临床表现:

1)规律宫缩:产程开始时,出现伴有疼痛的子宫收缩。开始时宫缩持续时间较短(约 30 秒)且弱,间歇时间较长(5～6 分钟)。随着产程的进展,持续时间渐长(50～60 秒)且强度不断增强,间歇时间渐短(2～3 分钟)。当宫口近开全时,宫缩持续时间可长达 1 分钟或更长,间歇期仅 1～2 分钟。

2)宫口扩张:当宫缩渐频繁并不断增强时,宫颈管逐渐缩短直至消失,宫口逐渐扩张。

3)胎先露下降:胎先露下降程度是决定胎儿能否经阴道分娩的重要观察指标。

4)胎膜破裂:正常破膜多发生于宫口近开全时。

(3)评估和观察要点:

1)评估要点:a.健康史:评估孕妇的一般情况,如年龄、身高、体重、营养状况等一般资料;是否定期产检,有无特殊情况;既往病史、生育史,了解本次妊娠情况、心理状况;超声等重要辅助检查的结果。b.产程评估:评估宫缩强度、持续时间及间歇时间;评估胎心的频率及变异性;评估宫口扩张与胎先露下降的速度是否与产程进展相符;评估胎膜是否破裂,如已破膜,评估羊水的颜色、性状、量;评估疼痛的部位和程度,以及孕妇的心理状态。

2)观察要点:a.观察生命体征变化;b.观察宫缩强度、持续时间与间歇时间,观察者将手掌放于孕妇腹壁的宫体近宫底处,宫缩时宫体部隆起变硬,间歇期松弛变软;c.观察胎心的节律性、变异性;d.观察宫口扩张与胎先露下降的速度和程度是否与产程进展相符,若宫口不能如期扩张,警惕头盆不称存在;e.已破膜者观察羊水颜色、性状、量。

(4)护理措施:

1)一般护理措施:a.测量体温、脉搏、呼吸,每日 4 次,低危产妇每 2 小时测量血压 1 次,血压升高或高危产妇应每小时测量血压 1 次或遵医嘱增加测量次数。b.为保证产程中体力充沛,鼓励产妇在宫缩间歇期补充水分,少量多次进食高热量、易消化、清淡的食物。c.鼓励产妇2～4 小时排尿 1 次,以免膀胱充盈影响宫缩及胎先露下降。如遇排尿困难,且反复诱导排尿无效时遵医嘱给予导尿。d.鼓励产妇在室内活动,可采取站、蹲、走等多种方式,利于产程进展。胎膜破裂的产妇,如胎先露已达坐骨棘以下 2cm 且排除脐带先露,可鼓励其下床活动。e.初产妇易产生焦虑、紧张和急躁的情绪,鼓励陪伴分娩,指导产妇与家属和助产士密切配合,促进分娩顺利进行。

2)专科护理:a.胎心监测:胎心听诊应在宫缩间歇期完成。多普勒听胎心每小时 1 次,每次听诊 30～60 秒,如听诊胎心异常者,可用胎心监护仪监测胎心率变异及其与宫缩的关系。b.观察宫缩:应每 1～2 小时观察一次宫缩情况,根据产程进展,遵医嘱给予相应处理。每次观察宫缩后,在产程记录单记录观察结果。c.观察宫颈扩张与胎先露下降程度:通过阴道检查了解宫口扩张进展及胎头下降程度。阴道检查的主要内容,包括内骨盆径线、宫口扩张及胎先露下降、胎膜是否破裂、有无脐带先露或脱垂等情况等,如果胎膜已破则应上推胎头了解羊水和胎方位。d.胎膜破裂的处理:胎膜破裂,应立即听诊胎心,并观察羊水性状和流出量,同时记录破膜时间。如果羊水粪染或胎心异常,立即报告医生。

3)剖宫产再孕阴道分娩产妇的护理:a.产妇进入产房后,助产士了解孕妇的一般情况;是否定期产检,有无特殊情况;既往病史、生育史,了解本次妊娠情况。b.遵医嘱做好急诊剖宫产的术前准备,开放一条静脉通路。c.实施责任制整体护理,全程持续胎心监护及心电监护,严密监测产妇生命体征,如遇异常情况及时汇报医生。d.鼓励使用药物镇痛,严密监测产妇子宫下段有无压痛,以及有无血尿。e.严密监测产程进展,发现产程停滞或胎头下降受阻、羊水性状及胎心异常时,立即通知上级医生。胎盘娩出后如果阴道出血≥200mL,通知医生行宫腔探查,准确测量出血量,遵医嘱使用宫缩药及止血药物。

4)实施药物分娩镇痛后的护理:a.实施分娩镇痛术后,即刻查看产妇的皮肤有无残留的碘酒印迹,及时脱净。b.产妇卧床观察30分钟后,评估胎心、产妇肢体感觉、运动能力等情况,产妇如需要下床活动、如厕等要由专人陪伴,避免发生跌倒和坠床。c.根据产妇运动能力评估,指导其床上活动下肢,无运动功能障碍者,可协助其坐起后下床站立,无感觉障碍(如无头晕、腿软等情况)方可行走或坐分娩球,以保证其安全。d.鼓励产妇进食进水,同时观察膀胱充盈情况,鼓励每2小时排尿一次,防止尿潴留,如有排尿障碍的产妇遵医嘱给予留置导尿。e.协助卧床休息的产妇每2小时翻身及活动下肢一次,同时观察产妇全身皮肤情况。保持床单位平整、干燥并及时更换中单,查看局部皮肤情况。f.密切监测体温变化,如果体温≥37.5℃需通知医生。g.观察穿刺部位有无渗血、渗液,管路有无滑脱、打折,如麻醉泵报警时立即通知麻醉科医生处理。h.宫口开全后,应与麻醉科医生、产科医生沟通是否需要停止麻醉泵。胎儿娩出后密切观察产后出血情况和新生儿呼吸情况。i.结束分娩后,遵医嘱拔除麻醉管,检查麻醉管路是否完整无损,观察穿刺点有无出血。如果拔管过程中有阻力,需停止拔管,禁止强行拔出,通知麻醉科医生处理。j.听取产妇的主诉,出现异常情况及时汇报。产妇转出产房前再次查看皮肤是否完整。

(5)健康教育:

1)产程知识指导:向产妇介绍第一产程的相关知识,告知其可采用自由体位待产。

2)指导产妇掌握应对产痛的自我帮助方法:指导和建议产妇使用非药物镇痛措施,如使用分娩球、助行车、自由体位、按摩等,助产士定时评估。

3)生活指导:指导产妇在宫缩间歇期饮水、进半流食,补充体力消耗,使其了解自我放松、定时排尿的意义。

2.第二产程

第二产程又称胎儿娩出期,从宫口开全至胎儿娩出止。初产妇需1~2小时;经产妇通常数分钟即可完成,一般不超过1小时。

(1)临床表现:子宫收缩增强,胎儿下降及娩出。胎头于宫缩时露出于阴道口,露出部分不断增大,在宫缩间歇期,胎头又缩回阴道内,称胎头拨露。当胎头双顶径越过骨盆出口,宫缩间歇时胎头也不再回缩,称胎头着冠。

(2)评估和观察要点:

1)评估要点:a.健康史:评估产程进展情况和胎儿宫内情况,了解第一产程的经过及其处理。b.评估子宫收缩情况:子宫收缩的持续时间、间歇时间、强度和胎心情况,询问产妇宫缩时有无便意感;评估会阴局部情况,结合胎儿大小,判断是否需要行会阴切开术。c.评估产妇心理状态:产妇有无焦虑、急躁、恐惧心理,对正常分娩有无信心。

2)观察要点:a.观察宫缩时屏气用力胎头拨露和着冠情况;b.观察宫缩及胎心率变化。

(3)护理措施:

1)提供心理支持:第二产程期间陪伴产妇,并及时提供产程进展信息,给予安慰、支持和鼓励,缓解其紧张和恐惧,同时协助其饮水、擦汗等生活护理。

2)观察产程进展:宫口开全后,若仍未破膜、影响胎头下降可行人工破膜。严密观察产程进展,若进展缓慢或停滞,应及时查找原因并通知医生,采取措施结束分娩。遵医嘱结合产妇情况实施新产程标准,未实施分娩镇痛的初产妇超过 3 小时,经产妇超过 2 小时为第二产程延长;实施硬膜外分娩镇痛的初产妇超过 4 小时,经产妇超过 3 小时为第二产程延长。

3)指导产妇使用腹压:指导产妇自发性屏气用力,宫缩时如排便样向下屏气,增加腹压。宫缩间歇期,产妇呼气并放松,如此反复促进胎儿娩出。

4)第二产程用力体位:采用半卧位接产,即宫缩时助产人员将产床背板抬高 15°~30°,指导产妇两手握住产床两边扶手向上拉,两腿外展,双足踩在产床相应位置向下用力,接产时助产人员站在产妇足一侧(正位接产)适度保护会阴。

5)接产准备:初产妇宫口开全、经产妇宫口扩张 4cm 且宫缩规律有力时,做好接产准备工作。协助产妇取半卧位于产床上,两腿屈曲分开,露出外阴部,臀下放一次性纸垫,冲洗外阴后取无菌巾铺于臀下,接产者准备接产。

6)接产:评估产妇会阴情况,如会阴水肿,会阴过紧、缺乏弹性,耻骨弓过低,会阴体过短、过长,以及巨大儿等造成会阴严重撕裂时,实施侧切。a.接产助产士适度保护会阴并协助胎头俯屈,使胎头以最小径线(枕下前囟径)在宫缩间歇时缓慢娩出,此为预防会阴撕裂的关键,产妇屏气必须与接产者配合。b.巡回助产士做好巡台工作,记录分娩时间,胎儿娩出前肩后,巡台助产士及时给予宫缩剂。协助新生儿与母亲进行皮肤接触,观察新生儿表现,出现吸吮表现及时让新生儿早吸吮,做好与产妇的沟通工作。

(4)健康教育:

1)知识指导:产妇掌握第二产程的相关知识,可正确使用腹压。在医护人员指导下配合自由体位分娩。

2)母乳喂养指导:产妇了解"三早重要性",配合母婴皮肤接触,在助产士指导下完成早吸吮、早开奶。

4.第三产程

第三产程又称胎盘娩出期,从胎儿娩出后至胎盘胎膜娩出,需 5~15 分钟,不应超过 30 分钟。

（1）临床表现：胎盘剥离和排出方式有两种，胎儿面和母体面，多见胎儿面娩出（胎盘从中央开始剥离，而后向周围剥离，随后见少量阴道出血）。

（2）评估和观察要点：

1）评估要点：a.评估第一、第二产程的经过及其处理；b.评估胎盘剥离征象；c.评估产妇的情绪状态，对新生儿性别、健康及外形等是否满意，能否接受新生儿、有无进入母亲角色等。

2）观察要点：a.观察胎盘是否出现剥离征象：宫体变硬呈球形，宫底升高达脐上；阴道口外露的一段脐带自行延长；阴道有少量的出血；接产者用手掌尺侧在产妇耻骨联合上方轻压子宫下段，宫体上升而外露的脐带不再回缩。b.观察子宫收缩及阴道出血情况。c.检查软产道，注意有无宫颈裂伤、阴道裂伤及会阴裂伤。

（3）护理措施：

1）协助娩出胎盘：确认胎盘已完全剥离，于宫缩时以左手握住宫底（拇指置于子宫前壁，其余四指放在子宫后壁）并按压，同时右手轻拉脐带，协助娩出胎盘。当胎盘娩出至阴道口时，接产者用双手捧住胎盘，向一个方向旋转并缓慢向外牵拉，协助胎盘胎膜完整剥离排出。若发现胎膜部分断裂，用血管钳夹住断裂上端的胎膜，再继续向原方向旋转，直至胎膜完全排出。仔细检查胎盘的母体面，确定没有胎盘组织遗留。胎盘胎膜排出后，按摩子宫刺激其收缩以减少出血，同时注意观察并测量出血量。

2）检查胎盘、胎膜：将胎盘铺平，检查胎盘母体面胎盘小叶有无缺损。将胎盘提起，检查胎膜是否完整，胎儿面边缘有无血管断裂，及时发现副胎盘。有副胎盘、部分胎盘残留或大部分胎膜残留时，通知医生并在无菌操作下使用卵圆钳进入宫腔夹取出残留组织或刮宫。若手取胎盘困难，用大号刮匙清宫。若确认仅有少许胎膜残留，可给予子宫收缩剂待其自然排出。

3）检查软产道：胎盘娩出后，应仔细检查会阴、小阴唇内侧、尿道口周围、阴道、阴道穹隆及宫颈有无裂伤。若有裂伤，应立即缝合。

4）预防产后出血：若胎盘未完全剥离而出血≥200mL时或第三产程≥30分钟胎盘仍未自行剥离时，应行人工剥离胎盘术。

（4）健康教育：

1）知识指导：产妇掌握第三产程注意事项，可通过母婴皮肤接触分散注意力。

2）母乳喂养指导：产妇可配合进行早接触、早吸吮、早开奶。

3）安全指导：产妇了解母婴皮肤接触过程中安全注意事项。

三、产后护理常规

（一）护理评估

1.分娩情况评估

评估产妇的分娩方式、分娩过程、新生儿情况及有无分娩并发症等。

2.风险评估

评估产妇的日常活动能力，有无发生压疮、跌倒、坠床的风险及程度。评估方法参考日常生活活动能力（Barthel指数）评定量表、北京大学第一医院患者跌倒危险因素评估表、北京大学第一医院患者压疮 Braden 评分表。

3.心理-社会评估

(1)评估产妇对分娩的感受。

(2)评估产妇的自我形象:了解产妇对自己及孩子的感受如对体形变化的看法等。

(3)评估产妇的心理适应情况:评估产妇的健康状况、社会支持系统、经济状况、性格特征、文化背景等。

4.母乳喂养情况评估

(1)评估产妇对母乳喂养知识的掌握情况。

(2)评估产妇乳房的类型:确定有无乳头平坦、内陷。

(3)评估产妇乳汁的质和量。

(4)评估产妇有无乳房胀痛及乳头皲裂。

(二)护理措施

1.一般护理

(1)产妇转到母婴同室病房后,责任护士热心接待产妇与助产士做好交接,并按流程做好新生儿身份确认工作。为其耐心讲解入室须知,包括主管医生、护士、护士长介绍,病房规章制度介绍、病房环境介绍、新生儿安全告知等。

(2)产妇入室后,立即测量体温、脉搏、呼吸、血压,观察宫缩、阴道出血量、乳房形态及有无初乳,协助产妇哺乳,给予相应的指导,并做好记录。

(3)于产妇入室后 1 小时、2 小时测量产妇血压、脉搏、呼吸,按压其宫底,观察宫缩和阴道出血量并记录。重视产妇主诉,观察会阴伤口情况,有无血肿,如有异常及时通知主管医生,积极协助处理。产后每日测量体温、脉搏、呼吸 2 次,体温≥37.3℃者,每日测 4 次,体温正常后再连续测 3 日。

(4)嘱产妇多饮温开水或红糖水。产后 2～4 小时督促并协助其排尿,如有尿意不能自行排尿者,适当采取措施帮助排尿,如听流水声、热敷下腹部等;若产后 6 小时仍不能自行排尿者须通知医生,遵医嘱进行处理,必要时进行留置导尿。

(5)鼓励产妇尽早下床活动,促进子宫复旧,预防深静脉血栓。

(6)给予产妇营养丰富易消化食物,适量增加汤汁类饮食,促进乳汁分泌。多吃水果与蔬菜,预防便秘,忌食辛辣生冷等刺激性食品。

(7)给予产妇母乳喂养和乳房护理指导,包括母乳喂养的好处、母婴同室的重要性、母乳喂养姿势、婴儿正确含接姿势、如何识别母乳不足、母乳储存方法以及挤奶方法等。

(8)做好会阴护理,每日用 0.5‰的碘伏溶液擦洗会阴 2 次;嘱产妇勤换内裤,及时更换会阴垫,大小便后用温水清洗外阴,保持外阴清洁。

(9)严格落实 24 小时母婴同室,如有医疗需要,每日母婴分离时间不应超过 1 小时。

2.病情观察

(1)观察产妇的恶露性质、量、气味及有无组织样物排出,观察伤口愈合情况,如异常通知医生。

(2)观察产妇排尿情况,预防产后尿潴留。产后 6 小时内每次排尿后膀胱剩余尿量应少于 100mL(用残余尿测量仪测量)。有尿潴留者,可采用热敷、听流水声等方法诱导排尿,必要时遵医嘱留置尿管。

(3)定时观察新生儿体温、大小便、反应及哺乳情况,发现异常及时通知医生。

3.专科指导

(1)母乳喂养:指导母乳喂养,做好乳房护理。做好母乳喂养的健康教育和反馈工作,及时填写健康教育计划单。

(2)新生儿护理:

1)执行各项护理操作前后认真核对新生儿腕带信息。

2)每日细心观察新生儿体温、脉搏、呼吸、哺乳、睡眠、大小便等情况并记录。

3)每日或隔日行沐浴,每日抚触、体重测量一次。

4)做好脐部护理,每日用 75% 酒精棉签消毒一次,观察脐部有无红肿、分泌物有无异味。

5)医务人员或家属接触新生儿前应进行洗手或者快速手消毒。若有感染性疾病应避免接触新生儿。

6)严格病房管理制度和探视制度,预防交叉感染,保证新生儿安全。

4.心理护理

产后,产妇需要从妊娠期和分娩期的不适、疼痛、焦虑中恢复,需要接纳家庭新成员,面临初为人母的角色转变,此时产妇的心理处于脆弱和不稳定状态,心理指导和支持是十分重要的。

(1)加强与产妇的沟通交流,了解产妇存在的心理问题,有针对性地耐心解释。注意观察产妇的情绪变化,帮助减轻身体不适,并给予精神关怀、鼓励、安慰,帮助其恢复自信。

(2)协助产妇保持心情愉快,帮助其树立母乳喂养信心,培养良好的母子感情,使产妇很快适应角色转变,有效担当起母亲的角色。

(3)对于有焦虑及抑郁倾向的产妇,积极给予心理疏导,给予更多的关爱指导,去除致病的心理因素,积极预防产后抑郁症。

5.健康教育

(1)饮食指导:产妇宜进食富含营养的食物,注意粗细粮搭配,适量吃汤汁类食物,饮食需多样化。少食多餐,以每日 4~5 餐为宜。

1)供给充足优质蛋白,如鸡蛋、禽肉类、鱼类、大豆类等。

2)多食富含钙的食物,如奶类、猪骨汤等。

3)增加水果与蔬菜的摄入,预防便秘。

4)忌食生冷、辛辣、油炸等刺激性食物。

(2)休息与活动:

1)为产妇提供一个空气清新、安静、舒适的病室环境;保持床单位干净、整洁。指导与婴儿同步睡眠,护理操作尽量轻柔、集中执行,保证产妇休息。

2)告知产妇应尽早下床活动,有利于子宫复旧和恶露排出,预防深静脉血栓,促进产后恢复。产后 2 小时即可下床轻微活动,产后第 2 天可在室内随意走动。运动量应由小到大,循序渐进。

(3)卫生指导:指导产妇大、小便后用清水冲洗外阴,以保持外阴清洁,勤换内衣裤,告知产后可进行淋浴、刷牙。

(4)出院指导:

1)指导产妇进行盆底肌训练及产后保健操。

2)告知产妇产后 42 天内禁止性生活,42 天后行产后复查,正常后可行性生活,但应采取避孕措施。指导产妇选择适合的避孕方法,正常产后 3 个月,可以选择宫内节育器避孕。

6.延续护理

(1)助产士入病房访视产妇,观察子宫复旧及阴道出血情况,如有异常及时通知医生,并准确记录出血量。

(2)告知产妇母乳喂养热线电话,以便产妇遇到困难时咨询。告知产妇办理出院流程、办理出生证流程、伤口护理要点、新生儿护理要点、新生儿疫苗接种相关事宜等。

(3)产妇出院 3～7 天对其进行电话随访,解决产妇提出的实际问题并给予母乳喂养指导。

(4)告知母乳喂养咨询门诊时间,指导产褥期遇到母乳喂养问题的产妇去门诊接受面对面的咨询和指导。

(5)指导产妇将孕期保健册交予地段保健机构,产后 42～60 天产妇及婴儿应来医院进行产后复查。

(6)定期对相关社区人员进行培训,积极促进社区卫生服务组织的建立,并将出院的产妇转给这些组织。

四、正常新生儿护理常规

正常新生儿是指胎龄 37～42 周、出生体重≥2500g、无任何畸形和疾病的活产儿。从胎儿出生后至满 28 日内为新生儿期,此时期生理功能尚不完善,免疫功能低下,是护理工作的重要时期。

(一)护理评估

1.出生时评估

(1)Apgar 评分:观察新生儿出生后 1 分钟、5 分钟及 10 分钟的反应。Apgar 评分以心率、呼吸、肌张力、喉反射及皮肤色泽 5 项体征为依据,每项 0～2 分,满分 10 分。7 分以上为正常;4～7 分是中度窒息;3 分及以下是重度窒息。

(2)身体评估:评估时注意保暖。

1)头面部:观察头颅大小、形状,有无产瘤、血肿及皮肤破损;检查囟门大小和紧张度,有无颅骨骨折和缺损;检查巩膜有无黄染或出血点;检查有无唇腭裂。

2)颈部:注意颈部对称性、位置、活动范围和肌张力。

3)胸部:观察胸廓形态、对称性、有无畸形;观察呼吸时是否有肋下缘和胸骨上、下软组织下陷。

4)腹部:观察腹部是否平软,有无腹疝。

5)脊柱、四肢:检查脊柱、四肢发育是否正常,四肢是否对称,有无骨折或关节脱位。

6)肛门、外生殖器:观察肛门外观有无闭锁,外生殖器有无异常,男婴睾丸是否已降至阴囊,女婴大阴唇有无完全遮住小阴唇。

2.入母婴同室时评估

(1)病史:了解有无家族遗传病史,母亲既往妊娠史;了解本次妊娠经过,胎儿生长发育及其监测结果;评估分娩经过,新生儿情况(出生体重、性别、Apgar 评分情况及出生后检查结果等)。助产士、主管护士、产妇及其家属三方核对新生儿出生信息及腕带信息。

(2)身体评估:

1)体温:正常为 36~37.2℃,体温>37.5℃可能由于室温高、保暖过度或脱水;体温<36℃可能由于室温较低、早产儿或感染等。

2)呼吸:于新生儿安静时测 1 分钟,正常为 40~60 次/分。母亲产时使用麻醉药、镇静药或新生儿产伤可使新生儿呼吸减慢;室温改变过快,早产儿可出现呼吸过快;持续性呼吸过快见于呼吸窘迫症、膈疝等。

3)心率:一般通过心脏听诊测量。正常心率为 120~140 次/分。若心率持续增快或减慢,应提高警惕,观察是否有心脏病。

4)脐带:观察脐带断端有无出血或异常分泌物。

5)反射:观察各种反射是否存在,了解新生儿神经系统的发育情况。持久存在的反射有觅食反射、吸吮反射、吞咽反射等,而拥抱、握持等反射随着小儿的发育逐渐减退,一般于出生后 3~4 个月消失。

(二)护理措施

1.一般护理

(1)出生时护理:新生儿娩出后迅速清理口腔,保持呼吸道通畅。严格消毒,结扎脐带。记录出生时间、Apgar 评分、体重与身长,在新生儿病历上印脚印以便日后核查。包裹好新生儿,出生1 小时内完成早接触、早吸吮、早开奶,并记录完成时间。

(2)日常护理:

1)体温:每日测体温 2 次,如体温低于 36℃或高于 37.5℃,应通知儿科医生进行会诊。体温过低者应加强保暖,过高者需检查原因,及时予以纠正。

2)体重:体重是衡量新生儿生长发育与营养吸收程度的重要指标。为了新生儿保暖和充分皮肤接触,在新生儿出生 90 分钟后测量体重,以后每天测量 1 次。新生儿出生后 2~4 天,由于摄入量少,排出水分较多,出现生理性体重下降,比出生时下降 6%~9%,一般不超过 10%,4 天后开始回升,7~10 天逐渐恢复到出生时体重。若下降太多、回升过晚或恢复时间延长,应注意寻找原因进行处理。

3)沐浴:分娩 24 小时后给予第一次沐浴,以后建议每日或隔日沐浴一次。母亲有传染性疾病的,新生儿建议出生后 4~6 小时完成第一次沐浴,以清洁皮肤。同时注意观察皮肤是否红润、干燥,有无发绀、脓疱或黄疸等,如有异常应及时处理。

4)脐部护理:断脐后,不要给脐带断端外敷任何药物和包扎脐带,脐带暴露在空气中并保持脐部清洁干燥,每日检查脐带,一般新生儿脐带于生后 3～7 天脱落,脱落后仍需护理 2 天。

5)臀部护理:及时更换尿布,大便后用温水洗净,擦干后涂鞣酸软膏或护臀霜。尿布必须兜住整个臀部及外阴,不宜缚得过紧或过松,不宜垫橡皮布或塑料单。避免发生红臀、溃疡或皮疹等。

2.病情观察

(1)呕吐:吐奶是新生儿常见症状,除新生儿消化系统自身解剖特点这一原因外,喂奶量过多、奶汁含脂过高、奶温过低,喂养方法不当,吞入大量空气等都能引起呕吐或溢奶。对新生儿呕吐不但要观察呕吐物的颜色、量和性质,更重要的是防止呕吐物吸入气管或肺内引起窒息。生后数小时内让婴儿侧卧,有助于让残存在呼吸道内的黏液自然流出。为防呕吐和误吸,喂奶时应注意姿势,喂奶后要竖着抱起轻拍其背部,促使咽入的空气排出,另外将新生儿安置为右侧卧位,并稍抬高其头部,有利于胃排空。应注意观察呕吐情况及性质,如吐奶频繁,呈喷射状,需考虑有无先天性贲门松弛或幽门痉挛。如呕吐物为白色黏液,为吸入的羊水刺激胃黏膜引起;绿色或黄色黏液可能是消化道梗阻或严重急性感染;咖啡色液体可能是自然出血或感染引起的出血。

(2)大小便:应每天观察大小便次数、大便性状及量,并记录。正常新生儿胎便为墨绿色,黏稠无臭味;人工喂养便为淡黄色软膏状,有臭味,每天 1～2 次;母乳喂养便为金黄色,糊状,无臭味,每天 2～6 次;如有消化不良,大便呈黄绿色、稀薄状、次数多且粪水分开;如摄入蛋白质过多,大便呈硬结、块状,粪臭味极浓;进食不足时,大便色绿量少、次数多;肠道感染时,大便次数多、稀薄或水样或带黏液、脓性,粪便腥臭,此时新生儿厌食、呕吐、腹胀、烦躁不安、发热甚至嗜睡、脱水。

(3)啼哭:新生儿刚娩出时啼哭是因为环境温度突然改变,产生本能的反应,以后随着大脑皮层和感觉器官的发育,啼哭逐渐和情绪联系在一起,如饥饿、过暖、噪声、受刺激等皆能引起啼哭。当新生儿伴有导致机体痛苦不适的任何疾病时,亦可出现不同形式的啼哭。如面色正常、哭声洪亮,哭久后声音逐渐变弱,哺乳后哭声立即停止,为饥饿性啼哭。如出现烦躁而颤抖的尖声哭叫,并有分娩损伤史者,常提示颅脑损伤。哭声低弱、呻吟,伴有面色青灰、呼吸急促、精神萎靡,应警惕有心肺功能异常或衰竭的可能。

(4)乳房肿大及假月经:由于受胎盘分泌的雌、孕激素影响,新生儿生后 3～4 天可出现乳腺肿胀,如蚕豆或核桃大小,无须特殊处理,2～3 周后自然消失,切忌挤压,以免感染。部分女婴生后 1 周内,阴道可有白带及少许血性分泌物,持续 1～2 天后自然消失,俗称"假月经"。

(5)皮肤:新生儿皮肤薄嫩,易受不良因素刺激,在疾病发生时往往能早期反映病情。因此要注意观察皮肤是否红润、干燥,有无发绀、黄疸,有无肢体发凉、皮肤花纹等,还应注意观察颈部、腋下、腹股沟、臀沟以及女婴的阴唇,是否发红、潮湿,有无渗出等。大多数新生儿在出生后几周内鼻周围或脸颊部出现白色小粟粒疹,一般不需要特殊处理,持续数周后可自行消失。若在眉毛上方和面颊部出现红色丘疹,甚至遍至全身,此为"奶癣",其发生原因可能是由于接触到如肥皂、油类等物质的一种过敏反应或是由于婴儿皮肤受床单、衣物刺激的反应,不需要治疗,可自行消失。

3.用药护理

(1)头孢克洛干混悬剂:

1)适应证:用于敏感菌所致的呼吸系统、泌尿系统、耳鼻喉科及皮肤、软组织感染等。

2)不良反应:a.胃肠道反应:腹泻、胃部不适、食欲减退、恶心、呕吐等。b.过敏反应:皮疹、荨麻疹。

(2)枯草杆菌二联活菌颗粒(妈咪爱):

1)适应证:用于消化不良、食欲减退、营养不良,肠道菌群紊乱引起的腹泻、便秘、腹胀、肠道内异常发酵、肠炎,使用抗生素引起的肠黏膜损伤等。

2)不良反应:偶见服用本品后腹泻次数增加,停药后可恢复。

4.专科指导

(1)预防接种:无禁忌证者出生后 24 小时内接种乙肝疫苗和卡介苗。一般计划免疫是安全的,但也会出现一些轻度的不良反应,少数出现严重不良反应。卡介苗注射部位有红、肿、疼痛、硬结,有时出现轻度溃疡,也可见低热等全身反应,严重时有过敏反应和化脓淋巴结炎。乙肝疫苗注射部位发红、疼痛、肝功能异常,严重者在急性期过后可行局部热敷。出现过敏性休克时应立即使新生儿平卧,保持呼吸道通畅,面罩高压给氧,适时心肺复苏,并遵医嘱用药。

(2)新生儿疾病筛查:在新生儿早期通过试验检测方法对一些危害严重并有有效治疗方法的先天性、遗传性、代谢性疾病进行筛查,以便早期诊断和治疗,避免对儿童发育造成不可逆的损伤导致残疾。

依据《中华人民共和国母婴保健法》,目前免费筛查两种疾病:先天性甲状腺功能减退症和苯丙酮尿症。两种疾病均可造成患儿智力和体格发育严重落后,但出生时无任何临床表现,随着年龄增长逐渐出现临床症状,一旦出现症状就已经耽误了最佳治疗时机。

由于化验值可受多种因素影响,因此为保证化验结果的准确性,要注意采血的时间应在出生后充分哺乳 72 小时以后。

(3)母乳喂养、新生儿抚触。

5.黄疸观察护理

(1)大部分新生儿出生后都会出现生理性黄疸,因为新生儿出生时与成人相比其红细胞数量相对多、红细胞寿命相对短,出生后 7 天内红细胞破坏较多,导致胆红素产生的量多。新生儿肝系统发育尚不成熟,处理胆红素能力较弱,加之新生儿肠肝系统特点,肠壁吸收胆红素也较多,因而胆红素积存于血液中而引起黄疸。当新生儿血中胆红素超过 5～7mg/dL 时,即可出现肉眼可见的黄疸。

(2)生理性黄疸的代谢特点:出生后 2～3 天出现黄疸,4～5 天达高峰,5～7 天消退,最迟不超过 2 周。

(3)对新生儿黄疸的护理,一是严密观察黄疸的发展和消退是否在生理范围,二是尽快使黄疸消退。应保证新生儿有足够的入量,并鼓励晒太阳。可在室内靠近窗户的地方进行阳光沐浴,每次 10～20 分钟,每天 2 次,在夏季要注意小儿身体周围局部温度不可过高,以免晒伤。

6.健康教育

(1)喂养:提倡母乳喂养,做到按需哺乳。正常新生儿出生后 1 小时内开始哺乳,以促进乳汁分泌,并防止低血糖。

(2)环境:要求室内阳光充足,空气流通,室温在24~25℃,湿度为55%~65%。

(3)出院指导:

1)注意保暖,根据天气变化增减衣服,防止受凉或发热。衣服宜宽松、质软。

2)尽量不去公共场所,减少探视,接触宝宝前需洗手,家中有感冒者避免接触,以防发生感染。

3)保持皮肤清洁干燥,特别注意皮肤皱褶处的清洁,如颈下、腋下、腹股沟等处。每天沐浴1次,大便后用温水清洗,护理时动作应轻柔,预防损伤和感染。

4)按期进行预防接种,定期到儿童保健门诊体检。

7.延续护理

建立随访登记本,定期进行电话随访。随访过程中,关注婴儿喂养情况、黄疸情况;指导辅食添加顺序,由少到多,由稀到稠,由细到粗;指导计划免疫接种等。

第四节 剖宫产

一、术前护理常规

(一)护理评估

1.基本情况评估

产妇的入院方式、剖宫产手术原因,产妇文化程度、婚姻状况及对手术的认知情况。

2.病史评估

同自然分娩产前护理评估内容。

3.风险评估

同自然分娩产前护理评估内容。

4.心理-社会评估

同自然分娩产前护理评估内容。

(二)护理措施

1.一般护理

(1)配合术前检查:

1)协助产妇做好血、尿常规、肝、肾功能、血型、出凝血时间、心电图、B超等各项检查。

2)遵医嘱配血及皮试。

(2)术前准备:

1)备皮:以顺毛短刮的方式进行手术区剃毛备皮,上自剑突下,下至两大腿上1/3,两侧至腋中线。备皮完毕用温水洗净、拭干。最新观点指出,尽可能使用无创性剃毛刀备皮,时间尽量安排在临手术时,以免备皮过程中产生新创面,增加感染机会。

2)肠道准备:术前 8 小时禁食,术前 4 小时严格禁饮,以减少手术中因牵拉内脏引起恶心、呕吐反应,也使术后肠道得以休息,促使肠功能恢复。

3)留置尿管:常规留置导尿管,保持引流通畅,以避免术中伤及膀胱、术后尿潴留等并发症。

2.心理护理

为产妇讲解剖宫产指征并教会产妇保持心情舒畅的方法,可听轻松舒缓的音乐,尽量多与产妇交流,同时协助产妇消除紧张心理。

3.健康教育

用通俗易懂的语言向产妇介绍手术过程,解释术前准备的内容及各项准备工作所需要的时间、必要的检查程序等,包括将如何进行检查以及检查中可能出现的不适感觉,以取得配合。

二、术后护理常规

(一)护理评估

1.身体评估

评估产妇生命体征、手术名称、手术过程、麻醉方式、意识状态、有无伤口疼痛及其程度等。

2.风险评估

评估产妇的日常活动能力,有无发生压疮、跌倒、坠床的风险及其程度。

3.心理-社会评估

评估产妇对分娩的感受;评估产妇的自我形象,了解产妇对自己及孩子的感受等;评估产妇的社会支持系统等。

(二)护理措施

1.一般护理

(1)用物准备:准备好术后监护、急救等护理用物。

(2)床旁交接:与手术室人员核对腕带信息后交接产妇血压、脉搏、呼吸、意识、皮肤、管路、阴道出血等记录并签字。做好新生儿身份确认工作:助产士、病房护士、产妇家属三方签字,确认身份核对无误。

(3)病室环境:为产妇提供良好的生活环境,室内环境安静、通风良好,注意风口勿直吹产妇。保持适宜的温度和湿度,室温保持在 22~24℃,相对湿度以 50%~60%为宜。严格控制陪住人数和探视人数,做好手卫生的指导,预防交叉感染。

(4)术后卧位:根据麻醉方式的不同,应采取不同的卧位。

1)全麻产妇清醒前,应去枕平卧,头偏向一侧,以防止产妇呕吐时误吸导致窒息。加床挡防止坠床。

2)联合麻醉产妇去枕平卧 6 小时后置枕。

3)硬膜外麻醉产妇回到病房即可置枕平卧。

(5)首次剖宫产产妇,术后 8 小时取下腹部沙袋、腹带;有剖宫产史的产妇适当延长腹部沙袋压迫时间,8~12 小时后取下沙袋、腹带。同时观察伤口渗血情况。

（6）管路护理：

1）妥善固定尿管、引流管并保持通畅，避免打折、弯曲、受压、滑脱。

2）术后 24 小时拔尿管，并督促产妇 6 小时内自行排尿，每次排尿后用残余尿测量仪测量膀胱剩余尿量，应少于 100mL。如有异常及时通知医生，遵医嘱进行相应处理。

2.病情观察

（1）术后产妇回到病房后，立即测量血压、脉搏、呼吸、体温，观察子宫收缩情况、阴道出血量、乳房形态及有无初乳。注意保持各管路通畅并根据产妇病情调整输液速度，检查镇痛泵是否处于正常工作状态。于产后 2 个小时内，每小时监测并记录产妇的血压、脉搏、呼吸、宫底位置及阴道出血量，如有异常及时通知医生。24 小时内根据产妇病情和医嘱定时进行生命体征和阴道出血量的监测记录。手术后 3 日内，每日测体温、脉搏、呼吸 4 次。

（2）观察腹部伤口有无渗血，是否疼痛，必要时可遵医嘱使用镇痛药物。

（3）观察并记录阴道出血情况，注意出血量、颜色及性质。

（4）观察产妇尿管是否通畅，尿液的颜色、性质、量。

（5）如有皮下或腹腔引流管，观察引流管是否通畅及引出液体的颜色、性质、量并记录。

3.专科指导

（1）母乳喂养：产妇回到病房后，如无母乳喂养禁忌证，责任护士即刻协助产妇完成早接触、早吸吮、早开奶，并给予母乳喂养指导和乳房护理指导，指导内容包括母乳喂养的好处、母婴同室的重要性、母乳喂养姿势、婴儿正确含接姿势、如何识别母乳不足、母乳储存方法及挤奶方法等。

（2）新生儿护理：同自然分娩产后护理内容。

4.并发症护理观察

（1）腹胀：术后腹胀多因术中肠管受到激惹使肠蠕动减弱所致，产妇术中呻吟、抽泣、憋气等可咽入大量不易被肠黏膜吸收的气体，可加重腹胀。通常术后 48 小时恢复正常肠蠕动，一经排气，腹胀即可缓解。如果术后 48 小时肠蠕动仍未恢复正常，应排除麻痹性肠梗阻、机械性肠梗阻的可能。刺激肠蠕动、缓解腹胀的措施很多，如采用生理盐水低位灌肠、热敷下腹部等。在肠蠕动已恢复但仍不能排气时，可行针刺足三里或肛管排气等。术后早期下床活动可改善胃肠功能，预防或减轻腹胀。如因炎症或缺钾引起，则做相应处理，形成脓肿者应及早切开引流。

（2）泌尿系感染：尿潴留是发生膀胱感染的重要原因之一。另外，留置尿管时即便注意无菌操作技术，也难免发生逆行性感染。为了预防尿潴留的发生，可鼓励产妇定时排尿，增加液体入量，如上述措施无效，则应导尿。

（3）伤口血肿、感染：创口出血甚多或切口压痛明显、肿胀、检查有波动感时，应考虑为切口血肿。血肿极易感染，常为伤口感染的重要原因。若出现异常情况，应及时通知医生，协助处理。

5.心理护理

（1）加强沟通：产妇入产后病室时，热情接待，并让产妇充分休息。当产妇诉说分娩经历或不快时,应耐心倾听,积极开导。主动了解产妇对孩子及新家庭的看法和想法,尊重个人风俗习惯,提供正确的产褥期生活方式。

(2)母婴同室:在产妇获得充分休息的前提下,让产妇多抱孩子,逐渐参与孩子的日常生活护理,培养母子亲情。

(3)提供帮助:在产后 3 天内,为避免产妇劳累,主动给予产妇及新生儿的日常生活护理。

(4)健康宣教:提供新生儿喂养、沐浴指导,给予新生儿不适及常见问题的观察指导等。给予产妇自我护理指导如饮食、体重、活动的指导,常见问题如褥汗、乳房胀痛、宫缩痛等的处理方法,以减少产妇的困惑及无助感。

(5)鼓励和指导产妇丈夫及家人参与新生儿的护理活动,培养新家庭观念。

6.健康教育

(1)饮食指导:产妇进食、饮水的时机应根据麻醉方式酌情安排。一般术后 6 小时可饮温白开水、米汤等,排气前忌食奶制品、豆浆、含糖食物等,以免增加肠道积气,导致腹胀,排气后,逐步过渡到普食。产妇宜进食高蛋白、高维生素、易消化饮食,以增加营养、纠正贫血、促进泌乳与健康。

(2)活动指导:

1)回到病房后,协助产妇活动下肢,术后 6 小时内有知觉即可在床上进行翻身活动,12 小时后可下床活动,以促进肠蠕动,促进血液循环及子宫收缩,防止产后出血、深静脉血栓等术后并发症。

2)下床前对产妇进行跌倒风险的评估,若跌倒风险高,指导并协助产妇"三步下床",先由床上慢慢坐起至床边,活动双腿,如无头晕虚脱现象方可于床旁站起,床旁站立无不适后再协助产妇床旁走动,若产妇身体状况良好,可在室内缓慢行走。下床活动时注意观察产妇自觉症状,防止虚脱、跌倒。

(3)出院指导:

1)保持个人卫生,勤洗手,勤换内衣,指导产妇自我会阴清洗方法,预防产褥感染。

2)计划生育指导:产褥期内禁止性生活,产后复查正常后可恢复正常性生活。指导产妇正确避孕,哺乳者选用工具避孕为宜,不哺乳者可选用药物避孕。

第五节　产褥期

一、正常产褥期住院护理

从胎盘娩出至产妇全身各器官除乳腺外恢复正常未孕状态所需的一段时间,称为产褥期,通常为 6 周。

(一)阴道分娩后护理

1.评估和观察要点

(1)评估要点:①健康史:妊娠前有无慢性疾病,妊娠时有无合并症或并发症,分娩时会阴有无裂伤、有无产后出血；②生命体征：评估产妇生命体征是否正常；③子宫复旧：评估子宫收缩、宫底高度及阴道出血、会阴部伤口恢复情况；④排尿：评估膀胱充盈程度，防止尿潴留发生；⑤母乳喂养：评估产妇乳房形态、新生儿喂养及一般情况等；⑥心理：评估产妇心理状态，对分娩经历的感受及自我形象。

（2）观察要点：①生命体征：监测体温、脉搏、呼吸、血压有无异常。②子宫复旧及恶露：观察子宫收缩和宫底高度及阴道出血情况，若阴道出血量不多，但子宫收缩不良，宫底上升者，提示宫腔内有积血；若产妇自觉肛门坠胀感，应注意是否有阴道血肿；若子宫收缩好，但仍有阴道出血、色鲜红，应警惕软产道损伤。③会阴切口：观察子宫复旧及会阴切口愈合情况，如有会阴切口疼痛加重，局部红肿、硬结并有分泌物，应考虑会阴切口感染。④排尿：观察产妇首次排尿量及膀胱充盈程度，防止尿潴留影响子宫收缩引起子宫收缩乏力，导致产后出血。⑤乳房及乳汁：观察乳房有无胀痛、乳头有无皲裂，乳汁的分泌量。⑥新生儿：观察新生儿喂养、大小便、体重、睡眠等情况。

2.护理措施

（1）入室交接：产妇回到母婴同室后详细交接分娩经过，安全搬移至病床，指导舒适卧位。

（2）风险评估：产妇回到母婴同室后护士对产妇进行风险评估（压力性皮肤损伤、跌倒、管路滑脱、深静脉血栓等）。

（3）生命体征：监测生命体征，每日 3 次；若体温≥38℃，及时通知医生处理。

（4）排尿与排便：①排尿：鼓励产妇尽早自行排尿，做好安全指导，避免发生排尿性晕厥。如首次排尿有尿不尽感或产后 4 小时未排尿，应评估膀胱充盈情况后协助其排尿。用热水熏洗外阴或用温开水冲洗尿道外口周围；听流水声，诱导排尿；如产后 6 小时仍不能自排尿者，通知医生，遵医嘱用药或行导尿术。②排便：指导产妇增加粗纤维摄入，多食蔬菜、水果，保持排便通畅。

（5）会阴护理：会阴部无切开者使用清水清洁外阴，每日 2 次，及时更换会阴垫。会阴有切口者，观察会阴切口有无红肿、出血、硬结和渗出物。会阴切口疼痛剧烈或产妇有肛门坠胀感应及时通知医生，及早发现阴道壁或会阴部血肿。会阴部水肿者给予 50% 硫酸镁湿热敷，会阴有切口者给予 0.5% 碘伏纱布湿敷至拆线。

（6）母乳喂养指导：分娩后实施"三早"，按需哺乳，指导产妇喂奶体位及新生儿含接姿势，做到频繁有效吸吮。

（7）饮食指导：进食高蛋白、高维生素、易消化食物。分娩后可进流质饮食或清淡半流质饮食，以后可进普通饮食。

（8）休养环境：保持病室环境舒适，开窗通风每次 15～30 分钟，每日 2 次，保持床单位整洁。

4.健康教育

（1）一般指导：产妇居室安静、清洁，开窗通风每次 15～30 分钟，每日 2 次，注意保暖，合理饮食保证充足的营养。

（2）活动指导：指导经阴道分娩的产妇，适当休息，可保持正常活动。

（3）出院后母乳喂养支持：①讲解母乳喂养的重要性，评估产妇母乳喂养知识和技能，对知识缺乏的产妇及时进行宣教;②指导产妇合理睡眠与休息,保持精神愉快,保证泌乳;③告知医院的热线电话,提供母乳喂养咨询服务。

(4)计划生育指导:嘱产妇产后 42 天之内禁止性生活。根据产后检查情况,恢复正常性生活,指导产妇选择适当的避孕措施,一般哺乳者宜选用工具避孕,不哺乳者可选用药物避孕。

(5)产后复查指导:告知产妇产后 42~56 天,携新生儿进行门诊复查。

(二)剖宫产术后护理

1.评估和观察要点

(1)评估要点:①评估产妇生命体征变化;②评估术后疼痛程度及腹部切口愈合情况。

(2)观察要点:①观察体温、脉搏、呼吸、血压及血氧饱和度的变化;②观察子宫收缩及阴道出血情况;③观察腹部切口有无渗血、渗液等;④观察疼痛的性质与程度。

2.护理措施

(1)术后常规护理

1)产妇术后回室,给予吸氧、心电监护,测量体温、呼吸、脉搏、血压及血氧饱和度。观察腹部切口有无渗血、子宫收缩、阴道出血量,保持各种管路通畅,调整输液速度,进行风险评估。分别于回室后、30 分钟、1 小时、2 小时、3 小时、大小夜班、第 2 日白班各测量生命体征一次,同时观察子宫收缩情况及阴道出血情况,异常时及时通知医生。24 小时内每小时记录一次术后患者护理记录单。

2)硬-腰联合麻醉或全身麻醉的产妇,遵医嘱安置卧位。

3)观察乳房形态及有无初乳,即刻协助产妇与新生儿进行早接触、早吸吮、早开奶(至少母婴皮肤接触 30 分钟),随时指导母乳喂养。

4)术后 6 小时内禁食、禁水,6 小时后可分次进少量流食,避免糖、牛奶、豆浆等产气食品,根据腹胀情况 24 小时后可进食半流质饮食,排气后进普通饮食。

5)保留尿管期间遵医嘱给予会阴擦洗。及时倾倒尿袋中的尿液,并记录。拔除尿管后,责任护士督促产妇每日自行清洁外阴。

6)拔除尿管后由护理人员协助离床活动,以及协助产妇首次自行排尿,并观察膀胱排空情况及了解产妇有无尿道刺激征。

(2)异常情况护理:

1)发热的护理:评估产妇体温、乳房情况及术后恢复的天数,遵医嘱给予物理降温或药物降温,鼓励多饮水,及时擦干汗液,保持皮肤清洁干燥。

2)恶心、呕吐、腹胀的护理:评估恶心、呕吐、腹胀原因及伴随症状体征,观察呕吐物的量及性状,腹胀的程度,及时通知医生,配合辅助检查,遵医嘱对症处理。

3)排尿护理:拔除尿管后,如 6 小时仍不能自行排尿,给予诱导排尿,如下腹部热敷、听流水声或温水冲洗外阴等,必要时遵医嘱用药或行导尿术。

(3)并发症护理:

1)产后出血的护理:a.持续监测生命体征,观察子宫底高度,阴道出血量、性质、出血的速度,腹部切口渗血情况;b.观察产妇一般情况,如意识、尿量等;c.协助医生给予按摩子宫;d.遵医嘱开放静脉给药,完成各项实验室检查;e.保留卫生巾、卫生垫,用称重法测量出血量。

2)感染的护理:a.监测生命体征,每日 4 次,并将结果及时告知医生;b.根据实验室检查结果,遵医嘱给药;c.指导注意个人卫生,勤换卫生巾及内衣、内裤等。

3)肠梗阻的护理:a.遵医嘱禁食,给予补液,以保持水、电解质及酸碱平衡。肠功能恢复后,可进食少量液体或流质食物,如无不适,3 天后改进半流食。b.观察有无腹痛、腹胀、呕吐及肛门排气等。c.遵医嘱给予胃肠减压期间,注意观察引流管是否通畅、深度有无变化、固定是否完好,引流液的颜色、性状、量,每日更换引流袋,如引流液过多,超过负压吸引器容积的2/3 时,及时更换引流袋。d.做好患者及其家属的健康教育,避免活动或翻身时胃管滑脱。

4.健康教育

(1)剖宫产术后指导:指导产妇产后康复训练方法,嘱产妇出现发热、腹痛或阴道出血过多等,及时就医。

(2)计划生育指导:向产妇介绍避孕方法,采取适宜的避孕措施至少避孕 2 年。

(3)产后复查指导:嘱产妇产后 42～56 天携新生儿门诊复查,告知复查的注意事项。

(4)其他:母乳喂养相关内容指导,鼓励产妇坚持纯母乳喂养到婴儿 6 个月,母乳喂养至婴儿 2 岁。

二、产褥期并发症的护理

(一)产褥感染

产褥感染指分娩及产褥期生殖道受病原体侵袭,引起局部或全身感染,其发病率 6%。产褥病率指分娩 24 小时以后的 10 天内,每日测量体温 4 次,间隔 4 小时,有 2 次体温≥38℃。产褥病率常由产褥期感染引起,但也可由生殖道以外的感染,如急性乳腺炎、上呼吸道感染、泌尿系统感染、血栓静脉炎等原因所致。

1.临床表现

发热、疼痛、异常恶露,为产褥感染的三大主要症状。

2.评估和观察要点

(1)评估要点:①评估是否有产褥感染诱发因素,如贫血、泌尿道感染病史等,有无妊娠合并症,如胎膜早破、出血,产时异常情况,如出血、手术助产、软产道损伤等。②评估生命体征、会阴伤口、子宫复旧、恶露、乳房有无异常情况。③评估产妇心理变化,家庭成员是否支持。

(2)观察要点:①观察体温、脉搏、呼吸、血压变化、白细胞有无异常;②观察子宫复旧及阴道出血、会阴伤口情况;③观察乳房有无肿胀。

3.护理措施

(1)一般护理:保持病室安静、清洁、空气新鲜,开窗通风每次 15～30 分钟,每日 2 次,注意保暖,保持"六洁"(口腔、头发、皮肤、手、足、会阴清洁)。

(2)饮食护理:指导产妇加强营养,给予高蛋白、高热量、高维生素、易消化饮食。鼓励多饮水,保证足够的入量,必要时遵医嘱补液。

(3)支持疗法:测量生命体征,每 4 小时 1 次。高热时遵医嘱行物理或药物降温,进行支持治疗。注意抗生素的使用间隔时间,维持血液中有效浓度。

(4)产后护理:观察恶露、会阴切口疼痛等症状。记录恶露的颜色、性状与气味,子宫复旧情况及会阴切口情况。向产妇解释产生疼痛的原因,协助其取半卧位,利于恶露引流及炎症局限,会阴侧切者应取健侧卧位,并保持切口干燥、清洁,使用0.5‰碘伏稀释溶液冲洗会阴伤口,每日2次。会阴水肿者,局部可遵医嘱用50%硫酸镁湿热敷。

(5)特殊处理:配合做好脓肿引流术、清宫术等的术前准备及护理。

(6)乳房护理:乳胀给予乳房按摩、挤奶或吸奶等处理,防止乳腺炎发生。

(7)心理护理:鼓励产妇说出焦虑的原因及心理感受,消除其顾虑,树立信心,配合治疗过程。

4.健康教育

(1)个人卫生:会阴部有切口时,指导产妇排便后从前向后擦,以防大便污染会阴,排便后建议用清水清洗会阴部。宫颈口未闭合之前不要坐浴。恶露异常、腹痛、发热等有异常及时就诊。

(2)休息与饮食:指导产妇卧床休息时,采取半卧位或抬高床头,促进恶露排出,防止感染扩散。选择营养丰富,高热量、高蛋白、高维生素、清淡易消化食物,多饮水。

(3)乳房护理:指导母乳喂养产妇掌握预防乳头皲裂、乳房肿胀和乳汁分泌的方法。

(4)产后避孕:讲解避孕知识,帮助产妇选择合适的避孕措施。

(5)新生儿护理:指导新生儿的观察和护理知识。

(二)晚期产后出血

分娩24小时后,在产褥期内发生的子宫大量出血,称为晚期产后出血。

1.临床表现

阴道出血少量或中等量,持续或间断;亦可表现为急骤大量出血,同时有血凝块的排出。产妇多伴有寒战、低热,且常因失血过多导致贫血或失血性休克。

2.评估和观察要点

(1)评估要点:①评估分娩方式及产后恢复情况等;②评估生命体征情况,倾听产妇主诉,如有无头晕、出冷汗等;③评估产妇子宫复旧及恶露的色、量、味情况,有无并发症出现;④了解血、尿常规化验和B型超声检查、分泌物培养、病理检查等结果。

(2)观察要点:①观察生命体征的变化和神志状态、皮肤颜色;②观察恶露的颜色、性状与气味,子宫复旧情况及有无压痛情况;③观察有无异物由宫腔排出,必要时送病理检查。

3.护理措施

(1)一般护理:保持病室安静、清洁、空气新鲜,开窗通风每次15~30分钟,每日2次,并注意给产妇保暖。保持床单及衣物、用物清洁。

(2)饮食护理:保证产妇获得充足休息,加强营养,给予高蛋白、高热量、高维生素、富含铁剂食物,增强抵抗力。

(3)病情观察:密切观察产妇生命体征的变化和神志状态、皮肤颜色;同时,观察恶露的颜色、性状与气味,子宫复旧情况及有无压痛情况。

(4)用药护理:遵医嘱补充血容量、输血、给予子宫收缩剂及抗生素预防感染等治疗。

（5）术前护理：疑似有胎盘、胎膜残留或胎盘附着部位复旧不全者，做好静脉输液、备血及手术准备。若阴道大量出血，应及时做好剖腹探查术前准备。

（6）心理护理：鼓励产妇说出焦虑的原因及心理感受，消除其顾虑，树立信心，配合治疗。

4.健康教育

（1）指导保持休养环境整洁，开窗通风每次 15～30 分钟，每日 2 次，保持室内空气清新。

（2）教会产妇自我观察出血量，保持会阴部的清洁干燥，及时更换会阴垫。

（3）指导产妇进食高蛋白、高维生素、高热量、易消化吸收食物，多饮水。

（4）教会产妇观察子宫收缩及恶露的量、色、味等情况。

（5）鼓励家属多陪伴产妇，消除焦虑、恐惧。

（三）产褥期抑郁症

产褥期抑郁症是产褥期精神障碍的一种常见类型，主要表现为产褥期持续和严重的情绪低落及一系列症候，如动力减低、失眠、悲观等，甚至影响对新生儿的照顾能力。

1.临床表现

（1）情绪改变。

（2）自我评价降低。

（3）创造性思维受损，主动性降低。

（4）对生活缺乏信心，觉得生活无意义，出现厌食、睡眠障碍，易疲倦，性欲减退。

2.评估和观察要点

（1）评估要点：①健康史：产妇是否有抑郁病史或家族史，是否有妊娠合并症、并发症、产时并发症等。②身体状况：生命体征是否异常，情绪意识是否异常，是否有不适主诉等。③心理状态：观察母婴间的交流，了解产妇对新生儿的态度，了解产妇分娩经历等。④家庭：了解家庭成员的关系是否和谐。

（2）观察要点：①观察产妇语言、行为是否异常；②观察产妇情绪是否稳定等。

3.护理措施

（1）一般护理：提供舒适休养环境，保证足够睡眠，合理安排饮食。加强巡视，鼓励、协助产妇哺乳，必要时家属陪伴。

（2）心理护理：护理人员态度要温和，鼓励产妇宣泄、抒发自身感受，并耐心倾听产妇诉说心理问题，做好心理疏通工作。同时做好家属的宣教，让家属给予更多的关心和支持，减少或避免不良的精神刺激和压力。

（3）协助并促进产妇适应母亲角色：帮助产妇适应角色转换，指导新生儿护理相关的操作，鼓励产妇与新生儿进行交流、接触，并鼓励多参与照顾新生儿，培养产妇的自信心。

（4）观察产妇的精神、行为改变：加强巡视，防止意外情况发生。

（5）治疗配合：必要时遵医嘱协助产妇应用抗抑郁药物，并注意观察药物疗效及不良反应。重症患者需要请心理医生或精神科医生给予治疗。

4.健康教育

（1）指导产妇掌握母乳喂养知识及技能，告知如有母乳喂养问题可到专业机构咨询。

（2）教会产妇情绪宣泄的方法，如聊天、购物、做一些自己喜欢的事情等。

(3)指导家属调整好家庭关系,给予产妇更多的情感支持和社会支持。

(四)产褥期中暑

产褥期中暑是指在产褥期因高温环境中体内余热不能及时散发,引起中枢性体温调节功能障碍的急性热病。

1.临床表现

临床表现为高热,水、电解质紊乱,循环衰竭和神经系统功能损害等。

2.评估和观察要点

(1)评估要点:①评估产妇病史及孕产史,是否有感染致体温升高的疾病存在。②询问家属产妇休养环境是否不通风或衣着过多等情况。③评估产妇脉搏有无加快、血压下降、呼吸急促、体温升高等情况;有无面色潮红、恶心呕吐、头晕眼花、胸闷憋气等症状。

(2)观察要点:①观察生命体征变化,特别是体温。②观察皮肤是否苍白,是否有痱疹出现。③观察产妇反应、意识变化。

3.护理措施

(1)如有中暑先兆(口渴、多汗、心悸、恶心、胸闷、四肢无力等),立即将产妇移至凉爽通风处,解开衣服,多喝凉开水或淡盐水,使其安静休息。

(2)轻度中暑者,除上述处理外,还可遵医嘱用药,体温上升者可采用物理降温,如置冰袋、电扇或给予解热药物退热。

(3)重度中暑时,迅速将患者移至通风处,遵医嘱用冰水或冰水加乙醇全身擦浴,在头、颈、腋下、腹股沟浅表大血管分布区放置冰袋。

(4)在降温的同时应积极纠正水、电解质紊乱,并注意补充钾、钠盐。

(5)加强护理:注意体温、血压、脉搏等情况。遵医嘱给予地西泮、硫酸镁等抗惊厥、解痉,给予抗生素预防感染。出现心、脑、肾合并症时,应积极对症处理。

(6)在产妇意识不清楚时加强防护,防止坠床。

4.健康教育

(1)休养环境指导:环境舒适,保持室内温度 22～24℃;开窗通风,每日 2 次,保持空气清新。

(2)个人卫生指导:告知产妇身体清洁、切口护理、恶露观察方法,保持个人卫生。

(3)其他:根据季节、气候、室内温度适当增减衣物。

第十章　儿科护理

第一节　支气管哮喘

支气管哮喘是一种表现为反复发作性咳嗽、喘鸣和呼吸困难,并伴有气道高反应性的可逆性、梗阻性呼吸道疾病。哮喘可在任何年龄发病,但多数始发于4～5岁以前。

一、病因及发病机制

(一)过敏原
过敏物质大致分为三类。

1.引起感染的病原体及其毒素
小儿哮喘发作常和呼吸道感染密切相关,婴幼儿哮喘中95%以上是由于呼吸道感染所致。

2.吸入物
通常自呼吸道吸入。引起哮喘最主要的过敏原为尘螨、屋尘、霉菌、花粉、羽毛等。

3.食物
主要为异性蛋白质,如牛奶、鸡蛋、鱼虾、香料等,食物过敏以婴儿期为常见,4～5岁以后逐渐减少。

(二)非特异性刺激物质
如灰尘、烟、气味等。其可刺激支气管黏膜感觉神经末梢及迷走神经,引起反射性咳嗽和支气管痉挛,长期持续可导致气道高反应性。

(三)气候
儿童对气候变化很敏感,如气温突然变冷或气压降低,常可激发哮喘发作,因此,一般春秋两季儿童发病明显增加。

(四)精神因素
如大哭大笑或激怒、恐惧后可引起哮喘发作。情绪激动或其他心理活动障碍时常伴有迷走神经兴奋。

(五)遗传因素
哮喘具有遗传性,父母有气道高反应性的,则子女哮喘发病率明显增加。患儿多有其他过敏病史,如婴儿湿疹、荨麻疹、过敏性鼻炎等。

（六）运动

文献报道约 90% 哮喘患儿可由运动激发，又称运动性哮喘，多见于较大儿童，剧烈持续（5～10 分钟以上）的奔跑后最易诱发哮喘，其发生机制是免疫性的。

（七）药物

药物引起的哮喘也较常见。主要有两类药物：

（1）阿司匹林及类似的解热镇痛药，可造成所谓内源性哮喘，如同时伴有鼻窦炎及鼻息肉，则称为阿司匹林不耐受三联征。

（2）作用于心脏的药物，如普萘洛尔、氧烯洛尔等可阻断 β 受体而引起哮喘，其他如碘油造影、磺胺类药物过敏也常可诱发哮喘发作。

二、临床表现

（一）症状

1.发作时症状

患儿烦躁不安，出现呼吸困难，以呼气困难为主，往往不能平卧，坐位时耸肩屈背，呈端坐样呼吸困难。患儿面色苍白，鼻翼翕动，口唇、指甲发绀，甚至冷汗淋漓，面容惊恐不安，往往显示危重状态，应予积极处理。

2.发作间歇期症状

此时虽无呼吸困难，表现如正常儿童，但仍可自觉胸部不适。由于导致支气管易感性的病理因素依然存在，在感染或接触外界变应原时可立即触发哮喘发作。

3.慢性反复发作症状

哮喘本身为一慢性疾病，由于长期支气管痉挛，气道阻力增加而致肺气肿。无急性发作时，活动后亦常感胸闷气急，严重者有程度不等的心肺功能损害，甚至发生肺源性心脏病。

（二）体格检查

可见胸部呈桶状，前后径加大，肺底下移，心脏相对浊音界缩小。肺部常可闻及哮鸣音。

（三）临床分期

1.急性发作期

以喘息为主，患儿烦躁不安，出现呼吸困难，以呼气困难为著，往往不能平卧，坐位时耸肩屈背，呈端坐样呼吸困难。有时喘鸣音可传至室外。患儿面色苍白，鼻翼翕动，口唇、指甲发绀，甚至冷汗淋漓，面容惊恐不安，往往显示危重状态，应予积极处理。

2.慢性持续期

此时虽无呼吸困难，表现如正常儿童，但仍可自觉胸部不适。在感染或接触外界变应原时可立即触发哮喘发作。

3.临床缓解期

症状消失，并维持 4 周以上。

三、辅助检查

（一）胸部 X 线检查

有合并感染时，可出现肺部浸润，有助于排除其他原因引起的哮喘。

（二）外周血检查

1.嗜酸性粒细胞计数

大多数过敏性鼻炎及哮喘患儿血中嗜酸性粒细胞计数超过 $300×10^6/L(300/mm^3)$。

2.血常规

红细胞、血红蛋白、白细胞总数及中性粒细胞一般均正常，但应用 β 受体兴奋剂后白细胞总数可以增加。

（三）肺功能检查

用来估计哮喘严重程度及判断疗效。一般包括肺容量、肺通气量、弥散功能、流速—容量图和呼吸力学测验，但均需较精密的仪器，也不能随时监测。哮喘患儿常表现为肺总量（TLC）和功能残气量（FRC）增加，而残气量（RV）、肺活量（VC）可正常或降低；更重要的改变为呼吸流速方面的变化，表现为用力肺活量（FVC）、呼气峰值流速（FEF 25％～75％）和最大呼气峰流速（PEF）变化。

（四）血气分析

测量哮喘病情的重要实验室检查，特别对合并低氧血症和高碳酸血症的严重病例，可用来指导治疗。

（五）皮肤变应原检查

目的是了解哮喘病儿发病因素和选择特异性脱敏疗法。皮肤试验是用致敏原在皮肤上所做的诱发试验，一般在上臂伸侧进行。主要有三种方法：①斑贴试验用于确定外源性接触性皮炎的致敏物；②划痕试验主要用于检测速发反应的致敏物，于试验部位滴一滴测试剂，然后进行划痕，划痕深度以不出血为度，20 分钟后观察反应，阳性反应表现为红晕及风团；③皮内试验敏感性较高，皮内试验注射变应原浸液的量为 0.01～0.02mL。一般浸液浓度用 1：100（W/V），但花粉类多用 1：（1000～10 000）浓度。皮试前 24～48 小时应停用拟交感神经类、抗组胺类、茶碱类、皮质类固醇类药物，以免干扰结果。

四、诊断

（一）哮喘的诊断

主要依据呼吸道症状、体征及肺功能检查，证实存在可变的呼气气流受限，并排除可引起相关症状的其他疾病。

（1）反复喘息、咳嗽、气促、胸闷，多与接触变应原、冷空气、物理、化学性刺激、呼吸道感染、运动以及过度通气（如大笑和哭闹）等有关，常在夜间和（或）凌晨发作或加剧。

（2）发作时双肺可闻及散在或弥散性、以呼气相为主的哮鸣音，呼气相延长。

（3）上述症状和体征经抗哮喘治疗有效或自行缓解。

（4）除外其他疾病所引起的喘息、咳嗽、气促和胸闷。

（5）临床表现不典型者（如无明显喘息或哮鸣音），应至少具备以下项：①证实存在可逆性气流受限：a.支气管舒张试验阳性：吸入速效 $β_2$ 受体激动剂（如沙丁胺醇压力定量气雾剂 200～400μg）后 15 分钟第 1 秒用力呼气量（FEV_1）增加≥12％；b.抗感染治疗后肺通气功能改善:给予吸入糖皮质激素和(或)抗白三烯药物治疗4～8周,FEV_1增加≥12％。②支气管激发试验阳性。③最大呼气峰流速(PEF)日间变异率(连续监测2周)≥13％。

符合第1～4条或第4、5条者,可诊断为哮喘。

(二)咳嗽变异性哮喘(CVA)的诊断

CVA是儿童慢性咳嗽最常见原因之一,以咳嗽为唯一或主要表现。诊断依据:

(1)咳嗽持续＞4周,常在运动、夜间和(或)凌晨发作或加重,以干咳为主,不伴有喘息。

(2)临床上无感染征象或经较长时间抗生素治疗无效。

(3)抗哮喘药物诊断性治疗有效。

(4)排除其他原因引起的慢性咳嗽。

(5)支气管激发试验阳性和(或)PEF日间变异率(连续监测2周)≥13％。

(6)个人或一、二级亲属过敏性疾病史或变应原检测阳性。

以上第1～4项为诊断基本条件。

五、治疗要点

以祛除病因、控制发作和预防复发为原则,坚持长期、持续、规范、个体化治疗。根据病情轻重、病程阶段因人而异地选择适当的治疗方案。治疗哮喘的常用药物有β受体激动剂、糖皮质激素、抗胆碱能药物以及茶碱类药物等,首选吸入给药。治疗急性发作期以抗炎、平喘、快速缓解症状为治疗重点;慢性缓解期应坚持长期抗炎、降低气道高反应性,避免触发因素,加强自我管理。

六、护理评估

(一)健康史

询问此次发作的有关资料,如最近是否有呼吸道感染;家中是否养宠物;家具和玩具的类型。询问过去发作情况及严重程度;曾用过的药物。询问是否有湿疹、过敏史、家族史;运动后是否有呼吸短促及喘鸣现象。

(二)身体状况

以咳嗽、喘息、呼吸困难为典型症状,常反复发作,以夜间和清晨为重。患儿在发作间歇期可无任何症状和体征。发作前常有刺激性干咳、打喷嚏和流涕,发作时呼气性呼吸困难,呼气相延长伴喘鸣声。重症患儿呈端坐呼吸,烦躁不安,大汗淋漓,面色青灰。体检可见胸廓饱满、三凹征,叩诊过清音,听诊两肺布满哮鸣音。严重者呼吸音明显减弱,哮鸣音可消失,称"闭锁肺",是哮喘最危险的体征。

哮喘发作在合理应用常规缓解药物治疗后,仍有严重或进行性呼吸困难者,称为哮喘危重状态(哮喘持续状态)。

(三)心理-社会支持状况

评估患儿有无因反复哮喘而产生焦虑、抑郁或恐惧。评估家长对本病的了解情况和应对的心态,有无因患儿哮喘发作导致不能正常进食及睡眠而出现焦虑、紧张、不知所措等状况。

评估家庭有无良好的居住环境及经济状况。

七、常见护理诊断/问题

（一）低效性呼吸型态

与支气管痉挛、气道阻力增加有关。

（二）清理呼吸道无效

与呼吸道分泌物黏稠、体弱无力排痰有关。

（三）潜在并发症

呼吸衰竭、心力衰竭

（四）焦虑

与哮喘反复发作有关。

（五）知识缺乏

缺乏有关哮喘的防护知识。

八、护理措施

（一）生活护理

1.提供利于患儿休养的安静、舒适环境

室温维持在 18～22℃，湿度在 50%～60%，保持空气流通，避免有害气体、花草、地毯、皮毛、烟及尘土飞扬等诱因。安抚患儿，护理操作尽可能集中进行，避免情绪激动。

2.饮食护理

给予营养丰富、高维生素、清淡流质或半流质饮食，避免食用鱼、虾、蛋等可能诱发哮喘的食物。

（二）维持气道通畅，缓解呼吸困难

（1）体位与吸氧：置患儿于坐位或半卧位，以利于呼吸；给予鼻导管或面罩吸氧，氧浓度以 40% 为宜。定时进行血气分析，及时调整氧流量，保持 PaO_2 为 9.3～12.0kPa（70～90mmHg）。

（2）遵医嘱药物治疗：给予支气管扩张剂和糖皮质激素，可采用吸入疗法、口服、皮下注射或静脉滴注等方式给药。其中吸入治疗具有用量少、起效快、不良反应小等优点，是首选的药物治疗方法。使用时嘱患儿及其家长充分摇匀药物，再按压喷药于咽喉部后，及时闭口屏气 10 秒钟，然后用鼻呼气，最后清水漱口。

（3）教会并鼓励患儿做深而慢的呼吸运动。

（4）有感染者，遵医嘱给予抗生素。

（三）促进痰液排出

给予雾化吸入、胸部叩击或体位引流等，以促进排痰；鼓励患儿多饮水，保证摄入充足的水分，防止呼吸道分泌物黏稠形成痰栓；对痰液多而无力咳出者及时吸痰。

（四）密切观察病情

观察患儿的哮喘情况及病情变化。患儿有无大量出汗、疲倦、发绀，是否有烦躁不安、气喘

加剧、心率加快,肝脏在短时间内急剧增大等情况,警惕心力衰竭和呼吸骤停等并发症的发生,还应警惕哮喘危重状态的发生,做好协助医生共同抢救的准备。

(五)心理护理

哮喘发作时,守护并安抚患儿,鼓励患儿将不适及时告诉医护人员,尽量满足患儿合理的要求。向患儿家长解释哮喘的诱因、治疗过程及预后,指导他们以正确的态度对待患儿,并发挥患儿的主观能动性,采取措施缓解患儿的恐惧心理。

九、健康教育

(一)指导呼吸运动,以加强呼吸肌的功能

在进行呼吸运动前,应先清除呼吸道分泌物:①腹部呼吸运动方法:平躺,双手平放在身体两侧,膝弯曲,脚平放,用鼻连续吸气并放松上腹部,但胸部不扩张,缩紧双唇,慢慢吐气直至吐完,重复以上动作10次。②向前弯曲运动方法:坐在椅上,背伸直,头向前向下低至膝部,使腹肌收缩,慢慢上升躯干并由鼻吸气,扩张上腹部,胸部保持直立不动,由口将气慢慢吹出。③胸部扩张运动:坐在椅子上,将手掌放在左右两侧的最下肋骨上,吸气,扩张下肋骨,然后由口吐气,收缩上胸部和下胸部,用手掌下压肋骨,可将肺底部的空气排出,重复以上动作10次。

(二)介绍用药方法及预防知识

指导家长给患儿增加营养,多进行户外活动,多晒太阳,增强体质,预防呼吸道感染;指导患儿及其家长确认哮喘发作的诱因,避免接触可能的变应原,祛除各种诱发因素(如避免寒冷刺激、避免食入鱼虾等易致过敏的蛋白质、避免呼吸道感染等);教会患儿及其家长对病情进行监测,辨认哮喘发作的早期征象、发作表现及掌握适当的处理方法;教会患儿及其家长选用长期预防与快速缓解的药物,正确、安全用药,在适当时候及时就医,以控制哮喘严重发作。

第二节　先天性心脏病

先天性心脏病是胎儿时期心脏及大血管发育异常而导致的畸形,是婴幼儿最常见的心脏病。本病发病率占活产婴儿的7‰～8‰。据统计,我国每年有10余万先天性心脏病患儿出生。近半个世纪以来,由于心血管造影术、超声心动图、介入治疗等的应用及在低温麻醉和体外循环下心脏直视手术的发展,使临床对复杂先天性心脏病的诊断和治疗均发生了根本的变化,先天性心脏病的预后大为改观。

胎儿时期,任何因素影响了心脏在胚胎期的发育,使心脏的某一部分发育停顿或异常,即可造成先天性畸形。这类因素大致可分为内在因素和外在因素两类,以后者为多见。内在因素主要与遗传有关,外在因素中较重要的为宫内感染,特别是风疹病毒的感染,另外还有流行性感冒、流行性腮腺炎和柯萨奇病毒感染等;其他还有孕妇接触大量放射线,代谢性疾病(糖尿病、高钙血症等),药物影响(抗癌药、甲糖宁等)及引起胎儿宫内缺氧的慢性疾病等。总之,先天性心脏病是胎儿周围环境因素与遗传因素相互作用所致。

血流动力学变化及其分类:根据畸形所在的位置和左、右心腔及大血管之间有无分流将先天性心脏病分为三类。

(1)左向右分流型(潜在青紫型):此型是临床最常见的类型,常见有室间隔缺损、房间隔缺损和动脉导管未闭等。正常情况下,体循环压力高于肺循环压力,左室压力大于右室压力,血液从左向右分流时,临床上不出现青紫。但在病理情况下如肺炎或屏气哭闹时,肺动脉或右心压力超过主动脉或左心压力时,血液便从右向左分流,出现暂时青紫,故称为潜在青紫型。随着病情的进展,肺血流量的持续增加使肺小动脉发生痉挛,产生动力型肺动脉高压,日久肺小动脉肌层和内膜增厚,形成梗阻性肺动脉高压,产生反向分流而出现持续性青紫,称为艾森曼格综合征。

(2)右向左分流型(青紫型):此型是临床病情重、死亡率高的类型,常见有法洛四联症、大动脉错位等。由于畸形的存在,使大量的静脉血流入体循环,出现持续性青紫,组织器官发生严重的缺氧。

(3)无分流型(无青紫型):此型指心脏左、右心腔之间和大血管之间无异常通路或分流,故无青紫,如肺动脉狭窄和主动脉狭窄等。

一、临床常见的先天性心脏病

(一)室间隔缺损

室间隔缺损(VSD)是先天性心脏病中最常见的类型,发病率占先天性心脏病的25%～40%。根据缺损位置不同,临床上常归纳为以下三种类型:①干下型室间隔缺损(缺损位于室上嵴下方,肺动脉瓣或主动脉瓣下);②室间隔膜部缺损(缺损位于室上嵴下方,三尖瓣的后方);③室间隔肌部缺损,可单独存在,也可与心脏其他畸形并存。

1.临床表现

本病的具体临床表现决定于缺损的类型及大小。小型缺损(缺损小于0.5cm),患儿无症状,多在体检时意外发现胸骨左缘第3～4肋间有一响亮的收缩期杂音。中型缺损(缺损0.5～1.5cm),体循环流量减少,影响生长发育,患儿多消瘦、乏力、多汗、气短,易患肺部感染和心力衰竭。胸骨左缘第3～4肋间收缩期粗糙杂音,向四周广泛传导,杂音最响部位触及收缩期震颤。大型缺损(缺损大于1.5cm),婴儿期即出现心力衰竭、肺水肿,患儿多呼吸急促、吮吸困难、面色苍白、自汗,肝脏增大,易并发肺部感染。当出现青紫时,说明有右向左分流。室间隔缺损者易并发支气管肺炎、充血性心力衰竭、肺水肿及亚急性细菌性心内膜炎。

2.辅助检查

(1)X线检查:小型室间隔缺损X线检查无明显改变。较大缺损典型改变为心胸比率增大,肺动脉段明显突出,肺血管影增粗,搏动强烈,称为肺门舞蹈征。左、右心室增大,左心房也常增大,主动脉影缩小。

(2)超声心动图:超声心动图显示缺损的位置、大小及分流量,了解肺动脉压。合并复杂畸形者需进一步进行心导管检查。

(3)心电图:心电图间接反映缺损大小和肺循环的阻力。一般新生儿期心电图不能反映血液的动力学改变;2 岁以内约有半数心电图上显示双室增大。2 岁以后大型缺损心电图表现为左、右心室同时肥大。

3.治疗要点

小型缺损患儿不主张外科手术,此型自然关闭率可达 75%～80%,大多在 2 岁以内关闭。中型缺损患儿临床上有症状者,宜于学龄前期在体外循环心内直视下行修补术。大型缺损患儿,在出生 6 个月内发生难以控制的充血性心力衰竭,反复肺部感染和生长发育缓慢者,应及时手术治疗。过去因条件限制,只能在体外循环心内直视下做修补术,随着介入医学的发展,如今使用可自动张开和自动置入的装置经心导管堵塞缺损已成为非开胸治疗的新技术。

(二)房间隔缺损

房间隔缺损(ASD)占先天性心脏病发病总数的 20%～30%,根据解剖病变的不同分为原发孔(第一孔)缺损和继发孔(第二孔)缺损,以后者多见。房间隔缺损由于小儿时期症状较轻,仅在体检时发现胸骨左缘 2～3 肋间有收缩期杂音。部分小儿 1 岁以内可自然闭合,1 岁后闭合的可能性极小,需要手术。

1.临床表现

本病症状出现的迟早和轻重取决于缺损的大小。缺损小者终身无症状,仅在体检时发现胸骨左缘第2～3 肋间有收缩期杂音。缺损较大或原发孔缺损者,影响生长发育,表现活动后心悸、气促、易疲劳,部分患者有咳嗽,频发呼吸道感染,声音嘶哑等。体格检查:心前区隆起,胸骨左缘 2～3 肋间有Ⅱ～Ⅲ级喷射性收缩期杂音,特征性的听诊指征为肺动脉瓣区第二音亢进和固定分裂音(分裂不受呼吸影响)。

2.辅助检查

(1)X 线检查:心脏外形轻度至中度扩大,以右心房和右心室为主,左室和主动脉影缩小,肺动脉段突出,肺门血管影增粗,透视下可见肺动脉血管影搏动增强,称为肺门舞蹈征。

(2)超声心动图:超声心动图显示缺损的位置、大小、分流方向,且能估计分流量的大小。

(3)心电图:典型患者表现为电轴右偏和不完全性右束支传导阻滞,部分病例有右心房和右心室肥大。

3.治疗要点

房间隔缺损宜在学龄前予以手术修补,亦可通过介入导管用微型折伞关闭房缺,目前临床近期效果比较好。

(三)动脉导管未闭

动脉导管为胎儿肺动脉和降主动脉之间的正常通道,出生后就自行关闭。若持续开放,并产生病理生理改变,即为动脉导管未闭(PDA);动脉导管未闭占先天性心脏病总数的 15%～20%,女孩多见。根据未闭的动脉导管的大小、长短、形态不同一般分为三型,即管型、漏斗型和窗型。

1.临床表现

本病症状取决于动脉导管的粗细。导管口径较细者,临床可无症状,仅在体检时发现心脏杂音。导管粗大者分流量大,患儿多消瘦、气急、咳嗽、乏力、多汗、心悸等。体检胸骨左缘第 2 肋间闻及粗糙响亮的连续性机器样杂音,占据整个收缩期和舒张期,以收缩末期最响,向左锁骨下、颈部和肩部传导,最响处可触及震颤。肺动脉瓣区第二心音亢进。婴幼儿期因肺动脉压力较高,主、肺动脉压力差在舒张期不明显,因而往往仅听到收缩期杂音。此外,合并肺动脉高压或心力衰竭时,可仅有收缩期杂音。因肺动脉分流,舒张压降低,收缩压多正常,脉压增大可出现周围血管征,如轻压指甲床可见毛细血管搏动、触及水冲脉等。脉压显著增大可闻及股动脉枪击音。有显著肺动脉高压,其压力超过主动脉时,即产生右向左分流,出现下半身青紫,称为差异性青紫。动脉导管未闭的常见并发症为支气管肺炎、亚急性细菌性心内膜炎,分流量大者早期并发充血性心力衰竭。

2.辅助检查

(1)X线检查:典型病例可显示左心室和左心房增大,肺动脉段突出,肺门血管影增粗、搏动增强,肺野充血。有肺动脉高压时,右心室增大,主动脉弓亦有所增大,通过这一特征可将本病与室间隔缺损、房间隔缺损进行鉴别。

(2)超声心动图:超声心动图显示动脉导管的位置和粗细,血液分流的方向和大小。

(3)心电图:心电图可正常或左心室肥大或双室肥大。

3.治疗要点

手术结扎或截断导管即可治愈,宜于学龄前期施行,必要时任何年龄均可手术。非开胸手术治疗可首选介入导管以蘑菇伞或微型弹簧伞堵闭动脉导管。新生儿、早产儿可于生后1周内试用消炎痛治疗促使动脉导管收缩而关闭。

(四)法洛四联症

法洛四联症(TOF)是一组先天性心血管的复合畸形,包括四种病理变化:①肺动脉狭窄;②室间隔缺损;③主动脉骑跨;④右心室肥厚,其中肺动脉狭窄最重要。本病是小儿先心病中最常见的青紫型先天性心脏病,其发病率占各类先天性心脏病的10%～15%,男女发病比例接近。

1.临床表现

(1)青紫:青紫为主要表现,其程度和出现的早晚与肺动脉狭窄程度有关。患儿表现为唇、指(趾)甲、耳垂、鼻尖、口腔黏膜等毛细血管丰富的部位发绀。

(2)气促和缺氧发作:患儿在喂养、啼哭、行走、活动后气促加重。20%～70%患儿有缺氧发作史,表现为阵发性呼吸困难和青紫加重,重症可突然昏厥和抽搐。

(3)蹲踞现象:蹲踞时下肢屈曲,增加体循环阻力,使静脉回心血量减少,减轻了心脏负荷,从而右向左分流量减少,因而缺氧症状得到暂时缓解,故患儿常喜欢采用蹲踞,这是一种无意识的自我缓解缺氧和疲劳的体位。体格检查可发现多数患儿生长发育落后,杵状指(趾)。胸骨左缘2～4肋间可听到Ⅱ～Ⅲ级收缩期杂音。肺动脉瓣区第2音减弱或消失。法洛四联症常见并发症为脑血栓、脑脓肿、亚急性细菌性心内膜炎。

2.辅助检查

(1)X线检查:右心室肥厚,心尖圆钝上翘,肺动脉凹陷,呈靴形心。肺门血管影缩小,两侧肺纹理减少,肺透亮度增强。

(2)超声心动图:超声心动图直接显示主动脉骑跨的程度、肺动脉及右室流出道狭窄和室间隔缺损的情况。多普勒彩色血流显像可见分流情况,必要时可行导管检查和心血管造影。

（3）心电图：电轴右偏，右心室肥大。大型室间隔缺损伴轻度肺动脉狭窄患者可显示双室肥厚图形。

（4）血液检查：末梢血红细胞数增多，血红蛋白升高，红细胞比容增高。

3.治疗要点

本病根本的治疗是外科手术。手术时机一般选择在2～3岁或以上。在体外循环下做心内直视手术，切除流出道肥厚部分、修补室间隔缺损、纠正主动脉右跨。若肺血管发育较差不宜做根治手术，可先给予姑息分流术，以增加肺血流量。待年长后一般情况改善时再做根治术。内科治疗原则是对症处理，预防与处理并发症，使婴儿能持续存活并争取在较好的条件下进行手术。

阵发性呼吸困难或缺氧发作时处理原则如下：①立即置患儿于膝胸位；②及时吸氧保持安静；③皮下注射吗啡0.1～0.2mg/kg；④静脉应用碳酸氢钠纠正酸中毒；⑤仍不能终止发作时可用普萘洛尔（心得安）0.1～0.2mg/kg静脉注射，以解除流出道痉挛。注意纠正代谢性酸中毒，切忌使用洋地黄。

二、常见护理问题

（1）活动无耐力：与氧的供需失调有关。

（2）有生长发育障碍的危险：与心脏结构及功能异常有关。

（3）有感染的危险：与肺充血有关。

（4）潜在并发症：心力衰竭、感染性心内膜炎、脑血栓。

（5）焦虑：与疾病的威胁及陌生的环境有关。

三、护理评估

（1）评估患儿出生后各阶段的生长发育状况以及常见表现：喂养困难、哭声嘶哑、易气促、咳嗽、潜伏性青紫或持续性青紫，青紫的程度及与活动的关系。

（2）评估患儿身体状况，患儿的一般情况与心脏畸形的部位和严重程度有关。检查患儿是否有体格发育落后、皮肤发绀、苍白、杵状指（趾），脉搏增快，呼吸急促，鼻翼翕动和三凹征等。

（3）评估患儿心功能的情况。对≥3岁的患儿进行6分钟步行试验（6MWT）：要求患儿在平直的走廊里尽可能快地行走，测定其6分钟的步行距离。根据观察6MWT步行距离（6MWD）及做功（体重与6MWD乘积），以及6MWT前后呼吸频率（RR）、心率（HR）、收缩压（SBP）和舒张压（DBP）等指标变化；同时进行平板运动试验（TET），分析6MWD、6MWT做功与TET代谢当量（METs）之间的相关性。将心力衰竭划分为轻、中、重3个等级。

（4）询问患儿目前服用药物的名称、剂量及用法，评估患儿有无药物不良反应，询问患儿有无明确药物过敏史。

（5）评估患儿当前实验室检查结果以及是否行心电图、24小时动态心电图检查，超声心动及其结果等。

（6）心理-社会状况：评估患儿及其家属的心理-社会状况及患儿对疾病的认知状况，经济情况、合作程度,有无焦虑、悲观情绪。

(7)评估采用北京大学第一医院患儿压疮 Braden 评分表判断患儿发生压疮的危险程度。

四、护理措施

(一)一般护理

(1)根据病情适当活动,集中操作,避免情绪激动过度哭闹,有心功能不全者应卧床休息,取半卧位。

(2)给予高蛋白、高热量、多维生素、易消化饮食,少食多餐,水肿期控制钠的摄入。

(3)病情观察:

1)持续心电监护,密切观察心律及心率变化,如发现心律失常、异位心律、室颤等,应立即报告医生。

2)密切观察患儿的血压变化。先天性心脏病常因血容量不足、心肌缺血、心肌收缩无力和外周阻力改变而引起血压异常。血容量不足引起的低血压需及时补充血容量,心肌收缩无力引起的低血压可应用洋地黄、多巴胺等药物增强心肌收缩力,支持心功能。血压过高,易增加心脏负荷及心肌耗氧量,可酌情应用血管扩张剂。

3)每 24 小时评估心电监护电极贴附部位皮肤情况,必要时予以更换电极部位,以免造成皮肤损伤。

4)密切观察并记录周围循环情况,观察患儿周身皮肤的颜色、温度、湿度、动脉搏动情况以及口唇、甲床、毛细血管和静脉充盈情况。

5)体温监测:体温对心血管影响较大,先天性心脏病术后需持续监测体温变化,术后体温 <35℃应保暖复温,以免耗费体力,增加心率和加重心脏负担。待体温逐渐回升至正常体温时,及时撤除保暖措施。若体温高热达 39℃,可使心肌耗氧量增加,常是术后心动过速的原因,故患儿体温>38℃,应立即采取预防性降温措施。

6)记录出入量,维持每天出入量的均衡。术后患儿一般不严格限制水的摄入,但对于应用洋地黄类、利尿剂的患儿及心力衰竭的患儿仍应限制水的摄入。室间隔缺损较大的患儿控制液体入量尤为重要,这对于减轻心脏前负荷,防治肺水肿有重要意义。具体的,液量应控制在 80～100mL/(kg·d),儿童应控制在 1000～1200mL/(m² · d)。水肿者每日清晨空腹测体重。责任护士向患儿及其家属详细讲解出入量的记录方法。责任护士用量杯校正患儿水杯及尿杯的刻度。告知患儿要把每次尿量用校正后的尿杯准确测量后记录下来,如患儿使用纸尿裤,病房提供电子秤,纸尿裤使用前后均要称重,相减后就是患儿的尿量。告知患儿每次用校正的水杯喝水并记录,经口的食物如米饭、菜、水果等要分开用电子秤称重,责任护士再根据食物含水量表把患儿记录的食物克数核算成含水量并记录。

(二)专科护理

(1)根据心功能,每 2～4 小时测量脉搏一次,每次 1 分钟,注意脉搏节律、节率、必要时听心率、心音。

(2)呼吸困难时,给予氧气吸入。

（3）注意保护性隔离，避免交叉感染。

（4）保持大便通畅，排便时不宜过力。

（5）用药护理指导：

1）服用强心苷类药物后，应注意观察药物的作用，如呼吸平稳、心音有力、脉搏搏动增强。观察强心苷毒性反应，如胃肠道、神经、心血管反应。服用利尿剂，注意患儿尿量的变化。

2）退热药：一般体温＞38.5℃使用，发热及服用退热药后注意适当增加饮水量。

3）当患儿有痰时，除服用化痰药外，还应鼓励其自行咳嗽排痰，

4）抗生素药物：出院后根据病情服用3～5天，若出现鹅口疮，可用2.5%碳酸氢钠涂口腔，制霉菌素片研磨调糊状涂口腔。

5）利尿剂：如氢氯噻嗪、呋塞米、布美他尼、螺内酯（安体舒通）。按医嘱服用，注意尿量。根据心功能情况决定增减量。不能突然停药。停用利尿剂后应定期请医生复查，避免出现心功能不全。长期服用利尿剂，应注意定期复查血电解质。

6）补钾药：10%枸橼酸钾。遵医嘱服用，不能多服。钾的用量一定要随时关注，如果出现特殊情况如肢体麻木、乏力、精神淡漠等一定要及时就医。

（6）检查护理指导：

1）心电图：运动、饱餐、吸烟、浓茶等对心电图检查结果有影响应避免，检查前请安静休息10分钟以上；检查时请平躺在检查床上，露出手腕、脚踝、胸部，双手自然放在身体两侧，全身放松，心情平静，选择穿易于穿脱的宽松衣服，去除装饰物，有电极片患儿应将其摘除。检查中切勿讲话或改变体位。

2）超声心动：患儿取左侧卧位或平卧位。危重患儿检查应在床旁进行。小儿哭闹或不配合时，需镇静，如患儿1～3岁，需药物镇静，如静脉推注地西泮（安定）或口服水合氯醛等。

3）心导管检查：尽量消除患儿的顾虑和紧张不安的情绪。检查前6小时内不宜进食，以防在检查过程中发生呕吐。检查前半小时适当给予镇静药，青紫重的患儿还应吸氧，根据检查的需要备皮，一般为双侧锁骨上和或双侧腹股沟。全麻患儿术前当日晨禁食、水。术后卧床休息24小时，观察血压、脉搏、呼吸、体温、心率及心律变化。观察伤口有无疼痛、肿胀、渗血及感染等并发症发生。

（7）心理护理：对患儿关心爱护、态度和蔼，建立良好的护患关系，消除患儿的紧张心理。对患儿及其家属解释病情和检查、治疗经过，取得他们的理解和配合。

五、健康教育

（1）指导家属给予高热量、清淡易消化的乳类、瘦肉、鱼虾等食品，饮食以普食、半流质、高蛋白、低盐、高纤维素饮食为主，少量多餐，勿暴饮暴食，避免食用刺激性食物。优质食物，如菜汤、蒸蛋、肉末、各种水果，进食量要控制，少食多餐。心功能低下及术后持续有充血性心力衰竭者，应少食钠盐。

（2）重症患儿不宜过度运动，以免额外增加心脏负担。

（3）要避免感染，避免孩子到人多拥挤的环境，家中经常开窗通风，空气消毒。

（4）青紫型先心病患儿喜欢屈曲或下蹲体位，这是代偿缺氧的表现，不可强行改变，以免发生危险。

（5）减少去人多场所，外出时戴口罩，并随天气变化及时增减衣服。

（6）遵医嘱服药，每次服用强心药前测量脉搏数，根据年龄若出现心率降低者应停服。

（7）术后定期称体重，短期内体重增加明显者要加用利尿剂。

（8）出院指导：

1）饮食调养：一般的先天性心脏病患儿手术后回到家中，饮食除注意补充营养、合理搭配、易消化外，不必限制钠盐。复杂畸形、心功能低下及术后持续有充血性心力衰竭者，应控制盐的摄入，每天控制在2～4g。家属应给予患儿少食多餐，不可过饱，更不可暴饮暴食，尽量控制零食、饮料，以免加重心脏负担。

2）生活调理：a.患儿的住房应阳光充足，清洁干净，温暖舒适，定期开窗通风换气，床铺要保持清洁干净、舒适，患儿要勤更衣，防止皮肤感染。b.患儿切口结痂自行脱落后可擦澡或洗澡，但不要用刺激性的肥皂，不要用力摩擦切口处皮肤。若发现切口有红、肿、胀痛的感觉或有流水，出现发热时，应尽快去医院检查有无切口感染。c.半年内不能有剧烈活动，并注意保暖，防止感冒，减少到公共场所活动，防止感染疾病。d.父母要尽快纠正过于保护和溺爱的亲子行为，增加其自信心，鼓励其多与同龄人接触，通过玩耍建立正常的人际关系，消除自卑、孤独心理，降低患儿对家人的过分依赖。e.患儿家属带患儿定期复查，有异常情况及时随诊或及时咨询医生，出院带药给患儿按时按量服用。

3）用药护理：先天性心脏病手术后心功能恢复较好者一般不需要用强心利尿剂。复杂畸形及重度肺动脉高压或心功能差的患儿遵医嘱使用强心、利尿或扩血管药。出院前应问清楚所服药物的名称、剂量、服药时间、可能出现的不良反应及处理方法，不可随意乱服药，以免发生危险。服用地高辛的患儿，家属在给患儿服药前测脉搏、心率，遵医嘱，定期复查，不得擅自服药。

4）特殊护理：出院1年内，尽量平卧位，不宜侧卧，以免影响胸骨的正常愈合。家属要注意纠正患儿不正确姿势。

5）功能锻炼：a.一般的先天性心脏病患儿手术后回到家中的活动应避免过度活动，家属根据具体病情限制活动量，切不可放任不管，以免过度活动，加重心脏负担。b.术前心功能Ⅲ级及以上、心脏重度扩大和重症动脉高压的患儿心脏恢复需较长时间，出院后不要急于活动，随病情恢复，适当增加活动量，要避免剧烈的体育活动，活动量以不出现疲劳为度。c.要练习扩胸运动，防止鸡胸。婴幼儿有时难以避免，但是不要慌张，因为胸骨愈合过程受到心脏跳动影响，随年龄增长和胸肌发育会明显改善。

6）出院后也要定期到医院复查X线胸片、心电图等以了解其恢复情况。

第三节 病毒性心肌炎

病毒性心肌炎是病毒侵犯心脏所致,临床表现以心肌炎性病变为主,有的可伴有心包炎和心内膜炎,症状轻重不一,多数预后良好,重症可发生心力衰竭、心源性休克,甚至猝死。

一、病因及发病机制

引起心肌炎的病毒有柯萨奇病毒、埃可病毒、脊髓灰质炎病毒、腺病毒、乙型肝炎病毒、流感和副流感病毒、麻疹病毒、单纯疱疹病毒及流行性腮腺炎病毒等。其中以柯萨奇病毒乙组(1～6型)最常见(占43.6%),其次为腺病毒(占21.2%)和埃可病毒(占10.9%)。其具体机制尚不完全清楚,一般认为与病毒及其毒素早期直接侵犯心肌细胞和病毒感染后变态反应或自身免疫参与有关。

二、临床表现

根据病程将病毒性心肌炎分为急性病毒性心肌炎和慢性病毒性心肌炎两种。急性病毒性心肌炎患儿病前数日或1～2周有轻重不等的呼吸系统和胃肠道前驱症状。轻型病例一般无明显症状。典型病例常诉心前区不适、胸闷、心悸、头晕及乏力等。体征有心脏轻度扩大、心动过速、心律失常、第一心音低钝及奔马律,一般无明显器质性杂音,伴心包炎者可听到心包摩擦音。危重病例可发生心力衰竭、晕厥或突然出现心源性休克,在数日内死亡。反复出现心力衰竭、心脏明显扩大、严重心律失常或发生栓塞者预后很差。慢性病毒性心肌炎多由急性病毒性心肌炎迁延而来,也可无急性病史;主要表现是反复发作的心律失常或心力衰竭,进行性心脏扩大,心电图改变难以恢复,X线心影持续扩大,病程多在1年以上。

三、实验室检查

(一)心电图检查

可有 QRS 波群低电压,ST 段偏移和 T 波低平、双向或倒置。重症病例出现 Q-T 间期延长,窦房结、房室或室内传导阻滞。室性期前收缩最常见。患儿可有阵发性心动过速、心房扑动或颤动。以上改变并非特异,但极为常见,是临床护理评估的重要依据。

(二)血清酶的测定

病程早期血清门冬氨酸氨基转移酶(AST)、肌酸激酶(CK)及其同工酶、乳酸脱氢酶(LDH)均升高。

(三)X 线检查

轻症者心影正常,若合并心包积液、心力衰竭或反复迁延不愈者心脏搏动减弱,心影增大。

(四)病原学检查

可取咽拭子、血液、心包液、粪便分离病毒,但需结合血清抗体测定才有意义。病程早期血清中特异性 IgM 抗体滴度在 1∶128 以上具有诊断意义;聚合酶链反应(PCR)具有快速、操作简单、灵敏度高、特异性强等优点;早期可在活检组织和血液标本中查到病毒核酸。此外,可应用免疫荧光技术及免疫电子显微镜检查等方法证实某一型病毒的存在。

四、治疗要点

本病目前尚无特殊治疗方法,主要原则是减轻心脏负荷,抗病毒治疗,改善心肌代谢及心功能,促进心肌修复。

(一)维生素 C 及能量合剂的应用

急性期维生素 C 100～200mg/kg 静脉注射,每日 1 次,疗程 1 个月;能量合剂及 1-6,二磷酸果糖静脉点滴,持续 2～3 周。

(二)肾上腺皮质激素的应用

病程早期及轻症病例不主张用,临床用于治疗心源性休克、严重心律失常、心力衰竭等。常用氢化可的松每日 15～20mg/kg 或地塞米松每日 0.2～0.4mg/kg。

(三)控制心力衰竭

常用地高辛、西地兰,一般用有效剂量的 1/3～1/2 即可。

(四)抗病毒治疗

可以选用干扰素、病毒唑(利巴韦林)、更昔洛韦等。

五、护理评估

(一)健康史

询问近期有无呼吸道、消化道病毒感染史和传染病接触史;有无发热、心前区不适、胸闷、乏力症状;评估饮食、睡眠及活动耐力情况。

(二)身体状况

1.症状

表现轻重不一。部分病例起病隐匿,有乏力、活动受限、心悸、心前区不适或胸痛等症状,少数重症患者可发生心力衰竭、严重的心律失常、心源性休克,可在数小时或数日内死亡。部分病例呈慢性进程,可演变为扩张型心肌病。

2.体征

心脏轻度扩大,伴心动过速、心律失常、心音低钝及奔马律。反复心力衰竭者心脏明显扩大;发生心源性休克者出现脉搏细弱、血压下降。

(三)心理-社会支持状况

评估患儿及其家长对本病的了解程度,能否配合医院的治疗和护理,是否有焦虑及恐惧心理等。

六、常见护理诊断/问题

(一)活动无耐力

与心肌受损、收缩无力,组织供氧不足有关。

（二）潜在并发症

心律失常、心力衰竭、心源性休克。

（三）知识缺乏

家长及患儿缺乏本病的治疗、护理等相关知识。

七、护理措施

（一）休息以减轻心脏负荷

急性期需卧床休息，至体温正常后 3～4 周。恢复期继续限制活动量，一般总休息时间不少于 6 个月。重症患儿心脏扩大、心力衰竭者，应适当延长卧床时间，待心力衰竭控制、心脏情况好转后，再逐渐开始活动。

（二）密切观察病情，及时发现和处理并发症

密切观察和记录患儿精神状态、面色、心率、心律、呼吸、体温和血压变化。有明显心律失常者应进行连续心电监护，如发现有严重心律失常或心力衰竭表现，应立即报告医生，及时采取处理措施。

（三）用药护理

应用洋地黄制剂时剂量应偏小，并注意观察药物作用效果。

（四）健康指导

向患儿及其家长介绍本病的病因、治疗及护理相关知识；强调患儿休息的重要性；出院后需继续应用抗心律失常药物者，应让患儿及其家长了解常用抗心律失常药物名称、剂量、用药时间及不良反应，告知出院后定期门诊复查的时间。

第四节　心律失常

小儿心律失常可分为窦性心律失常（包括窦性心动过速、窦性心动过缓、窦性心律不齐）、游走性心律、窦房传导阻滞、窦性静止、病态窦房结综合征、过早搏动、室上性快速心律失常（阵发性室上性心动过速、紊乱性房性心动过速、心房扑动及心房颤动）、阵发性室性心动过速、心室扑动和颤动、房室传导阻滞、室内传导阻滞、预激综合征、Q-T 间期延长以及几种特殊类型的心律失常（如冠状窦性心律和左房心律、加速性交界性心动过速、加速性室性自主心律）。

一、分型诊治

（一）窦性心律失常

心脏激动虽起源于窦房结，但其频率或节律有变化的心律。

1.窦性心动过速

简称窦速，指窦性心律频率超过正常范围上限。

（1）心电图特点：

1）P 波呈窦性（指Ⅰ、V$_6$ 导联 P 波直立，aVR 导联倒置，Ⅱ、aVF、V$_5$ 导联大多直立，同一

导联 P 波形态相同。P-P 间距缩短,P-R 间期不小于正常低限(0.10 秒,婴儿 0.08 秒)。

2)心率大于下列范围:1～6 岁者＞120 次/分,＞6 岁者＞100 次/分。

3)心率过快时,P 波与 T 波可重叠,P-R 段及 ST 段可下降,T 波平坦甚至倒置。

(2)临床意义:

1)运动、兴奋、紧张、疼痛、哭闹、直立调节障碍。

2)应用药物(交感神经兴奋药、副交感神经抑制药)或摄入刺激性食物(酒、咖啡等)。

3)发热、感染、出血、贫血、休克。

4)器质性心脏病(先天性心脏病、心力衰竭、感染性心肌炎、各种心肌病、心内膜弹力纤维增生症、二尖瓣脱垂、川崎病及缺血性心脏病、风湿热及风湿性心脏病、结缔组织病、先天性或获得性长 Q-T 综合征、心导管检查及心脏手术、心脏肿瘤等)、β 受体功能亢进、心脏神经官能症、甲状腺功能亢进症等。

(3)鉴别要点:窦速应与阵发性室上性心动过速(室上速)鉴别(表 10-1)。

表 10-1　窦速与室上速鉴别

	窦速	室上速
心率(次/分)	≤230	婴幼儿多＞230
		儿童多＞180
发热、哭闹等诱因	多有	多无
发作形式	心率逐渐增快或减慢	多突发突止
P-P 或 R-R 间期	多不匀齐	多匀齐
发作前后 P 波形态	相同,为窦性 P 波	不同,可有室上性早搏
QRS 波形态	均正常	可有室内差异性传导
刺激迷走神经	心率可逐渐减慢或不变	终止或无效

2.窦性心动过缓

简称窦缓,指窦性心律频率低于正常范围下限。窦性心动过缓可伴有窦性心律不齐、窦房传导阻滞、窦性静止、交界性或室性逸搏等。

(1)心电图特点:

1)P 波呈窦性,P-P 间距延长。

2)心率小于下列范围:1～6 岁者＜80 次/分,＞6 岁者＜60 次/分。

3)P-R 间期不小于正常低限。

(2)临床意义:

1)新生儿吞咽、吸吮、呃逆、咳嗽等动作可兴奋迷走神经使心率减慢。

2)药物(副交感神经兴奋药、交感神经抑制药、洋地黄等)可使心率减慢。

3)急性感染恢复期、电解质紊乱、器质性心脏病、病态窦房结综合征、甲状腺功能低下、结缔组织病、心脏手术停搏前或临终前。

4)新生儿窒息可引起窦房结功能不良。

(3)治疗针对病因治疗。

3.窦性心律不齐

简称窦不齐,指窦房结发出的激动不匀齐,使节律快慢不等。心脏听诊应注意与期前收缩鉴别。窦性心律不齐如伴窦缓,诱因同窦缓。

(1)心电图特点:

1)P波呈窦性。

2)P-P间距相差>0.16秒。

3)窦性心律不齐可伴随窦缓。

(2)临床意义:多为呼吸性窦性心律不齐,即吸气时心率增快,呼气时心率减慢。与呼吸无关的窦性心律不齐,较少见,可能为自主神经系统张力不平衡所致。亦可见于迷走神经张力增高、应用药物(副交感神经兴奋药、交感神经抑制药、洋地黄等)、器质性心脏病。

(二)游走性心律

起搏点游走于窦房结内或窦房结至房室结之间,发出不规则激动。

1.心电图特点

(1)窦房结内游走性心律P波呈窦性,但同一导联中P波形态略有不同,P-P间距不等(与呼吸无关);P-R间期不等,>0.10秒。

(2)窦房结至房室结间游走性心律P波呈窦性,但同一导联中P波形态有明显周期性变化,可从直立转为平坦继而倒置(与呼吸无关);P-R间期不等。

2.临床意义

同窦性心律不齐。

(三)窦房传导阻滞

窦房结至心房的传导时间逐渐延长(Ⅰ度窦房传导阻滞,由于窦房结除极在心电图上无标志,故无法诊断),最后窦性激动完全不能传入心房(为Ⅲ度窦房传导阻滞,与窦性静止无法鉴别)。心电图只能诊断Ⅱ度窦房传导阻滞,分为Ⅰ型和Ⅱ型,Ⅰ型很常见。

1.心电图特点

(1)Ⅰ型P-P间距有"长、短、更长"的特点,即P-P间距逐渐缩短,最短P-P间距后突然P-P间距延长,最长P-P间距小于任何两个P-P间距之和。

(2)Ⅱ型长间歇中无P波和QRS波,长P-P间距为短P-P间距的简单倍数,多为二倍或三倍。

2.临床意义

见于迷走神经张力增高、洋地黄中毒、病态窦房结综合征、新生儿窦房结功能不良。

(四)窦性静止

又称窦性停搏,指窦房结在较长时间内不发出激动。窦性静止3秒以上。

1.心电图特点

(1)在窦性心律中出现一个较长间歇,其间无P-QRS-T波。

(2)长P-P间距与正常P-P间距不成倍数关系。

(3)在窦性静止期间,可出现交界性或室性逸搏、逸搏心律等。

2.临床意义

见于迷走神经张力增高、洋地黄中毒、电解质紊乱、病态窦房结综合征、新生儿窦房结功能不良。

（五）病态窦房结综合征

病态窦房结综合征(SSS)是指由于窦房结及其周围组织器质性病变引起窦房结自律性和(或)传导功能发生障碍所引起的一组临床综合征。可见于感染性心肌炎、各种心肌病、先天性心脏病、心脏手术等,也有原因不明者。

1.临床表现

主要是心、脑、肾、胃肠道等各器官供血不足的症状。心肌供血不足症状为苍白、乏力、心悸、胸痛、手足发凉等;脑缺血症状为记忆力减退、头晕、晕厥等,严重者有阿-斯综合征发作,可致猝死;肾脏缺血引起少尿;胃肠道缺血引起食欲减退和消化不良。体格检查为心动过缓或过缓与过速交替出现,心脏扩大,可有心力衰竭或心源性休克。

2.心电图特点

(1)显著而持久的窦性心动过缓,睡眠时＜40～50 次/分。应除外药物、迷走神经张力增高及中枢神经系统疾病等因素。

(2)窦性停搏、窦房传导阻滞,多伴交界性逸搏或交界性心律,部分病例有房室或束支传导阻滞。

(3)心动过缓-过速综合征(即慢快综合征),24 小时动态心电图显示严重窦性心动过缓呈持久性,伴有窦房传导阻滞、窦性静止、交界性逸搏,在缓慢心律基础上常有阵发性室上性心动过速、房扑、房颤等快速心律失常,心动过缓与快速心律失常交替出现。

3.辅助检查

(1)心电图运动试验常用活动平板运动、踏车运动或二阶梯运动试验,如无条件也可作蹲立运动。运动后患儿心率不增加或增加不超过原有心率的 25％或仍＜180 次/分或诱发上述心电图改变支持本病。

(2)食管电生理检查用食管电极进行心房起搏是无创性电生理检查方法,安全可靠。测定窦房结恢复时间(SNRT),校正窦房结恢复时间(CSNRT)及窦房传导时间(SACT),以判断窦房结功能。

4.治疗要点

(1)病因治疗。

(2)过缓心率不伴快速心律失常者可用阿托品、异丙肾上腺素等提高心率。慢快综合征者应慎用,以免诱发快速心律失常。

(3)如严重心动过缓伴反复阿-斯综合征发作、难以控制的心力衰竭或慢快综合征,药物治疗无效者,应安装人工心脏起搏器。

（六）过早搏动

简称早搏,又称期前收缩,系指心脏某一起搏点比窦性心律提前发出激动,引起心脏提早除极。根据异位起搏点部位不同,过早搏动分为室上性早搏和室性早搏;室上性早搏又分为房性早搏和交界性早搏。

1.心电图特点

(1)房性早搏:

1)提前出现的房性异位 P'波,形态与窦性 P 波不同。

2)P'-R 间期在正常范围,>0.10 秒(婴儿>0.08 秒)。

3)异位 P'波后的 QRS 波形态可与窦性 QRS 波相同;如伴室内差异性传导,QRS 波增宽,时间>0.10 秒(婴儿>0.08 秒);如无 QRS 波者为房早未下传。

4)代偿间期多为不完全性,偶尔为完全性。

5)多源性房早:同一导联中有 2 个或 2 个以上不同形态的房性异位 P'波,P'-R 间期亦不等,为多源性房早。

(2)交界性早搏:

1)提前出现的 QRS 波,其前无 P'波,形态与窦性 QRS 波相同;如伴室内差异性传导,QRS 波增宽,时间>0.10 秒(婴儿>0.08 秒)。

2)提前出现的 QRS 波,其前有逆行 P'波,与窦性 P 波不同(Ⅱ、Ⅲ、aVF 导联倒置,aVR 导联直立)。如 P'波出现在 QRS 波前,P'-R 间期≤0.10 秒;如 P'波埋在 QRS 波中,看不见 P'波;如 P'波出现在 QRS 波后,R-P'间期<0.20 秒。

3)代偿间期多为完全性。

(3)室性早搏:

1)提前出现的 QRS 波,其前无异位 P'波。

2)QRS 波宽大畸形,时间>0.10 秒(婴儿>0.08 秒),T 波与 QRS 波的主波方向相反。

3)代偿间期多为完全性。

2.临床意义

健康小儿可因情绪紧张、激动、劳累、刺激性食物(茶、酒、咖啡、烟等)引起早搏。胎儿、新生儿、小婴儿心脏传导系统发育不成熟亦可出现早搏。有房室旁路(体表心电图正常或有预激综合征)或房室结双径路的小儿可因过早搏动诱发室上速。应寻找早搏的病因,如感染、器质性心脏病、左室假腱索、窒息、缺氧、酸中毒、电解质紊乱、严重贫血、甲状腺功能亢进症、结缔组织病、药物作用(如洋地黄、交感神经兴奋剂、麻醉剂等)。

3.鉴别要点

(1)功能性早搏:①经各种检查找不到明确病因,无器质性心脏病,无自觉症状,多在体格检查时偶然发现。②心电图早搏为单发、偶发(<6 次/分),联律间期固定。③早搏在夜间或休息时增多、活动后心率增快时减少。心电图运动试验后早搏消失或减少。④不合并其他心电图异常。

(2)病理性早搏:①有心脏病史,体格检查、胸片、超声心动图及其他检查发现器质性心脏病证据。②有全身其他疾病。③早搏多为频发,>6 次成联律、多形性或多源性、成对或 3 个以上早搏连续出现。④运动后心率增快时早搏增多,休息或夜间睡眠时早搏减少。运动试验后早搏增多。⑤合并 R-on-T 等其他心电图异常。

4.治疗要点

(1)应针对病因治疗,避免劳累和感染。

（2）功能性早搏不需治疗,需密切随访,每年复查 24 小时动态心电图和超声心动图。在感冒、发热、腹泻等感染时应检查心电图。

（3）改善心肌细胞代谢,如应用维生素 C、辅酶 Q_{10}、果糖二磷酸钠及磷酸肌酸钠。

（4）病理性早搏、频发、影响心输出量、患儿自觉症状明显,首选抗心律失常药物普罗帕酮,较安全,不良反应较小。

（七）室上性快速心律失常

室上性快速心律失常包括阵发性室上性心动过速、紊乱性房性心动过速、心房扑动及颤动。

1.阵发性室上性心动过速

简称室上速,指异位激动起源于希氏束分叉以上的心动过速。

（1）心电图特点:

1）3 个或 3 个以上连续的室上性（房性或交界性）早搏,频率多为 140～300 次/分,R-R 间距较规则。

2）继发性 ST-T 波改变,ST 段下降,T 波可倒置。

（2）临床意义:多数无器质性心脏病。有房室旁路（体表心电图正常或有预激综合征）或房室结双径路的健康小儿可因过早搏动诱发室上速。胎儿、新生儿、小婴儿心脏传导系统发育不成熟亦可出现室上速。少数见于感染、器质性心脏病、窒息、缺氧、酸中毒、电解质紊乱、药物作用（如洋地黄、交感神经兴奋剂、麻醉剂等）、甲状腺功能亢进症。年龄愈小,心率愈快,发作时间愈长,愈容易发生心力衰竭。

（3）鉴别要点:室上速与室速鉴别。室上速伴室内差异性传导,应与阵发性室性心动过速（室速）鉴别（表 10-2）。

表 10-2　室上速伴室内差异性传导与室速鉴别

	室上速伴室内差异性传导	室速
心室率（次/分）	较快	相对较慢
QRS 波增宽	略宽	明显
R-R	多匀齐	多不匀齐
QRS 波电轴	多正常或右偏呈右束支传导阻滞图形伴左前分支传导阻滞	明显左偏或右偏伴左束支传导阻滞图形
V₁ 导联 R/S	多>1	多<1
房室脱节	少见	多见
刺激迷走神经	终止或无效	无效

（4）治疗要点:

1）采用刺激迷走神经的方法可终止发作如深吸气后屏住呼吸、压舌板刺激咽部、潜水反射。潜水反射方法:用装 4～5℃的冰水袋或以冰水浸湿的毛巾敷整个面部,每次 10～15 秒,1 次无效,隔 3～5 分钟可再用,一般不超过 3 次。

2）抗心律失常药物首选普罗帕酮,也可用胺碘酮等抗心律失常药物。如发作时间较长,有心力衰竭,首选地高辛。药物与潜水反射可交替应用。

3)经食管心房起搏终止发作。

4)电击复律。

5)针对病因治疗房室旁路或房室结双径路如室上速发作频繁,应行射频消融治疗。

2.紊乱性房性心动过速

简称紊乱性房速,为心房内有 3 个或 3 个以上的异位起搏点引起的房速,又称多源性房速或紊乱性房性心律。

(1)心电图特点:

1)不规则房性心律,房率一般为 140～250 次/分。

2)同一导联有 3 种或 3 种以上不同形态的异位 P 波,与窦性不同。

3)P-P 波间有等电位线。P-P、P-R、R-R 间隔不等。

4)常有房室传导阻滞,室率较房率慢。

5)可有室内差异性传导。

(2)临床意义:同室上速。

(3)治疗要点:药物治疗同室上速。也可用电击复律。应针对病因治疗。

3.心房扑动

由于激动在心房内快速环形运动所产生的一种自动性快速而规则的心律失常。

(1)心电图特点:

1)P 波消失,代之以连续、快速、规则、大小相同的锯齿状的扑动波(F 波),各波间无等电位线,频率多为 260～400 次/分,少数可达 450 次/分,平均 300 次/分。

2)QRS 波形态与窦性 QRS 波相同或增宽(伴有室内差异性传导)。

3)心室律规则(房室传导比例固定,多为 2∶1 或 3∶1、4∶1、5∶1,或呈完全性房室传导阻滞),亦可不规则(房室传导比例不固定)。

(2)临床意义:胎儿、新生儿、小婴儿心脏传导系统发育不成熟可出现房扑。房扑亦可见于预激综合征的小儿。1 岁以上的小儿房扑可见于器质性心脏病、电解质紊乱、洋地黄中毒、甲状腺功能亢进症。心室率愈快,发作时间愈长,愈容易发生心力衰竭。

(3)治疗要点:

1)药物:应用地高辛、普罗帕酮、胺碘酮等抗心律失常药物。预激综合征如发生房扑,则禁用洋地黄。

2)经食管心房起搏终止发作。

3)电击复律。

4)针对病因治疗。

4.心房颤动

房颤是一种自动性心房内多个微折返或环形运动所致的极快速的房性心律失常。

(1)心电图特点:

1)P 波消失,代之以纤细、零乱、快速和形态不同的颤动波(f 波),各波间无等电位线,频率400～700 次/分。

2）QRS 波形态与窦性 QRS 波相同或增宽（伴有室内差异性传导）。

3）心室律不规则。

（2）临床意义：房颤见于器质性心脏病、洋地黄中毒、电解质紊乱、预激综合征、甲状腺功能亢进症。

（3）治疗要点：一般首选地高辛治疗，也可用普罗帕酮、胺碘酮等抗心律失常药物。预激综合征如发生房颤，则禁用洋地黄。亦可用电击复律。应针对病因治疗。

（八）阵发性室性心动过速

简称室速，指异位激动起源于希氏束分叉以下的心动过速。室速应与室上速伴室内差异性传导鉴别（表 10-2）。

1.心电图特点

（1）3 个或 3 个以上连续的室性早搏，频率多为 140～200 次/分，亦可分或＞200 次/分。

（2）QRS 波增宽，时间＞0.10 秒（婴儿＞0.08 秒）。

（3）T 波与 QRS 波的主波方向相反。

（4）房室脱节，即心房和心室无关，心房由窦房结或室上性异位起搏点控制，心室由室性异位起搏点控制，心房率＜心室率。

（5）在发作前后的窦性心律中，有与室速发作时同一形态的室早。

（6）有心室夺获或室性融合波。

2.临床意义

多数见于器质性心脏病、窒息、缺氧、酸中毒、电解质紊乱、药物作用（如洋地黄、交感神经兴奋剂、麻醉剂等），如伴有严重血液动力学障碍，预后不好，易引起死亡。少数无器质性心脏病，如特发性室速，可行射频消融治疗。

3.治疗要点

（1）药物治疗：伴血液动力学障碍，首选利多卡因，如无效，再选用普罗帕酮、胺碘酮等。特发性室速首选维拉帕米，β 受体阻滞剂亦有效，而利多卡因无效。洋地黄中毒首选苯妥英钠。

（2）电击复律。

（3）如药物和电击复律治疗无效，可床旁置入临时起搏器，经股静脉插管至右室起搏，用超速抑制的方法终止发作。

（4）应针对病因治疗如缺氧、电解质紊乱、酸中毒等。特发性室速可用射频消融治疗。

（5）植入式心内复律除颤器（ICD），价格昂贵。

（九）心室扑动和颤动

室扑室颤是最严重的一种快速异位性心律失常，心室完全丧失舒缩排血功能呈蠕动状态，血液动力学实为心脏停搏，多发生在临终前，属濒死心电图。室扑是室速与室颤之间的过渡型，单纯室扑很少见，并且与心室率极快的室速难以鉴别。室颤是由于心室各部分异位兴奋灶的不应期不均衡，引起心室除极混乱。室颤的最后阶段频率变慢，波幅变小，直到电波消失呈一条直线。

1.心电图特点

（1）室扑：连续出现快速、匀齐而波幅较大的扑动波，频率180～250 次/分，平均 200 次/分，

QRS 波与 T 波相连无法辨认。

（2）室颤：QRS 波与 T 波完全消失，代之以一系列快速而不规则的大小不等、波形不同的颤动波，频率 150～500 次/分。

2.临床意义

室扑和室颤多为临终征象，见于器质性心脏病、窒息、缺氧、酸中毒、电解质紊乱、药物作用（如洋地黄、交感神经兴奋剂、麻醉剂等）、体外循环、人工低温、电休克。

3.治疗要点

室扑和室颤患儿应立刻施行电击复律。亦可用利多卡因、普罗帕酮、胺碘酮等药物配合治疗。应针对病因治疗。

（十）房室传导阻滞

系指由于房室传导系统不应期异常延长，使激动自心房向心室传导异常延缓或部分甚至全部不能下传的现象。

按阻滞程度不同分为三度，Ⅰ度和Ⅱ度房室传导阻滞又称为不完全性房室传导阻滞，Ⅲ度房室传导阻滞又称为完全性房室传导阻滞。Ⅰ度房室传导阻滞为房室传导时间延长，但每个心房激动都能下传至心室。Ⅱ度房室传导阻滞为部分心房激动传导受阻，不能下传至心室，分为莫氏Ⅰ型（又称为文氏型）和莫氏Ⅱ型。Ⅲ度房室传导阻滞为所有心房激动传导受阻，都不能下传至心室，心室由阻滞部位以下的异位起搏点控制。

1.心电图特点

（1）Ⅰ度房室传导阻滞：①P-R 间期＞各年龄组正常范围上限。各年龄组 P-R 间期正常范围上限：新生儿 0.13 秒，婴幼儿 0.14 秒，学龄前儿童 0.16 秒，学龄儿童 0.18 秒。②P-R 间期虽在正常范围，但 P-R 间期较原来延长＞0.04 秒。

（2）Ⅱ度房室传导阻滞：

1）莫氏Ⅰ型夜间常见：a.P-R 间期逐渐延长，同时 R-R 间距逐渐缩短，直至 P 波之后无 QRS 波（发生心室脱落）。b.发生心室脱落的 R-R 间距＜2 个 P-P 间距。

2）莫氏Ⅱ型少见：a.P-R 间期固定（正常或延长）。b.P 波按规律出现，部分 P 波之后无 QRS 波，房室传导比例固定，如 2∶1、3∶2、3∶1 等。

3）高Ⅱ度房室传导阻滞少见。指房室传导比例为 3∶1 或更高程度的Ⅱ度房室传导阻滞，如 4∶1、5∶1、6∶1 等，仅少数 P 波能下传至心室，发生心室夺获，心室率很慢，常出现交界性或室性逸搏或逸搏心律。

（3）Ⅲ度房室传导阻滞少见。

1）P 波与 QRS 波无关，P-P 间距和 R-R 间距各有其固定规律。

2）心房率＞心室率，心房节律多为窦性心律，亦可为房扑或房颤，心室节律为交界性逸搏心律或室性逸搏心律。

3）QRS 波形态：阻滞部位在希氏束以上者，QRS 波与窦性 QRS 波相同；阻滞部位在希氏束以下者，QRS 波增宽，时间＞0.10 秒（婴儿＞0.08 秒）。异位起搏点来自左束支者，QRS 波呈右束支传导阻滞型；异位起搏点来自右束支者，QRS 波呈左束支传导阻滞型。

2.临床意义

(1)Ⅰ度和Ⅱ度Ⅰ型房室传导阻滞可见于迷走神经张力增高、房室结双径路,亦可见于电解质紊乱、洋地黄中毒、器质性心脏病、系统性红斑狼疮(SLE)等结缔组织病。

(2)Ⅱ度Ⅱ型和高Ⅱ度房室传导阻滞见于电解质紊乱、洋地黄中毒、器质性心脏病、SLE等结缔组织病。

(3)Ⅲ度房室传导阻滞见于先天性房室传导阻滞、器质性心脏病、洋地黄中毒、SLE等结缔组织病。

3.治疗要点

应针对病因治疗。Ⅱ度、Ⅲ度房室传导阻滞应密切监护。暴发性心肌炎引起Ⅲ度房室传导阻滞如发生惊厥、晕厥或阿-斯综合征者应静脉给予阿托品或异丙基肾上腺素,同时在床边置入心脏临时起搏器。先天性房室传导阻滞或心脏手术后Ⅲ度房室传导阻滞应安装心脏起搏器。

(十一)室内传导阻滞

室内传导阻滞又称束支传导阻滞,系指发生在房室束分支以下部位的传导阻滞。根据房室束分支的解剖特点和阻滞部位不同,分为右束支传导阻滞、左束支传导阻滞及左束支分支传导阻滞,左束支分支传导阻滞又分为左前分支传导阻滞和左后分支传导阻滞。左、右束支传导阻滞根据 QRS 波时间是否增宽,分为完全性阻滞或不完全性阻滞。右束支可看作是房室束的延伸。右束支传导阻滞,使激动沿左束支下传,室间隔和左室后壁的除极基本正常,由左向右进行。由于右束支较细长,易发生右束支传导阻滞。

左束支传导阻滞,使激动沿右束支下传,室间隔的除极与正常相反,自右向左进行。由于左束支主干较粗大,不易发生左束支传导阻滞。左束支起始后不久,即分出两大分支,即左前分支和左后分支。左前分支细长,易发生左前分支传导阻滞;左后分支粗短,不易发生左后分支传导阻滞。

双束支传导阻滞指同时有两个分支发生阻滞。三束支传导阻滞指同时有三个分支发生阻滞。由于阻滞的部位和程度不同,双束支或三束支传导阻滞的心电图可表现为多种类型。完全性三束支传导阻滞形成Ⅲ度房室传导阻滞,不完全性三束支传导阻滞常是Ⅲ度房室传导阻滞的先兆。

1.心电图特点

(1)完全性右束支传导阻滞(不完全性右束支传导阻滞:除 QRS 波时间<0.10 秒外,具备完全性右束支传导阻滞的心电图特点):

1)QRS 波时间>0.10 秒。

2)QRS 波形态:V_1 导联呈 rsR 型或 R 波宽钝、错折,V_5 导联 S 波宽钝、错折而不深。Ⅰ导联 S 波和 aVR 导联 R 波宽钝、错折。

3)ST-T 波方向与 QRS 波主波方向相反。

4)电轴右偏多见。

(2)完全性左束支传导阻滞(不完全性左束支传导阻滞:除 QRS 波时间<0.10 秒外,具备完全性左束支传导阻滞的心电图特点):

1)QRS 波时间＜0.10 秒。

2)QRS 波形态：V_5 导联呈 R 型，R 波宽钝而错折，一般无 q 波和 S 波。V_1 导联呈 Qs 型或 rS 型，r 波极小，S 波宽钝而错折。

3)ST-T 波方向与 QRS 波主波方向相反。

4)电轴可轻度左偏。

(3)左前分支传导阻滞：

1)电轴左偏：电轴－30°～－90°。

2)QRS 波形态：Ⅰ、aVL 导联呈 qR 型，RaVL＞RI，Ⅱ、Ⅲ、aVF 导联呈 rS 型，SⅢ＞SⅡ。

3)QRS 波时间正常或略增宽。

(4)左后分支传导阻滞：

1)电轴右偏：一般电轴＞＋120°。

2)QRS 波形态：Ⅰ、aVL 导联呈 rS 型，Ⅱ、Ⅲ、aVF 导联呈 qR 型。

3)QRS 波时间正常或略增宽。

4)应检查超声心动图，以除外右室肥大等引起电轴右偏因素。

(5)双束支传导阻滞：

1)完全性右束支传导阻滞＋左前分支传导阻滞：常见心前导联为完全性右束支传导阻滞，同时肢体导联为左前分支传导阻滞，且电轴左偏为－60°左右。

2)完全性右束支传导阻滞＋左后分支传导阻滞：心前导联为完全性右束支传导阻滞，同时肢体导联为左后分支传导阻滞，且电轴右偏为＋120°左右。应检查超声心动图，以除外右室肥大等引起电轴右偏因素。

3)左前分支传导阻滞＋左后分支传导阻滞：左前分支传导阻滞与左后分支传导阻滞的表现间歇或交替出现。

(6)三束支传导阻滞：

1)完全性右束支传导阻滞＋左前分支传导阻滞＋Ⅰ度房室传导阻滞。

2)完全性右束支传导阻滞＋左前分支传导阻滞＋Ⅱ度Ⅱ型房室传导阻滞。

3)完全性右束支传导阻滞＋左后分支传导阻滞＋Ⅰ度房室传导阻滞。

4)完全性右束支传导阻滞＋左后分支传导阻滞＋Ⅱ度Ⅱ型房室传导阻滞。

5)完全性左束支传导阻滞＋Ⅰ度房室传导阻滞或Ⅱ度Ⅱ型房室传导阻滞。

2.临床意义

右束支传导阻滞、左前分支传导阻滞较多见。

小儿正常心电图 V_1 导联可呈 M 型。首都儿科研究所曾统计右心前导联呈 M 型者占 5%～11%，易随体位和呼吸变化而改变，QRS 波时间多正常。

不完全性右束支传导阻滞亦可为病理性，见于器质性心脏病、洋地黄中毒、电解质紊乱。北京儿童医院曾总结分析小儿不完全性右束支传导阻滞心电图，约有 1/3 考虑可能有病理意义，判断标准可参考以下几点：①V_1 导联 R′波电压＞0.8mV，R′＞r，R′波时间＞0.04 秒。②Ⅰ、V_5 导联 S 波时间＞0.04 秒。③电轴右偏或左偏。④结合临床情况全面考虑。

完全性右束支传导阻滞、左束支传导阻滞、左前分支传导阻滞、左后分支传导阻滞、双束支传导阻滞见于器质性心脏病、洋地黄中毒、电解质紊乱。

三束支传导阻滞临床意义同Ⅲ度房室传导阻滞。

3.治疗要点

应针对病因治疗。三束支传导阻滞治疗同Ⅲ度房室传导阻滞。

(十二)预激综合征

又称 Wolff-Parkinson-White(W-P-W)综合征,是一种心电图诊断,系指房室之间有附加传导旁路,室上性激动可通过此旁路使部分心室较正常房室传导系统更快地预先除极,由于心室预先激动引起的心电图改变。

目前组织学已证实的附加传导旁路有三种:①房室旁路(即 Kent 束),位于房室沟的左侧或右侧,连接心房和心室,引起典型预激综合征。②房束旁路(即 James 束),连接窦房结和房室结远端,引起短 P-R 综合征。③束室旁路(即 Mahaim 束),连接房室结(或房室束)和室间隔顶部,引起异型预激综合征。

1.心电图特点

(1)典型预激综合征常见。

1)P-R 间期缩短。

2)QRS 波时间增宽,时间>0.10 秒(婴儿>0.08 秒)。

3)QRS 波起始部分粗钝、错折,形成预激波(即 δ 波)。

4)P-J 时间正常。

5)继发性 ST-T 波改变,ST 段下降,T 波通常与预激波方向相反。

根据心前导联心电图,将典型预激综合征分为 A、B、C 三型:

A 型:预激波在 $V_1 \sim V_6$ 导联都是正向的,QRS 波主波都向上(呈 R 或 Rs 型),QRS 波形态与右束支传导阻滞相似。反映左侧旁路,较多见。

B 型:预激波在 $V_1 \sim V_3$ 导联为负向,QRS 波主波向下(呈 QS 或 rS 型);预激波在 $V_4 \sim V_6$ 导联为正向,QRS 波主波向上(呈 R 或 Rs 型),QRS 波形态与左束支传导阻滞相似。反映右侧旁路,较多见。

C 型:预激波在 $V_1 \sim V_3$ 导联为正向,QRS 波主波向上(呈 R 或 Rs 型);预激波在 $V_4 \sim V_6$ 导联为负向,QRS 波主波向下(呈 QS 或 rS 型)。此型罕见。

(2)短 P-R 综合征:

1)P-R 间期缩短,<0.10 秒(婴儿<0.08 秒)。

2)QRS 波时间正常,无预激波。

(3)异型预激综合征:

1)P-R 间期在正常范围。

2)QRS 波时间增宽,时间>0.10 秒(婴儿>0.08 秒)。

3)QRS 波起始部分粗钝、错折,形成预激波。

2.临床意义

小儿预激综合征中有 2/3 无器质性心脏病,见于有房室旁路的健康小儿,可因早搏诱发室上速、房扑;1/3见于器质性心脏病。

3.治疗要点

无器质性心脏病,也无室上速发作,不需治疗。无器质性心脏病,室上速发作频繁,应到有条件的医院行射频消融治疗。室上速发作,应首选普罗帕酮,也可用地高辛、三磷酸腺苷二钠(ATP)或腺苷、胺碘酮等药物。如发生房扑、房颤,则禁用洋地黄。

有器质性心脏病,应针对病因治疗。

(十三)Q-T间期延长

Q-Tc(即校正的Q-T间期)>0.44秒为Q-T间期延长。Q-Tc=测量的Q-T间期/R-R间期的平方根。

1.分类

(1)获得性长Q-T间期综合征:见于低血钙症、低血钾症、低血镁症等电解质紊乱,用普罗帕酮、胺碘酮等抗心律失常药物。

(2)先天性长Q-T间期综合征:少见,为基因突变所致的离子通道病。以心电图Q-Tc间期显著延长,发作性恶性室性心律失常(室速、室颤、心室停搏)引起反复晕厥、惊厥,甚至心源性猝死为特征。如不查心电图,易误诊为癫痫。

2.诊断要点

(1)一般为幼儿、学龄儿童、青少年发病。

(2)心电图Q-T间期显著延长,伴T波振幅、形态改变。

(3)反复晕厥、惊厥,甚至心源性猝死。诱因为运动(跑步、游泳)、情绪激动、大的噪声(闹钟、门铃、电话铃、雷鸣、枪击)。

(4)发作性恶性室性心律失常(室速、室颤、心室停搏),室速常为尖端扭转型。

(5)可有Q-T间期延长或心源性猝死的家族史。

(6)可有先天性耳聋。

3.治疗要点

治疗主要是纠正电解质紊乱,停用抗心律失常药物等。

(1)非选择性β受体阻滞剂,口服普萘洛尔。

(2)安装心脏起搏器。

(3)左侧颈、胸交感神经节切断术。

(4)埋藏式心脏复律除颤器(ICD),价格昂贵。

(十四)特殊类型的心律失常

1.冠状窦性心律和左房心律

(1)心电图特点

①冠状窦性心律 Ⅱ、Ⅲ、aVF导联QRS波前有P波倒置,P'-R间期>0.10秒;Ⅰ、V_5、V_6导联P波直立;QRS波时间正常。

②左房心律 Ⅰ、V_6导联P波倒置;aVR导联P波直立;Ⅱ、Ⅲ、aVF、V_5导联P波可以倒置。

（2）临床意义：都属于交界性心律，可见于健康小儿，坐位、立位心电图或心电图平板运动试验可转为窦性心律。也可见于先天性心脏病、风湿性心脏病、洋地黄中毒等。

2.加速性交界性心动过速

（1）心电图特点：交界性心律，P 波为逆行性，频率 70～130 次/分，常与窦性心律交替出现，可见房性融合波。

（2）临床意义：可见于健康小儿，坐位、立位心电图或心电图平板运动试验可转为窦性心律。也可见于器质性心脏病、洋地黄中毒等。

3.加速性室性自主心律

（1）心电图特点：室性心律，频率＜120 次/分，常与窦性心律交替出现。

（2）临床意义：可见于健康小儿，也可见于器质性心脏病、洋地黄中毒等。

二、护理评估

（1）评估评估患儿既往史，有无器质性心脏病。

（2）评估患儿神志、血压、心律、心率的情况，生命体征和体温、血压、脉搏、呼吸、意识、末梢循环情况等。

（3）评估是否伴随胸闷、气促、晕厥等症状。患儿心律失常的类型、发作频率、持续时间等；询问患儿有无心悸、胸闷、乏力、头晕、晕厥等伴随症状。

（4）评估心律失常发生的时间、频率和类型。患儿实验室检查结果以及心电图、24 小时动态心电图检查结果。询问患儿目前服用药物的名称、剂量及用法，有无药物不良反应，询问患儿有无明确药物过敏史。

（5）评估患儿饮食习惯与嗜好、饮食量和种类。评估患儿有无水肿，水肿部位、程度；评估患儿皮肤有无破溃、压疮、手术伤口及外伤等。

（6）评估患儿及其家属心理-社会状况：评估患儿及其家属对疾病知识的了解程度、对治疗及护理的配合程度、经济状况等。

三、护理措施

（一）一般护理

1.休息

创造适宜的病房环境，将患儿安排在单独的病房，保持病房环境清洁、安静和空气流通，维持合适的室温和相对湿度；配备好各种监测设备、抢救药品及设备。患儿心律失常发作引起心悸、胸闷、头晕等症状时应保证患儿充足的休息和睡眠，休息时避免左侧卧位，以防左侧卧位时影响心输出量而加重不适。

2.饮食护理

给予富含纤维素的食物，以防便秘；避免饱餐及摄入刺激性食物如咖啡、浓茶等。

3.预防跌倒

病态窦房结综合征患儿可出现与心动过缓有关的心、脑等脏器供血不足的症状，严重者可发生晕厥,属于跌倒高危患儿。对跌倒高危患儿悬挂跌倒高危标志,定时巡视患儿,将呼叫器置于患儿随手可及之处,协助完成生活护理。嘱患儿避免剧烈运动、情绪激动、快速变换体位等,应有专人(家属)陪护。

4.病情观察

(1)连接心电监护仪,连续监测心率、心律变化,及早发现危险征兆如出现面色苍白、心慌、气短、无头晕、头痛、乏力、心悸等症状,及时测量生命体征,测脉搏时间为1分钟,同时听心率。

(2)患儿出现频发多源性室性期前收缩、R-on-T、室性期前收缩、室性心动过速、二度Ⅱ型及三度房室传导阻滞时,及时通知医生并配合处理。

(3)监测电解质变化,尤其是血钾。

(4)准备抢救仪器(如除颤器、心电图机、心电监护仪、临时心脏起搏器等)及各种抗心律失常药物和其他抢救药品,做好抢救准备。

(二)专科护理

(1)当发生严重心律失常时,嘱患儿卧床休息,精神放松,给予吸氧以及改善因心律失常造成血流动力学改变而引起的机体缺氧。将安全用氧温馨提示牌挂于患儿床头,告知患儿不可自行调节氧气流量。

(2)迅速建立静脉通路,准备好纠正心律失常的药物,常用抢救药品及除颤仪等,对于突发的室扑和室颤的患儿,应立即实施非同步电除颤。

(3)密切观察患儿的意识状态、脉搏、心率、呼吸及血压等。观察患儿有无严重发绀、短暂意识丧失、四肢抽搐等,发现异常应立即进行抢救,如心脏按压、人工呼吸等。

(4)遵医嘱给予抗心律失常药物,注意给药途径、剂量、速度,观察药物的作用及不良反应,并严密观察心电图、血压的变化,及时发现因用药引起的新的心律失常。

(5)用药护理:应用抗心律失常药物时,密切观察药物的效果及不良反应,防止毒副反应的发生。长期口服者应教会家属自测心率。定期复查血药浓度及心电图。

1)阿托品:为抗心动过缓药物,其不良反应表现为面色潮红、心率过快、高热、腹胀、烦躁、惊厥,如出现不良反应应立即停药给予处理。

2)利多卡因:注意滴速,静脉滴注过快或用量过大可致惊厥或呼吸、心搏停止。

3)普罗帕酮:注意监测血压、心功能及血药浓度。易致恶心、口干、头痛等,故宜饭后服用。

4)胺碘酮(可达龙):静脉用药时易引起静脉炎,注意严密观察穿刺部位的皮肤血管情况,预防药物外渗。口服后可能出现恶心、呕吐、便秘、房室传导阻滞、窦性心动过缓,服药后应密切观察患儿心律及心率的变化,如有不适,及时通知医生。

(6)检查护理指导:

1)心电图检查:检查前请安静休息10分钟以上;检查时请平躺在检查床上,露出手腕、脚踝、胸部,双手自然放在身体两侧,全身放松,心情平静,检查中切勿讲话或改变体位。

2)动态心电图:佩戴记录仪后,日常起居应与佩戴前一样,受检者应做适量运动。将24小时内身体不适和运动时间详细登记。a.检查前准备:清洁胸前皮肤,无汗液、污渍。青春期女孩勿佩戴文胸,穿宽松衣物。b.检查时准备及注意事项:保持记录器开机记录状态。电极片无松脱,如果有电极片脱落情况及时通知医护人员。远离电子产品如手机、电脑、电视等,避免电磁干扰。将 24 小时内身体不适和运动时间详细登记。检查日不能洗澡,避免出汗,以免造成电极与皮肤的接触不好,甚至造成电极脱落。

3)运动试验:检查的患儿需签署知情同意书,在运动试验场所必须配备硝酸甘油、利多卡因、除颤仪等急救设备及药品。应进行心电图、心率和血压的严密监测,停用洋地黄药物 3 周以上方可考虑进行运动试验;试验前 24～48 小时停用心脏活性药物。

4)电生理检查:消除患儿的紧张心理,使患儿主动配合治疗。并做好介入治疗的相应护理。

(7)并发症护理

1)猝死:严密监测心电监护,一旦发现下面情况,应立即通知医生做好抢救准备。a.频发室性期前收缩＞5 次/分。b.连续出现 2 个以上多源性室性期前收缩或反复发作的短阵室上性心动过速成对或成连律的室性期前收缩:连续出现二、三联律或 R-on-T 现象。c.二度Ⅱ型房室传导阻滞:P-R 间期固定,P 波后有 ORS 波群脱落。d.阵发性室上性心动过速。e.心房颤动。f.室速、室颤、三度房室传导阻滞。

2)阿-斯综合征:即心源性脑缺血综合征,是指突然发作的严重的、致命的缓慢性或快速性心律失常,引起心排血量在短时间内锐减,产生严重脑缺血、神志丧失和晕厥等症状。患儿意识丧失、昏迷或抽搐,此时大动脉搏动消失,心音消失,血压测不到,呼吸停止或发绀,瞳孔放大。

阿-斯综合征抢救配合:a.叩击心前区和进行胸外心脏挤压,通知医生,并备齐各种抢救药物及用品;b.静脉推注异丙肾上腺素或阿托品;c.心室颤动时积极配合医生做电击除颤或安装人工心脏起搏器。

3)心搏骤停:突然意识丧失、昏迷或抽搐,此时大动脉搏动消失,心音消失,血压为 0,呼吸停止或发绀,瞳孔放大。

心搏骤停抢救配合:a.同阿-斯综合征抢救配合;b.保证给氧,保持呼吸道通畅,必要时配合医生行气管插管及应用辅助呼吸器,并做好护理;c.建立静脉通道,准确、迅速、及时地遵医嘱给药;d.脑缺氧时间较长者,头部可置冰袋或冰帽;e.注意保暖,防止并发症;f.监测记录 24 小时出入量,必要时留置导尿;g.严密观察病情变化,及时填写特别护理记录单。

(8)心理护理:给予及时适当的解释和安慰,消除其焦虑和悲观情绪,增加对疾病治疗的信心,积极配合治疗。

四、健康教育

(1)改变不良饮食习惯,避免浓茶、咖啡、可乐等刺激性食物。保持大便通畅,向患儿讲解心律失常的原因及常见诱发因素,如情绪紧张、过度劳累、急性感染、寒冷刺激、不良生活习惯(饮浓茶和咖啡)等。

(2)指导患儿劳逸结合,有规律生活。无器质性心脏病者应积极参加体育锻炼。严重心律失常患儿应绝对卧床休息。保持情绪稳定,避免精神紧张、激动。嘱患儿多食纤维素丰富的食物,保持大便通畅。避免排便用力而加重心律失常。

（3）说明患儿所用药物的名称、剂量、用法、作用及不良反应，嘱患儿坚持服药，不得随意增减药物的剂量或种类。

（4）教会患儿及其家属测量脉搏的方法，心律失常发作时的应对措施及心肺复苏术，以便于自我监测病情和自救。对安置心脏起搏器患儿，讲解自我监测与家庭护理方法。告诉患儿或其家属用药后可能出现的不良反应，做好出院后的病情自我观察，如有异常、不适应及时到医院就诊。

（5）定期复查心电图和随访，发现异常及时就诊。

（6）疾病相关知识：由于小儿的心脏传导系统发育未成熟、生理功能不健全和自主神经不稳定，更易发生心律失常。有些无器质性心脏病的患儿期前收缩可持续多年，不少患儿期前收缩最终消失，个别患儿可发展为更严重的心律失常，如室性心动过速等。应该指出，小儿时期绝大多数期前收缩预后是良好的。

第五节　急性充血性心力衰竭

急性充血性心力衰竭是指由于某种原因引起心脏泵功能下降，使心排出量减少，从而不能够满足机体代谢的需要，导致组织器官血液灌流量不足，同时出现肺循环和（或）体循环淤血表现的临床综合征。小儿的心力衰竭多数发生于已有心脏疾患（如先天性心脏病、病毒性心肌炎、中毒性心肌炎、风湿性心脏病及肺炎、急性肾炎、严重贫血等）、急性感染、输血或输液过多过快、活动过度、情绪变化、手术、严重失血及各种原因造成的心律失常等常为诱发因素，表现为充血性心力衰竭，简称心力衰竭。小儿各年龄均可发病，1岁以内发病率最高。

一、病因

（一）心源性

以先天性心脏病引起者最多见，心肌炎、心包炎、心内膜弹力纤维增生症、风湿性心脏病、心糖原累积症等亦为重要原因。

（二）肺源性

婴幼儿时期常见于支气管肺炎、毛细支气管肺炎，儿童时期常见于哮喘持续状态。

（三）肾源性

急性肾炎所致的急性期严重循环充血。

（四）其他

克山病、重度贫血、甲状腺功能亢进症、维生素 B_1 缺乏、电解质紊乱和缺氧等均可引起心力衰竭。

二、临床表现

婴幼儿心力衰竭，临床常表现为哺乳困难、易出汗、喜依肩入睡、体重不增，为心功能不全

(代偿期)表现。在某些因素诱发下,可引起急性发作,出现烦躁多汗、哭声低弱、面色苍白和发绀,呼吸浅快,频率达 50～100 次/分,可见吸气三凹征,心率增快达 150～200 次/分,多能听到奔马律,心脏增大,肝脏增大达肋下 3cm 以上。

年长儿心力衰竭的症状与成人相似,主要表现为乏力、劳累后气促、食欲减退、腹痛和少尿、水肿等。早期活动后气促,重症者有端坐呼吸,肺底部听到湿啰音。若不及时处理可引起急性肺水肿,主要表现为咳大量粉红色泡沫痰、极度呼吸困难、发绀、皮肤湿冷、极度烦躁等。肝大及水肿为右心力衰竭的主要表现,例如伴肝区疼痛、颈静脉怒张提示为急性右心力衰竭;肝质地变硬,提示为慢性右心功能不全;若同时存在腹腔积液,提示已有心源性肝硬化。

心力衰竭临床诊断指标如下:①安静时心率增快,婴儿大于 180 次/分,幼儿大于 160 次/分,不能用发热或缺氧解释。②青紫突然加重,呼吸急促,婴儿大于 60 次/分,幼儿大于 50 次/分,儿童大于 40 次/分。③肝大达肋下 3cm 以上或在密切观察下,短期内较前增大 1.5cm 以上;心音明显低钝或出现奔马律。④突然出现烦躁不安、面色苍白或发灰且不能用原发病解释。⑤尿少、下肢水肿,除营养不良、肾炎、维生素 B_1 缺乏等原因所致外。以上前四项为主要指征,尚可结合其他几项及 1～2 项辅助检查进行综合分析。

三、辅助检查

(一)X 线检查
心影呈普遍扩大,搏动减弱,肺纹理增多,肺门或肺门附近阴影增加,肺部淤血。

(二)超声心动图检查
心室腔和心房腔扩大;心脏收缩间期延长、射血分数降低。

(三)心电图
心电图不能直接表明有无心力衰竭,但有助于病因诊断及指导洋地黄的应用。

四、治疗要点

本病治疗主要是去除病因,治疗原发病,增强心功能。若为先天性心脏病所致者主要是防治并发症及手术后护理。

(一)洋地黄类药物的应用
洋地黄能增强心肌的收缩力,减慢心率,从而增加心搏出量,改善体循环和肺循环。

地高辛最常用,首剂用洋地黄化量的 1/2,余量分两次,每隔 4～6 小时 1 次。静脉用量为口服的 3/4。洋地黄化后 12 小时开始给予维持量,按 1/5 洋地黄化量分 2 次口服,使用时间视病情而定。

儿童常用洋地黄类药物剂量及用法见表 10-3。

表 10-3　常用洋地黄类药物的临床应用

洋地黄类制剂	给药方法	洋地黄化总量(mg/kg)	作用开始时间	效力最大时间
地高辛	口服	早产儿 0.02	2 小时	4～8 小时

洋地黄类制剂	给药方法	洋地黄化总量(mg/kg)	作用开始时间	效力最大时间
		足月儿 0.02～0.03		
		婴儿及儿童 0.025～0.04		
	静脉	75%口服量	10 分钟	1～2 小时
毛花苷丙	静脉	<2 岁 0.03～0.04	15～30 分钟	1～2 小时
(西地兰)		>2 岁 0.02～0.03		

(二)利尿剂的应用

利尿剂能减轻水、钠潴留,减少心脏负荷,在治疗心力衰竭上有很重要的地位。重症心力衰竭、肺水肿、肝淤血肿大、腹腔积液等,除应用洋地黄外,还需加利尿剂。

(三)血管扩张剂的应用

小动脉的扩张使心脏后负荷降低,从而增加心搏出量,同时静脉的扩张使前负荷降低,心室充盈压下降,肺充血的症状可得到缓解。近年来,血管扩张剂用于治疗顽固性心力衰竭取得一定疗效,但在小儿心力衰竭治疗中尚需谨慎使用。常用药物有卡托普利(巯甲丙脯酸)、硝普钠及酚妥拉明(苄胺唑啉)。

五、护理评估

(一)健康史

详细询问患儿的发病过程,发现心脏杂音及其他心脏疾患的具体时间。有无呼吸困难、咳嗽、水肿及青紫等。收集患儿饮食、生活方式、活动及尿量等情况。

(二)身体状况

1.症状和体征

(1)年长儿心力衰竭:症状与成人相似,主要表现为:①心排血量不足:乏力、活动后气急、食欲减退、心率加快、呼吸浅表。②体循环淤血:颈静脉怒张、肝大及压痛、肝颈静脉回流征阳性、尿少和水肿。③肺循环淤血:呼吸困难、气促、咳嗽、端坐呼吸、肺底部可闻及湿啰音、心尖部第一心音减低和奔马律。

(2)婴幼儿心力衰竭:常表现为呼吸浅快,喂养困难,烦躁多汗,体重增长缓慢,肝脏进行性增大,颜面、眼睑水肿,严重时鼻唇及口周青紫。

2.临床诊断依据

①安静时心率增快,婴儿>180 次/分,幼儿>160 次/分,不能用发热和缺氧解释者。②呼吸困难,发绀突然加重,安静时呼吸>60 次/分。③肝大,超过肋缘下 3.0cm 以上或肝脏在短期内较前增大,不能以横膈下移等原因解释者。④心音明显低钝或出现奔马律。⑤突然烦躁不安,面色苍白或发灰,而不能用原有疾病解释者。⑥少尿或下肢水肿,除外其他原因造成者。其中前四项为主要临床诊断依据。

(三)心理-社会支持状况

评估家长对本病的认识程度,对相关疾病知识及预后的了解情况。是否有焦虑和恐惧,家庭经济状况和文化背景如何。

六、常见护理诊断/问题

(一)心输血量减少

与心肌收缩力降低有关。

(二)体液过多

与心功能下降、循环淤血有关。

(三)气体交换受损

与肺淤血有关。

(四)潜在并发症

药物的毒副作用。

七、护理措施

(一)减轻心脏负担,恢复心排血量

1.休息与卧位

患儿应卧床休息,病室安静舒适,避免各种刺激,避免患儿烦躁、哭闹,必要时可遵医嘱应用镇静剂。体位宜取半卧位,双腿下垂,减少回心血量,从而减轻心脏负荷。

2.细心喂养,避免加重心脏负担

婴儿喂奶所用乳头孔稍大,以免吸吮费力,但须防止呛咳;喂养困难者可用滴管喂,必要时可用鼻饲。宜少量多餐,避免过饱。

3.保持大便通畅

鼓励患儿多食蔬菜、水果,必要时给予开塞露通便,避免用力排便。

4.遵医嘱使用洋地黄制剂、利尿剂及血管扩张剂

(二)限制水、钠入量

给予低盐饮食,钠盐摄入量不超过 0.5～1g/d,重症者给予无盐饮食。静脉输液或输血时,输液速度宜慢,以每小时<5mL/kg 为宜。

(三)改善呼吸功能

有发绀、呼吸困难者应及时给予吸氧。急性肺水肿时,给患儿吸入经 20％～30％乙醇湿化的氧气,每次吸入不超过 20 分钟,间隔 15～30 分钟可重复 1～2 次。

(四)密切观察病情,做好用药护理

1.应用洋地黄类药物的护理

应注意给药方法,严格按剂量给药,密切观察有无洋地黄中毒症状。

(1)给药前:每次用药前必须测量患儿脉搏(测量 1 分钟),必要时听心率,若发现脉率减慢(婴儿<90 次/分,年长儿<70 次/分)应暂停用药,并报告医生。

(2)给药时:静脉注射速度要慢(不少于 5 分钟),不能与其他药物混合注射,以免发生药物间的相互作用;口服药要与其他药物分开服用;钙剂与洋地黄制剂有协同作用,应避免同时使

用。若患儿服药后呕吐,应与医生联系决定是否补服或用其他途径给药。

(3)用药期间:观察药物的中毒症状。儿童洋地黄中毒最常见的表现是心律失常,如房室传导阻滞、室性期前收缩和阵发性心动过速;其次是胃肠道反应,有食欲减退、恶心、呕吐;嗜睡、头晕、黄绿视等神经系统症状较少见。一旦出现中毒表现应立即停药,并报告医生,同时备好钾盐、利多卡因等药物,积极配合救治。

2.应用利尿剂的护理

根据利尿剂的作用时间安排用药,尽量在早晨及上午给药,以免夜间多次排尿而影响休息。观察水肿的变化,每日测体重,记录出入量。服药期间要鼓励患儿进食含钾丰富的食物,如柑橘、菠菜、豆类等,以免出现低钾血症而增加洋地黄毒性反应。观察患儿有无四肢无力、腹胀、心音低钝等低血钾表现,一经发生应及时处理。

3.应用血管扩张剂的护理

给药时避免药液外渗,要准确控制滴速,最好使用输液泵,用药期间应密切观察心率和血压的变化。硝普钠的使用和保存均应避光,药液要现用现配。

(五)健康指导

向患儿及其家长介绍心力衰竭的有关知识、诱发因素及防治措施;根据不同病情制订适当的休息、饮食及生活制度;教会年长儿自我监测脉搏的方法,使患儿及其家长了解所用药物的名称、剂量、给药时间、方法及常见不良反应;为家长提供急救中心及医院急诊室电话,以便紧急时使用。

第六节　口　炎

口炎是指口腔黏膜的炎症,大多由微生物(如细菌、病毒、真菌和螺旋体)引起,亦可因局部受理化刺激而引起。本病在小儿时期尤其是婴幼儿期较为多见。如病变仅局限于舌、齿龈、口角亦可称为舌炎、齿龈炎或口角炎。治疗原则以清洗口腔及局部涂药为主,严重者需全身用药。

一、病因

本病多由病原微生物引起。可直接感染,亦可继发于急性感染、腹泻、营养缺乏性疾病及维生素供给不足等疾病。食具消毒不严、不注意口腔卫生或因病致使患儿免疫功能低下时,均可诱发本病。

(一)鹅口疮

鹅口疮(雪口病)为白色念珠菌感染所致的口炎,多见于新生儿及营养不良、腹泻、长期应用广谱抗生素或激素的患儿。使用污染的奶具、哺乳时奶头不洁均可导致感染,新生儿也可在出生时经产道感染。

(二)疱疹性口炎

疱疹性口炎亦称疱疹性齿龈口炎,由单纯疱疹病毒感染所致,传染性强,多见于1～3岁小儿。全年均可发生,常在集体托幼机构引起小流行。

(三)溃疡性口炎

溃疡性口炎是由链球菌、金黄色葡萄球菌、肺炎链球菌、绿脓杆菌或大肠杆菌等感染引起的口腔炎症,多见于婴幼儿,常发生于急性感染、长期腹泻等抵抗力下降时,口腔不洁利于细菌繁殖而致病。

二、临床表现

(一)鹅口疮

临床特征是在口腔黏膜上出现白色乳凝块样小点或小片状物,略高于黏膜表面。最常见于颊黏膜,其次是舌、齿龈、上腭。初起时呈点状和小片状,可逐渐融合成片,不易拭去,强行擦拭剥离后,局部黏膜潮红,并可伴有渗血。患处不痛、不流涎,一般无全身症状,不影响吃奶。重症可累及食管、肠道、喉、气管、肺等,出现呕吐、吞咽困难、声音嘶哑或呼吸困难。诊断困难时,取白膜涂片,加10%氢氧化钠溶液1滴,镜检可见真菌的菌丝和孢子。

(二)疱疹性口炎

起病时发热,体温达38～40℃,常有上呼吸道感染症状。齿龈红肿,触之易出血,继而在齿龈、舌、唇内、颊黏膜处出现散在或成簇的黄白色小水疱,直径2～3mm,迅速破溃后形成浅溃疡,上面覆盖黄白色纤维渗出物,周围有红晕,有时累及上腭及咽部。口角及唇周皮肤亦常发生疱疹。患儿常表现为局部疼痛、拒食、流涎、烦躁、颌下淋巴结肿大。病程为1～2周。

本病应与由柯萨奇病毒引起的疱疹性咽峡炎相鉴别。后者疱疹主要发生在咽部和软腭,有时见于舌,但不累及齿龈和颊黏膜,颌下淋巴结不肿大,多发生于夏、秋季。

(三)溃疡性口炎

多见于婴幼儿,口腔各部位均可发生,常见于舌、唇内及颊黏膜处,可蔓延到唇及咽喉部。初起时口腔黏膜充血水肿,随后形成大小不等的糜烂或溃疡,上有纤维素性渗出物形成的假膜,常呈灰白色,边界清楚,易拭去,露出溢血的创面,但不久又被假膜覆盖,涂片染色可见大量细菌。患儿常表现为局部疼痛、流涎、拒食、烦躁,常有发热,可达39～40℃,局部淋巴结肿大。白细胞总数和中性粒细胞增多。全身症状轻者约1周体温恢复正常,溃疡逐渐痊愈;严重者可出现脱水和酸中毒。

三、实验室检查

(一)血常规检查

有细菌感染者白细胞总数和中性粒细胞比例增加。

(二)真菌检查

取从创面剥离的白膜少许放置在玻片上加10%氢氧化钠溶液1滴,在显微镜下可见真菌的菌丝和孢子。

四、治疗要点

治疗以保持口腔清洁、局部涂药、对症处理为主,注意水分及营养的补充,严重者可全身用药。

(一)保持口腔清洁卫生

合理使用抗生素,禁用局部刺激性的药物或食物。

(二)局部用药处理

①鹅口疮:局部涂抹 10 万～20 万 IU/mL 制霉菌素鱼肝油混悬液,每天 3～4 次,也可用 2％碳酸氢钠溶液于哺乳前后清洁口腔。②疱疹性口炎:局部可喷撒西瓜霜、锡类散、冰硼散等;预防继发感染可涂 2.5％～5％金霉素鱼肝油。③溃疡性口炎患儿要及时控制感染,选择有效抗生素,做好口腔护理,局部可涂金霉素鱼肝油,也可用西瓜霜、冰硼散、锡类散等。

(三)对症处理

注意水分和营养物质的合理供给,根据有无体温的变化酌情使用抗生素。

五、护理评估

(一)健康史

评估患儿家长有无乳具消毒的习惯;患儿有无急性感染、营养不良等疾病史,有无长期应用广谱抗生素或糖皮质激素史;评估患儿有无发热、流涎等症状及出现时间。

(二)身体状况

1.鹅口疮

口腔黏膜表面出现白色或灰白色乳凝块样小点或小片状物,初起时呈点状和小片状,可逐渐融合成片,不易拭去,强行擦拭剥离后,局部黏膜潮红、粗糙,可伴有溢血。患处不痛,不流涎,一般不影响吃奶,无全身症状。最常见于颊黏膜,其次是舌、牙龈、上腭。重症可累及咽、喉、食管、气管、肺等,出现低热、拒食、呕吐、吞咽困难、声音嘶哑或呼吸困难等。

2.疱疹性口炎

起病时发热,体温达 38～40℃,1～2 天后颊黏膜、牙龈、舌、口唇及口周皮肤出现单个或成簇的小疱疹,直径约 2mm,周围有红晕,迅速破溃后形成浅溃疡,上面覆盖黄白色纤维素性渗出物。有时可波及上腭及咽部。由于疼痛剧烈,患儿表现为拒食、流涎、烦躁,常有颌下淋巴结肿大。病程 1～2 周。本病须与疱疹性咽峡炎鉴别。

3.溃疡性口炎

多见于婴幼儿。口腔的各部位均可发生,常见于舌、唇内及颊黏膜处,可至唇及咽喉部。本病特征是初起时口腔黏膜充血水肿,继而形成大小不等的糜烂面或浅溃疡,边界清楚,表面有灰白色假膜,为纤维素性渗出物,易拭去,拭去后遗留渗血创面。表现为局部疼痛、烦躁、拒食、流涎、哭闹,常伴发热,体温可达 39～40℃,颌下淋巴结肿大,白细胞计数及中性粒细胞增多。

（三）心理-社会支持状况

疱疹性口炎传染性强，可在托幼机构引起小流行，应注意评估托幼机构有无相应预防措施；了解家长对该病的病因和护理方法认识程度。

六、常见护理诊断/问题

（一）口腔黏膜受损

与口腔炎症有关。

（二）体温过高

与口腔炎症有关。

（三）疼痛

与口腔黏膜糜烂、溃疡有关。

（四）营养失调：低于机体需要量

与疼痛引起拒食有关。

（五）知识缺乏

患儿及其家长缺乏口炎的预防及护理知识。

七、护理措施

（一）促进口腔黏膜愈合

1. 口腔护理

鼓励多饮水，进食后漱口，保持口腔黏膜湿润和清洁。鹅口疮患儿宜用 2% 碳酸氢钠溶液清洗；疱疹性口炎水疱破溃形成的溃疡面可用 3% 过氧化氢溶液或 0.1% 依沙吖啶（利凡诺）溶液清洗。清洗口腔每日 2～4 次，以餐后 1 小时左右为宜，动作应轻、快、准，以免引起呕吐。对流涎者，及时清除流出物，保持周围皮肤干燥、清洁，避免引起皮肤湿疹及糜烂。

2. 正确涂药

涂药前先清洗口腔，然后用无菌纱布或干棉球放在颊黏膜腮腺管口处或舌系带两侧，以隔断唾液，再用干棉球将病变部黏膜表面吸干净后方能涂药，涂药后嘱患儿闭口 10 分钟，然后取出隔离唾液的纱布或棉球，不可立即漱口、饮水或进食。小婴儿不配合时可直接涂药。在清洁口腔及局部涂药时应注意手法，用棉签在溃疡面上滚动式涂药，切不可摩擦，以免扩大创面或疼痛加重。

（1）鹅口疮患儿局部涂抹 10 万～20 万 U/mL 制霉菌素鱼肝油混悬溶液，每日 2～3 次。

（2）疱疹性口炎患儿局部可涂碘苷（疱疹净）抑制病毒，也可喷西瓜霜、锡类散、冰硼散等，预防继发感染可涂 2.5%～5% 金霉素鱼肝油。

（3）溃疡性口炎患儿局部可涂 5% 金霉素鱼肝油、锡类散等。

（二）发热的护理

密切监测体温变化，发热者给予松解衣服、多饮水等物理降温，必要时遵医嘱给予药物降温。

（三）饮食护理

以高热量、高蛋白、含丰富维生素的温凉流质或半流质饮食为宜，避免摄入刺激性或粗硬食物。对因口腔黏膜糜烂、溃疡引起疼痛影响进食者，可按医嘱在进食前局部涂 2% 利多卡因。对不能进食者，应给予肠道外营养，以确保能量与水分的供给。

（四）健康指导

向家长讲解口炎相关知识；指导家长食具专用，做好清洁消毒工作，鹅口疮患儿的食具应用 5% 碳酸氢钠溶液浸泡半小时后再煮沸消毒；示教清洁口腔及局部涂药的方法；纠正患儿吮指、不刷牙等不良习惯，培养进食后漱口的卫生习惯；宣传均衡营养对提高抵抗力的重要性，避免偏食、挑食，培养良好的饮食习惯。

第七节　腹泻

小儿腹泻，又称腹泻病，是由多病原、多因素引起的以大便次数增多伴性质改变为主要表现的一组疾病，也可伴有发热、呕吐、腹痛等症状。腹泻严重时患儿可出现不同程度的水、电解质、酸碱平衡紊乱，是儿科最常见疾病之一。6 个月以内的婴儿，出生后不久即出现腹泻，仅表现大便次数增多，患儿食欲好，生长发育正常，当增加辅食后，大便次数可自行好转，这类腹泻称为生理性腹泻，多见于母乳喂养儿。小儿腹泻发病年龄以 6 个月～2 岁婴幼儿多见，一年四季均可发病，但夏秋季发病率最高。

一、病因及发病机制

（一）易感因素

1.婴幼儿消化系统特点

婴幼儿消化系统发育不完善，胃酸和消化酶分泌不足且活性低，患儿消化道的负担较重，易引起消化功能紊乱。

2.婴幼儿防御能力较差

婴幼儿血清免疫球蛋白及胃肠道 SIgA 较低，易出现肠道感染引起腹泻。

3.人工喂养

母乳中含有 SIgA、巨噬细胞及粒细胞等免疫因子，有抗肠道感染作用，人工喂养患儿不能从中获得，易出现肠道感染引起腹泻。

（二）感染因素

1.肠道内感染

（1）病毒感染：寒冷季节婴幼儿腹泻 80% 由病毒感染引起。其中轮状病毒是病毒性肠炎最主要病原，其次为星状和杯状病毒、柯萨奇病毒、诺沃克病毒、冠状病毒等。

（2）细菌感染：以可致泻的大肠杆菌为主要病原，包括致病性大肠杆菌、产毒性大肠杆菌、侵袭性大肠杆菌、出血性大肠杆菌和黏附性-集聚性大肠杆菌。其他细菌有空肠弯曲菌、沙门氏菌、金黄色葡萄球菌等。

（3）真菌感染：婴儿以白色念珠菌多见，其他包括曲菌、毛霉菌等。婴幼儿长期应用广谱抗生素引起肠道菌群失调或激素引起免疫功能的降低，易发生肠道真菌感染导致腹泻。

（4）寄生虫感染：以阿米巴原虫、蓝氏贾第鞭毛虫、隐孢子虫多见。

2.肠道外感染

如中耳炎、上呼吸道感染、泌尿系感染、皮肤感染或急性传染病等疾病的病原菌直接感染患儿肠道引起腹泻。

（三）非感染因素

1.饮食因素

由于喂养不当，包括喂养次数、量、种类的改变太快，给予过多脂肪类、纤维素类食物或高果糖的果汁，均可引起腹泻。部分患儿对牛奶、豆类或某种食物过敏也可引起腹泻。

2.气候因素

由于天气突然变冷或天气过热，导致腹部受凉或消化酶分泌降低均可导致腹泻。

二、临床表现

（一）症状与体征

1.大便次数增多、性质及气味改变

根据腹泻轻重每日排便数次至数十次不等。呈黄色或黄绿色稀水便、蛋花汤样便，可混有黏液、泡沫或奶瓣，严重患儿可伴有少量血便。大便气味可出现腥臭味或酸味。

2.腹泻伴随症状

患儿腹泻时可伴恶心、呕吐或溢乳，食欲减退等。

3.全身中毒症状

由肠道内感染所致腹泻，可出现全身中毒现象。表现为体温低热或高热、烦躁、精神差或嗜睡等。

4.电解质紊乱

（1）代谢性酸中毒：主要表现为呼吸深快、精神萎靡、嗜睡、面色苍白、口唇樱红。

（2）低钙血症：主要表现为手足搐搦、惊厥等。

（3）低钾血症：多随酸中毒的纠正，出现低钾血症。主要表现为全身乏力、反应迟钝、哭声低、吃奶无力、肌张力低下等表现。

5.脱水腹泻

严重患儿可出现脱水，表现为消瘦、体重不增或降低。脱水程度的判断见表10-4。

表 10-4　脱水程度判断

脱水程度	轻度	中度	重度
失水占体重（%）	<5	5～10	>10
精神状态	正常	烦躁或萎靡	昏睡或昏迷

续表

脱水程度	轻度	中度	重度
前囟眼窝下陷	不明显	较明显	明显
皮肤干燥	略有	明显	极显
皮肤弹性	稍差	差	极差
眼泪	有	少	无
尿量	稍少	少	极少或无

(二)小儿腹泻分型

1.按病程分类

(1)急性腹泻:腹泻病程<2周。

(2)迁延性腹泻:腹泻病程2周至2个月。

(3)慢性腹泻:腹泻病程>2个月。

2.按病情分类

(1)轻型腹泻:多由饮食及肠道外感染引起。一般无全身症状,精神尚可,失水不明显,主要为胃肠道症状,偶有伴随症状恶心、呕吐等;大便次数每日10次左右,量少,呈黄色或黄绿色稀糊状伴有奶瓣或泡沫。

(2)重型腹泻:多为肠道内感染引起。表现为严重的胃肠道症状,常伴呕吐,严重者可见咖啡渣样液体;大便次数每日多至数十次,量多,多呈水样便或蛋花汤样便伴有少量黏液或血便。除此之外还可出现明显脱水、电解质紊乱及全身中毒症状。

三、辅助检查

(一)血液检查

包括血常规及血生化检查。白细胞总数及中性粒细胞增多提示细菌感染;淋巴细胞计数增多提示病毒感染;嗜酸性粒细胞增多提示有寄生虫感染或接触过敏原。血清钠的浓度提示脱水性质,根据血钾、血钙、血镁浓度提示患儿是否出现电解质紊乱。

(二)粪便检查

包括便常规、便潜血、便培养。肠炎患儿大便可见红细胞、白细胞;消化不良或脂肪泻可见脂肪滴;便潜血可了解患儿大便是否出现便血;便培养可检验出致病菌。

四、诊断

(一)症状、体征

患儿每日大便次数超过正常排便习惯,且出现大便性质改变,水分增多,粪质减少,可伴奶瓣、黏液、血便等。伴随症状可表现为呕吐、腹痛或不同程度发热。可出现不同程度脱水、电解质紊乱、酸中毒。

(二)实验室检查

轮状病毒肠炎:患儿大便行电镜检测可发现轮状病毒颗粒。便常规镜检可见红、白细胞等。细菌培养可见致病菌。

(三)过敏性腹泻

患儿摄入牛乳 48 小时内出现症状,若停止摄入,腹泻症状好转。

五、治疗要点

(一)调整饮食

除严重呕吐患儿外,均可继续进食。母乳喂养患儿继续母乳喂养,暂停辅食,人工喂养患儿可喂米汤或稀释的牛奶或其他代乳品,少食多餐,病毒性肠炎患儿可以改喂免乳糖配方奶。随病情的好转,逐渐从流食、半流食过渡到正常饮食。

(二)对症处理

纠正水电解质紊乱及酸碱失衡。

1.脱水

口服补液盐(ORS)预防轻、中度脱水。轻度脱水给予 $50 \sim 80 \mathrm{mL/kg}$,中度脱水给予 $80 \sim 100 \mathrm{mL/kg}$。静脉补液治疗,适用于重度脱水、呕吐及腹泻严重的患儿,需补充累计损失量、继续损失量及生理需要量。

2.电解质紊乱

及时纠正低钾、低钙和低镁血症。

3.代谢性酸中毒

纠正酸中毒,静脉补充碱性溶液,首选碳酸氢钠溶液。

(三)止泻治疗

应用微生态制剂补充肠道菌群,蒙脱石散保护消化道黏膜。

(四)控制感染

根据病原菌选择适宜抗生素进行治疗。

六、护理评估

(一)健康史

应详细询问喂养史,是母乳喂养还是人工喂养,喂何种乳品,冲调浓度、喂哺次数及量,小儿的体重增长情况,添加辅食及断奶的反应是否正常,有无不洁饮食史、食物过敏史、外出旅游和气候变化史等。了解腹泻开始时间、次数、颜色、性质、量的变化特点,有无特殊气味等。

(二)身体状况

评估患儿有无腹痛、腹胀或里急后重、发热、呕吐等,密切观察患儿的生命体征、体重、出液量、入液量、尿量、神志状态、营养状况、皮肤弹性、眼窝凹陷、口舌黏膜及神经反射等情况,评估脱水的程度及性质,检查肛门周围皮肤有无发红、皮疹和破损。

(三)心理-社会状况

患儿常因脱水而烦躁不安。住院患儿可因环境陌生以及与父母分离而出现焦虑、恐惧。

了解家长的心理状态及对疾病的认知程度,有无缺乏小儿喂养知识和卫生知识;评估患儿家庭居住环境条件、经济状况、家长的文化程度等。

七、护理诊断

(一)腹泻
与喂养不当、感染导致胃肠道功能紊乱有关。

(二)体液不足
与腹泻、呕吐丢失体液过多和摄入不足有关。

(三)体温过高
与肠道感染有关。

(四)有皮肤完整性受损的危险
与大便次数增多刺激臀部皮肤有关。

(五)知识缺乏
与患儿家长缺乏合理的喂养知识、卫生知识以及腹泻患儿的护理知识有关。

八、护理措施

(一)减轻腹泻

1.调整饮食
限制饮食过严或禁食过久常造成患儿营养不良,并发酸中毒,造成病情迁延不愈而影响生长发育,故腹泻脱水患儿除严重呕吐者暂禁食(不禁水)4～6小时外,均应继续进食以缓解病情,缩短病程,促进恢复。母乳喂养儿继续哺乳,暂停辅食;人工喂养者,可喂等量米汤或稀释的牛奶或其他代乳品,腹泻次数减少后,给予半流质饮食如粥、面条等,少量多餐,随着病情好转,逐渐过渡到正常饮食。病毒性肠炎患儿多有双糖酶缺乏,不宜食用蔗糖,对可疑病例暂停乳类喂养,改为豆制代乳品或发酵乳,以减轻腹泻,缩短病程。对少数严重病例口服营养物质不能耐受者,应加强支持疗法,必要时给予全静脉营养。

2.控制感染
感染是引起腹泻的主要原因,黏液、脓血便患者多为细菌感染,应根据临床特点,针对病原菌选用抗生素,再根据大便细菌培养和药物过敏试验结果进行调整。病毒性肠炎以饮食疗法和支持疗法为主,一般不用抗生素。护理患儿前要认真洗手,防止交叉感染;指导家长及探视人员执行隔离制度特别是洗手措施。

3.防止交叉感染
对于感染性腹泻患儿应注意消毒隔离。密切注意病情变化及呕吐、排便、排尿情况。有呕吐者应取侧卧位,以防呕吐物吸入气管内。防止患儿的手和物品的污染,排泄物应按规定处理后再排放,护理患儿前、后认真洗手,适当消毒患儿的食具、玩具、衣物、尿布等,防止交叉感染。

(二)纠正水、电解质紊乱及酸碱失衡
ORS用于腹泻时可预防脱水及纠正轻度、中度脱水,轻度脱水需50～80mL/kg,中度脱水

需 80～100mL/kg,于 8～12 小时内将累计损失量补足。脱水纠正后,可将 ORS 用等量温开水稀释后按病情需要随时口服。有明显腹胀、休克、心功能不全或其他严重并发症者及新生儿均不宜口服补液。

（三）臀部护理

保护患儿皮肤的完整性及清洁卫生。婴幼儿应选用柔软、吸水性好的棉质类尿布,勤更换;每次便后用温水清洗臀部并吸干;局部皮肤发红处涂以 5％鞣酸软膏或 40％氧化锌油并按摩片刻,促进局部血液循环;对会阴部出现溃疡的皮肤,局部应予以暴露或用灯泡照射,以促进愈合;禁用不透气的塑胶尿布,防止臀红的发生,因为女婴尿道口接近肛门,更应注意会阴部的清洁,以防上行性感染的发生。

（四）病情观察

重症腹泻患儿病情较为复杂多变,要严密观察病情的变化:①观察排便情况:观察记录大便的次数、颜色、气味、性质、量,标本及时送检,采集标本时注意应采集黏液脓血部分。做好动态比较,为输液方案和治疗提供可靠依据。②监测生命体征:对高热者给予头部冰敷等物理降温措施,擦干汗液、及时更衣,做好口腔及皮肤的护理。③密切观察代谢性酸中毒、低钾血症等表现。

（五）微生态疗法

微生态疗法有助于恢复肠道正常菌群的生态平衡,抑制病原菌定植和侵袭,控制腹泻。常用双歧杆菌、嗜乳酸杆菌、粪链球菌、需氧芽孢杆菌、蜡样芽孢杆菌制剂。

第八节　消化性溃疡

胃溃疡(GU)常发生于小婴儿,多为应激性溃疡,十二指肠溃疡(DU)多发生于年长儿。小儿时期平均十二指肠溃疡较胃溃疡发病率高 3～5 倍。男孩较女孩为多,据一般统计男:女约为 2:1。据报道成人病例的 21％～50％开始于儿童期。1.6％开始于 4 岁以前。

消化性溃疡在幼儿时期不常见,青年期发病者较多,近年来由于内窥镜在临床广泛应用,发病率有增加趋势。小儿各年龄组均可发病,以新生儿和年长儿多见。

一、病因学

小儿时期急性消化性溃疡多于慢性溃疡,继发性多于原发性。常继发于严重缺氧或严重感染(败血症、肺炎、胃肠炎、脑膜炎)、重度营养不良、大量长期使用肾上腺皮质激素后、大面积烧伤(Curling 氏溃疡)、神经性损伤(颅脑损伤、脑炎、脑肿瘤等涉及丘脑部位时,尤其在病的晚期可并发 Rokitansky-Cushing 氏溃疡)等。原发性者胃酸分泌过多常为主要病因。正常新生儿 48 小时胃酸分泌达高峰,1 岁以内保持高水平,1～4 岁稍低,4 岁以后又升高。其次为精神因素,本病 85％易发生于情绪易波动的年长儿,受精神刺激或创伤时往往诱发。关于遗传问题尚无定论,但 1/3 病例均有家族史,具有常染色体显性遗传特征。O 型血易发生。近年来发现消化性溃疡患儿的胃窦黏膜中有一种螺旋菌,称为幽门弯曲菌(简称CP),可能是本病的病因,可用银染色、电子扫描显微镜和培养来证实,对复发也起重要作用。

二、病理改变

新生儿婴儿多为急性溃疡,黏膜上有出血性糜烂和小的出血点,伴有表皮剥脱,常为多发性,易于愈合,但也易于穿孔,可穿透胃或十二指肠壁而引起腹膜炎。年长儿多为慢性溃疡,溃疡多为单发、较深。胃溃疡大多发生在前壁胃小弯靠近幽门处,很少在大弯。十二指肠溃疡大都位于十二指肠第一段的后壁。小儿时期再生能力强,故病变一般能较快痊愈。

三、临床表现

一般认为10岁以上的病例症状明显,10岁以下者临床表现无定型。

新生儿和小婴儿的溃疡为急性,起病多急骤,确诊较困难,多为穿孔、出血就诊,易被原发病掩盖,常无特异症状。早期出现哭闹、拒食,很快发生呕吐、呕血及便血。

幼儿主要症状为反复脐周疼痛,时间不固定,不愿进食,食后常加重,很易误诊。或以反复呕吐为主要表现,往往食欲差、发育不良或消瘦。

年长儿的临床表现与成人相似,诉上腹部疼痛,局限于胃或十二指肠部,有时达后背和肩胛部。胃溃疡大多在进食后疼,十二指肠溃疡大多在饭前和夜间疼痛,进食后常可缓解。有些患儿因伴幽门痉挛常呕吐、嗳气和便秘。偶或突然发生吐血、血便以及胃穿孔。检查时可发现剑突下有压痛点或脐上部痛觉过敏。仅部分病例胃液酸度增高。胃液带血或粪便潜血阳性是较可靠的指征,但不能经常看到。偶有低热,可能与伴发胃、十二指肠炎及淋巴结炎有关。常伴贫血,血常规化验,大多显示血红蛋白减低(100g/L以下),血小板正常。

四、诊断

小儿消化性溃疡的诊断,较成人困难得多,主要因症状不典型。如空腹时反复发生上腹部疼痛及压痛伴呕吐者可拟诊为溃疡病。胃液分析对儿童意义不大,因胃酸无明显改变,只少数病例增加。X线检查有时可帮助诊断。儿童时期发现典型的溃疡龛影者为数不多,因十二指肠球部位置深而固定,溃疡多在球后壁,正侧位较难看到。此外与溃疡浅而小,易愈合也有关。大多数表现为胃滞留增多,胃蠕动增强,幽门痉挛梗阻,十二指肠球部充盈欠佳,黏膜粗糙紊乱,局部压痛等间接征象。小婴儿直立位腹部平片显示腹腔内出现游离气体,提示胃或十二指肠有穿孔。国内外对小儿已广泛应用胃、十二指肠纤维内窥镜检查,直接发现溃疡,比X线钡餐检查的诊断率高且可靠,尤其是对胃溃疡,内窥镜检出率为975,X线只有50%,但对疑有穿孔者应禁忌。对上消化道出血的患儿,应尽可能在24~48小时内行紧急内窥镜检查,凡在1周内检查者大多可见出血灶,绝大多数由十二指肠球部溃疡所致。

五、鉴别诊断

(一)呕血的鉴别

除胃及十二指肠溃疡外,婴儿时期的呕血,可见于新生儿自然出血症、坏血病、食管裂孔疝等。儿童时期的呕血,可见于紫癜、血友病、重度贫血、肝硬化(胃及食管静脉曲张)、慢性充血性脾大、脾静脉血栓形成等。有时吞咽异物致胃部受伤而出血或因鼻咽出血被吞咽后再从胃部呕出。

(二)血便的鉴别

胃及十二指肠溃疡出血多为柏油样便,红色血便见于大量出血。主要应与肠套叠、肠重复畸形、回肠远端憩室出血、肠息肉、肠伤寒、过敏性紫癜及其他血液病等鉴别。

(三)腹痛的鉴别

与溃疡相似的腹痛者肠痉挛、肠寄生虫病、胆道痉挛、胆道蛔虫等。长期有规律性剑突下疼痛者,可考虑做钡餐检查以协助诊断。一种少见的遗传病即卓-艾(Zollinger-Ellison)综合征,以间发性腹痛、呕血、便血、腹泻、脂肪泻为主要症状,胃酸显著增多,存在非 β 胰岛细胞肿瘤,须与溃疡病鉴别。此综合征患儿血内促胃泌素极高,有助于诊断。

六、检查

(一)X 线钡餐检查

因为 X 线能透过胃壁,但不能透过钡剂,所以患儿吃下钡剂后,在荧光屏上就能看到胃和十二指肠的轮廓。如果在胃或十二指肠壁上发现龛影,就能确定溃疡病的诊断,这叫直接征象。所谓龛影,就是钡剂在溃疡处的充盈影,即在透视下,在胃与十二指肠壁上出现的突出阴影。由于小儿溃疡灶既浅又小,十二指肠溃疡灶多在球部后壁上,这个位置不易观察,所以典型的溃疡龛影不容易发现。多数溃疡患儿只能通过间接征象来推断,如十二指肠球部痉挛易激惹,即当钡剂通过球部时速度过快;幽门痉挛呈局限性压痛。钡餐透视,十二指肠溃疡检出率约 75%,胃溃疡检查率不足 40%,所以钡餐透视检查阴性不能说患儿没有溃疡病的可能。由于钡剂不吸收,对身体无损害,操作方法又简便,患儿容易接受,所以到目前为止,钡餐透视仍是儿科确诊溃疡病的首选检查方法。

(二)纤维胃镜检查

此检查可同时做 Hp 感染的检测和胃液分析。由于超小口径胃镜已用于临床,小儿咽反射较弱,胃镜较易通过咽部,成功率较高,不会发生意外,所以年长儿容易接受这种检查方法。通过胃镜,能直接观察溃疡灶的位置、数目、形态和病灶边缘的改变,所以溃疡病的检出率可高达 90%～95%,而且可以做病灶活检和螺旋杆菌检查,不会发生误诊。

(三)胃电图检查

和做心电图、脑电图一样,利用电极将胃电活动通过胃电图仪记录下来,所以患儿无痛苦,各年龄组患儿均能接受。胃电图与胃镜检查进行对照,符合率为 53%～60%,此项检查只能做溃疡病筛检,不能确定诊断。

七、治疗要点

小婴儿急性溃疡合并出血者可输血密切观察,合并穿孔者需立即外科手术缝合。年长儿适于内科保守治疗。轻者采用膳食方法,以软食或易消化食物为主,少量多餐,忌酸性刺激性食物。两餐间给予黏膜保护剂,如硫糖铝(每次 0.5～1.0g)或麦滋林(每次 0.3g)等,疼痛较重者食前及夜间服抗胆碱药物,如颠茄、普鲁本辛、阿托品等。重症可加用 H_2 受体阻滞剂,抗酸作用强而不良反应少,如西咪替丁(每次 6mg/kg,每日 2 次,夜间服加倍量 1 次)或雷尼替丁、奥美拉唑等。疗程 4～6 周,疗效显著。维持量每晚服一次,连服 6 个月～1 年。本病发病与弯曲杆菌有关,同时应给予抗感染药物,如庆大霉素口服片(每日 3 次,每次 4 万 u)连服 2～3 周。或服氟哌酸类药物。有出血症状时可给小量镇静剂,一般不需禁食,恐引起饥饿及不安,胃肠蠕动增加,婴儿给牛奶饮食,年长儿给软食,否则反而加重出血。对大量出血,可给止血药物如止血粉、云南白药等口服。需要绝对安静,暂时禁食,由消化道外补充液体,输生理盐水及 10%葡萄糖液等,必要时输血。如出血不止或反复多次出血者,应考虑手术。并发幽门梗阻症状,屡次发作而内科疗法不能奏效或溃疡穿孔者,均应行外科手术。术后小儿生长发育不受影响。中药治疗溃疡病可用小建中汤、柴胡桂枝汤等,配合针刺治疗,往往可止疼,取穴部位为胃俞、足三里、内关、期门、脾俞、胆俞、三焦俞、中脘等。如用耳针,可取胃、小肠及皮质下区等。

八、护理

(一)护理评估

(1)评估患儿意识及精神情况,为患儿进行生命体征、身高、体重的测量,了解患儿基本生长发育情况。

(2)询问家属患儿有无既往史、过敏史、用药史、手术史及家族史等。

(3)评估患儿营养情况,询问患儿进食情况,进食种类、食量,有无不良饮食习惯,有无腹胀、食欲减退等表现,进食后有无呕吐,呕吐物的性质、量等。评估患儿尿量及大便情况,大便次数、性质、量,有无便血,是否出现腹痛,腹痛的性质、程度和规律。

(4)评估患儿目前病情,精神有无烦躁或萎靡,面色是否苍白,有无剧烈腹痛、反复大量呕吐的表现。

(5)了解患儿目前相关检查,关注患儿便常规、便潜血结果以及血常规中血红蛋白的改变,及时发现出血征象。

(6)心理-社会状况:了解家属对疾病采取的治疗、护理的配合程度,以及其家属对此疾病相关知识的缺乏程度。评估患儿及其家属的心理状态和家庭经济承受能力。

(二)护理措施

1.一般护理

(1)休息与活动:急性期患儿需卧床休息,避免情绪紧张。

(2)饮食护理:

1)饮食要规律、定时、适当,给予足够的热量、蛋白质、维生素,以及低脂肪、易消化的食物,如粥、鸡蛋、面食等。避免过硬、过冷、粗糙的食物及有刺激性成分的食物,如油炸、煎炒的食物以及酒、茶、咖啡等,避免餐间进食及睡前进食。

2)进食应细嚼慢咽,急性活动期,需少量多餐。

3)出血严重的患儿应遵医嘱予禁食。出血停止后,应试进食,食量宜少,需要逐渐过渡,由流质食物过渡到半流质再到正常的饮食。

4)牛奶需选择脱脂牛奶,避免多饮。

(3)预防感染:阻断 Hp 传染源,若家庭中有明确感染者,应实行分餐制,家属勿通过咀嚼食物后喂养患儿。Hp 阳性患儿的呕吐物或排泄物需放入医疗垃圾中,护理人员接触时需戴手套,操作前后做好手卫生。

2.病情观察

(1)观察患儿生命体征变化,包括体温、血压、脉搏、呼吸。

(2)观察患儿胃肠道症状,有无腹胀、食欲减退、嗳气泛酸的现象。

(3)观察患儿腹痛发生的时间,注意疼痛与进食的关系,疼痛的性质、部位以及规律。

(4)观察患儿大便、呕吐物的次数、性质、性状,注意是否出现呕血及黑便,注意观察患儿面色、口唇的颜色、精神状态及尿量的情况。

3.腹痛的护理

(1)祛除病因,指导患儿及其家属减少或祛除引起腹痛的因素,停用损伤胃黏膜的药物。

(2)指导患儿缓解疼痛,根据疼痛的规律及特点,指导家属如何缓解疼痛,如 DU 为空腹痛或夜间痛,可在疼痛前进食适量食物。也可采取局部热敷等方法。

(3)患儿腹痛时,要注意对其疼痛进行干预。可以通过与患儿聊天、放映卡通片等形式,转移患儿注意力,以缓解其疼痛的程度。对于腹部疼痛剧烈的患儿,则应及时通知医生,并协助医生进行对症处理。

4.并发症的护理

(1)呕吐、呕血的护理:

1)当出现呕吐、呕血时,患儿头部应立即偏向一侧,尽可能保证胃内容物或血块顺利吐出,以免因堵塞呼吸道而导致窒息。

2)呕血后做好口腔护理,避免因异味刺激引起恶心、呕吐。

3)注意患儿的神志、脉搏、血压、呼吸的变化,记录每小时尿量。

4)大出血者应立即建立 2 条静脉通道,及时补液扩容,及时应用止血药、制酸药,尽快为失血过多患儿配血,随时准备输血,注意观察患儿有无输血反应。

5)输液过程中掌控输液速度,扩容后,需放慢输液速度,避免肺水肿发生以及血压过高诱发出血。

6)认真记录出入量,包括呕吐的性质、次数及量,及时报告医生,以便采取有效治疗措施。

7)对于失血性休克的患儿还应对心、脑、肾等重要脏器进行保护,如脉压缩小,说明循环血量不足;如患儿出现烦躁、反应低下,甚至昏迷,说明可能出现脑部缺血、缺氧,需立即通知医生给予处理。

(2)穿孔的护理:急性穿孔是消化性最严重的并发症,应立即禁食,给予胃肠减压,建立静脉通路,做好术前准备。

(3)幽门梗阻的护理:轻度梗阻可进少量流食,重度应予禁食、胃肠减压,记录胃内潴留物的颜色、性质、量,积极予补液治疗,避免水、电解质紊乱及酸碱失衡。

5.药物护理

对于应用抗生素患儿,用药前注意询问有无青霉素过敏史,用药中注意有无迟发过敏反应。甲硝唑需餐后半小时服用,不良反应有恶心、呕吐等胃肠道症状。西咪替丁若口服给药需餐中或餐后即刻口服,也可睡前顿服;若静脉治疗,速度要缓慢,避免速度过快引起低血压和心律失常;若同时服用抗酸药,需间隔 1 小时以上;注意观察药物不良反应,如头痛、头晕、皮疹等表现。奥美拉唑若口服给药,需晨起顿服,注意不良反应,如头晕、口干、恶心、腹胀等。硫糖铝需餐前 1 小时口服,注意便秘、口干、皮疹等不良反应。枸橼酸铋钾需餐前半小时服用,口服可使齿、舌变黑或出现便秘和大便发黑。

6.心理护理

消化性溃疡患儿常表现为腹痛、恶心等腹部症状,严重可出现便血、呕血,所以患儿及其家属常出现恐惧、焦虑的情绪。护理人员需用通俗易懂的语言进行安抚,并用温和的态度告知家属出血的处理对策及减轻腹痛的方法。每日需关注患儿情绪变化,用温柔的话语与患儿沟通,给予安慰及鼓励,以增强患儿及其家属的信心。协助患儿完善相关检查,提前做好解释工作,以减轻患儿及其家属紧张情绪。

7.健康教育

(1)生活指导:指导患儿合理安排生活,保持充足的睡眠时间,急性期患儿需卧床休息,避免情绪紧张。

(2)饮食指导:给予易消化、高热量的食物,保证充足的营养摄入,培养良好的饮食习惯,避免进食对胃黏膜有刺激性的食物,注意饮食卫生。

(3)用药指导:指导家属予患儿按医嘱规律服药,并解释其重要性。慎用或勿用致溃疡药物如阿司匹林、泼尼松等。指导家属观察药物不良反应,若出现上腹疼痛节律改变并加剧或出现呕血、黑便,及时通知医生。

第九节　胃食管反流

胃食管反流(GER)是指胃及(或)十二指肠内容物反流入食管。GER 在小儿十分常见,分为生理性和病理性两种类型,绝大多数属于生理性,且反流不重,随着年龄的增加反流逐渐减轻,至 1 岁左右自然缓解,不会引起不良后果,多见于新生儿和小婴儿喂奶后发生的暂时反流及婴幼儿的功能性反流(或称易发性呕吐),不引起病理损害。若反流较重或持续存在或合并吸入性肺炎、窒息及影响正常生长发育等,即为病理性,也称为胃食管反流病(GERD)。

一、病因

防止胃内容物反流的机制包括食管的正常蠕动、唾液冲洗作用及胃食管交界的解剖结构(食管下括约肌、食管末端黏膜瓣、膈食管韧带、腹段食管长度、横膈脚肌钳夹作用及食管与胃夹角等结构),当防御机制下降时,胃内容物即可反流到食管而致食管炎。

二、临床表现

婴幼儿胃食管反流的临床表现轻重不一,主要与反流的强度、持续时间、有无并发症以及小儿的年龄有关。婴幼儿胃食管反流通常有以下 4 种表现。

（一）反流引起的症状

呕吐为典型表现，大多数患儿生后第 1 周即出现呕吐，多数小儿虽未经临床治疗可在 6 个月至 1 年内自行缓解，实际上这部分患儿属生理性反流范畴，临床不需特殊治疗。仅少数患儿表现为反复呕吐，并逐渐加重。年长患儿可有泛酸、打嗝等表现。

（二）反流物刺激食管引起的症状

反流物损伤食管黏膜使之发生炎症变化。婴幼儿症状不典型，可表现为易激惹、睡眠不安、拒食和喂食困难，年长儿可表现为烧心、胸骨后痛、吞咽性胸痛等症状，重者可出现呕血或吐咖啡样物，此类患儿多有贫血。

（三）食管以外的刺激症状

部分患儿因吸入反流物可反复出现呛咳、哮喘、支气管炎和吸入性肺炎等呼吸道感染症状，反流引起的哮喘无季节性，常有夜间发作。在新生儿，反流可引起突然窒息甚至死亡。个别出现口腔溃疡及牙病、中耳炎等，而反流症状却不明显。

（四）并发症及其他

1.食管狭窄

患儿常逐渐出现吞咽困难，进干食后噎感，进一步发展进流食也困难。或出现食物嵌顿。

2.出血和穿孔

反流性食管炎可引起少量渗血，有的表现便隐血阳性或缺铁性贫血，弥散性食管炎或食管溃疡时可发生较大量出血。严重的食管炎或 Barrett 食管溃疡偶尔可并发食管穿孔。

3.Barrett 食管

为长期慢性胃食管反流的并发症，症状为咽下困难、胸痛、营养不良和贫血。其中部分患儿可发展为食管癌。

4.生长停滞与贫血

因呕吐及食管炎引起喂养困难而摄食不足，从而导致营养不良和生长停滞是婴幼儿 GERD 的重要并发症。食管炎较重时可引起慢性失血性贫血。

三、检查

（一）食管钡餐造影

可适用于任何年龄，但对胃储留的早产儿应慎重。X 线上所见的胃食管反流程度与反流性食管炎的严重程度并不平行。检查前禁食 3～4 小时，分次给予相对正常摄食量的钡剂，若 5 分钟内出现 3 次以上反流可诊断。

（二）食管测压

食管测压现已成为一种被广泛应用的监测食管功能、评价诊断与治疗的技术。对于下食管括约肌功能正常的患儿应 24 小时连续测压，动态观察食管功能运动。

（三）食管 pH 监测

24 小时食管下端 pH 监测诊断胃食管反流的敏感性和特异性较高，为首选诊断方法。正常情况下一般睡眠时没有反流，总反流时间<4％监测时间，平均反流持续时间<5 分钟及平

均清除时间<15 分钟。

（四）食管内镜检查

此为最适宜的明确食管炎的方法,结合病理学检查,能反映食管炎的严重程度,但此法不能反映反流严重程度,仅反映食管炎严重程度,对判断轻度（Ⅰ级）食管炎困难。故大部分学者提出,内镜显示Ⅰ或Ⅱ级食管炎不需做黏膜活检,只在镜检不明显或有可疑变化时做 Rubin 管吸引活检,但原则上新生儿期不做。黏膜活检也是诊断 Barrett 食管的主要依据。

（五）同位素扫描

患儿吞服或自胃管内注入核素 ^{99m}Tc 标定液,然后在安静状态下定时行闪烁扫描记录。此检查可提供有无胃食管反流的信息,并观察食管功能,且可连续摄片。同时了解胃排空、食管清除等作用,当肺内核素增强时表示反流是肺部病变原因。

四、诊断

临床上婴幼儿胃食管反流的表现轻重程度不一,而且相当一部分胃食管反流属生理现象,不同年龄小儿的胃食管反流表现又不尽相同,因此客观准确地判定反流及其性质十分重要。婴幼儿胃食管反流的诊断应根据以下原则:①临床有明显的反流症状,如呕吐、泛酸、烧心或与反流相关的反复呼吸道感染等;②有明确的胃食管反流客观证据。

五、治疗要点

（一）一般治疗

小儿尤其是新生儿、婴儿的胃食管反流治疗中,体位与饮食喂养十分重要。

1.体位治疗

患儿体位以前倾俯卧 30°位最佳(包括睡眠时间)。

2.饮食治疗

喂养可采用黏稠厚糊状食物,少量、多餐,以高蛋白低脂肪餐为主,能改善症状或减少呕吐次数,晚餐后不宜再喝饮料以免发生反流,避免应用刺激性调味品和影响食管下括约肌张力的食物和药物。

（二）药物治疗

近 10 年来发展很快,主要药物为促胃肠动力剂与止酸剂两大类,合用对反流性食管炎疗效更佳。药物治疗胃食管反流在成年人与较大儿童中已积累了较多的经验,但在新生婴儿期仅处在观察、试用研究中,故对后者应用时要慎重。

（三）手术治疗

对内科系统治疗无效,有严重的并发症如食管狭窄等及有神经系统障碍的患者可考虑手术治疗。常用的手术:①Nissen 手术即 360°全胃底折叠术;②Belsey4 号手术:为 240°胃前壁部分折叠术。手术治疗近期效果良好,但远期效果尚不肯定。

六、护理

（一）护理评估

（1）评估患儿意识及精神状况，为患儿进行生命体征、身高、体重的测量，了解患儿基本生长发育情况。

（2）询问家属患儿有无既往史、过敏史、用药史、手术史及家族史等。

（3）评估患儿进食情况，喂养的体位、食物种类、食量，进食时有无青紫、吞咽困难，进食后有无呕吐，呕吐的次数、性质、量以及患儿尿量及大便情况。

（4）评估患儿有无影响胃内括约肌功能的疾病或长期应用影响胃动力的药物。胃食管反流病量表（Cerd Q），总分18分，根据患儿过去7天内出现的症状进行评分，若评分≥8分，可进行初步诊断（表10-5）。

表 10-5 Gerd Q 量表

单位：分

项目	0 天	1 天	2～3 天	4～7 天
灼热感	0	1	2	3
反流	0	1	2	3
上腹部疼痛	3	2	1	0
恶心	3	2	1	0
睡眠障碍	0	1	2	3
使用 OTC 药物	0	1	2	3

（5）了解患儿目前相关检查，关注患儿便常规、便潜血结果，以及血常规、血生化的结果，遵医嘱给予及时处理。

（6）心理-社会状况：了解家属对疾病采取的治疗、护理的配合程度，以及其家属对此疾病的知识缺乏程度。评估患儿及其家属的心理状态和家庭经济承受能力。

（二）护理措施

1.一般护理

（1）休息与活动：新生儿和小婴儿以抬高床头和仰卧位为宜，喂奶时保持患儿上身抬高30°，睡眠时也可左侧卧位，头偏向一侧，患儿清醒时可采取直立或半直立的方法。

（2）饮食护理：

1）少食多餐，对于新生儿及小婴儿可增加喂奶次数。

2）人工喂养患儿可在牛奶中加入米粉或谷类食物等，以增加食物稠度。

3）喂奶前检查奶嘴大小及奶温。喂奶时快慢适宜，使患儿嘴中完全充满奶液，防止患儿吸入空气而引起咳嗽或呕吐。

4）年长儿饮食以蛋白质及低脂类食物为主，睡前避免进食；避免进食刺激胃酸分泌的食物，如酸性饮料、高脂食物、辛辣食物等；避免过饱、饭后平卧及剧烈运动。

2.病情观察

(1)观察患儿生命体征情况,包括心率、呼吸以及血氧饱和度,加强巡视,观察患儿心率、呼吸有无增快,血氧饱和度有无降低。

(2)观察患儿有无反流先兆,如恶心、异常哭闹等。

(3)观察患儿面色,是否出现异常哭闹烦躁、心率增快、呼吸困难或伴呕吐,口角有无奶溢出。

(4)记录患儿呕吐、溢奶的次数、性质、量以及发生呕吐的时间。

3.呕吐的护理

对于呕吐的患儿保持呼吸道通畅至关重要,以免造成吸入性肺炎或窒息。当患儿出现呕吐时,立即将患儿取侧卧位或仰卧位,头偏向一侧,即刻清除口腔及鼻腔分泌物或奶液,必要时遵医嘱吸痰、吸氧。

4.药物护理

(1)促胃肠动力药:

1)多潘立酮片:口服给药,饭前半小时或睡前服用;多潘立酮主要在肝脏代谢,用药期间应监测肝功能。

2)西沙必利:口服给药,饭前服用;禁与橘子汁同服;心律失常患儿慎用,用药过程中注意患儿心率及心律的变化。

(2)制酸制剂:常用药物有氢氧化铝、碳酸钙口服混悬液。口服给药,饭前 1 小时服用;注意便秘、腹胀等不良反应。

(3)H_2 受体阻滞剂:常用药物有西咪替丁。口服或静脉给药,餐后服用。常见不良反应有腹泻、乏力、头晕、头痛、嗜睡及皮疹;与制酸剂同服,两者的服用时间间隔至少 1 小时。

(4)质子泵抑制剂:常用药物有奥美拉唑。口服或静脉给药,口服需整片吞服,不可咀嚼,可用水分散后服用;避免与其他制酸剂同用。常见不良反应有头痛及胃肠道症状。

(5)黏膜保护剂:常用药物有硫糖铝、硅酸铝盐、磷酸铝。口服给药,饭前服用;服药期间注意不良反应,如便秘、恶心;如需同服制酸剂,两者的服用时间间隔至少 1 小时。

5.心理护理

(1)护士应真诚地关心、理解患儿,同时给予他们鼓励。对于新生儿及小婴儿,在操作过程中经常呼唤他们的名字,给予轻柔的抚摸,多与他们交流,使用"你很棒""你很乖"等话语加以鼓励。对于年长儿来说,我们需更加有耐心,多听患儿的倾诉,多与他们交流,告诉他们不要担心,我们所有医护人员都会帮助你,以减轻患儿焦虑不安的情绪。

(2)护士同时需关注患儿家属的心理状态,认真倾听家属主诉,分析他们的心理需求,及时帮助他们,满足他们的需求,消除家属住院期间的不良情绪。

(3)护士也需要定期给予家属进行相关疾病知识宣教,告知家属患儿目前患病情况,属于生理性还是病理性的。对于生理性反流,告知家属体位和饮食干预是治疗此病的重要手段。对于病理性反流,告知家属预防措施以及目前患儿的治疗方案,以减轻患儿家属焦虑的情绪。

6.健康教育

(1)生活指导:指导患儿家属采取正确体位进行喂养、休息,取前倾俯卧位、上身抬高的体位,避免患儿反流发生。

(2)饮食指导:给予患儿高蛋白、低脂肪的稠厚食物的喂养,注意少食多餐,避免过饱,睡前不予进食。

(3)用药指导:指导患儿家属所需药物的用药方法、剂量及注意事项。指导家属遵医嘱定时给予患儿服药。

第十节 溃疡性结肠炎

小儿溃疡性结肠炎(UC),简称溃结,是一种原因尚不清楚的结肠黏膜和黏膜下层的非特异性慢性炎症。常始自左半结肠,可向结肠近端乃至全结肠以连续方式逐渐进展,少数累及回肠末端。小儿发病率较低,主要发生在青春期及学龄期儿童。临床症状轻重不一,可有缓解与发作相交替,患者仅有结肠症状,也可伴发全身症状。

一、病因

本病病因尚不明确,为主要发生在结肠黏膜的炎症性疾病,以结肠黏膜溃疡、糜烂为主要病理改变。目前较一致的观点认为,在本病的发病中,既有免疫因素,又有遗传因素存在,而其他各种因素多是诱发因素,可能有以下多种原因。

(一)自身免疫原因

小儿溃疡性结肠炎常并发自身免疫性溶血、类风湿关节炎、红斑狼疮、桥本病、虹膜炎等,且用肾上腺皮质激素类药物或其他免疫抑制剂治疗有效,因此考虑本病可能为一自身免疫性疾病。

(二)感染原因

一些患儿用抗生素治疗有效。

(三)饮食过敏原因

某些食物可使病变复发,去除这些饮食后病情可缓解。

(四)遗传原因

患者家族中有15%～30%发病者。

(五)精神因素

临床多发现有些患儿伴有焦虑、紧张、多疑以及自主神经紊乱的表现,精神治疗可收到一定效果。

二、临床表现

起病多数缓慢,病程可为持续性,常有发作期与缓解期交替,10%的患儿为急性发作,病情发展快,全身中毒症状明显,并发症多见,病死率高,缓解期病情亦可突然加剧,精神刺激、疲劳、肠道炎症、饮食失调常为本病的诱发因素。

（一）消化系统症状

初为稀便，4～6次/日，进行性加重排黏液血便和脓液。急性发病者开始即为血便伴腹痛、呕吐、发热及其他中毒症状。

（二）全身症状

轻者常不明显，重者可有发热，水电解质紊乱；患儿由于长期腹泻、便血、食欲减退、心率增快、衰弱、精神萎靡，久之即出现贫血和营养不良等表现，约有3%的患儿表现为情绪不稳定，如抑郁、焦虑、失眠等；重症病例亦可伴有生长发育障碍，青春发育延迟，部分患儿伴有精神、心理及情绪异常。

（三）肠道外症状

25%的患儿可伴有关节炎，以四肢和脊柱为主，关节症状有时发生在腹泻之前。10%的患儿发生皮肤病变，如结节性红斑、坏疽性脓皮病。2%可伴有视网膜炎、口腔溃疡等。

三、检查

（一）钡灌肠检查

主要是用来诊断结肠病变的一种方法，即从肛门插进一个肛管、灌入钡剂再通过X线检查，诊断结肠肿瘤、息肉、炎症、结核、肠梗阻等病变。

（二）电子结肠镜检查

是一种简便易行的检查方法，可发现直肠指检无法摸到的位置较高的肿块，同时对可疑病变取组织活检，明确性质。常用于检查肠道炎症、溃疡、息肉、肿瘤、寄生虫所致的病变以及不明原因的腹泻。对预防及早期发现肠道病变有着重要的意义。

四、诊断

（一）诊断标准

目前，国际上常采用Lennard-Jones标准，国内采用1993年太原全国慢性非感染性肠道疾病学术研讨会制订的《溃疡性结肠炎的诊断及疗效标准》，两者均强调排除性诊断，内镜及组织学特征。

1.Lennard-Jones标准

有溃疡性结肠炎临床表现者，符合下列标准则提示本病的诊断。①首先必须排除下列疾病：感染性结肠炎、缺血性结肠炎、放射性结肠炎、孤立性结肠溃疡、克罗恩病；②必须包括下列条件：活组织检查显示弥散性的黏膜炎症，无肉芽肿形成；内镜或钡剂灌肠检查发现，炎症累及直肠和部分或全结肠，病变从直肠开始，连续不断地由远端向近端逆行发展。

2.全国慢性非感染性肠道疾病学术研讨会标准

①临床表现：不仅有持续性或反复发作的黏液血便、腹痛，伴有不同程度的全身症状，而且不应忽视少数只有便秘而无血便的患者，既往史及体检中要注意关节、眼、口腔、肝脾等肠外表现。②结肠镜检查：黏膜有多发性浅溃疡，伴充血、水肿，病变大多从直肠开始，且呈弥散性分布；黏膜粗糙呈细颗粒状，黏膜血管模糊，质脆易出血或附有脓性分泌物；可见假性息肉，结肠

袋往往变钝或消失。③黏膜活检:组织学检查呈炎症性反应,同时常可见糜烂、溃疡、隐窝脓肿,腺体排列异常,杯状细胞减少及上皮变化。④钡剂灌肠检查:黏膜粗乱及(或)有细颗粒变化;多发性浅龛影或小的充盈缺损;肠管缩短,结肠袋消失可呈管状。⑤手术切除或病理解剖:可见肉眼或组织学的溃疡性结肠炎特点。

3.排除相关疾病后诊断

在排除细菌性痢疾、阿米巴痢疾、慢性血吸虫病、肠结核等感染性结肠炎及克罗恩病、缺血性结肠炎、放射性结肠炎的基础上,可按下列标准诊断:①根据临床表现,结肠镜检查中之一项和(或)黏膜活检可以诊断本病。②根据临床表现及钡剂灌肠之一项可以诊断本病。③临床表现不典型而有典型的结肠镜检查表现或钡剂灌肠检查典型改变者,可以诊断本病。④临床表现有典型症状或典型既往史,而目前结肠镜或钡剂灌肠检查并无典型改变者,应列为"疑诊"随访。

(二)主要临床特点

最常见的症状为反复发作性结肠炎,急性发作时表现为血性腹泻、发热、腹痛,患儿表现有面色苍白、贫血、营养不良、青春发育延迟,临床上溃疡性结肠炎应与细菌性痢疾、阿米巴肠炎、肠结核、局限性结肠炎(Crohn病)、结肠肿瘤相鉴别。

(三)主要辅助检查

钡灌肠及电子结肠镜检是有价值的诊断及鉴别诊断方法。

五、鉴别诊断

(一)慢性细菌性痢疾

常有急性细菌性痢疾病史,抗菌治疗有效,粪便培养可分离出痢疾杆菌,结肠镜检查时取黏液脓血培养,阳性率较高。

(二)慢性阿米巴痢疾

病变主要侵犯右侧结肠,也可累及左侧结肠,结肠溃疡较深,边缘潜行,溃疡间的黏膜多属正常,粪便检查可找到溶组织阿米巴滋养体或包囊,抗阿米巴治疗有效。

(三)克罗恩病

病变主要侵犯回肠末端,为全消化道受损,腹痛多位于右下腹或脐周,里急后重少见,粪便常无黏液脓血,腹部包块,瘘管形成,肛门及直肠周围病灶较多见,X射线钡剂造影检查于回肠末端可见线样征,电子结肠检查多正常,若累及直肠,可见病变部位黏膜呈卵石样隆起,有圆形纵行溃疡,病变呈节段性分布。

六、治疗

(一)非手术治疗

主要是对症治疗减缓症状,改善营养状况。

1.饮食疗法

急性期纠正水电解质紊乱,改善贫血和低蛋白血症,必要时可给肠道外营养禁食,使肠道休息,症状好转后可给要素饮食。缓解期应进食易消化少纤维富含蛋白质和碳水化合物的饮食。

2.药物治疗

①磺胺类:适用于轻度或中度患者。对停药后易复发者,可选用小剂量长期维持治疗;②免疫抑制剂:对激素及磺胺类治疗欠佳时,可考虑使用免疫抑制剂6-巯基嘌呤。③甲硝唑:可抑制肠道厌氧菌,并有免疫抑制、影响白细胞趋化等作用。该药可明显减轻里急后重症状,对有肛周疾病和瘘管的患者疗效明显。④抗生素:有继发感染者可用;给予解痉、止痛、止泻;⑤支持治疗:维持营养,纠正水电解质紊乱,改善贫血和低蛋白血症。必要时可给肠道外营养疗法,使肠道休息,症状好转后可给要素饮食。⑥激素类:激素能缓解症状。⑦生物制剂治疗:上述治疗不能控制症状,病情反复时需用。儿童常用英夫利西单抗。

(二)手术治疗

1.适应证

长期对症治疗,症状不缓解。严重影响生长发育者;在对症治疗过程中发生了合并症,如结肠狭窄、结肠穿孔、大出血及中毒性巨结肠者须急诊手术。

2.手术方式

须根据患儿年龄、病程长短、病变程度,以及症状轻、重、缓、急来选择不同的手术方式,如结肠次全切除、结肠全切、永久性肠造瘘等。

七、护理

(一)护理评估

(1)评估患儿意识及精神状况,为患儿进行生命体征、身高、体重的测量,了解患儿基本生长发育情况。

(2)询问家属患儿有无既往史、过敏史、用药史、手术史及家族史等。

(3)评估患儿营养情况,询问患儿进食情况,有无不良饮食习惯,有无腹胀、食欲减退等表现,进食后有无呕吐。评估患儿尿量及大便情况,大便次数、性质、量,有无便血、脓液等,是否出现腹痛,腹痛的性质、程度和规律。

(4)评估患儿目前病情,精神有无烦躁或萎靡,面色是否苍白,有无剧烈腹痛、大量脓血便等。判断溃疡性结肠炎病情的指标见表10-6。

表 10-6　判断溃疡性结肠炎病情指标

项目	轻度	重度
粪便(次/天)	<4	>6
便血	轻或无	黏液血便
体温(℃)	正常	>37.5
脉搏	正常	>90
血红蛋白	正常	<100g/L

续表

项目	轻度	重度
血沉	正常	>300mm/h

（5）了解患儿目前相关检查，关注患儿便常规、便潜血结果以及血常规，及时发现感染及出血。

（6）心理-社会状况：了解家属对疾病采取的治疗、护理的配合程度，以及其家属对此疾病的知识缺乏程度。评估患儿及其家属的心理状态和家庭经济承受能力。

（二）护理措施

1.一般护理

（1）休息与活动：急性发作患儿应充分休息，腹泻停止后可逐渐恢复活动，避免疲劳和精神过度紧张。

（2）饮食护理：

1）进食高热量、高蛋白、高维生素、低脂肪、柔软的饮食，保证蛋白质、维生素及矿物质的供给。

2）年长儿禁冷饮、水果、含纤维素过多的蔬菜及刺激性食物，忌浓茶、牛奶，限制乳制品的摄入。

3）急性发作时，患儿应予流质或半流质饮食。

4）重症患儿常伴贫血、营养不良等，及时补充维生素以防止贫血、水电解质紊乱、低蛋白血症的发生。

2.病情观察

（1）观察患儿体温、脉搏、心率、血压等情况，及时发现感染。

（2）观察及记录患儿腹泻的次数、性质、量，以及伴随症状，如发热、腹痛等，注意有无出血。

（3）观察患儿腹痛表现，记录疼痛的部位、性质、程度，与腹泻之间的关系，注意腹部体征变化，及时发现异常情况，防止并发症发生。

（4）观察患儿精神状态及皮肤弹性，以及有无脱水表现。

3.腹泻护理

（1）腹泻是小儿溃疡性结肠炎的主要症状，处在急性期患儿时腹泻次数较多，年长儿应选择带有厕所的病室。

（2）新生儿及小婴儿应勤换尿裤，尿裤质地需吸水、柔软，避免刺激臀部皮肤。

（3）患儿每次大便后用温水擦拭，肛周尽量保持干燥，若有臀红出现，可涂抹鞣酸软膏。

（4）长期腹泻伴营养不良患儿要定期翻身，对皮肤受压部位进行按摩，防止压疮发生。

（5）记录患儿出入量，以便及早发现水、电解质紊乱或失血性休克。

4.腹痛的护理

（1）祛除病因，指导患儿及其家属减少或祛除引起腹痛的因素。

（2）指导患儿缓解疼痛，帮助患儿及时排便，也可采取热敷等方法。

（3）患儿腹痛时，要注意对其疼痛进行干预。可以通过与患儿聊天、放映卡通片等形式，转移患儿注意力,以缓解其疼痛的程度。对于腹部疼痛剧烈的患儿,则及时报告医生,并协助医生进行对症处理。

5.用药护理

(1)柳氮磺吡啶(SASP):为本病的首选药,是减少复发唯一有效的药物。它可以抑制局部炎症,清除自由基对组织损伤及抑制免疫反应。可口服用药或肛门给药。

注意事项:口服给药宜饭后服用,需注意观察有无恶心、呕吐等胃肠道症状,过敏反应如皮疹、发热、关节肌肉疼痛,中性粒细胞减少或血小板减少而出现出血倾向,肾、肝脏损害等不良反应。肛门栓剂可避免肝脏的首过作用破坏,减少药物对肝脏的不良反应。用药时为排便后应用,晚间给药最好在睡前。对磺胺类药物过敏患儿禁用,2岁以下小儿禁用。用药期间应多饮水,保证每日尿量,防止结晶尿发生。

(2)糖皮质激素:口服药物包括泼尼松或泼尼松龙。静脉滴注药物为氢化可的松或甲泼尼龙,适用于口服皮质激素无效的重症或暴发型。

注意事项:用药时注意药物不良反应,可出现胃肠道症状、电解质紊乱、骨质疏松、心律失常、血压高、向心性肥胖等。激素用药同时需补充钙剂、钾剂等药物。

(3)免疫抑制剂:适用于激素治疗无效或长期依赖激素达6个月以上的患儿。常用药物有硫唑嘌呤。

注意事项:用药期间定时检查血象,不良反应有骨髓抑制、肝功能损害等。

6.灌肠药物护理

(1)保留灌肠是治疗溃疡性结肠炎常用的方法。灌肠前向患儿及其家属解释灌肠的目的,以消除紧张情绪,灌肠过程中注意保暖。

(2)插管时动作轻柔,药物温度在37℃左右,注入药液应缓慢,以利于肠黏膜的吸收。

(3)灌肠后嘱患儿卧床休息取左侧卧位,臀部抬高,尽量保留患儿药液2小时以上再排便。

7.心理护理

由于疾病容易复发,护理人员要耐心细致讲解原因和预防坚持用药的目的,保持患儿及其家属稳定情绪,减轻精神压力,防止紧张情绪。患儿出现腹泻或腹部疼痛较为严重时,患儿及其家属都会出现紧张、焦虑、恐惧的情绪。此时护理人员要对患儿及其家属进行态度温和、语言通俗易懂的安抚,并告知腹泻处理对策及减轻腹痛的方法。

8.健康教育

(1)生活指导:避免精神紧张,避免感染,防止复发。适当的加强锻炼,增强身体素质,提高免疫力。

(2)饮食指导:指导家属给予患儿合理饮食,养成良好饮食习惯,按时就餐,注意饮食卫生。

(3)用药指导:遵医嘱按时按量服药,告知所服药物的用法、作用及不良反应等。

第十一章 老年护理

第一节 慢性阻塞性肺疾病

慢性阻塞性肺疾病（COPD）是严重危害健康的常见病、多发病，严重影响患者的生命质量，病死率较高，给患者及其家庭、社会带来沉重的经济负担。估计 COPD 到 2020 年将成为全球第三大致死病因。据统计，中国 COPD 患病率 40 岁及以上人群为 8.2%，男性大于女性，严重危害患者的身心健康。对 COPD 患者进行规范化诊疗，可阻抑病情发展，延缓急性加重，改善生活质量，降低致残率和减轻疾病负担。

一、概述

慢性阻塞性肺疾病（COPD）是一种可预防和治疗的常见疾病，特征是持续性气流受限，通常为进行性，与气道和肺内对有害颗粒或气体的慢性炎症反应增强相关，急性加重和合并症影响患者整体疾病的严重程度。肺功能检查对明确是否存在气流受限有重要意义，在吸入支气管舒张剂后，如果第 1 秒用力呼气容积（FEV_1）占用力肺活量（FVC）的百分比<70%，则表明存在不完全可逆的气流受限。

二、危险因素

COPD 发病是遗传因素与环境因素共同作用的结果。

（一）遗传因素

某些遗传因素可增加 COPD 发病的危险性，已知的遗传因素为 α_1-抗胰蛋白酶缺乏。基因多态性在 COPD 的发病中有一定作用。

（二）环境因素

1.吸烟和被动吸烟

吸烟是发生 COPD 最常见的危险因素。吸烟者呼吸道症状、肺功能受损程度以及患病后病死率均明显高于非吸烟者，吸烟与慢性支气管炎的发生有密切关系。吸烟时间愈长，吸烟量愈大，患病率愈高，戒烟后可使病情减轻。

2.职业性粉尘和化学物质

当吸入职业性粉尘，有机、无机粉尘和其他有害烟雾，浓度过大或接触时间过长可引起 COPD 的发生。

3.室内外空气污染

刺激性烟雾、粉尘、大气污染(如二氧化硫、二氧化氮、氯气、臭氧等)的慢性刺激,常为本病的诱发因素之一。室内生物燃料烹饪和取暖所致的室内空气污染是COPD发生的危险因素之一。

4.感染

病毒和细菌感染是COPD急性加重的常见原因,儿童期严重的下呼吸道感染与成年后肺功能的下降及呼吸道症状有关。

三、病理生理

COPD累及中央气道(气管、支气管以及内径大于2~4mm的细支气管)、外周气道(内径小于2mm的小支气管和细支气管)、肺实质和肺血管。中央气道表层上皮炎症细胞浸润,黏液分泌腺增大和杯状细胞增多使黏液分泌增加。在外周气道内,慢性炎症导致气道壁损伤和修复过程反复发生。修复过程中发生气道壁结构重构,胶原含量增加及瘢痕组织形成,这些改变造成气道狭窄,引起固定性气道阻塞。

COPD肺实质受累表现为小叶中央型肺气肿,累及呼吸性细支气管,出现管腔扩张和破坏。该病常发生于肺的上部区域,当病情进展后,可累及全肺,伴有肺毛细血管床的破坏。COPD肺血管的改变以血管壁的内膜增厚、平滑肌增生和血管壁炎症细胞浸润为特征,晚期继发肺心病时,可出现多发性肺细小动脉原位血栓形成。COPD急性加重期易合并深静脉血栓形成及肺血栓栓塞症。

COPD的病理生理学改变包括气道和肺实质慢性炎症所致黏液分泌增多、纤毛功能失调、气流受限、过度充气、气体交换异常、肺动脉高压和肺心病及全身不良反应。黏液分泌增多和纤毛功能失调导致慢性咳嗽及咳痰。小气道炎症、纤维化和管腔分泌物增加引起FEV_1、FEV_1/FVC降低。小气道阻塞后出现气体陷闭致肺泡过度充气、功能残气量增加和吸气容积下降,引起呼吸困难和运动能力受限。过度充气在疾病早期即可出现,是引起活动后气短的主要原因。随气道阻塞、肺实质和肺血管床的破坏加重,肺通气和气体交换能力进一步下降,导致低氧血症及高碳酸血症。长期慢性缺氧可引起肺血管广泛收缩和肺动脉高压。肺血管内膜增生,发生纤维化和闭塞造成肺循环重构。COPD后期出现肺动脉高压,进而发生慢性肺源性心脏病及右心功能不全。

四、临床特点

(一)症状

COPD特征性症状是慢性和进行性加重呼吸困难和咳嗽咳痰,咳嗽和咳痰常先于气流受限多年存在,有些患者也可无咳嗽和咳痰症状。

1.呼吸困难

COPD最重要症状,体能丧失和焦虑不安是主要原因,患者主诉气短、气喘及呼吸费力,早期仅于活动后出现,后逐渐加重,严重时日常活动甚至休息时也感气短。

2.慢性咳嗽

通常为首发症状,初为间断性咳嗽,早晨较重,以后早晚或整日均可有咳嗽,夜间咳嗽常不显著。少数不伴有咳痰,也有少数明显气流受限但无咳嗽。

3.咳痰

咳嗽后咳少量黏液性痰,部分患者清晨较多。感染时痰量增多,可有脓性痰。

4.喘息和胸闷

部分患者喘息,特别是重度患者可出现喘息症状,听诊哮鸣音。胸闷出现在劳力后,用力呼吸所致。

5.全身性症状

体重下降、食欲减退、外周肌肉萎缩和功能障碍、精神抑郁和(或)焦虑等。

(二)体征

早期体征不明显,随着疾病进展可出现黏膜及皮肤发绀,严重时呈前倾坐位,球结膜水肿,颈静脉充盈或怒张。呼吸浅快,辅助呼吸肌参与呼吸运动,严重时可呈胸腹矛盾呼吸。桶状胸,胸廓前后径增大,肋间隙增宽,剑突下胸骨下角增宽。双侧语颤减弱,肺叩诊可呈过清音,肺肝界下移。两肺呼吸音减低,呼气相延长,有时可闻干性啰音和(或)湿性啰音。可见剑突下心尖冲动,心脏浊音界缩小。

(三)COPD病程分期

1.稳定期

患者咳嗽、咳痰、气短等症状稳定或症状较轻。

2.急性加重期

在疾病过程中,病情出现超越日常状况的持续恶化,并需改变 COPD 的日常基础用药。通常指患者短期内咳嗽、咳痰、气短和(或)喘息加重,痰量增多,呈脓性或黏脓性,可伴发热等炎症明显加重的表现。

(四)合并症

最常见的合并症是心血管疾病(缺血性心脏病、心力衰竭、心房颤动、高血压)、骨质疏松、焦虑和抑郁、肺癌、感染、代谢综合征和糖尿病。这些合并症可发生在轻度、中度、重度和极重度气流受限的患者中,并且分别影响患者的预后。

五、检查

(一)肺功能检查

第 1 秒用力呼气容积占用力肺活量百分比(FEV_1/FVC)是评价气流受限的一项敏感指标。第 1 秒用力呼气容积占预计值百分比(FEV_1%预计值),是评估 COPD 严重程度的良好指标。吸入支气管舒张药后 $FEV_1/FVC<70\%$ 及 $FEV_1<80\%$ 预计值者,可确定为不能完全可逆的气流受限。肺总量(TLC)、功能残气量(FRC)和残气量(RV)增高,肺活量(VC)减低,表明肺过度充气,有参考价值。由于 TLC 增加不及 RV 增高程度明显,故 RV/TLC 增高。一氧化碳弥散量(DLCO)及 DLCO 与肺泡通气量(VA)比值(DLCO/VA)下降,该项指标对诊断

有参考价值。

（二）支气管舒张试验

以吸入短效支气管舒张剂后 FEV_1 改善率$\geqslant 12\%$，且 FEV_1 绝对值增加超过 $200mL$，作为支气管舒张试验阳性的判断标准。试验有助于 COPD 与支气管哮喘的鉴别或提示两者可能同时存在。

3.胸部 X 线检查

X 线胸片检查，发生肺气肿时可见肺容积增大，胸廓前后径增长，肋骨走向变平，肺野透亮度增高，横膈位置低平，心脏悬垂狭长，外周肺野纹理纤细稀少等。并发肺动脉高压和肺源性心脏病时，除右心增大还可有肺动脉圆锥膨隆，肺门血管影扩大，右下肺动脉增宽和出现残根征等。

4.动脉血气分析

$SaO_2 < 92\%$应做血气分析，$PaO_2 < 60mmHg$，伴或不伴有 $PaCO_2 > 50mmHg$，提示呼吸衰竭。如 $PaO_2 < 50mmHg$，$PaCO_2 > 70mmHg$，pH 值< 7.30，提示病情危重。需严密监护或住 ICU 治疗。

5.其他检查

细菌感染时白细胞计数、中性粒细胞增多，血红蛋白、红细胞计数和红细胞压积可增高。痰涂片检查或培养可帮助诊断细菌、真菌、病毒及其他非典型病原微生物感染。

六、COPD 的综合评估

根据患者临床症状、急性加重风险、肺功能异常严重程度及并发症等进行慢阻肺综合评估。

1.症状评估

采用改良版英国医学研究委员会呼吸问卷（mMRC）对呼吸困难严重程度进行评估（见表 11-1）或采用慢阻肺患者自我评估测试（CAT）问卷进行评估（见表 11-2）。

表 11-1　改良版英国医学研究委员会呼吸问卷

呼吸困难评价等级	呼吸困难严重程度
0 级	只有在剧烈运动时感到呼吸困难
1 级	在平地快步行走或步行爬小坡时出现气短
2 级	由于气短，平地行走时比同龄人慢或者需要停下来休息
3 级	在平地行走约 100m 或数分钟后需要停下来喘气
4 级	因严重呼吸困难而不能离开家或在穿脱衣服时出现呼吸困难

表 11-2　慢阻肺患者自我评估测试（CAT）问卷

测试因子	程度评估（0 分）	评分	程度评估（5 分）
咳嗽	从不咳嗽	0　1　2　3　4　5	总在咳嗽
咳痰	一点痰也没有	0　1　2　3　4　5	有很多很多病

测试因子	程度评估（0 分）	评分	程度评估（5 分）
胸闷	没有任何胸闷的感觉	0 1 2 3 4 5	有很严重的胸闷感觉
运动	爬坡或上 1 层楼梯时，没有气喘的感觉	0 1 2 3 4 5	爬坡或上 1 层楼梯时，感觉严重喘不过气来
日常活动影响	在家里能够做任何事情	0 1 2 3 4 5	在家里做任何事情都很受影响
情绪	尽管有肺部疾病，但对外出很有信心	0 1 2 3 4 5	由于有肺部疾病，对外出一点信心都没有
睡眠	睡眠非常好	0 1 2 3 4 5	由于有肺部疾病，睡眠相当差
精力	精力旺盛	0 1 2 3 4 5	一点精力都没有
总分			

注：数字 0～5 表示严重程度，请标记最能反映你当前情况的选项，在方格中打"×"，每个问题只能标记1 个选项。

2.肺功能评估

应用气流受限的程度进行肺功能评估，即以 $FEV_1\%$ 预计值为分级标准，COPD 患者气流受限严重程度的肺功能分级分为四级（见表 11-4）。

3.急性加重风险评估

采用急性加重病史和气流受限严重程度的肺功能分级评估急性加重的风险，气流受限Ⅲ级或Ⅳ级表明高风险。上一年发生两次或以上的急性加重史或上一年因急性加重住院一次，预示以后频繁发生急性加重风险大。

4.慢阻肺的综合评估

了解慢阻肺病情对患者的影响，综合症状评估、肺功能分级（见表 11-4）和急性加重的风险的综合评估的目的是改善慢阻肺的疾病管理。目前采用 mMRC 分级和 CAT 评分作为症状评估法，mMRC 分级≥2 或 CAT 评分≥10 分，表明症状重。

表 11-4　气流受限严重程度的肺功能分级

肺功能分级	气流受限程度临床特征	$FEV_1\%$ 占预计值
Ⅰ级	轻度	≥80%
Ⅱ级	中度	50%～79%
Ⅲ级	重度	30%～49%
Ⅳ级	极重度	<30%

注：表中数据为吸入支气管舒张剂后的 FEV_1 值。

七、治疗

（一）药物治疗

药物治疗用于预防和控制症状，减少急性加重的频率，减轻严重程度，根据疾病的严重程度逐步增加治疗,根据患者对药物治疗的反应及时调整治疗方案。

1.支气管舒张剂

支气管舒张剂是控制 COPD 症状的重要治疗药物,短效按需应用可缓解症状;长期规则应用可预防和减轻症状,增加运动耐力。首选吸入治疗,支气管舒张剂主要有 β_2 受体激动剂,如短效的沙丁胺醇、特布他林和长效的沙美特罗、福莫特罗。抗胆碱药甲基黄嘌呤类药物短效的主要有异丙托溴铵,长效的如噻托溴铵。联合应用可进一步改善肺功能和健康状况。茶碱类药物可解除平滑肌痉挛,维持血浓度 5mg/L 有治疗作用。

2.糖皮质激素

长期吸入糖皮质激素不能阻止 FEV_1 的下降趋势,但长期规律吸入糖皮质激素适于重度和极重度且反复急性加重的患者,联合吸入糖皮质激素和长效 β_2 受体激动剂,能改善症状和肺功能。

3.磷酸二酯酶抑制剂

选择性磷酸二酯酶-4(PDE-4)抑制剂,通过抑制细胞内的环腺苷酸降解来减轻炎症,能明显减少 COPD 急性发作频率和改善患者的生活质量。

4.其他药物

①祛痰药:常用药物有盐酸氨溴索、乙酰半胱氨酸,有利于气道引流通畅,改善通气功能。②抗生素:COPD 症状加重,特别是痰量增加并呈脓性时应给予抗生素治疗。抗生素的选用需依患者所在地常见病原菌类型及药敏情况决定。③抗氧化剂:抗氧化剂如羧甲司坦、N-乙酰半胱氨酸等可减少疾病急性加重次数。④疫苗:应每年预测流感病毒种类而制备灭活疫苗或减毒活疫苗和肺炎球菌疫苗,可预防流感,避免流感引发的急性加重。

(二)氧疗

长期氧疗的目的是使患者在海平面水平静息状态下,达到 $PaO_2 \geqslant 60mmHg$,使患者在任何状态下(包括运动、活动与睡眠)的动脉血氧饱和度 $>90\%$,对合并慢性呼吸衰竭患者的血流动力学、呼吸生理、运动耐力和精神状态产生有益影响,改善患者生活质量,提高生存率。长期家庭氧疗应在极重度慢阻肺患者中应用。

(三)通气支持

无创通气联合氧疗对重症并伴有高碳酸血症有一定好处,可改善生命质量。

(四)中医治疗

应用中医中药健脾补肾,调理机体状况。

(五)外科治疗

包括肺大泡切除术、肺减容术、支气管镜肺减容术和肺移植术。

八、COPD 急性加重治疗

COPD 急性加重是指患者以呼吸道症状加重为特征的临床事件,其症状变化程度超过日常变异范围并导致药物治疗方案改变,是慢阻肺疾病病程的重要组成部分。急性加重可降低患者的生命质量,使症状加重、肺功能恶化,数周才能恢复,加快患者肺功能下降速率。

（一）确定 COPD 急性加重的原因

引起 COPD 急性加重的最常见原因是呼吸道感染，以病毒和细菌感染最为多见，还有环境污染共同作用。对引发 COPD 急性加重的因素应尽可能加以避免、去除或控制。

（二）COPD 急性加重严重程度的评估和治疗

急性加重史≥2 年，症状评估是 mMRC≥2，CAT≥10 均说明急性加重的严重程度。动脉血气分析：$PaO_2<50mmHg$，$PaCO_2>70mmHg$，pH 值<7.3 提示病情危重，需进行严密监护并给予呼吸支持治疗，转入呼吸重症监护治疗病房（RICU）进行无创或有创机械通气治疗。

（1）对于病情相对较轻的急性加重患者可在院外治疗，但需注意严密观察病情变化，及时决定是否送医院治疗。院外治疗包括适当增加以往所用支气管舒张剂的剂量及次数。使用糖皮质激素可缓解病情和改善肺功能。当呼吸困难加重、痰量增加特别是呈脓性时，应根据药物敏感选用抗生素治疗。对更严重的病例可给予较大剂量的雾化治疗，如沙丁胺醇、异丙托溴铵或沙丁胺醇联合异丙托溴铵雾化吸入。支气管舒张剂亦可与糖皮质激素联合雾化吸入治疗。避免 PaO_2 骤然大幅升高引起呼吸抑制导致 CO_2 潴留及呼吸性酸中毒。施行氧疗 30 分钟后，须复查动脉血气以了解氧疗效果。

（2）症状明显加重，如短期出现的静息状况下呼吸困难，出现新的体征或原有体征加重的患者，发生发绀、外周水肿等及新近发生心律失常、有严重的伴随疾病、初始治疗方案失败、高龄及院外治疗效果欠佳者等均需住院治疗。

九、护理措施

（一）一般护理

休息和活动：患者采取舒适的体位，晚期患者宜采取身体前倾位，使辅助呼吸肌参与呼吸。视病情安排适当的活动量，活动以不感到疲劳、不加重症状为宜。室内保持合适的温湿度，冬季注意保暖，避免直接吸入冷空气。

（二）病情观察

观察咳嗽、咳痰、呼吸困难的程度，监测动脉血气分析和水、电解质、酸碱平衡情况。

（三）氧疗的护理

呼吸困难伴低氧血症者，遵医嘱给予氧疗。一般采用鼻导管持续低流量吸氧，氧流量 1～2L/min，应避免吸入氧浓度过高而引起二氧化碳潴留。提倡每天进行持续 15 小时以上的长期家庭氧疗。氧疗有效的指标：患者呼吸困难减轻、呼吸频率减慢、发绀减轻、心率减慢、活动耐力增加。

（四）用药护理

遵医嘱应用抗生素、支气管舒张剂和祛痰药物，注意观察疗效及不良反应。

（五）呼吸功能锻炼

COPD 患者需要增加呼吸频率来代偿呼吸困难，这种代偿多数是依赖于辅助肌参与呼吸，即胸式呼吸，而非腹式呼吸。因此，护理人员应指导患者进行缩唇呼气、腹式呼吸、膈肌起搏等，以加强胸、膈呼吸肌肌肉和耐力，改善呼吸功能。

1.缩唇呼吸

缩唇呼吸的技巧是通过缩唇形式的微弱阻力来延长呼气时间,增加气道压力,延缓气道塌陷。患者闭嘴经鼻吸气,然后通过缩唇(吹口哨样)缓慢呼气,同时收缩腹部。吸气与呼气时间比1∶2或1∶3。缩唇大小程度与呼气流量,以能使距口唇15～20cm处,与口唇等高点水平的蜡烛火焰随气流倾斜又不至于熄灭为宜。

2.膈式或腹式呼吸

患者可取立位、平卧位或半卧位,两手分别放于前胸部和上腹部。用鼻缓慢呼气时,膈肌最大程度下降,腹肌松弛,腹部凸出,手感到腹部向上抬起。呼气时用口呼出,腹肌收缩,膈肌松弛,膈肌随腹腔内压增加而上抬,推动肺部气体排出,手感到腹部下降。

(六)心理护理

COPD患者长期患病,加上社会活动减少、经济收入降低等方面的变化,极易形成焦虑和压抑的心理状态,从而失去信心,躲避生活。由于经济原因,患者可能无法按医嘱常规使用某些药物,只能在病情加重时应用。护理人员应详细了解患者及其家庭对疾病的态度,关心体贴患者。

十、健康指导

(一)疾病知识指导

使患者了解COPD的相关知识,识别使病情恶化的因素。戒烟是预防COPD的重要措施,应劝导患者戒烟;避免粉尘和刺激性气体吸入;避免和呼吸道感染患者接触,在呼吸道传染病流行期间,尽量避免去人群密集的公共场所。指导患者要根据气候变化,及时增减衣物,避免受凉感冒。

(二)心理疏导

引导患者适应慢性病并以积极的心态对待疾病,培养生活兴趣,如听音乐、养花种草等爱好,以分散注意力,减少孤独感,缓解焦虑、紧张的精神状态。

(三)饮食指导

呼吸功的增加可使热量和蛋白质消耗过多,导致营养不良,应制订高热量、高蛋白、高维生素的饮食计划。正餐进食不足时,应安排少量多餐,避免在餐前和进餐时过多饮水。餐后避免平卧,有利于消化。

(四)康复锻炼

使患者理解康复锻炼的意义,充分发挥患者进行康复的主观能动性,制订个性化的锻炼计划,选择空气新鲜、安静环境,进行步行、跑步、气功等体育锻炼。在潮湿、大风、严寒气候时,避免室外活动。

(五)家庭氧疗

护理人员应指导患者及其家属做到以下几点:①了解氧疗的目的、必要性及注意事项;②注意安全:供氧装置周围严禁烟火,防止氧气燃烧爆炸;③氧疗装置定期更换、清洁、消毒。

第二节 阻塞性睡眠呼吸暂停低通气综合征

阻塞性睡眠呼吸暂停低通气综合征(OSAHS)是一种病因不明的睡眠呼吸疾病,临床表现有夜间睡眠打鼾伴呼吸暂停和白天嗜睡。由于呼吸暂停引起反复发作的夜间低氧和高碳酸血症,可导致高血压、冠心病、糖尿病和脑血管疾病等并发症及交通事故,甚至出现夜间猝死。因此 OSAHS 是一种有潜在致死性的睡眠呼吸疾病。

一、病因

OSAHS 的直接发病机制是上气道的狭窄和阻塞,但其发病并非简单的气道阻塞,实际是上气道塌陷,并伴有呼吸中枢神经调节因素障碍。引起上气道狭窄和阻塞的原因很多,包括鼻中隔弯曲、扁桃体肥大、软腭过长、下颌弓狭窄、下颌后缩畸形、颞下颌关节强直,少数情况下出现的两侧关节强直继发的小颌畸形、巨舌症、舌骨后移等。此外,肥胖、上气道组织黏液性水肿,以及口咽或下咽部肿瘤等也均可引起 OSAHS。关于 OSAHS 的病因和发病机制,需进一步研究。

二、临床表现

(一)打鼾
睡眠中打鼾是由于空气通过口咽部时使软腭振动引起。打鼾意味着气道有部分狭窄和阻塞,打鼾是 OSAHS 的特征性表现。这种打鼾和单纯打鼾不同,音量大,十分响亮;鼾声不规则,时而间断。

(二)白天嗜睡
OSAHS 患者表现为白天乏力或嗜睡。

(三)睡眠中发生呼吸暂停
较重的患者常常夜间出现憋气,甚至突然坐起,大汗淋漓,有濒死感。

(四)夜尿增多
夜间由于呼吸暂停导致夜尿增多,个别患者出现遗尿。

(五)头痛
由于缺氧,患者出现晨起头痛。

(六)性格变化和其他系统并发症
包括脾气暴躁,智力和记忆力减退以及性功能障碍等,严重者可引起高血压、冠心病、糖尿病和脑血管疾病。

三、检查

应了解上呼吸道阻塞情况及颅颌面发育是否异常,如下颌形态和位置,咬合情况以及口咽部、鼻咽部的情况等。

(一)X线头影测量

间接了解气道阻塞部位,但不必要对所有OSAHS患者进行X线头影测量。

(二)多导睡眠监测

多导睡眠图监测仪(PSG)是诊断OSAHS最重要的方法,它不仅可判断疾病严重程度,还可全面评估患者的睡眠结构,睡眠中呼吸暂停,低氧情况,以及心电、血压的变化。某些情况下借助食道压检测,还可与中枢性睡眠呼吸暂停综合征相鉴别。单纯依靠患者描述的症状来诊断不够。每一位患者在治疗前、术前和术后,以及治疗后都至少应进行一次PSG检查。PSG检查应在睡眠呼吸实验室中进行至少7小时的数据监测。PSG检测的项目包括脑电图、眼电图、颏肌电图、胫前肌电图、心电图、胸腹壁呼吸运动、口鼻气流以及血氧饱和度等。

(三)鼻咽纤维镜检查

X线头影测量可在静态下对气道情况做出诊断,而鼻咽纤维镜则偏重于动态诊断。

四、治疗

OSAHS的治疗除侧卧,戒烟酒,肥胖者减重,分为非手术治疗和手术治疗两类。

(一)非手术治疗

1.经鼻持续气道正压呼吸(CPAP)

此法是目前治疗中重度OSAHS最有效的治疗方法,大部分患者通过CPAP治疗,都可以达到满意的治疗效果。

2.口腔矫治器

睡眠时佩戴口腔矫治器可以抬高软腭,牵引舌主动或被动向前,以及下颌前移,达到扩大口咽及下咽部的目的,是治疗单纯鼾症的主要手段或OSAHS非外科治疗的重要辅助手段之一,但对中重度OSAHS患者无效。

(二)手术治疗

手术治疗的目的在于减轻和消除气道阻塞,防止气道软组织塌陷。选择何种手术方法要根据气道阻塞部位、严重程度、是否有病态肥胖及全身情况来决定。常用的手术方法有以下几种。

1.扁桃体、腺样体切除术

这类手术适用于有扁桃体增生的成年患者或腺样体增生所致的儿童患者。一般术后短期有效,随着青春发育,舌、软腭肌发育后,仍然可复发。

2.鼻腔手术

由于鼻中隔弯曲、鼻息肉或鼻甲肥大引起鼻气道阻塞者,可行鼻中隔成形术,鼻息肉或鼻甲切除,以减轻症状。

3.舌成形术

有舌体肥大、巨舌症、舌根后移、舌根扁桃体增大者,可行舌成形术。

4.腭垂、腭、咽成形术

此手术是切除腭垂过长的软腭后缘和松弛的咽侧壁黏膜,将咽侧壁黏膜向前拉紧缝合,以达到缓解软腭和口咽水平气道阻塞的目的,但不能解除下咽部的气道阻塞,因此一定要掌握好适应证。

5.正颌外科

正颌外科治疗主要用于因颌骨畸形引起的口咽和下咽部气道阻塞的 OSAHS。

五、护理措施

护理干预可以预防并发症的发生,提高睡眠质量和生活质量,减轻患者精神压力及对疾病的恐惧、焦虑,也可避免家庭经济负担。

(1)严格控制体重和饮食:指导患者调整饮食结构,严格控制热量的摄入,以清淡素食为主,多食高维生素、高纤维素的新鲜蔬菜,蛋白宜选鱼类、豆类、牛奶、瘦肉等,尽量避免甜食、油煎食品、巧克力等食物。每日进行适当的运动,如散步、慢跑、打太极拳等,提高机体免疫力。适当运动和热量消耗大于当日饮食摄入热量时,才能达到减肥效果。

(2)侧卧位睡眠:颈部堆积的脂肪使上气道变窄,仰卧位睡眠时脂肪的下坠及压迫,进一步堵塞上气道,导致呼吸暂停的发生。因此睡姿以侧卧位为主,多取右侧卧位,为保持侧卧位可采用睡眠球技术,在患者睡衣的背部缝上装有乒乓球或网球的口袋,强迫患者保持侧卧位。

(3)戒烟戒酒,吸烟和喝酒可引起或加重夜间睡眠呼吸紊乱,烟草等有害物质刺激会加重咽部水肿并使分泌物增多,加重上气道狭窄,吸烟还会降低机体对低氧的敏感性,延长患者低氧持续的时间和程度。乙醇可抑制中枢神经系统,使肌肉松弛,张力下降,反应迟钝,舌根后坠,咽部软组织内陷,从而加重 OSAHS 的症状。

(4)睡前勿饱食,避免饮酒、咖啡、浓茶及服用镇静类药物,镇静药物对神经中枢有抑制作用,可导致气道肌肉松弛,增加可塌性。

(5)预防感冒、咽喉炎、扁桃体炎及呼吸道感染,控制原发病,对于高血压、肺心病、糖尿病、心血管疾病应积极治疗。

(6)心理干预,关心患者的心理,积极与患者沟通,对 OSAHS 患者及其家属进行疾病相关知识的教育,引导患者以积极的态度和良好的情绪对待疾病,增强其对治疗的信心和勇气,提高 OSAHS 患者的认知度,定期体检。

第三节　高血压

高血压是我国常见慢性病,是以动脉血压持续升高为特征的心血管综合征。据 2015 年 6 月国家发布的《中国居民营养与慢性病状况报告(2015 年)》,中国 18 岁及以上居民中高血压患病率为 25.2%,估测患病人数为 2.7 亿。高血压会造成患者心、脑、肾及血管等器官损害,2010 年因高血压死亡者占中国全部死亡人数的 24.6%。高血压具有患病率高、致残率高、死亡率高"三高"特点,通常又无自觉症状,俗称"无声杀手"。

高血压评估内容及照护要点见表 11-5。

表 11-5　高血压评估内容及照护要点

评估问题	照护要点
照护对象及其家属是否了解高血压防治知识	根据《中国高血压基层管理指南（2014 年修订版）》对照护对象及其家属进行健康教育
照护对象的既往血压和近期血压水平	照护对象血压出现异常及时告知照护对象及其家属和专业医护人员
是否合并导致血压波动的因素	根据文内血压波动的因素协助专业医护人员管理、监测照护对象的血压
是否有高血压急症表现	掌握高血压急症的识别和早期处理要点，发现照护对象异常及时报告医护专业人员处理
是否有医生指导的日常治疗方案和血压监测方案	建议、帮助照护对象完成专业医护人员制订的血压管理方案
照护对象日常用药及药物说明书是否齐全	了解照护对象当前全部口服药物及其不良反应，发现照护对象有不良反应表现及时报告照护对象家属及专业医护人员
吞咽功能是否正常	照护对象合并吞咽功能障碍，注意其对不同降压药物剂型药效的影响
照护对象日常活动能力	对于活动能力下降或生活不能自理的照护对象，需要明确如何监督、确保照护对象的用药；步速低于 0.8m/s 的 80 岁以上者或长期卧床者，避免血压过低
照护对象是否有认知损伤	照护对象出现认知损伤可能不能及时主诉不适感觉及保证用药。需要明确如何监督，确保照护对象用药；注意监测血压波动及其不适表现
生活方式是否合理	帮助照护对象及其家属按照健康教育指南进行生活方式的管理
家中是否有血压计	提醒照护对象家属置备认证合格的血压计，定期校准
照护对象居所附近医疗机构联系方式及交通方式	在照护对象居所显著位置标注医疗机构就诊信息和高血压急症应对方案，必要时协助就诊

一、高血压概念、分类及对健康的主要危害

（一）高血压概念和分类

1.原发性高血压

血压是血液在血管内流动时对血管壁产生的压力。血压升高的本质是左心室射血后保证各器官血液供应和维持内环境稳定的生理调控方式，但长期血压升高与动脉硬化恶化，加重小动脉、大动脉粥样硬化，是导致冠心病、脑卒中、肾功能不全、周围动脉病等发病增高的病理基础。在目前的医学发展水平和检查手段下，还不能发现导致血压升高确切病因的高血压类型称为原发性高血压。

2.继发性高血压

基于目前医学发展水平和检查手段，能够发现引起血压升高确切病因的高血压类型。常见继发性高血压有慢性肾脏病、睡眠呼吸暂停综合征、原发性醛固酮增多症、肾动脉狭窄、嗜铬细胞瘤、皮质醇增多症、大动脉疾病、药物引起的高血压等，原发病治疗后血压会得到有效控

制。继发性高血压在高血压人群中占5%～10%。

3.高血压急症

原发性和继发性高血压在疾病发展过程中,在某些诱因作用下,血压急剧升高,病情急剧恶化,称为高血压急症。收缩压＞220mmHg和(或)舒张压＞130mmHg,无论有无临床症状都应视为高血压急症。常见高血压急症包括以下情况:高血压伴有急性脑卒中、高血压脑病、急性心肌梗死、急性左室衰竭伴肺水肿、不稳定型心绞痛、主动脉夹层动脉瘤等。高血压急症需立即经静脉给予药物(如硝普盐、β受体阻滞剂和肼屈嗪)进行降低血压治疗。如不及时抢救,可危及生命。

4.白大衣高血压

指在医院诊室测量血压偏高,到诊室外测量血压正常的现象。

(二)高血压的危害

高血压是循环系统疾病,血压长期控制不好,会通过遍布全身的血管网络,影响到全身每个器官和细胞,主要可以导致心、脑、肾脏和血管的损害。

1.心脏

高血压导致患者发生冠心病的危险比血压正常者高3～4倍;合并高血压的心梗患者发生住院和半年死亡率明显高于正常血压的心梗患者。

2.脑

高血压容易诱发脑出血或脑梗死等致残率和致死率极高的危险情况;收缩压每升高10mmHg,脑卒中发生相对危险性增加49%。

3.肾脏

高血压影响肾脏功能,导致夜尿增多。长期血压过高甚至可以导致肾衰竭。

4.血管

长期血压升高会直接导致全身血管的损害,严重时出现眼底出血、渗出或水肿或下肢动脉硬化闭塞症等血管病。

二、高血压的易患人群和导致血压波动的常见因素

(一)高血压的易患人群

(1)血压水平长期在血压高值者:收缩压130～139mmHg和(或)舒张压85～89mmHg。

(2)超重或肥胖体重指数(BMI)24～27.9kg/m² 或 BMI≥28kg/m²[BMI＝体重(kg)/身高(m)²]。

(3)腹型肥胖:腰围尺寸男＞90cm(2.7尺),女≥85cm(2.5尺)。

(4)有高血压家族史(一、二级亲属)。

(5)长期膳食高盐(每日进食的食盐量≥6g)。

(6)吸烟。

(7)长期过量饮酒:每日饮白酒≥100mL(2两)。

(8)年龄≥55岁:男性常常在40岁左右发病,高血压的发生率高于女性。而女性常常在

更年期时出现血压不稳定,更年期后一部分人会发展成高血压病。55 岁以后,女性患高血压的比例比男性更高。

(二)可能导致日常血压波动的常见因素(表 11-6)

表 11-6 可能导致血压波动的因素

血压波动	血压偏高	血压偏低
血压计工作不正常	有睡眠呼吸暂停综合征(俗称"打呼噜")	坐位或卧位转为站立位
测量血压方法不正确	清晨高血压现象	进餐后
每日测量血压的时间不一致	睡眠较差	同时服用的其他药物(如治疗前列腺增生的药物)
没有按时、按医生医嘱服用降压药物	慢性疼痛	洗浴水温过高且时间过长
所服降压药物是否过期,厂家是否为正规企业	长期焦虑	
	合并肾脏病等多种并发症	
未按药物剂型要求服药:如拜新同(硝苯地平控释片)如果掰开服用会影响药物吸收效果	同时使用的其他药物的不良反应(如免疫性疾患常用的消炎镇痛药物,中草药麻黄、甘草)	

三、高血压表现及老年高血压特点

(一)常见表现

许多高血压患者没有明显症状。有些患者会感觉到头痛、颈项疼痛、头晕眼花等。

(二)高血压急症表现

如果照护对象出现以下表现,提示可能有高血压急症,需要立即到医院抢救。

1.高血压脑病

舒张压急剧增高为主,可超过 120mmHg,伴有剧烈头痛、烦躁不安,继而出现呕吐、眼花、黑蒙、抽搐、不同程度的意识障碍(如嗜睡、谵妄、昏迷等)以及偏瘫、失语、偏盲等。

2.高血压危象

血压急剧升高,出现头痛、头晕、恶心、气促、面色苍白或潮红,视物模糊、失明、失语、暂时性瘫痪、心动过速、心绞痛,甚至出现肺水肿的急骤的恶性现象。

3.脑血管意外(脑卒中)

除血压迅速增高外,患者常骤然剧烈头痛、呕吐,甚或晕倒、昏迷、肢体瘫痪、鼾声大作、面色苍白、大小便失禁等。

4.急性左心力衰竭竭

随着血压骤然升高,出现心悸、气短、口唇发绀、大汗淋漓,严重时可咳白色或粉红色泡沫痰等。

5.急性冠状动脉供血不足

多因情绪波动、劳累或过度饱餐诱发,表现为胸前区阵发性疼痛、胸闷,可放射于颈部、左上肢,重者面色苍白、出冷汗等,历时几分钟至十几分钟。若症状在休息或含服硝酸甘油类药物后仍不缓解甚至加重,要考虑心肌梗死。

6.主动脉夹层动脉瘤

血压升高伴有突发胸、背或腹部撕裂性疼痛,持续时间较长,程度较重,烦躁或紧张。有时四肢血压和脉搏不对称差异明显,甚至出现动脉受压后的相应器官缺血或坏死性症状及体征。

(三)老年高血压特点

(1)收缩压升高为主。

(2)舒张压偏低,脉压增大:收缩压与舒张压之间的差值超过 40mmHg。

(3)血压波动大:老年人的血压更容易随体位变化、进餐、昼夜时间、季节、温度和情绪出现明显波动,出现以下特殊类型高血压的比例增高:

1)体位性低血压:从卧位变为直立体位 3 分钟内,收缩压下降≥20mmHg 或舒张压下降≥10mmHg。同时伴有头晕、黑蒙、乏力、恶心、视物模糊、苍白、出冷汗。老年高血压患者同时伴有糖尿病、低血容量或应用口服利尿剂、扩血管药物及精神类药物时,更容易发生体位性低血压。

2)体位性高血压:体位由卧位转为直立后收缩压升高>20mmHg。

3)清晨高血压:老年患者清晨醒后 1 小时内家庭自测血压或起床后 2 小时的动态血压记录≥135/85mmHg 或早晨 6:00～10:00 在医院诊室测量血压≥140/90mmHg。

4)餐后低血压:餐后 2 小时内收缩压比餐前下降 20mmHg 以上;或餐前收缩压不低于100mmHg,而餐后<90mmHg;或餐后血压下降未达到上述标准,但出现餐后心脑缺血症状(心绞痛、乏力、晕厥、意识障碍)。主要与进餐后内脏血流量增加,回心血量和心排血量减少有关。

(4)血压昼夜节律异常增多:表现为夜间血压下降幅度<10%或>20%。

(5)假性高血压增多:老年人因血管僵硬增加,从血压计袖带检查到的血压数值可能高于直接从血管内测量到的血压。

四、辅助检查

(一)实验室检查

检查血常规、尿常规、肾功能、血糖、血脂分析、血尿酸等,可发现高血压对靶器官损害情况。

(二)心电图

可见左心室肥大、劳损。

(三)X 线检查

可见主动脉弓迂曲延长,左室增大,出现心力衰竭时肺野可有相应的变化。

(四)超声心动图

了解心室壁厚度、心腔大小、心脏收缩和舒张功能、瓣膜情况等。

(五)眼底检查

有助于对高血压严重程度的了解,目前采 Keith-Wagener 分级法,其分级标准如下。

Ⅰ级:视网膜动脉变细,反光增强;Ⅱ级:视网膜动脉狭窄,动静脉交叉压迫;Ⅲ级:眼底出血或絮状渗血;Ⅳ级:视盘水肿。

(六)24 小时动态血压监测

有助于判断高血压的严重程度,了解其血压变异性和血压昼夜节律;指导降压治疗和评价降压药物疗效。

五、诊断要点

(一)高血压诊断

主要根据测量的血压值,测量安静休息时上臂肱动脉部位血压。但必须以非药物状态下2 次或 2 次以上非同日血压测定所得的平均值为依据。同时应排除其他疾病导致的继发性高血压,如嗜铬细胞瘤、肾小球肾炎等。原发性高血压患者需做相关检查,评估靶器官损害和相关危险因素。

(二)高血压危险度分层

高血压预后与血压升高水平、有无其他心血管危险因素存在及靶器官损害程度有关,现主张对高血压进行危险程度分层,将高血压患者分为低危、中危、高危和极高危,分别表示 10 年内将发生心脑血管病时间的概率为<15%、15%～20%、20%～30%和>30%。治疗目标及预后判断也应以此为基础。具体分层标准根据血压升高水平、心血管疾病危险因素、靶器官损害以及并存临床情况。

1.用于分层的心血管疾病危害因素

①血压水平(1～3 级);②吸烟;③血胆固醇>5.72mmol/L;④糖尿病;⑤男性>55 岁;⑥女性>65 岁;⑦早发心血管疾病家族史(发病年龄女性<65 岁,男性<55 岁)。

2.靶器官损害

①左心室肥厚(心电图或超声心电图);②蛋白尿和(或)血肌酐轻度升高(106～177μmol/L);③超声或 X 线证实有动脉粥样硬化斑块(颈、髋、股或主动脉);④视网膜动脉局灶或广泛狭窄。

3.并存临床情况

(1)心脏疾病:①心肌梗死;②心绞痛;③冠状动脉血运重建术后;④心力衰竭。

(2)脑血管疾病:①脑出血;②缺血性脑卒中;③短暂性脑缺血发作。

(3)肾脏疾病:①糖尿病肾病;②血肌酐升高超过 177μmol/L 或 2.0mg/dL。

(4)血管疾病:①主动脉夹层;②外周血管病。

(5)重度高血压性视网膜病变:①出血或渗血;②视盘水肿。

六、治疗要点

治疗高血压的主要目的是最大限度地降低心血管疾病的发病和死亡危险。因而在治疗高血压的同时,应干预患者存在的危险因素(如吸烟、高胆固醇血症或糖尿病),并适当处理患者同时存在的各种临床情况。有效的治疗必须使血压降至正常范围,目前主张高血压患者血压应降到 140/90mmHg 以下,对于高血压合并糖尿病或慢性肾脏病变的患者,应降到

130/80mmHg以下。老年收缩期性高血压应使收缩压降至 140～150mmHg,舒张压＜90mmHg 但不低于 65～70mmHg。

(一)改善生活行为

适用于各级高血压患者,包括使用降压药物治疗的患者。①减轻体重;②限制钠盐摄入;③补充钙和钾盐;④减少食物中饱和脂肪酸的含量和脂肪总量;⑤戒烟、限制饮酒;⑥适当运动;⑦减少精神压力,保持心理平衡。

(二)降压药物治疗

凡高血压 2 级或以上患者;高血压合并糖尿病或者已有心、脑、肾靶器官损害和并发症的患者;血压持续升高 6 个月以上,非药物治疗手段仍不能有效控制血压者,必须使用降压药物治疗。

1.降压药物种类与作用特点

目前常用降压药物可归纳为五类,即利尿剂、β 受体阻滞剂、钙通道阻滞剂、血管紧张素转换酶抑制剂及血管紧张素 Ⅱ 受体拮抗剂。

2.降压药物应用方案

药物治疗应从小剂量开始,逐步递增剂量,达到满意血压水平所需药物的种类与剂量后进行长期降压治疗。推荐应用长效制剂可以减少血压的波动,降低主要心血管事件的发生危险和预防治疗靶器官损害,并提高用药的依从性。联合用药治疗可以增强药物疗效,减少不良反应,目前比较合理的两种降压药物联合治疗方案是利尿剂与 β 受体阻滞剂;利尿剂与 ACEI 或 ARB;二氢吡啶类钙通道阻滞剂与 β 受体阻滞剂;钙通道阻滞剂与 ACE 或 ARB。3 种降压药物合理的联合治疗方案除有禁忌证外必须包含利尿剂、降压药物,治疗方案选择应个体化。

3.有合并症和并发症的降压治疗

①合并脑血管病者可选择 ARB、长效钙通道阻滞剂、ACEI 或利尿剂;②合并心肌梗死者可选择 β 受体阻滞剂和 ACEI,对稳定型心绞痛患者,可选用 β 受体阻滞剂和钙通道阻滞剂;③并发心力衰竭者,宜选择 ACEI 或 ARB、β 受体阻滞剂和利尿剂;④并发慢性肾衰竭者通常选择 3 种或 3 种以上降压药物方能达到目标水平;⑤高血压合并糖尿病者,一般选 ACEI 或 ARB,必要时用钙通道阻滞剂和小剂量利尿剂。

4.高血压急症的治疗

高血压急症是指短时期内(数小时或数天)血压重度升高,舒张压＞130mmHg 和(或)收缩压＞200mmHg,伴有重要器官组织如心、脑、肾、眼底、大动脉的严重功能障碍或不可逆损害。

(1)迅速降低血压:在监测血压的前提下选择适宜有效的降压药物静脉滴注给药,但短时间血压骤降,可能造成重要器官的血流灌注明显减少,应采取逐步控制性降压的方式,即开始的 24 小时内血压降低 20％～25％,48 小时内血压不低于 160/100mmHg,再将血压逐步降到正常水平。常用的降压药物包括:①硝普钠:为首选药物,能同时直接扩张动脉和静脉,降低心脏前、后负荷;②硝酸甘油:扩张静脉和选择性扩张冠状动脉与大动脉;③尼卡地平:二氢吡啶类钙通道阻滞剂,降压同时改善脑血流量;④地尔硫草:非二氢吡啶类钙通道阻滞剂,降压同时有改善冠脉血流量和控制快速室上性心律失常作用;⑤拉贝洛尔:是兼有 α 受体阻滞作用的 β

受体阻滞剂。

（2）有高血压脑病时宜给予脱水剂,如甘露醇;或选择快速利尿剂如呋塞米静脉滴注。

（3）伴烦躁、抽搐者应用地西泮、巴比妥类药物肌内注射或水合氯醛灌肠。

（4）脑出血急性期原则上实施血压监控与管理,不实施降压治疗。只有在血压＞200/130mmHg 时,才考虑严密监测血压的情况下将血压控制在不低于 160/100mmHg 的水平。

（5）急性冠脉综合征患者血压控制目标是疼痛消失,舒张压＜100mmHg。

七、护理措施

（1）密切观测血压及患者的其他危险因素,观察药物疗效和临床疾患的改变。

（2）与患者建立良好的关系,向患者进行保健知识教育,让患者了解自己的病情,包括高血压危险因素及同时存在的临床疾患,强调按时服药和终身治疗的必要性,使其了解控制血压的重要性和药物治疗可能出现的不良反应。向患者解释改变生活方式的重要性,使其自觉地付诸实践,并长期坚持。

（3）随访时间:根据患者的心血管总危险分层及血压水平,若高血压患者血压水平 1 级,危险分层属低危者或仅服一种药物治疗者,每 1～3 个月随访一次;新发现的高危及较复杂病例高危患者血压未达标的,每 2 周至少随访一次;血压达标且稳定的,每 1 个月随访一次。经治疗后,血压降低达到目标,其他危险因素得到控制,可以减少随访次数。若治疗 6 个月,使用了至少 3 种降压药,血压仍未达目标,应建议专科门诊治疗。

（4）应注意事项:

1）在应用降压药、镇静类药、血管扩张药物后不要突然站起,最好静卧 1～2 小时,站立后如有头晕感觉,应继续卧床休息。

2）改变体位应缓慢,防止血压突然下降。清晨起床时须小心,在站立前先做准备动作,即做些轻微的四肢活动,也有助于促进静脉血向心脏回流,升高血压,做好体位转换的过渡动作,即卧位到坐位,坐位到站立位,从而避免体位性低血压发生。

3）避免大量出汗、热水浴、腹泻、感冒、饮酒等引发体位性低血压的诱因。不在闷热或缺氧的环境中站立过久,以减少发病。

4）改变生活方式,合理安排饮食,减少钠盐摄入,增加钾盐摄入;控制体重;不吸烟;不过量饮酒。

5）坚持适当的体育锻炼,增强体质,保证充分的睡眠时间,避免劳累和长时间站立。

（5）做好心理护理:高血压是一种身心疾病,心理-社会因素对疾病的发生、发展、转归及防治都有着重要的影响。心理生理研究提示,精神紧张可引起高血压。心理不平衡可导致心血管疾病发生,而心血管疾病本身又可进一步造成心理紧张。可通过心理疏导、放松疗法、倾听音乐、兴趣培养等使患者减轻精神压力,保持心理平衡。

第四节 冠状动脉粥样硬化性心脏病

冠状动脉粥样硬化性心脏病(指冠状动脉粥样硬化使血管腔狭窄或阻塞,和(或)因冠状动脉功能性改变(痉挛)导致心肌缺血缺氧或坏死而引起的心脏病,统称冠状动脉性心脏病,简称冠心病,亦称缺血性心脏病。

冠心病是严重危害人民健康的常见病。1999 年我国农村和城市男性 35～74 岁人群中,冠心病死亡率分别为 64/10 万和 106/10 万。

一、冠心病病因

本病病因尚未完全明确,目前认为是多种因素作用于不同环节所致,这些因素亦称为危险因素或易患因素。主要的危险因素有以下几种。

(一)年龄、性别

本病多见于 40 岁以上人群,男性与女性相比,女性发病率较低,但在更年期后发病率增加。

(二)血脂异常

脂质代谢异常是动脉粥样硬化最重要的危险因素。总胆固醇(TC)、三酰甘油(TG)、低密度脂蛋白(LDL)或极低密度脂蛋白(VLDL)增高;高密度脂蛋白尤其是它的亚组分 II(HDL II)减低,载脂蛋白 A(ApoA)降低和载脂蛋白 B(ApoB)增高都被认为是危险因素。新近又认为脂蛋白(a)[Lp(a)]增高是独立的危险因素。

(三)高血压

血压升高与本病密切相关,60%～70% 的冠状动脉粥样硬化患者有高血压,高血压患者患本病较血压正常者高 3～4 倍,收缩压和舒张压升高都与本病关系密切。

(四)吸烟

吸烟可造成动脉壁氧含量不足,促进动脉粥样硬化的形成。吸烟者与不吸烟者比较,本病的发病率和病死率升高 2～6 倍,且与每天吸烟的支数成正比,被动吸烟也是冠心病的危险因素。

(五)糖尿病和糖耐量异常

糖尿病患者中本病发病率较非糖尿病者高 2 倍。糖耐量减低者中也常见本病患者。次要的危险因素包括:①肥胖;②缺少体力活动;③进食过多的动物脂肪、胆固醇、糖和钠盐;④遗传因素;⑤A 型性格等。近年来发现的危险因素还有:①血中同型半胱氨酸增高;②胰岛素抵抗增强;③血中纤维蛋白原及一些凝血因子增高;④病毒、衣原体感染等。

二、临床分型

1979 年 WHO 将冠心病分为以下五型:

(一)无症状性心肌缺血

患者无自觉症状,但静息、动态或运动心电图有 ST 段压低,T 波低平或倒置等心肌缺血性改变。

（二）心绞痛

有发作性的骨后疼痛，为一时性心肌供血不足引起。

（三）心肌梗死

症状严重，由冠状动脉闭塞致心肌急性缺血性坏死所致。

（四）缺血性心肌病

表现为心脏增大、心力衰竭和心律失常，为长期心肌缺血导致心肌纤维化引起。临床表现与扩张型心肌病类似。

（五）猝死

因原发性心搏骤停而猝然死亡，多为缺血心肌局部发生电生理紊乱，引起严重的室性心律失常所致。

近年来提出急性冠状动脉综合征（ACS）的概念，包括不稳定型心绞痛、非 ST 段抬高型心肌梗死及 ST 段抬高型心肌梗死。这 3 种病症的共同病理基础均为不稳定的粥样斑块，只是伴发了不同程度的继发性病理改变，如斑块内出血、斑块纤维帽破裂，血小板在局部激活聚集（白色血栓），继续发展形成红色血栓，并有血管痉挛参与。一旦斑块出现继发性病变，患者往往出现胸痛，而胸痛发作之初并不能确定其最终的结果，是仅仅停留于不稳定型心绞痛还是进展至非 ST 段抬高或 ST 段抬高型心肌梗死，统称为急性冠状动脉综合征有利于对这类患者的重视，及时地做出正确的临床判断并尽早采取积极的救治措施，可以大大降低死亡率。

三、临床特点

（一）心绞痛

心绞痛是由于暂时性心肌缺血引起的以胸痛为主要特征的临床综合征，是冠状动脉粥样硬化性心脏病（冠心病）的最常见表现。慢性稳定型心绞痛是指心绞痛发作的程度、频度、性质及诱发因素在数周内无显著变化。

1.症状

胸痛的评估：①部位：典型的心绞痛部位是在胸骨后或左前胸，范围常不局限，可以放射到颈部、咽部、颌部、上腹部、肩背部、左臂尺侧及左手指侧达无名指，也可以放射至其他部位。每次心绞痛发作部位往往是相似的。②性质：常呈紧缩感、绞窄感、压迫感、烧灼感、胸憋、胸闷或有窒息感、沉重感，有的患者只述为胸部不适。③持续时间：呈阵发性发作，持续数分钟，一般不会超过 10 分钟，也不会转瞬即逝或持续数小时。④诱发因素及缓解方式：慢性稳定型心绞痛的发作与劳累或情绪激动有关，如走快路、爬坡时诱发，停下休息即可缓解。舌下含服硝酸甘油可在 2～5 分钟内迅速缓解症状。心绞痛发作时可有心率增快、血压升高、焦虑、出汗，有时可闻及第四心音、第三心音或奔马律或出现心尖部收缩期杂音、第二心音逆分裂，偶可闻及双肺底啰音。

心绞痛严重度的分级参照加拿大心血管病学会（CCS）心绞痛严重度分级。

2.检查

血、尿常规,肝肾功能,电解质,空腹血糖,血脂等检查。胸痛较明显患者,需查血心肌肌钙蛋白(cTnT 或 cTnI)、肌酸激酶(CK)及其同工酶(CK-MB)。检查心电图、胸部 X 线、超声心动图、核素心室造影、心电图运动试验、负荷超声心动图、核素负荷试验(心肌负荷显像)、多层 CT 或电子束 CT 平扫等。

3.有创性检查

严重稳定型心绞痛(CCS 分级 3 级或以上者),特别是药物治疗不能很好缓解症状者可考虑冠状动脉造影术。

(二)心肌梗死

心肌梗死(MI)是指心肌缺血性坏死;冠状动脉血供急剧减少或中断使得心肌严重而持久的缺血导致心肌坏死。

1.症状和体征

先兆以新发生心绞痛或原有心绞痛加重最为突出。

(1)表现为重度疼痛,持续时间长,休息或含化硝酸甘油无效。胃肠道表现恶心、呕吐、上腹胀痛症状,还可有全身发热、心动过速等症状。

(2)心律失常:最多见,尤其是室性早搏;房室传导阻滞,以室性心律失常最多,如频发、多源、成对、短阵室速或 R-on-T 现象常为心室颤动的先兆。室颤是急性心肌梗死早期,特别是入院前主要的死因。前壁心肌梗死易发生室性心律失常,下壁心肌梗死易发生房室传导阻滞及窦性心动过缓。

(3)低血压和休克:休克约 20% 主要为心肌广泛坏死,>40% 心排血量急剧下降所致。

(4)心力衰竭:主要是急性左心力衰竭竭,心肌梗死后心脏舒缩力显著减弱或不协调所致。表现为呼吸困难、咳嗽、发绀、烦躁等症状,重者可发生肺水肿,随后可发生颈静脉怒张、肝大、水肿等右心力衰竭竭表现。右心室心肌梗死者可一开始就出现右心力衰竭竭表现,伴血压下降。

(5)体征:心率增快、心脏扩大、心尖区 S_1 低钝,10%～20% 患者在起病 2～3 天出现心包摩擦音;二尖瓣乳头肌功能失调,心尖部粗糙收缩期杂音,发绀,双肺湿啰音。

2.检查

(1)心电图:有宽而深的病理性 Q 波,ST 段增高呈弓背向上型,T 波倒置。心内膜下心肌梗死:ST 段普遍性压低≥0.1mV,T 波倒置,但始终不出现 Q 波,ST-T 改变持续存在 1 天以上。

(2)WBC 升高,红细胞沉降率(ESR)增快,血清酶升高,心肌坏死标记物增多,血、尿肌红蛋白增高。胸痛较明显患者,需查心肌肌钙蛋白 T(cTnT)、心肌肌钙蛋白 I(cTnI)、肌酸激酶(CK)及其同工酶(CK-MB)。

3.新的急性心肌梗死(AMI)诊断指南

心肌损伤标记物显著增多(CK-MB、CTnT/I),并且具有下述一项即可诊断:①新出现的病理性 Q 波;②ST-T 动态改变;③典型胸痛症状;④心脏冠脉介入治疗后。

4.心肌梗死并发症

乳头肌功能失调或断裂,二尖瓣脱垂并关闭不全;心脏破裂、心包填塞;栓塞;心室壁瘤主要见于前壁心肌梗死(MI)可致心力衰竭和心律失常;心肌梗死后综合征,表现为心包炎、胸膜炎、肺炎。

四、治疗要点

(一)心绞痛

发作时休息,去除诱因,立即停止活动。慢性稳定型心绞痛药物治疗的主要目的是:预防心肌梗死和猝死,改善生存;减少症状和缺血发作,改善生活质量。在选择治疗药物时,应首先考虑预防心肌梗死和死亡。

1.减轻症状、改善供血药物

(1)硝酸酯类:硝酸酯类药为内皮依赖性血管扩张剂,能减少心肌需氧量和改善心肌灌注,从而改善心绞痛症状。舌下含服硝酸甘油 $0.3\sim0.6mg$,$1\sim2$ 分钟即能缓解或喷雾用硝酸甘油仅作为心绞痛发作时缓解症状用药,也可在运动前数分钟使用,以减少或避免心绞痛发作。二硝酸异山梨醇(消心痛) $5\sim20mg$,口服,3 次/天;$1\%\sim2\%$硝酸甘油软膏涂于皮肤上逐渐吸收,适用于夜间发作的心绞痛,临睡前涂药可预防发作。硝酸酯类药物的不良反应包括头痛、面色潮红、心率反射性加快和低血压,以上不良反应以短效硝酸甘油更明显。

(2)β 受体阻滞剂:β 受体阻滞剂能抑制心脏 β-肾上腺素能受体,从而减慢心率、减弱心肌收缩力、降低血压,以减少心肌耗氧量,可以减少心绞痛发作和增加运动耐量。β 受体阻滞剂与硝酸酯有协同作用,因而剂量应偏小,开始剂量尤其要注意减小,以免引起体位性低血压等不良反应;停用 β 受体阻滞剂时应逐步减量,如突然停用有诱发心肌梗死的可能。心功能不全、支气管哮喘以及心动过缓者不宜用。

(3)钙拮抗剂:常用的有硝苯吡啶、维拉帕米和地尔硫草,钙拮抗剂通过改善冠状动脉血流和减少心肌耗氧起缓解心绞痛作用。对变异型心绞痛或以冠状动脉痉挛为主的心绞痛,钙拮抗剂是一线药物。

2.改善预后的药物

(1)阿司匹林:通过抑制环氧化酶和血栓烷(TXA_2)的合成起到抗血小板聚集的作用,患者服用阿司匹林可降低心肌梗死、脑卒中或心血管性死亡的风险。阿司匹林的最佳剂量范围为 $75\sim150mg/d$。其主要不良反应为胃肠道出血或对阿司匹林过敏。

(2)氯吡格雷:氯吡格雷通过阻断二磷酸腺苷(ADP)受体而抑制血小板聚集和活化。该药主要用于支架植入以后及有阿司匹林禁忌证的患者,常用维持剂量为 $75mg/d$,1 次口服。

(3)他汀类药物:能有效降低 TC 和低密度脂蛋白胆固醇(LDL-C),还有延缓斑块进展,使斑块稳定和抗炎等有益作用,从而降低心血管事件。在应用他汀类药物时,应严密监测转氨酶及肌酸激酶等生化指标,及时发现药物可能引起的肝脏损害和肌病。

3.血管重建治疗

慢性稳定型心绞痛的血管重建治疗,主要包括经皮冠状动脉介入治疗(PCI)和冠状动旁路移植术(CABG)等。对于慢性稳定型心绞痛的患者,PCI和CABG是常用的治疗方法。

(二)心肌梗死

治疗原则:尽快恢复心肌的血液灌注,保护和维持心脏功能,挽救濒死心肌,防止梗死扩大,缩小心肌缺血范围,及时处理严重心律失常、泵衰竭和各种并发症,防止猝死。

1.一般治疗

(1)监护:心血管疾病监护室(CCU)密切观察血压、心律、呼吸、疼痛及全身情况,并应进行心电图监测。必要时监测肺毛细血管楔嵌压和中心静脉压。

(2)休息:卧床休息,保持环境安静。

(3)吸氧:最初几日间断或持续通过鼻管面罩给氧。

(4)加强生活护理:少量多餐。以清淡易消化、低钠、低脂、不胀气食物为宜。保持大便通畅。

2.解除疼痛

尽快解除疼痛,一般可用哌替啶50～100mg或吗啡5～10mg、可待因或罂粟碱,再试用硝酸甘油或亚硝酸异戊酯。

3.溶栓治疗

溶栓治疗是心肌梗死的再灌注治疗,溶解冠状动脉内血栓以恢复心肌灌注,挽救濒死的心肌或缩小心肌梗死的范围,保护心室功能,并消除疼痛。溶栓时间越早,冠脉再通率越高,溶栓治疗最佳时间<6小时。静脉应用溶血栓药适于:①发病≤6小时;②心电图至少相邻两个或以上导联ST段抬高≥0.2mV;③年龄≤70岁,而无近期活动性出血、中风、出血倾向、糖尿病视网膜病变、严重高血压和严重肝肾功能障碍等禁忌证者或年龄虽>75岁,但一般情况好且无溶栓禁忌证者。

(1)溶栓剂选择:目前常用的药物有链激酶和尿激酶及重组组织型纤溶酶原激活剂(rtPA)。非特异性纤溶酶原激活剂有链激酶和尿激酶,链激酶进入机体后与纤溶酶原按1:1的比例结合成链激酶纤溶酶原复合物而发挥纤溶活性,该复合物对纤维蛋白的降解无选择性,常导致全身性纤溶活性增高。链激酶为异种蛋白,可引起过敏反应,在2年内应避免再次应用。尿激酶是从人尿或肾细胞组织培养液中提取的一种双链丝氨酸蛋白酶.可以直接将循环血液中的纤溶酶原转变为有活性的纤溶酶,起到溶栓作用,尿激酶无抗原性和过敏反应。特异性纤溶酶原激活剂,最常用的为人重组组织型纤溶酶原激活剂阿替普酶,可选择性激活血栓中与纤维蛋白结合的纤溶酶原,对全身纤溶活性影响较小,无抗原性。其半衰期短,需要同时使用肝素。已用于临床的有瑞替普酶、兰替普酶和替奈普酶等。

(2)静脉溶栓方法:①检查血常规、血小板、出凝血时间及血型。②即刻服阿司匹林0.3g,以后每日0.1g,长期服用。③链激酶15×10^5U,60分钟内静脉滴注;或尿激酶15×10^5U加入100mL液体中,30分钟内静脉滴入。④12小时后皮下注射肝素7500U,以后每12小时一次,持续3～5天。⑤阿替普酶有两种给药方案:a.全量90分钟加速给药法:首先静脉推注15mg,随后0.75mg/kg在30分钟内持续静脉滴注(最大剂量不超过50mg),继之0.5mg/kg在60分钟持续静脉滴注(最大剂量不超过35mg)。b.半量给药法:50mg溶于50mL专用溶剂,首先静脉推注8mg,之后42mg于90分钟内滴完。溶栓前静脉注射肝素5000U。阿替普酶滴毕后,用肝素 700～1000U/h 静脉滴注 48 小时,以后 7500U 皮下注射 2 次/天,后每 12 小时一次,持续3～5 天。

(3)出血并发症及其处理:溶栓治疗的主要风险是出血,尤其是颅内出血,发生在溶栓治疗 24 小时内。表现为意识状态突然改变、单或多部位神经系统定位体征、昏迷、头痛、恶心、呕吐和抽搐发作、高血压急症,部分病例可迅速死亡。应当采取积极措施:立即停止溶栓、抗血小板和抗凝治疗,急诊 CT 或磁共振排除颅内出血,测定红细胞比积、血红蛋白、凝血酶原、活化部分凝血活酶时间,降低颅内压(包括适当控制血压、抬高床头 30°),静脉滴注甘露醇,气管插管和辅助通气,必要时行外科脑室造口术、颅骨切除术以及抽吸血肿等。必要时使用逆转溶栓、抗血小板和抗凝的药物,24 小时内每 6 小时给予新鲜冰冻血浆 2U,4 小时内使用过普通肝素的患者,用鱼精蛋白中和(1mg 鱼精蛋白中和 100U 普通肝素);如果出血时间异常,可输入6～8U 血小板。

(4)溶栓疗效评估:溶栓后 60～180 分钟应监测临床症状、有无心电图 ST 抬高及心律变化。冠状动脉再通的判断间接指标:①心电图 1～1.5 小时内抬高的 ST 段迅速回降＞50%或恢复至等电位线。②cTnT(I)峰值提前至发病 12 小时内,血清心肌酶同工酶峰值提前至发病后 14 小时以内。③胸痛 2 小时内迅速缓解或消失。④治疗后 2～3 小时出现再灌注心律失常,如加速性室性自主心律、房室或束支传导阻滞突然消失或下壁心肌梗死出现一过性窦性心动过缓、窦房阻滞伴或不伴有低血压。

冠状动脉造影再通标准:TIMI 2 级或 3 级为再通,TIMI 3 级为完全性再通。溶栓失败则梗死相关血管持续闭塞 TIMI 分级 0～1 级。

注:心肌梗死溶栓试验(TIMI)血流分级标准如下。

TIMI 0 级:远端闭塞血管无前向血流灌注。

TIMI 1 级:病变远端闭塞血管有前向血流灌注,但不能充盈远端血管床。

TIMI 2 级:经过 3 个以上心动周期后远端病变血管才完全充盈。

TIMI 3 级:在 3 个心动周期内造影剂完全充盈病变远端血管床。

4.经皮冠状动脉介入治疗(PCI)

如果即刻可行,且能及时进行(就诊球囊扩张时间＜90 分钟),对症状发病 12 小时内的急性 ST 段抬高型心肌梗死(STEMI)患者(包括正后壁心肌梗死)或伴有新出现或可能新出现左束支传导阻滞的患者应直接行 PCI;年龄＜75 岁,在发病 36 小时内出现休克,病变适合血管重建,并能在休克发生 18 小时内完成者,应直接行 PCI,除非患者拒绝、有禁忌证和(或)不适合行有创治疗;症状发作＜12 小时,伴有严重心功能不全和(或)肺水肿不做 PCI。

5.外科手术

冠状动脉旁路移植术,也称作冠脉搭桥术(CABG),CABG 主要是使用自身血管(乳内动脉、桡动脉、胃网膜右动脉、大隐静脉等)在主动脉和病变的冠状动脉间建立旁路("桥"),使主动脉内的血液跨过血管狭窄的部位直接灌注到狭窄远端,从而恢复心肌血供。对左主干的明显狭窄、3 支主要冠状动脉近段的明显狭窄、2 支主要冠状动脉的明显狭窄,其中包括左前降支近段的高度狭窄的患者,手术预后优于药物治疗。

6.消除心律失常

室性心律失常、高危室性早搏或室性心动过速应立即用利多卡因或胺碘酮静脉注射,室性心动过速可采用同步直流电复律,发生室颤时,应立即直流电除颤。

缓慢的心律失常及房室传导阻滞Ⅱ度Ⅱ型或Ⅲ度房室传导阻滞有阿-斯综合征患者,应做临时起搏治疗。

7.控制休克

应进行血流动力学监测,根据中心静脉压、肺毛细血管楔嵌压判定休克的原因,给予针对性治疗。根据血流动力学监测结果补充血容量和应用血管收缩药物,谨慎应用血管扩张剂,应用强心苷和肾上腺皮质激素,纠正酸中毒和电解质紊乱,避免脑缺血并保护肾功能。

8.治疗心力衰竭

(1)治疗急性左心力衰竭竭:以应用吗啡或哌替啶和利尿剂为主,选用血管扩张剂减轻左心室的后负荷或用多巴酚丁胺治疗。洋地黄类药物可能引起室性心律失常,且早期出现的心力衰竭主要是心肌充血、水肿导致的顺应性下降所致,而左心室舒张末期容量并不增多,因此只宜用于心力衰竭较轻的患者,且在梗死发生后24小时内宜尽量避免应用。

(2)右心室梗死的患者利尿剂应慎用。

五、护理评估

急性心肌梗死是最常见的心血管急症,护士应在最快时间内描记心电图,进行心电、血压监测,给氧,建立静脉通道,抽血送检等。在此基础上,分步完成护理评估,不能延误抢救时间。

(一)病史

1.本次发病特点与目前病情

评估患者此次发病有无明显的诱因,胸痛发作的特征,尤其是起病的时间、疼痛剧烈程度、是否进行性加重,有无恶心、呕吐、乏力、头晕、呼吸困难等伴随症状,是否有心律失常、休克、心力衰竭的表现。

2.患病及治疗经过

评估患者的年龄、性别、职业;了解患者有无肥胖、高脂血症、高血压、糖尿病等患病的危险因素;了解患者的生活习惯,有无摄入高脂饮食、吸烟等不良生活习惯,是否有充足的睡眠,有无锻炼身体的习惯,工作与生活压力情况及性格特征;有无心绞痛发作史,有无家族史,患者患病的起始时间,患病后的诊治过程,是否遵从医嘱治疗,目前用药及有关的检查等。

3.心理-社会状况

急性心肌梗死时胸痛程度异常剧烈,患者可有濒死感或行紧急溶栓、介入治疗,由此产生恐惧心理。由于心肌梗死使患者活动耐力和自理能力下降,生活上需要照顾;患者入院后住冠心病监护病房(CCU),需面对一系列检查和治疗,加上对预后的担心、对工作与生活的顾虑等,患者易产生焦虑,家庭也可能面临对疾病知识缺乏、经济压力大等应对无效。

(二)身体评估

1.一般状态

观察患者的精神意识状态,尤其注意有无面色苍白、表情痛苦、大汗或神志模糊、反应迟钝甚至晕厥等表现。

2.生命体征

观察体温、脉搏、呼吸、血压有无异常及其程度。

3.心脏听诊

注意心率、心律、心音的变化,有无奔马律、心脏杂音及肺部啰音等。

(三)辅助检查

1.心电图常规十二导联

心电图是否有心肌梗死的特征性、动态性变化,对下壁心肌梗死者应加做右胸导联,判断有无右心室梗死,连续监测有无心律失常等。

2.血液检查

定时抽血检测血清心肌标记物以了解心肌坏死程度和病情进展;评估血常规检查有无白细胞计数增高,血清电解质、血糖、血脂等有无异常。

六、常见护理诊断/问题

(一)疼痛

胸痛与心肌缺血坏死有关。

(二)活动无耐力

与心肌氧的供需失调有关。

(三)有便秘的危险

与进食少、活动少、不习惯床上排便有关。

(四)潜在并发症

心律失常、心力衰竭、心源性休克、心搏骤停。

(五)自理缺陷

与医源性限制有关。

(六)恐惧

与剧烈疼痛伴濒死感有关。

(七)焦虑

与担心疾病预后有关。

(八)无效性性生活型态

与活动耐力下降、缺乏性知识有关。

七、护理措施

(一)疼痛:胸痛

1.饮食与休息

起病后 4~12 小时内给予流质饮食,以减轻胃扩张。随后过渡到低脂、低胆固醇清淡饮食,提倡少量多餐。发病 12 小时内应绝对卧床休息,保持环境安静,限制探视,并告知患者及其家属休息可以降低心肌耗氧量和交感神经兴奋性,有利于缓解疼痛,以取得合作。

2.给氧

鼻导管给氧,氧流量2～5L/min,以增加心肌氧的供应,减轻缺血和疼痛。

3.心理护理

疼痛发作时应有专人陪伴,允许患者表达内心感受,给予心理支持,鼓励患者战胜疾病的信心。向患者讲明住进CCU后病情的任何变化都在医护人员的严密监护下并能得到及时的治疗,最终会转危为安,以缓解患者的恐惧心理。简明扼要地解释疾病过程与治疗配合,说明不良情绪会增加心肌耗氧量而不利于病情的控制。医护人员工作应紧张有序,避免忙乱而带给患者不信任感和不安全感。将监护仪的报警声尽量调低,以免影响患者休息,增加患者的心理负担。烦躁不安者可肌内注射地西泮使患者镇静。

4.止痛治疗的护理

遵医嘱给予吗啡或哌替啶止痛,注意有无呼吸抑制等不良反应。给予硝酸酯类药物时应随时监测血压的变化,维持收缩压在100mmHg以上。

5.溶栓治疗的护理

(1)询问患者是否有脑血管病病史、活动性出血和出血倾向、严重而未控制的高血压、近期大手术或外伤史等溶栓禁忌证。

(2)溶栓前先检查血常规、出凝血时间和血型。

(3)迅速建立静脉通路,遵医嘱应用溶栓药物,注意观察有无不良反应:a.过敏反应表现为寒战、发热、皮疹等;b.低血压(收缩压低于90mmHg);c.出血,包括皮肤黏膜出血、血尿、便血、咯血、颅内出血等,一旦出血,应紧急处置。

(4)溶栓疗效观察:可根据下列指标间接判断溶栓是否成功:a.胸痛2小时内基本消失;b.心电图ST段于2小时内回降＞50％;c.2小时内出现再灌注性心律失常;d.血清CK-MB酶峰值提前出现(14小时以内)。冠状动脉造影可直接判断冠脉是否再通。

(二)活动无耐力

1.评估进行康复训练的适应证

评估患者的年龄、病情进展、心肌梗死的面积及有无并发症等。如患者的生命体征平稳,无明显疼病,安静时心率低于100次/分,无严重心律失常、心力衰竭和心源性休克时,可进行康复训练。经有效的再灌注治疗(溶栓或急诊PTCA＋支架置入)使闭塞的血管及时再通者可根据病情提早活动,尤其是早发冠心病(年龄55岁以下)者。

2.解释合理活动的重要性

向患者讲明活动耐力恢复是一个循序渐进的进程,既不能操之过急,过早或过度活动,也不能因担心病情而不敢活动。急性期卧床休息可减轻心脏负荷,减少心肌耗氧量,缩小梗死范围,有利于心功能的恢复;病情稳定后应逐渐增加活动量,可促进侧支循环的形成,提高活动耐力,防止深静脉血栓形成、便秘、肺部感染等并发症。目前主张早活动,实现早期康复。

3.制定个体化运动处方

急性期24小时内绝对卧床休息,若病情稳定无并发症,24小时后可允许患者坐床边椅,指导患者进行腹式呼吸、关节被动与主动运动,协助患者洗漱、进餐,在患者活动耐力范围内,鼓励患者自理部分生活活动,以增加患者的自我价值感,逐渐过渡到床边活动,心肌梗死后第5～7天后可病室内行走、室外走廊散步、做医疗体操,在帮助下如厕、洗澡、试着上下一层楼梯等,若有并发症,则应适当延长卧床时间。

4.活动时的监测

开始进行康复训练时,必须在护理人员的监测下进行,以不引起任何不适为度,心率增加10～20次/分为正常反应,运动时心率增加小于10次/分可加大运动量,进入高一阶段的训练,若运动时心率增加超过20次/分,收缩压降低超过15mmHg,出现心律失常或心电图ST段缺血型下降≥0.1mV或上升≥0.2mV,则应退回到前一个运动水平,出现下列情况时应减缓运动进程或停止运动:①胸痛、心悸、气喘、头晕、恶心、呕吐等;②心肌梗死3周内活动时,心率变化超过20次/分或血压变化超过20mmHg;③心肌梗死6周内活动时,心率变化超过30次/分或血压变化超过30mmHg。

(三)有便秘的危险

1.评估排便情况

如排便的次数、性状及排便难易程度,平时有无习惯性便秘,是否服用通便药物。

2.指导患者采取通便措施

合理饮食,及时增加富含纤维素的食物如水果、蔬菜的摄入;无糖尿病者每天清晨给予蜂蜜20mL加温开水同饮;适当腹部按摩(按顺时针方向)以促进肠蠕动,一般在患者无腹泻的情况下常规应用缓泻剂,以防止便秘时用力排便导致病情加重,床边使用坐便器比床上使用便盆较为舒适,可允许患者床边使用坐便器,排便时应提供隐蔽条件,如屏风遮挡,一旦出现排便困难,应立即告知医护人员,可使用开塞露或低压盐水灌肠。

(四)潜在并发症:心律失常

急性期严密心电监测,及时发现心率及心律的变化,在心肌梗死溶栓治疗后24小时内易发生再灌注性心律失常,特别是在溶栓治疗即刻至溶栓后2小时内应设专人床旁心电监测,发现频发室性期前收缩、成对出现或呈短阵室速、多源性或R—on—T现象的室性期前收缩及严重的房室传导阻滞时,应立即通知医生,遵医嘱使用利多卡因等药物,警惕心室颤动或心脏停搏的发生,监测电解质和酸碱平衡状况,因电解质紊乱或酸碱平衡失调时更容易并发心律失常。准备好急救药物和抢救设备如除颤器、起搏器等,随时准备抢救。

(五)潜在并发症:心力衰竭

急性心肌梗死患者在起病最初几天,甚至在梗死演变期可发生心力衰竭,特别是急性左心力衰竭竭,应严密观察患者有无呼吸困难、咳嗽、咳痰、少尿、颈静脉怒张、低血压、心率加快等,听诊肺部有无湿啰音,避免情绪激动、饱餐、用力排便等可加重心脏负担的因素。一旦发生心力衰竭,则按心力衰竭进行护理。

八、健康指导

(一)饮食调节

急性心肌梗死恢复后的所有患者均应采用饮食调节,可减少再复发,即低饱和脂肪和低胆固醇饮食,要求饱和脂肪占总热量的 7% 以下,胆固醇每日<200mg。

(二)戒烟

戒烟是心肌梗死后的二级预防的重要措施,研究表明急性心肌梗死后继续吸烟再梗死和死亡危险增高 22%~47%。

(三)心理指导

心肌梗死后患者焦虑情绪多来自对今后工作能力和生活质量的担心,应予以充分理解并指导患者保持乐观、平和的心情,正确对待自己的病情。鼓励家属和同事多给予理解和支持,工作、生活中避免对其施加压力,并创造一个良好的身心休养环境。

(四)康复指导

①建议患者出院后制订康复训练计划,运动中以达到患者最大心率的 60%~65% 的低强度长期锻炼是安全有效的。运动方式包括步行、慢跑、太极拳、骑自行车、游泳、健美操等,每周运动 3~4 天,开始时每次 10~15 分钟,逐步延长至每天 30 分钟以上,避免剧烈、竞技性活动或时间过长。②无并发症的患者心肌梗死后 6~8 周可恢复性生活,性生活应适度,若性生活后出现心率、呼吸超前发展持续 20~30 分钟,感觉胸痛、心悸持续 15 分钟或疲惫等情况,应节制性生活。③经 2~4 个月的体力活动锻炼后,酌情恢复部分轻体力工作,但对重体力劳动、驾驶员、高空作业及其他精神紧张的工作应予以更换。

(五)用药指导

指导患者按医嘱服药,告知药物的作用和不良反应,并教会其自测脉搏。若胸痛发作频繁、程度较重、时间较长,服用硝酸酯制剂疗效较差时,提示急性心血管事件,应及时就医。

(六)照顾者指导

心肌梗死是心脏性猝死的高危因素,应教会家属心肺复苏的基本技术以备急用。

第五节 慢性肺源性心脏病

慢性肺源性心脏病又称肺心病,是由肺组织、肺动脉血管或胸廓的慢性病变引起肺组织结构和功能异常,致肺血管阻力增加,肺动脉压力升高,使右心扩张、肥大,伴或不伴有右心力衰竭的心脏病。我国绝大多数肺心病患者是在慢性支气管炎或肺气肿基础上发生的。

一、病因

老年肺心病的病因可分为四类:

(1)慢性支气管、肺部疾病最常见。慢性阻塞性肺疾病(COPD)是我国肺心病最主要的病因。其他如支气管哮喘、重症肺结核、支气管扩张、尘肺、间质性肺疾病等,晚期也可继发慢性肺心病。

(2)严重的胸廓畸形如严重的脊椎后、侧凸,脊椎结核,胸廓成形术,严重的胸膜肥厚。

(3)肺血管病变如肺栓塞,特发性肺动脉高压等。

（4）其他神经肌肉疾病,如脊髓灰质炎、肌营养不良和肥胖伴肺通气不足,睡眠呼吸障碍等。

二、临床表现

本病为长期慢性经过,逐步出现肺、心功能衰竭以及其他器官损害的征象。按其功能的代偿期与失代偿期进行分述。

（一）肺、心功能代偿期（包括缓解期）

本期主要临床表现为慢性阻塞性肺气肿。表现为咳嗽、咳痰、喘息、活动后感心悸、气短、乏力和劳动耐力下降。体检有明显肺气肿体征,由于胸膜腔内压升高,阻碍腔静脉回流,可见颈静脉充盈,桶状胸、呼吸运动减弱,语音震颤减弱,呼吸音减低,呼气延长,肺底听到哮鸣音及湿音,心浊音界缩小,心音遥远,肝浊音界下降,肝大伴压痛,肝颈静脉反流阳性,水肿和腹腔积液等,常见下肢水肿,午后明显,次晨消失。肺动脉瓣区可有第二心音亢进,提示肺动脉高压。三尖瓣区出现收缩期杂音或剑突下示心脏搏动,提示有右心室肥大。膈下降,使肝上界及下缘明显地下移,应与右心力衰竭竭的肝淤血征相鉴别。

（二）肺、心功能失代偿期（包括急性加重期）

本期临床主要表现以呼吸衰竭为主或有心力衰竭。

1.呼吸衰竭

常见诱因为急性呼吸道感染,多为通气障碍型呼吸衰竭（Ⅱ型呼吸衰竭）,低氧血症与高碳酸血症同时存在。低氧血症表现为胸闷、心慌、气短、头痛、乏力及腹胀等。当动脉血氧饱和度低于90%时,出现明显发绀。缺氧严重者出现躁动不安、昏迷或抽搐,此时忌用镇静或催眠药,以免加重二氧化碳潴留,发生肺性脑病。高碳酸血症表现为皮肤温湿多汗、浅表静脉扩张、洪脉、球结膜充血水肿、瞳孔缩小,甚至眼球突出、两手扑翼样震颤、头昏、头痛、嗜睡及昏迷。这是因二氧化碳潴留引起血管扩张、毛细血管通透性增加的结果。当严重呼吸衰竭伴有精神神经障碍,排除其他原因引起者称为肺性脑病。

2.心力衰竭

肺心病在功能代偿期只有肺动脉高压及右室肥厚等征象,而无心力衰竭表现。失代偿期出现右心力衰竭竭、心慌、气短、颈静脉怒张、肝大、下肢水肿,甚至全身水肿及腹腔积液,少数患者还可伴有左心力衰竭竭,也可出现心律失常。

（三）并发症

肺心病常见并发症有上消化道出血、肾功能不全、肺性脑病、DIC 等。

三、检查

（一）动脉血气分析

肺心病肺功能代偿期可出现低氧血症或合并高碳酸血症。当 $PaO_2 < 8kPa(60mmHg)$、$PaCO_2 > 6.66kPa(50mmHg)$,多见于慢性阻塞性肺疾病所致肺病。

（二）血液检查

缺氧的肺心病患者,红细胞及血红蛋白可升高,血细胞比容高达 50% 以上。合并感染时,白细胞总数增高,中性粒细胞增加,出现核左移现象。血清学检查可有肾功能或肝功能改变,也可出现高钾、低钠、低氯、低钙、低镁等改变。

(三)X 线检查

除肺、胸基础疾病及急性肺部感染的特征外,尚可有肺动脉高压征:①右下肺动脉干扩张,其横径≥15mm;其横径与气管横径之比值≥1.07。②肺动脉段突出或其高度≥3mm。③中心肺动脉扩张和外周分支纤细,两者形成鲜明对比。④圆锥部显著凸出(右前斜位45°)或"锥高"≥7mm。⑤右心室肥大征。以上5项标准,具有1项即可诊断肺心病。

(四)心电图检查

为右心房、室肥大的改变,如电轴右偏,额面平均电轴≥＋90°,重度顺钟向转位(V_5 导联:$R/S \leqslant 1$),$Rv_1 + Sv_5 \geqslant 1.05mV$,aVR 呈 QR 型及肺型 P 波。也可见右束支传导阻滞及低电压图形,可作为诊断肺心病的参考条件。在 V_1、V_2 甚至延至 V_3,出现酷似陈旧性心肌梗死图形的 QS 波。

(五)心电向量图检查

表现为右心房、右心室肥大的图形。随右心室肥大的程度加重,QRS 方位由正常的左下前或后逐渐演变为向右、再向下、最后转向右前,但终末部仍在右后。QRS 环自逆钟向运行或"8"字形发展至重度时之顺钟向运行。P 环多狭窄,左侧与前额面 P 环振幅增大,最大向量向前下、左或右。右心房肥大越明显,则 P 环向量越向右。

(六)超声心动图检查

测定右心室流出道内径(≥30mm),右心室内径(≥20mm),右心室前壁的厚度(≥5mm),左、右心室内径的比值(＜2.0),右肺动脉内径或肺动脉干及右心房肥大等指标,以诊断肺心病。

(七)其他

肺功能检查对早期或缓解期肺心病有意义。痰细菌学检查对急性加重期肺心病可以指导抗菌药物的选用。

四、诊断

根据病史、临床表现、有关检查证实有肺动脉高压或右心室肥厚增大,失代偿以呼吸衰竭和右心力衰竭竭为主,可做出临床诊断。

五、鉴别诊断

肺心病伴左心室肥大并不少见,肺心病也可出现心肌复极异常和缺血性 ST-T 心电图改变,尤其是老年人。左心室损害既可是肺心病时高血细胞比容、高黏血症、高血容量、支气管-肺血管分流、反复感染毒血症-低氧血症-心力衰竭时外周血管收缩等引起左心室负荷增加所致,也可能系并存冠心病或高血压心脏病之故,这可以根据上述鉴别要点甄别。

肺心病常与冠心病并存,使病情和症状更加不典型。肺心病患者有下列情况之一并有左心室肥大者,可以诊断为肺心病合并冠心病:

（1）肺心病缓解期出现典型心绞痛,并有心肌缺血的心电图改变。

（2）有胸闷或心前区疼痛,并有急性心肌梗死的心电图改变,AST 及 LDH 明显升高。

（3）心电图有陈旧性心梗改变,并能除外肺心酷似心梗图形。

（4）Ⅲ度房室传导阻滞或完全性左束支传导阻滞并能排除其他原因者。

（5）冠脉造影显示冠脉硬化符合冠心病诊断标准者。

老年肺心病合并肺性脑病时应与老年性痴呆、脑血管意处、高血压脑病、肝性脑病、糖尿病昏迷、中毒性脑病等相鉴别。

六、治疗

除治疗肺胸基础疾病,改善肺心功能外,还须维护各系统器官的功能,采取措施予以救治。控制感染,通畅呼吸道,改善呼吸功能,纠正缺氧和二氧化碳潴留,纠正呼吸和心力衰竭。

（一）积极控制肺部感染

肺部感染是肺心病急性加重常见的原因,控制肺部感染才能使病情好转。在应用抗生素之前做痰培养及药物敏感试验,找到感染病原菌作为选用抗生素的依据。在结果出来前,根据感染环境及痰涂片革兰染色选用抗菌药物。院外感染以革兰氏阳性菌占多数,院内感染则以革兰氏阴性菌为主。或选用二者兼顾的抗菌药物。选用广谱抗菌药时必须注意可能继发的真菌感染。培养结果出来后,根据病原微生物的种类,选用针对性强的抗生素。以 10～14 天为一个疗程,但主要是根据患者情况而定。

（二）通畅呼吸道

为改善通气功能,应清除口咽部分泌物,防止胃内容物反流至气管,经常变换体位,鼓励用力咳嗽以利排痰。久病体弱、无力咳痰者,咳嗽时用手轻拍患者背部协助排痰。如通气严重不足、神志不清、咳嗽反射迟钝且痰多、黏稠、阻塞呼吸道者,应建立人工气道,定期吸痰。湿化气道及痰液。可用黏液溶解剂和祛痰剂。同时应用扩张支气管改善通气的药物。

1.支气管舒张剂

①选择性 β_2 受体兴奋药;②茶碱类药物。

2.消除气道非特异性炎症药物

常用泼尼松,吸入药物有倍氯米松（必可酮）。皮质激素类药物的剂量因人而异,不宜过大,以免引起不良的后果。

（三）纠正缺氧和二氧化碳潴留

1.氧疗

缺氧不伴二氧化碳潴留（Ⅰ型呼衰）的氧疗应给予高流量吸氧（＞35％）,使 PaO_2 提高到 8kPa(60mmHg)或 SaO_2 达 90％以上。吸高浓度氧时间不宜过长,以免发生氧中毒。缺氧伴二氧化碳潴留（Ⅱ型呼衰）的氧疗应予以低流量持续吸氧。氧疗可采用双腔鼻管、鼻导管或面罩进行吸氧,以 1～2L/min 的氧流量吸入。

2.应用呼吸兴奋药

呼吸兴奋药包括有尼可刹米（可拉明）、洛贝林、多沙普仑、都可喜等。嗜睡的患者可先静脉缓慢推注。密切观察患者的睫毛反应、意识状态、呼吸频率、动脉血气的变化,以便调节剂量。

3.机械通气

严重呼衰患者,应及早进行机械通气。

(四)纠正酸碱失衡和电解质紊乱

肺心病急性加重期容易出现酸碱失衡和电解质紊乱,常见呼吸性酸中毒、呼吸性酸中毒合并代谢性酸中毒或代谢性碱中毒。呼吸性酸中毒的治疗,在于改善通气,呼吸性酸中毒合并代谢性酸中毒时,pH 明显降低,当 pH<7.2 时,治疗上除注意改善通气外,还应根据情况静脉滴注碳酸氢钠溶液,边治疗边观察,呼吸性酸中毒合并代谢性碱中毒时,大多与低血钾、低血氯有关,应注意补充氯化钾。危重患者可能出现三重性酸碱失衡。电解质紊乱应连续监测,针对性治疗。除对钾、钠、氯、钙及镁等电解质监测外,还重视低磷血症问题。

(五)降低肺动脉压

氧疗是治疗肺动脉高压的措施之一。肺动脉高压靶向药物治疗应根据肺动脉高压类型而定。

(六)控制心力衰竭

肺心病心力衰竭的治疗与其他心脏病心力衰竭的治疗有其不同之处,因为肺心病患者通常在积极控制感染、改善呼吸功能后心力衰竭便能得到改善。但对治疗后无效或较重患者,可适当选用利尿、正性肌力药。

1.利尿剂

消除水肿,减少血容量和减轻右心负荷。应用原则是少量顿服法应用。

2.正性肌力药

用药前纠正缺氧,防治低钾血症,以免发生洋地黄药物毒性反应。应用指征是:①感染得到控制,低氧血症已纠正,使用利尿剂不能得到良好的疗效而反复水肿的心力衰竭者;②无明显感染的以右心力衰竭为主要表现者;③出现急性左心力衰竭者;④合并室上性快速性心律失常,如室上性心动过速、心房颤动伴快速心室率者。

(七)减轻脑水肿

肺心病因严重低氧血症和高碳酸血症常合并肺性脑病,临床上出现神经精神症状和颅内高压、脑水肿等表现。应尽快降低颅内压,减轻脑水肿,并控制其神经精神症状。①脱水药:选用 20%甘露醇快速静脉滴注,1~2 次/天。用药期密切注意血电解质改变。②皮质激素:必须与有效抗生素及保护胃黏膜药物,如枸橼酸铋钾(丽珠得乐)、复方铝酸铋(胃必治)等配合使用,以免发生呼吸道感染恶化和诱发上消化道出血。大多采用地塞米松、氨茶碱及尼可刹米加于 5%葡萄糖液中静脉滴注,视病情轻重,每天给予 1~3 剂,待肺性脑病症状缓解,脑水肿减轻后,可减量而至停用。

(八)加强护理

严密观察病情变化,宜加强心肺功能的监护。翻身、拍背排除呼吸道分泌物是改善通气功能一项有效措施。

七、常见护理诊断/问题

(一)气体交换受损

与缺氧及二氧化碳潴留、肺血管阻力增加有关。

(二)清理呼吸道无效

与呼吸道感染、痰量增多及黏稠有关。

(三)睡眠型态紊乱

与呼吸困难、不能平卧、环境刺激有关系。

(四)体液过多

与心脏负荷增加、心肌收缩力下降、心排血量减少有关。

(五)潜在并发症

肺性脑病、酸碱失衡及电解质紊乱等。

八、护理措施

(一)一般护理

1.休息与活动

让患者了解充分休息有助于心肺功能的恢复。在心肺功能失代偿期,应绝对卧床休息,协助采取舒适体位,如半卧位或坐位,以减少机体耗氧量,促进心肺功能恢复,减慢心率和减轻呼吸困难。代偿期以量力而行、循序渐进为原则,鼓励患者进行适量活动,活动量以不引起疲劳、不加重症状为度。对于卧床患者,应协助定时翻身、更换姿势,并保持舒适体位。依据患者的耐受能力指导患者在床上进行缓慢的肌肉松弛活动,如上肢交替前伸、握拳,下肢交替抬离床面,使肌肉保持紧张 5 秒后,松弛平放床上。鼓励患者进行呼吸功能锻炼,提高活动耐力。

2.改善睡眠

保持环境的安静和舒适,避免强光刺激和噪声,睡前不要运动,保持全身肌肉放松,进行缓慢深呼吸或用温水洗脚、温水沐浴或背部按摩等方法,促进睡眠;限制夜间的液体摄入量,睡前排尿,以免夜间起床解尿。限制午后饮用含咖啡饮料,避免饮酒,生活要有规律,注意适当的娱乐和活动,尽可能减少白天睡眠时间和次数。

3.皮肤护理

注意观察全身水肿情况、有无压疮发生。因肺心病患者常有营养不良,身体下垂部位水肿,若长期卧床,极易形成压疮。指导患者穿宽松、柔软的衣服;定期更换体位,受压处垫气圈或海绵垫或使用气垫床。

4.饮食护理

给予高纤维素、易消化清淡饮食,防止因便秘、腹胀而加重呼吸困难。避免含糖高的食物,以免引起痰液黏稠。如患者出现水肿、腹水或少尿时,应限制钠水摄入,钠盐<3g/d,水分<1500mL/d。每天热量摄入至少达到 125kJ/kg(30kcal/kg),其中蛋白质为 1.0~1.5g/(kg·d),因碳水化合物可增加 CO_2 生成量,增加呼吸负担,故一般碳水化合物≤60%。少食多餐,减少用

餐时的疲劳,进餐前后漱口,保持口腔清洁,促进食欲。必要时遵医嘱静脉补充营养。

5.用药护理

①对于二氧化碳潴留、呼吸道分泌物多的重症患者慎用镇静剂、麻醉药、催眠药,如必须用药,使用后注意观察是否有抑制呼吸和咳嗽反射的情况出现。②应用利尿剂后易出现低钾、低氯性碱中毒而加重缺氧,过度脱水引起血液浓缩、痰液黏稠不易排出等不良反应,应注意观察及预防。使用排钾利尿剂时,督促患者遵医嘱补钾。利尿剂尽可能在白天使用,避免夜间频繁排尿而影响患者睡眠。③使用洋地黄类药物时,应询问有无洋地黄用药史,遵医嘱准确用药,注意观察药物不良反应。④使用抗生素时,注意观察感染控制的效果、有无继发性感染。

(二)心理护理

由于肺心病是一种反复发作性疾病,多次的住院常给患者造成很大的精神压力和精神负担,患者往往表现为焦虑、缺乏信心,过分依赖医护人员或家人的照顾。护理人员要多与患者沟通,适当进行引导和安慰,协助患者了解疾病的过程,提高应对能力,增加信心,消除焦虑,缓解压力,给予患者情感上的关心和支持。

九、健康教育

(一)疾病知识指导

使患者及其家属了解疾病的发生、发展过程及防止原发病的重要性,减少反复发作的次数。

(二)增强抗病力

加强饮食营养,以保证机体康复的需要。

(三)定期门诊随访

告知患者及其家属病情变化的征象,如体温升高、呼吸困难加重、咳嗽剧烈、咳痰不畅、尿量减少、水肿明显或发现患者神志淡漠、嗜睡、躁动、口唇发绀加重等,均提示病情变化或加重,需及时就医诊治。

第六节　消化道肿瘤

一、胃癌

胃癌是发展中国家最常见的恶性肿瘤之一,在全球范围内,胃癌发病率在男性恶性肿瘤中仅次子肺癌而占第二位,在女性恶性肿瘤中居第四位,发病年龄一般在60岁以上,是严重威胁着中老年人身体健康的消化道恶性肿瘤。

(一)概述

胃癌是我国消化道最常见的恶性肿瘤,其发病率以西北最高,东北及内蒙古次之,华东及沿海又次之,中南及西南最低。胃癌可发生于任何年龄,但以60岁以上男性多见,男女比例在

（2～3）：1。一般而言,有色人种比白种人易患本病。胃癌起病隐匿,早期症状常常不明显,如捉摸不定的上腹部不适、隐痛、嗳气、泛酸、食欲减退、轻度贫血等部分类似胃、十二指肠溃疡或慢性胃炎的症状。有些患者服用止痛药、抗溃疡药或饮食调节后疼痛可减轻或缓解,因而往往被忽视而未做进一步的检查。随着病情的进展,胃部症状渐转明显,出现上腹部疼痛、食欲减退、消瘦、体重减轻和贫血等。晚期胃癌可转移至肝、胰腺、大网膜、食管、胆管等部位,治疗效果较差,因此早期诊断、早期治疗至关重要。临床主要以手术治疗为主,辅以放疗、化疗等综合治疗方法。由于胃癌在我国常见,危害性大,有关研究认为其发病原因与饮食习惯、胃部原发疾病等有关,所以了解有关胃癌的基本知识对胃癌防治具有十分重要的意义。

（二）危险因素

胃癌的发生是多种因素长期作用的结果,如地域环境、饮食、遗传、长期幽门螺杆菌（Hp）感染、慢性胃炎、胃息肉、肠上皮化生、手术后残胃等。

1.地域环境因素

不同国家与地区发病率的明显差别说明胃癌的发生与环境因素有关,饮用地质浅表水的人群胃癌发病率高于饮用山泉水或深层地下水的人群。近年来也有调查发现,在胃癌的高发区,人体对硒的摄入量明显低于胃癌低发区。

2.饮食因素

摄入过多的食盐、盐渍食品、熏制鱼类,其中的亚硝胺类化合物是诱发胃癌的相关因素。另外还有发霉的食物含有较多的真菌毒素,进食快、过烫、进食无规律等易致胃黏膜损伤也会诱发胃癌。而新鲜蔬菜、水果、豆类制品等含有维生素 C、维生素 A、维生素 E 或酚类,具有抑制胃肠道肿瘤的作用。

3.遗传因素

胃癌具有一定的家庭聚集倾向。研究发现胃癌患者直系亲属的胃癌发病率高出正常人 4 倍。一些资料也表明胃癌发生于 A 型血的人较 O 型血者为多,胃癌的发生与 p53 基因、腺癌性息肉基因（APC）、结直肠癌突变基因（MCC）杂合性丢失和突变有关。

4.幽门螺杆菌（Hp）感染

Hp 感染是引发胃癌主要的危险因素之一。1994 年世界卫生组织将 Hp 定位为Ⅰ类致癌原。全球范围内大约 20 亿人感染 Hp,其中约 100 万人可能发展为胃癌。一项荟萃分析结果表明,Hp 感染使胃癌的发病率显著提高。

5.社会心理因素

工作和心理压力过大、精神压抑、不良心理刺激、睡眠严重不足等都可导致胃癌的发病率增加。

6.吸烟

吸烟也是胃癌的风险因素。吸烟的男性死于胃癌的人数是不吸烟男性的 2 倍,吸烟时间越长或同时患有胃溃疡、胃灼热病史的人患胃癌的可能性越大。

7.胃的癌前疾病

所谓胃的癌前疾病是指某些具有较强恶变倾向的病变,这种病变如不予以处理,有可能发展为胃癌。慢性萎缩性胃炎及其伴有的肠化生、细胞异形增生与胃癌的发生率呈显著的正相关；胃息肉直径大于 2cm 者癌变率高；恶性贫血常伴有铁元素的缺乏，易导致胃黏膜慢性萎缩，使胃酸过低或缺乏；胃手术后残胃，癌症发生率显著上升。

（三）病理生理

胃癌可发生于胃的任何部位，但多见于胃窦部，尤其是胃小弯侧，其次是胃体小弯、胃底贲门部，胃大弯少见。

1.胃癌分型

根据肿瘤侵犯胃壁的程度，可分为早期和进展期胃癌。早期胃癌指病变仅侵犯黏膜及黏膜下，不论病灶大小及是否淋巴转移。其中局限于黏膜内者称为原位癌。肉眼形态分为隆起型、浅表型、凹陷型以及混合型。进展期胃癌指病变超过黏膜下层，又称为中晚期胃癌。按国际传统的 Borrmann 分类法可以分为四型：①Ⅰ型结节型：凸入胃腔的菜花状肿块，边界清；②Ⅱ型溃疡局限型：边缘清楚、略隆或中央凹陷的溃疡；③Ⅲ型溃疡浸润型：边缘不清的溃疡，癌组织向四周浸润；④Ⅳ型弥漫浸润型：癌组织沿胃壁向四周浸润生长，使其变厚、僵硬，胃腔缩小如革袋状，此型恶性程度最高，转移最早，预后最差。

2.胃癌的转移途径

胃癌的转移途径有直接蔓延、淋巴转移、血行转移和腹膜种植转移等。直接蔓延是胃癌向纵深浸润发展，穿破浆膜后侵犯邻近组织和器官；淋巴转移是胃癌的主要转移途径，发生较早，胃黏膜下有丰富淋巴网，癌细胞可沿淋巴管转移至所属区域，甚至直接侵犯远处淋巴结；血行转移多发生于晚期，癌细胞经门静脉或体循环转移至肝、肺、骨骼、肾、脑等，其中以肝转移最为常见；腹膜种植转移是指癌细胞穿透浆膜层后，癌细胞可脱落种植于腹膜、大网膜或其他脏器表面，广泛散播可形成癌性腹水。

3.胃癌 TNM 分期

（1）原发肿瘤（T）：T_x 指原发肿瘤无法评价；T_0 指切除标本中未发现肿瘤；T_{is} 指原位癌，即肿瘤位于上皮内，未侵犯黏膜固有层；T_{1a} 指肿瘤侵犯黏膜固有层或黏膜肌层；T_{1b} 指肿瘤侵犯黏膜下层；T_2 指肿瘤侵犯固有肌层；T_3 指肿瘤穿透浆膜下层结缔组织，未侵犯脏腹膜或邻近结构；T_{4a} 指肿瘤侵犯浆膜（脏腹膜）；T_{4b} 指肿瘤侵犯邻近组织结构。

（2）区域淋巴结（N）：N_x 指区域淋巴结无法评价；N_0 指区域淋巴结无转移；N_1 指 1～2 个区域淋巴结有转移；N_2 指 3～6 个区域淋巴结有转移；N_3 指 7 个及 7 个以上区域淋巴结转移；N_{3a} 指 7～15 个区域淋巴结有转移；N_{3b} 指 16 个（含）以上区域淋巴结有转移。

（3）远处转移（M）：M_0 指无远处转移；M_1 指存在远处转移。

4.胃癌临床病理分期

见表 11-7。

表 11-7 胃癌临床病理分期

分 期	临床分期
0 期	$T_{is} N_0 M_0$
Ⅰa 期	$T_1 N_0 M_0$
Ⅰb 期	$T_1 N_1 M_0$、$T_2 N_0 M_0$

分期	临床分期
Ⅱa 期	$T_1N_2M_0$、$T_2N_1M_0$、$T_3N_0M_0$
Ⅱb 期	$T_1N_3M_0$、$T_2N_2M_0$、$T_3N_1M_0$、$T_{4a}N_0M_0$
Ⅲa 期	$T_2N_3M_0$、$T_3N_2M_0$、$T_{4a}N_1M_0$
Ⅲb 期	$T_3N_3M_0$、$T_{4a}N_2M_0$、$T_{4b}N_0M_0$、$T_{4b}N_1M_0$
Ⅲc 期	$T_{4a}N_3M_0$、$T_{4b}N_2M_0$、$T_{4b}N_3M_0$
Ⅳ 期	$T_{0\sim4}N_{0\sim3}M_1$

(四)临床特征

1.症状体征

(1)早期胃癌约 70％以上无症状,随着病程的进展,疼痛与体重减轻是进展期胃癌的最常见的临床表现,同时有上腹部不适、进食后饱胀、食欲减退、泛酸、嗳气、乏力、消瘦等,因为这些症状表现和胃炎或十二指肠溃疡比较相似,所以容易被老年人忽视。

(2)因癌肿的部位不同,临床症状不尽相同。胃窦部癌肿导致幽门部分或全部梗阻时,可表现为恶心、餐后饱胀、呕吐等;贲门癌肿累及食道下端时可出现吞咽困难;胃壁受累时可有易饱感;溃疡性胃癌、癌肿破溃或侵犯血管时,可有出血,一般仅为粪便隐血试验阳性,出血量较多时可有黑便,少数患者出现呕血。

(3)晚期患者因食欲减退、进食减少,以及癌肿导致的异常代谢和全身消耗,患者出现消瘦、乏力、贫血,最后表现为恶病质。中晚期胃癌体征中以上腹压痛最常见。胃体肿瘤有时可触及,但在贲门者则不能扪及。长期失血所致腹部偏右相当于胃窦处,有压痛。当癌肿转移到身体其他脏器可出现相应症状;如转移到肝脏可使之肿大并可扪及结实结节,腹膜有转移时可发生腹水,出现移动性浊音;有远处淋巴结转移时可摸到 Virchow 淋巴结,质硬而不能移动;转移到骨骼时,可有全身骨骼剧痛;如转移到胰腺可出现持续性上腹痛并放射至背部。

(4)高龄老年胃癌常常缺乏特异性症状和体征,包括上腹疼痛、饱胀不适、食欲减退、进行性消瘦、贫血、呕血、黑便、呕吐、吞咽不畅等,偶有以左锁骨上淋巴结肿大、黄疸或消化道穿孔为首发症状者。由于表现缺乏特异性,临床上易被延误诊治。

2.辅助检查

(1)胃镜检查:是确诊胃癌的必须检查手段,可在内镜直视下观察确定病变的部位和范围,并进行活检获得组织标本以行病理检查。必要时可酌情选用色素内镜或放大内镜。

(2)超声胃镜检查:有助于评价胃癌浸润深度、判断胃周淋巴结转移状况,推荐用于胃癌的术前分期。对拟施行内镜下黏膜切除术(EMR)、内镜黏膜下剥离术(ESD)等微创手术者必须进行此项检查。

(3)腹腔镜:在判断胃癌侵犯的范围、淋巴结和腹膜转移情况中有特殊的地位。在胃癌的术前分期、指导治疗和判断预后中均有不可替代的作用。有些胃癌还可以在腹腔镜下予以切除。

(4)X 线钡餐检查:X 线钡餐检查是诊断胃癌的重要检查方法。双重对比造影技术及多角度摄影可进一步提高胃癌的检出率,但其特异性、灵敏性和准确性都不如胃镜。目前主要用于不适合胃镜检查的患者。早期胃癌的 X 线征象难以鉴别,可能只见局部黏膜增粗、紊乱或小的容易忽视的充盈缺损或龛影。X 线钡餐对中晚期胃癌的诊断相对容易,主要征象有胃壁僵直、蠕动消失、黏膜皱襞中断、明显的充盈缺损,浸润型胃癌还可表现为胃腔缩小、狭窄,累及全胃时呈"革袋状胃"。

(5)其他:如 MRI、CT、B 超、实验室检查等,有助于诊断各脏器及腹腔内转移情况。CT平扫及增强扫描在评价胃癌病变范围、局部淋巴结转移和远处转移状况等方面具有重要价值,应当作为胃癌术前分期的常规方法。

(五)治疗

应当采取综合治疗的原则,即根据肿瘤病理学类型及临床分期,结合患者一般状况和器官功能状态,采取多学科综合治疗(MDT)模式。早期胃癌且无淋巴结转移证据,可根据肿瘤侵犯深度,考虑内镜下治疗或手术治疗,术后无须辅助放疗或化疗;局部进展期胃癌或伴有淋巴结转移的早期胃癌,可考虑直接行根治性手术或术前先行新辅助化疗,再考虑根治性手术,根据术后病理分期决定辅助治疗方案;复发/转移性胃癌应当采取以药物治疗为主的综合治疗手段,在恰当的时机给予姑息性手术、放疗、介入治疗、射频治疗等,同时也应积极给予止痛、支架置入、营养支持等最佳支持治疗。

1.手术治疗

胃癌手术分为根治性手术与姑息性手术,应当力争根治性切除。根治性手术应当完整切除原发病灶,彻底清扫区域淋巴结,并重建消化道。对呈局限性生长的胃癌,切缘距病灶应当至少 3cm;对呈浸润性生长的胃癌,切缘距病灶应当超过 5cm。胃癌根治性手术包括早期胃癌的 ESR、ESD、D0 切除术和 D1 切除术等,部分进展期胃癌的 D2 及扩大手术(D2＋)。(dissection 表示淋巴结清除范围,如 D1 手术指清扫区域淋巴结至第 1 站,D2 是至第 2 站,如果达不到第 1 站淋巴结清扫的要求,则视为 D0 手术,以此类推)。D2 根治术是胃癌的标准术式。胃癌姑息性手术包括胃癌姑息性切除术、胃空肠吻合术、空肠营养管置入术等。

2.腹腔镜

随着微创技术的发展,特别是高清晰腹腔镜的应用,早期甚至部分进展期胃癌患者可应用腹腔镜技术进行胃癌根治切除,但目前主要还是选择 I 期患者为主。

3.放疗、化疗

胃癌放疗或放化疗的主要目的包括施行术前或术后辅助治疗、姑息治疗和改善生活质量。术后放、化疗的适应证主要针对 $T_{3\sim4}$ 或淋巴结阳性的胃癌患者;术前放、化疗的适应证主要针对不可手术切除的局部晚期或进展期胃癌;姑息性放疗的适应证为肿瘤局部区域复发和(或)远处转移。应当严格掌握临床适应证,并在肿瘤内科医生的指导下施行。化疗应当充分考虑患者病期、体力状况、不良反应、生活质量及患者意愿,避免治疗过度或治疗不足。及时评估化疗疗效,密切监测及防治不良反应,并酌情调整药物种类和表柔比星(或)剂量。常用的系统化疗药物包括:5-氟尿嘧啶(5-FU)、卡培他滨、替吉奥、顺铂、表阿霉素、多西紫杉醇、紫杉醇、奥沙利铂、伊立替康等。

4.其他治疗

包括生物免疫治疗、支持治疗、靶向治疗、介入治疗、射频治疗等。

二、食管癌

食管癌是主要起源于食管鳞状上皮和柱状上皮的恶性肿瘤,鳞癌约占 90%,腺癌约占 10%。我国是食管癌的高发区,也是食管癌病死率最高的国家之一,年病死率超过 100/10 万人以上者有 19 个县市,年病死率最高者达 303.37/10 万人,食管癌最典型的临床表现为进行性吞咽困难。新观点及新概念:1.采用聚合酶链反应——酶联免疫吸附法(PCR-ELISA)检测法对食管癌组织中端粒酶活性检测,其阳性表达率为 83.7%,此方法可作为食管癌的早期诊断。2.鳞状细胞癌抗原(SCC):食道癌其阳性率为 72.6%,可用于疗效的观察和预后的估计。

(一)症状体征

1.早期症状

在食管癌的早期,局部病灶处于相对早期,其症状可能有局部病灶刺激食管引起食管蠕动异常或痉挛或因局部炎症、肿瘤浸润、食管黏膜糜烂、表浅溃疡所致。症状一般较轻,持续时间较短,常反复出现,时轻时重,可有无症状的间歇期,持续时间可达 1～2 年,甚至更长。主要症状为胸骨后不适、烧灼感或疼痛,食物通过时局部有异物感或摩擦感,有时吞咽食物在某一部位有停滞感或轻度梗阻感。下段癌还可引起剑突下或上腹部不适、呃逆、嗳气。

2.后期症状

(1)吞咽困难是食管癌的典型症状:吞咽困难在开始时常为间歇性,可以因食物堵塞或局部炎症水肿而加重,也可因肿瘤坏死脱落或炎症消退而减轻。但总趋势呈持续性存在,进行性加重,如出现明显吞咽障碍时,肿瘤常已累及食管周径的 2/3 以上。吞咽困难的程度与食管癌的病理类型有关,缩窄型和髓质型癌较为严重。有约 10% 的患者就诊时可无明显吞咽困难。

(2)反流食管癌的浸润和炎症反射性地引起食管腺和唾液腺黏液分泌增加。当肿瘤增生造成食管梗阻时,黏液积存于食管内引起反流,患者可以表现为频繁吐黏液,所吐黏液中可混有食物、血液等,反流还可引起呛咳,甚至吸入性肺炎。

(3)疼痛胸骨后或背部肩胛间区持续性疼痛常提示食管癌已向外浸润,引起食管周围炎、纵隔炎,疼痛也可由肿瘤导致的食管深层溃疡引起;下胸段或贲门部肿瘤引起的疼痛可位于上腹部。

(4)其他肿瘤侵犯大血管,特别是胸主动脉而造成致死性大出血;肿瘤压迫喉返神经可致声音嘶哑,侵犯膈神经可致呃逆;压迫气管或支气管可致气急或干咳;并发食管-气管或食管-支气管瘘或肿瘤位于食管上段时,吞咽食物时常可产生呼吸困难或呛咳。

3.体征

早期体征不明显。晚期因患者进食困难,营养状况日趋恶化,患者可出现消瘦、贫血、营养不良、失水和恶病质。当肿瘤有转移时,可有大量腹水形成。

4.临床分期方案

在 1976 年全国食管癌工作会议上,通过了以病变长度范围及转移情况为依据的临床病理分期标准。该方案将其分为早、中、晚三期。临床上早期食管癌包括 0 期和 Ⅰ 期,其症状轻微且呈间歇性出现;中期为 Ⅱ、Ⅲ 期,吞咽困难症状显著,呈进行性加重;晚期即 Ⅳ 期,症状严重,伴有恶病质或其他并发症。此分期方案简单明了,对选择治疗方法、估计预后很有价值,曾被广泛采用。

5.国际食管癌 TNM 分期及与我国临床病理分期的比较

TNM 分期与我国食管癌分期比较:依据食管癌 TNM 分类的分期方案进行了分期。在这个标准中,肿瘤的大小及病变长度无关紧要,原发肿瘤的范围(T)是依据侵犯管壁的深度而定。TNM 分期体系能较全面地反映食管癌的病期及其发展情况。欲做好此项分期,需有仔细的病理学检查及手术记录。

我国的 Ⅱ、Ⅲ、Ⅳ 期有偏早现象。为适应日益增多的国际交流,加强食管癌临床工作的科学性和预见性,我国食管癌分期使用 TNM 体系势在必行。在实际工作中不断总结,提高分期标准的准确性和实用性。

(二)用药治疗

食管癌的治疗方法主要为外科手术,辅以放疗、化疗、经内镜治疗等在内的非手术治疗。目前,仍推崇手术与放疗、化疗相结合的综合治疗方法。

(1)手术治疗:手术切除是食管癌治疗的首选方法。手术适应证:①UICC 分期中的 0、Ⅰ、Ⅱa、Ⅱb 及 Ⅲ 期中的 $T_3N_1M_0$;②非手术治疗无效或复发病理,尚无局部明显外侵或远隔转移征象;③年龄一般不超过 70 岁。早期食管癌手术切除率为 100%,手术死亡率为 0~2.9%,5 年生存率可达 86%。

(2)放疗:由于食管癌主要是鳞癌,对放疗较敏感。放疗的适应证较外科手术为宽。放射治疗的 5 年生存率为 4.3%~17%,放疗最常见的反应和并发症为放射性食管炎、气管炎、食管穿孔、食管-气管瘘和出血。

(3)化学治疗:除在高发区普查能发现较多早期食管癌外,对大多数患者不能做出早期诊断,按 TNM 分期标准,70% 患者处于 T_3 或 T_4 期并有淋巴结转移,因此预后较差。在过去 40 年里,发达国家的食管癌 5 年生存率从未超过 10%。在西半球,公认 80% 以上的食管癌在就诊时已广泛扩散,对生存期短者的尸检报道也支持这一点。另外,部分食管癌表现为多点起源,这也是造成手术失败的一个原因。因此,化学治疗在食管癌的治疗中占有重要地位。进一步研究去发现新的有效抗食管癌药物有可能延长患者的生存时间。

(三)护理措施

手术是治疗消化道肿瘤的重要手段,但麻醉、手术创伤等也会加重患者的生理负担,导致术后并发症的增加。因此,加强围手术期护理,对提高患者的治疗效果有重要意义。

1.术前护理

(1)心理护理:老年患者对疾病的心理适应性较差,如老年食管癌患者往往对进行性加重的吞咽困难焦虑不安。直肠癌患者既要面临癌症的打击,又要接受有可能无法保留肛门的事实,再加上癌症患者经济负担的加重,因而不少老年患者常常存在着不同程度的心理障碍,主要表现为悲观、恐惧、焦虑等心理反应。护士在日常工作中应加强与患者及其家属的沟通交流,根据患者的文化背景、心理特征、病情及对疾病的认知程度有针对性地进行心理疏导和健康教育,提高患者及其家属尤其是配偶对本病及其预后的认知程度以及心理承受能力,消除患者顾虑,增强其治疗信心;护理人员应积极主动关心患者,营造安静舒适的环境,请已经好转或痊愈的患者进行自身叙述,让患者及其家属了解疾病的发生、发展及治疗效果,增强患者战胜疾病的信心,最大程度提高生活质量。

(2)加强营养:大多数消化道肿瘤患者因疾病原因存在不同程度的营养不良、水电解质紊乱,使机体对手术的耐受力下降,故术前应进行合理的营养支持。对于尚能进食者,鼓励患者摄入高热量、高蛋白、高维生素的流质或半流质饮食;若患者仅能食用流质或者长期不能进食且营养状况差,可遵医嘱提供肠内、肠外营养支持。低蛋白血症的患者,应输血或血浆蛋白给予纠正;如果患者出现明显脱水及急性肠梗阻,应及早纠正水电解质及酸碱平衡失调,提高其对手术的耐受性。

(3)胃肠道准备:术前 3～5 天口服抗生素,如甲硝唑、庆大霉素或新霉素和甲硝唑等。快速肠道准备可口服复方聚乙二醇电解质散,主要成分有氯化钠、氯化钾、无水硫酸钠、聚乙二醇、碳酸氢钠。术前日午餐后禁食,可以饮水,午餐 3 小时后开始给药,药有两袋,将每袋内的三小袋药品全部溶解于水,搅拌均匀,1 号袋配制成 1L 的溶液,2 号袋配制成 2L 的溶液。以 1L/h 速度口服,待排出液变为透明液体时可结束给药,总药量不能超过 4L。服药 1 小时后,肠蠕动加快,排便前患者会感到腹胀,如有严重腹胀或不适,可放慢服用速度或暂停服用,如出现呕吐、腹痛也应暂停服用,待症状消除后再继续服用直至排出水样清便。高龄患者给药时应减慢速度,边观察边给药。另外可口服磷酸钠稀释液(原液加温开水 750mL,术前晚 1 次服完,术日晨再重复饮一次)或清肠饮。有幽门梗阻的患者,在禁食的基础上,术前 3 天每日温盐水洗胃,以减轻胃黏膜的水肿。食道癌若有食物滞留或反流者,术前 1 天晚用等渗盐水 100mL 加抗生素经鼻胃管冲洗食管及胃,有利于减轻局部充血水肿。术日晨或麻醉后留置胃管、导尿管。

(4)做好术前各项检查及心、肺功能评估:老年患者机体及主要脏器功能逐渐衰退,免疫功能低下,机体代谢能力差,术前心肺功能检查多有异常,应做好相应的检查和药物控制。患者应禁烟、锻炼深呼吸及有效咳嗽排痰,控制呼吸道感染,改善心肺功能。糖尿病患者术前应控制血糖在正常范围内。

2.术后护理

(1)监测生命体征及合适体位:密切观察病情,监测生命体征并及时记录;全麻清醒前去枕平卧位,头偏向一侧。麻醉清醒、血压平稳后取半坐卧位,使膈肌下降,利于引流和呼吸。

(2)呼吸道的护理:由于老年患者常伴有慢性支气管炎、肺气肿、肺功能低下等问题,因此术后应做好呼吸道护理,预防肺部并发症。密切观察患者的呼吸频率、节律和呼吸音;鼓励患者深呼吸,做有效咳嗽,咳嗽时用手按住胸腹部切口以减轻疼痛。痰多黏稠或咳嗽无力的患者,可根据医嘱合理使用化痰药、雾化吸入,必要时吸痰;有呼吸困难者,给予吸氧,监测血氧饱和度和血气分析,必要时行气管切开应用呼吸机辅助呼吸。

(3)疼痛护理:评估和了解疼痛的程度;观察患者疼痛的时间、部位、性质和规律;术后遵医嘱使用止痛泵;指导患者应用正确的非药物止痛方法,做好疼痛管理。

(4)引流管护理:胃肠减压管、胸腔引流管(食道癌手术)、腹腔引流管(直肠癌 Dixon 术式用负压引流)保持负压,胸腔引流管注意观察液面波动情况。观察和记录各引流管引流液的量、颜色及性状,保持引流管通畅,防止受压、扭曲或阻塞。若胸腔引流管、胃肠减压管或腹腔引流管引流血性液超过100mL/h,结合临床活动性出血表现应及时报告和处理。胃管在胃肠功能恢复、腹腔引流管在术后5～7天且引流少、胸腔引流管在术后2～3天且24小时引流液≤50mL时可考虑拔管。

(5)饮食护理:术后患者一般需禁食3～4天,禁食期间注意经静脉补充营养;胃管拔除后,可先试饮少量温水,如无不适可摄入少量流质食物,每次60mL,每2小时一次,如无不良反应,再逐日增量;术后10～12天改无渣半流质饮食,但应注意少量多餐;食管癌术后进食1～2小时内不要平卧,以免胃液及食物反流;食管胃吻合术后患者可由于胃拉入胸腔而出现进食后胸闷、呼吸困难等症状,应严密观察,少量多餐。

(6)胃肠造瘘术后的护理:行食管癌切除及食管胃吻合术,术中可将营养管引入十二指肠下以便于术后肠内营养。食管癌晚期,可行经皮内镜下胃/空肠造瘘术(PEG/PEJ)放置胃造瘘管和(或)空肠营养管,通过管饲给予胃肠营养支持。PEG或PEJ导管应妥善固定,PEG或PEJ置管后1周内每日用碘伏消毒管道外层及其周围2次,严防脱落、移位、腹泻、造瘘口感染等。管饲时应采取坐位或半卧位,防止营养液的反流和误吸;选用营养要素饮食管饲2～3周后,可适当增加自配匀浆饮食;管饲速度要慢,正常速度约100mL/h,首次剂量不宜超过300mL,由少到多,逐渐增加至全量,每天1500～2000mL;饮食温度控制在37～40℃;管饲前后用30～50mL温开水冲洗造瘘管,以保持清洁,防止管腔堵塞。

(7)肠造口术后的护理:Miles手术为直肠癌经腹会阴联合直肠癌切除左下腹结肠并行永久性造口,做好术后造口的护理非常重要。造口开放前应观察肠造瘘口有无回缩、出血、坏死等现象。结肠造口一般于术后2～3天,待肠蠕动恢复后开放,置放造口袋,袋内积粪定时清除,减少异味,保持造瘘口及周围皮肤的清洁干燥,用生理盐水、碘伏溶液等清洁结肠造口黏膜及周围皮肤,造口周围皮肤可涂以氧化锌软膏加以保护,预防感染。每天应密切观察造瘘口处肠黏膜血运及排便情况,有无造瘘口黏膜水肿、出血、坏死、狭窄等。肠造口愈合开放后即可开始扩张,戴手套,示指涂以液状石蜡,缓慢插入造口至2～3指的关节处,在造口内停留3～5分钟,开始时每日1次,7～10天后改为隔日1次。指导患者自我护理造口,可采用示范、让患者观看护理全过程1～2次、独立操作1～2次等方法,以确保患者在出院前能完全进行造口的自我护理。

(8)化、放疗护理:

1)化疗分为姑息化疗、辅助化疗和新辅助化疗,化疗应当充分考虑患者的病期、体力状况、不良反应、生活质量及患者意愿,避免治疗过度或治疗不足。化疗药物对人体正常细胞如骨髓细胞、胃肠道黏膜细胞等有相当程度的损伤,应密切监测及防治不良反应,根据医嘱调整药物种类和(或)剂量。化疗期间应大量饮水以减轻药物对消化道黏膜的刺激,并有利于毒素排泄保护静脉;避免化疗药液外漏及静脉炎;及时预防和处理胃肠道、骨髓抑制等化疗反应;按照疗效评价标准及不良反应评价标准及时评估化疗疗效。

2)放疗后的损伤作用主要表现为一系列的功能紊乱与失调,如精神不振、食欲减退、身体衰弱、疲乏、恶心呕吐、食后饱胀等。应及时予以心理支持,以消除患者的顾虑和紧张情绪;保护好照射"标记"以免影响疗效;加强营养,鼓励患者多饮汤水,加速体内毒素的排泄,减轻厌食、恶心呕吐等不良反应;射线照射后皮肤会发生不同程度的急性反应,表现为红斑、烧灼感、瘙痒、破损脱屑等,要保持照射部位皮肤清洁、干燥,防止感染,局部皮肤避免刺激;提高免疫功能,提升人体耐受能力,以帮助患者按时按量完成放疗方案。

(9)并发症的观察和护理:

1)食管癌术后并发症的观察和护理:a.吻合口瘘:吻合口瘘是食管癌术后最严重的并发症,多发生在术后 5~10 天。术后应密切观察患者有无呼吸困难、胸腔积液和全身中毒症状。一旦出现上述症状,应立即通知医生并配合处理,具体措施常包括患者禁食禁饮、胃肠减压、胸腔闭式引流、抗感染治疗、静脉营养、胃或空肠造口手术等。b.乳糜瘘:多因手术伤及胸导管所致,多发生在术后 2~10 天。由于乳糜液中 95% 以上是水,并含有大量脂肪、蛋白质、胆固醇、酶、电解质等,若未及时治疗,可在短时间内因全身耗竭而死亡。应密切注意患者有无呼吸困难、胸闷、心悸、胸腔积液、血压下降、纵隔移向健侧、休克等症状。如果诊断成立,应立即协助胸腔负压引流、静脉营养支持并做好手术准备。

2)胃癌术后并发症的观察和护理:a.胃出血,可以用肾上腺素稀释液注入胃腔,生理盐水 500mL 内加肾上腺素 8mg,经胃管注入胃内,每次 100~200mL,夹闭胃管 15~30 分钟后抽出,可以反复应用,直至抽出液变清亮为止。如胃管内流出鲜血量超过 100mL/h,则考虑出血量较大,需急诊手术。若为应激性溃疡所致出血,可服用奥美拉唑、西咪替丁及凝血酶原复合物等药物。b.吻合口瘘,多发生在术后 1 周左右,临床表现为高热、脉率速、腹膜炎以及腹腔引流管引流出含肠内容物的浑浊液体等。临床上多主张在胃癌术后放置双套管,若发生吻合口瘘可以通过冲洗及低负压吸引保持局部清洁,促使瘘口愈合。吻合口瘘发生后是否行手术治疗应根据瘘口大小、引流量多少及全身与局部情况而定,若瘘口大、发生早、引流量多、有腹痛等征象,则应以手术引流为主。c.十二指肠残端瘘,多发生在术后 3~6 天,表现为右上腹突发剧痛和局部明显压痛以及腹肌紧张等急性弥散性腹膜炎症状,应尽早手术,以充分引流为主,空肠造瘘以维持营养。d.肠梗阻,按照梗阻部位可分为输入段、吻合口及输出段梗阻。急性、完全性输入段梗阻突发剧烈疼痛,频繁呕吐,上腹部偏右有压痛及可疑包块,应立即手术处理。慢性、不完全性输入段梗阻则表现在进食后 15~30 分钟,上腹阵发性胀痛,大量喷射状呕吐,含胆汁,呕吐后症状缓解,亦需早期手术治疗。吻合口梗阻主要表现为上腹饱胀及呕吐,通常需手术治疗。输出段梗阻表现为上腹饱胀,呕吐食物、胆汁等,X 线及钡餐检查可确定梗阻部位,如不能自行缓解需行手术治疗。e.倾倒综合征及低血糖综合征,倾倒综合征一般表现为进食(特别是进食甜的流质)后 10~20 分钟,患者出现剑突下不适、心悸、乏力、出汗、头晕、恶心、呕吐,甚至虚脱,并伴有肠鸣音亢进和腹泻等。其原因是胃大部切除术后丧失了幽门括约肌的约束作用,食物过快排入上段空肠,未经胃肠液充分混合、稀释而呈高渗状态,将大量细胞外液吸入肠腔,循环血量骤减;也与肠腔突然膨胀,释放 5-羟色胺,刺激肠蠕动剧增等有关。应做好健康宣教,告诫患者少量多餐、细嚼慢咽、避免过甜及过热的流质饮食,进餐后平卧 10~20 分钟。低血糖综合征多发生在进食后 2~4 小时,表现为心慌、无力、眩晕、出汗、手颤、嗜睡,也可导致虚脱,与食物一过性刺激胰岛素大量分泌有关,应做好饮食指导,少量多餐进行预防。

3)直肠癌术后并发症的观察和护理:a.吻合口瘘:是直肠癌术后常见的严重并发症之一。

吻合口瘘重在预防,首先应充分做好术前准备,纠正低蛋白血症及贫血,控制肠道感染,改善患者全身症状。术后引流管放置到位,充分彻底引流,合理使用抗生素及应用肠外营养支持治疗。吻合口瘘一经诊断,应积极给予有效引流、肠外营养支持和抗感染治疗,开腹行造瘘手术。

b.造口并发症:造口并发症主要有造口位置不当、造口坏死、造口回缩、造口旁疝、造口狭窄和造口周围皮炎等。对于造口坏死应该严密观察,一旦坏死界线清楚即行手术切除。造口回缩一般不会予以特殊处理,但是需要警惕因为造口回缩导致肠液大便对造口周围皮肤的腐蚀引起造口周围炎的发生。对于发生造口旁疝的患者,应该积极处理引起患者腹内压升高的疾病,术时避免切口过大和切断过多的腹壁肌肉。

(10)健康指导:

1)保持稳定和乐观的情绪,帮助患者树立战胜癌症的信心和决心。

2)饮食指导:患者出院后进食时仍需细嚼慢咽、少量多餐,以高蛋白质、高维生素、易消化食物为宜;进食后 1 小时内避免平卧,睡觉时床头可保持抬高 30°~45°,必要时口服促进胃排空药物及抑酸药等,预防反流性食管炎;避免高脂肪及辛辣刺激性食物;如有行肠造口的患者,需控制粗纤维过多、过稀及可引起胀气的食物摄入量。

3)指导患者正确服药,缓解不适症状,预防并发症。

4)保持健康的生活习惯,如戒烟戒酒、生活规律、适当进行力所能及的运动、劳逸结合、保证充足的睡眠、保持排便通畅等,避免引起癌变的因素。

5)鼓励肠造口患者参与造口护理活动,指导他们正确处理造口、换药、更换人工肛袋以及皮肤护理。

6)出院后定期复查,根据个体情况及时调整治疗方案。随访频率为 3 年内每 3~6 个月 1 次,3~5 年每 6 个月 1 次,5 年后每年 1 次,若有不适及时就诊。

第十二章　骨科护理

第一节　上肢骨折

一、手创伤

手创伤多为综合伤,常同时伴有皮肤、骨、关节、肌腱、神经和血管损伤,完全或不完全性断指、断掌和断腕等也有发生。据统计,手创伤占外科急诊总数20%,占骨科急诊总数40%。损伤原因有刺伤、锐器伤、钝器伤、挤压伤和火器伤。不同损伤原因和损伤程度的预后也不同。

(一)病因及发病机制

损伤原因有刺伤、锐器伤、钝器伤、挤压伤和火器伤。根据损伤原因和损伤程度的不同,预后也不同。

(二)临床表现

运动及功能障碍。

(三)辅助检查

X线检查可明确骨折的类型和程度。

(四)治疗

手创伤的处理因其手部解剖和功能比较特殊,因此要求也较高,除遵守一般创伤处理原则外,还有特殊的处理原则。

(五)观察要点

1.术前病情观察

包括生命体征及患肢局部情况,尤其应警惕失血性休克,正确使用止血带。

2.术后病情观察

(1)全身情况:伤员经受创伤和手术后,失血较多而致低血压。而低血压容易使吻合的血管栓塞,直接影响肢体的成活。因此,术后要及时补充血容量,纠正贫血。

(2)局部情况:手部皮肤颜色、温度、毛细血管回流反应、有无肿胀等。损伤后的肿胀程度与损伤部位的结缔组织特征和血管分布有关,即结缔组织、血管丰富的部位肿胀明显。疼痛与损伤的程度和局部活动度有关:损伤越严重,局部活动度越大,疼痛越剧烈。疼痛一般在伤后2~3天开始缓解,1周左右可适应。此时,若疼痛未减轻且有加重趋势,应考虑感染的可能。

(六)护理要点

1.术前护理

(1)心理护理:意外致伤,顾虑手术效果,易产生焦虑心理。应给予耐心地开导,介绍治疗方法及预后情况,并给予悉心的护理,同时争取家属的理解与支持,减轻或消除心理问题,积极配合治疗。

(2)体位:平卧位,患手高于心脏,有利于血液回流,减轻水肿和疼痛。

(3)症状护理:手部创伤常伴有明显疼痛,与手部神经末梢丰富、感觉神经末端的位置表浅(特别是在桡侧与尺侧)、腕管内容相对拥挤有关。剧烈的疼痛会引起血管痉挛,还可引起情绪、凝血机制等一系列的变化,因此,应及时遵医嘱使用止痛药。

2.术后护理

(1)体位:平卧位,抬高患肢,以利于静脉回流,防止和减轻肿胀。手部尽快消肿,可减少新生纤维组织的形成,防止关节活动受限。

(2)饮食:宜高能量、高蛋白、富含维生素、高铁、粗纤维饮食。

(3)局部保温:应用 60～100W 照明灯,距离 30～40cm 照射局部,保持室温在 22～25℃(当室温接近 30℃时可免用烤灯),使局部血管扩张,改善末梢血液循环。术后 3～4 天内进行持续照射,以后可以在早晨、夜间室温较低时照射,术后 1 周即可停用。

(4)用药护理:及时、准确地执行医嘱,正确使用解痉、抗凝药物,如罂粟碱、妥拉苏林、右旋糖酐-40,以降低红细胞之间的凝集作用和对血管壁的附着作用,并可增加血容量,减低血液的黏稠度,利于血液的流通及伤口愈合;用药过程中,需注意观察药物不良反应(如出血倾向等)。

(5)潜在并发症的预防:

1)感染:患者入院后,注意保护患手,避免或防止污染程度增加;妥善固定患肢,防止加重损伤;术前认真细致地备皮;及时应用破伤风抗毒素和广谱抗生素。

2)关节活动障碍:手指尽量制动在功能位;尽量缩小固定范围和缩短固定时间,如血管吻合后固定 2 周,肌腱缝合后固定 3～4 周,神经修复后固定 4～6 周;一旦拆除固定,及时进行患肢功能练习,以免造成关节僵直。

3)肌肉失用性萎缩:患肢充分进行肌力练习;新近修复的肌腱肌肉,在静息约 2 周后应随着缝合处抗扩张强度的恢复而逐渐开始由轻而重的主动收缩;肌力为Ⅰ～Ⅱ级时进行感应电刺激;肌力达Ⅲ级以上时必须进行抗阻练习,如揉转石球、捏皮球或海绵卷及挑皮筋网。

3.功能锻炼

(1)主动练习法:一般可在术后 3～4 周开始。主动充分的屈曲和伸直手的各关节,以减少肌腱粘连。对于肌腱移位术后的患者,在主动锻炼其移位的肌腱功能时,应结合被移植的肌腱原先的功能进行锻炼。

(2)被动活动法:被动活动开始的时间及力量大小,要依手术缝合方法、愈合是否牢固而定。如编织法缝合可在术后 5～6 周开始被动活动,力量由小到大,缓慢进行,不可用力过猛;在开始锻炼之前先做物理疗法,如理疗、按摩等。术后 5 周内不做与缝合肌腱活动方向相反的被动活动及牵拉肌腱活动,可做被动牵拉肌腱活动,使轻度的粘连被动拉开,但不可用力过猛,以防肌腱断裂。

(3)作业疗法:为患者提供有助于改善关节活动度、肌力及手部协调运动的练习,如包装、木工、装配、编织、镶嵌、制陶、园艺、弹奏乐器、玩纸牌、球类活动等。

4.健康指导

(1)讲究卫生,及时修剪指甲,保持伤口周围皮肤清洁。

(2)注意营养,有利于神经、血管的修复。

(3)坚持康复训练,改善手部功能:用两手相对练腕背伸,两手背相对练掌屈,手掌平放桌上练腕背伸,腕放桌边练腕掌屈,拇指外展练虎口,手部关节按压练习等。避免过度用力,以防神经损伤、肌腱断裂。

(4)复诊:神经损伤的患者,3周时进行肌电图检查,此后每隔3个月复查1次,观察神经功能恢复情况;同时测试患指的感觉和运动情况。肌腱损伤患者出院后3周复查。此后可在1.5个月、3个月、6个月复查。

二、锁骨骨折

锁骨骨折多发生于锁骨外、中1/3交界处,是常见的骨折之一,约占全身骨折的6%。患者多为儿童和青壮年。锁骨为一个"S"形的长骨,横形位于胸部前上方,有2个弯曲,内侧2/3呈三棱棒形,向前凸起,外侧1/3扁平,凸向后方。其内侧端与胸骨柄构成胸锁关节,外侧端与肩峰形成肩锁关节,从而成为上肢与躯干之间联系的桥梁。

(一)病因及发病机制

锁骨骨折多由间接暴力引起,如跌倒时手掌着地或肘、肩着地,暴力均可传达至锁骨引起骨折。骨折线多位于中段。儿童骨质柔软,多表现为青枝骨折,无移位,仅向上成角状或使前弓加大;成年人多发生横形骨折,偶为斜形或粉碎骨折,常有移位。骨折端除重叠移位外,近折段受胸锁乳突肌的牵拉向上向后移位,远折端受三角肌、胸大肌和肢体重量的牵拉向前向后下移位。粉碎骨折的小碎片,可呈垂直变位,尖端刺入皮内或刺向锁骨下的血管、神经。直接暴力打击所致的锁骨骨折,折线多位于外1/3处,移位情况同前,仅程度稍轻而已。

(二)临床表现

局部肿胀、疼痛,锁骨中外1/3畸形。肩关节活动受限,患肩下垂,患者常以健手扶托患肘以减轻因牵拉造成的疼痛。局部压痛,可摸到移位的骨折端,可触及异常活动与骨擦感。

(三)辅助检查

(1)疑有锁骨骨折时需拍X线片确定诊断。一般中1/3锁骨骨折拍摄前后位及向头倾斜45°斜位相。拍摄范围应包括锁骨全长,肱骨上1/3、肩胛带及上肺野,必要时需另拍摄胸X线片。前后位相可显示锁骨骨折的上下移位,45°斜位相可观察骨折的前后移位。

(2)婴幼儿的锁骨无移位骨折或青枝骨折有时在原始X线像上难以明确诊断,可于伤后5~10天再复查拍片,常可呈现有骨痂形成。

(3)锁骨内1/3前后位X线片与纵隔及椎体相重叠,不易显示出骨折。拍摄向头倾斜40°~45°X线片,有助于发现骨折线。有时需行CT检查。

(四)治疗

根据患者年龄、移位情况、有无并发症决定治疗方案。

(五)观察要点

观察上肢皮肤颜色是否发白或发绀,温度是否降低,感觉是否麻木,如有上述现象,可能系

"8"字绷带包扎过紧所致。应指导患者双手叉腰,尽量使双肩外展后伸,如症状仍不缓解,应报告医生适当调整绷带,直至症状消失。"8"字绷带包扎时禁忌做肩关节前屈、内收动作,以免腋部血管神经受压。

(六)护理要点

1.常规护理

(1)心理护理:青少年及儿童锁骨骨折后,因担心肩部、胸部畸形,影响发育和美观,常会产生焦虑、烦躁心理。应告知其锁骨骨折只要不伴有锁骨下神经、血管损伤,即使是再叠位愈合,也不会影响患侧上肢的功能,局部畸形会随着时间的推移而减轻甚至消失,治疗效果较好,以消除患者心理障碍。

(2)饮食:给予高蛋白、富含维生素、高钙及粗纤维饮食。

2.非手术治疗及术前护理

(1)体位:局部固定后,宜睡硬板床,取半卧位或平卧位,避免侧卧位,以防外固定松动。平卧时不用枕头,可在两肩胛间垫上一个窄枕,使两肩后伸外展;在患侧胸壁侧方垫枕,以免悬吊的患肢肘部及上臂下坠。患者初期对去枕不习惯,有时甚至自行改变卧位,应向其讲清治疗卧位的意义,使其接受并积极配合。告诉患者日间活动不要过多,尽量卧床休息,离床活动时用三角巾或前臂吊带将患肢悬吊于胸前,双手叉腰,保持挺胸、提肩姿势,可缓解对腋下神经、血管的压迫。

(2)功能锻炼:

1)早、中期:骨折急性损伤经处理后2～3天,损伤反应开始消退,肿胀和疼痛减轻,在无其他不宜活动的前提下,即可开始功能锻炼。

准备:仰卧于床上,两肩之间垫高,保持肩外展后伸位。

第1周:做伤肢近端与远端未被固定的关节所有轴位上的运动,如握拳、伸指、分指,屈伸、腕绕环、肘屈伸、前臂旋前、旋后等主动练习,幅度尽量大,逐渐增大力度。

第2周:增加肌肉的收缩练习,如捏小球、抗阻腕屈伸运动。

第3周:增加抗阻的肘屈伸与前臂旋前、旋后运动。

2)晚期:骨折基本愈合,外固定物去除后进入此期。此期锻炼的目的是恢复肩关节活动度,常用的方法有主动运动、被动运动、助力运动和关节主动牵伸运动。

第1～2日:患肢用三角巾或前臂吊带悬挂胸前站立位,身体向患侧侧屈,做肩前后摆动;身体向患侧侧屈并略向前倾,做肩内外摆动。应努力增大外展与后伸的运动幅度。

第3～7日:开始做肩关节各方向和各轴位的主动运动、助力运动和肩带肌的抗阻练习,如双手握体操棒或小哑铃,左右上肢互助做肩的前上举、侧后举和体后上举,每个动作5～20次。

第2周:增加肩外展和后伸主动牵伸,双手持棒上举,将棍棒放颈后,使肩外展、外旋,避免做大幅度和用大力的肩内收与前屈练习。

第3周:增加肩前屈主动牵伸,肩内外旋牵伸,双手持棒体后下垂将棍棒向上提,使肩内旋。

以上练习的幅度和运动量以不引起疼痛为宜。

3.术后护理

(1)体位:患侧上肢用前臂吊带或三角巾悬吊于胸前,卧位时去枕,在肩胛区垫枕使两肩后伸,同时在患侧胸壁侧方垫枕,防止患侧上肢下坠,保持上臂及肘部与胸部处于平行位。

(2)症状护理:

1)疼痛:疼痛影响睡眠时,适当给予止痛、镇静剂。

2)伤口:观察伤口有无渗血、渗液情况。

(3)一般护理:协助患者洗漱、进食及排泄等,指导并鼓励患者做些力所能及的自理活动。

(4)功能锻炼:在术后固定期间,应主动进行手指握拳、腕关节的屈伸、肘关节屈伸及肩关节外展、外旋和后伸运动,不宜做肩前屈、内收的动作。

4.健康指导

(1)休息:早期卧床休息为主,可间断下床活动。

(2)饮食:多食高蛋白、富含维生素、含钙丰富、刺激性小的食物。

(3)固定:保持患侧肩部及上肢于有效固定位,并维持3周。

(4)功能锻炼:外固定的患者需保持正确的体位,以维持有效固定,进行早、中期的锻炼,避免肩前屈、内收动作。解除外固定后则加强锻炼,着重练习肩的前屈、肩旋转活动,如两臂做划船动作。值得注意的是应防止两种倾向:①放任自流,不进行锻炼;②过于急躁,活动幅度过大,力量过猛,造成软组织损伤。

(5)复查时间及指征:术后1个月、3个月、6个月需进行X线摄片复查,了解骨折愈合情况。有内固定者,于骨折完全愈合后取出。对于手法复位外固定患者,如出现下列情况须随时复查:骨折处疼痛加剧,患肢麻木,手指颜色改变,温度低于或高于正常等。

三、桡骨远端骨折

桡骨远端骨折是指距桡骨远端关节面3cm以内的骨折。这个部位是骨松质和骨皮质的交界处,为解剖薄弱处,一旦遭受外力,容易骨折。多见于中老年骨质疏松的患者。

(一)病因及发病机制

多因间接暴力引起。跌倒时,手部着地,暴力向上传导,发生桡骨远端骨折。直接暴力发生骨折的机会较少。伸直型多为腕关节处于背伸位、手掌着地、前臂旋前时受伤引起。屈曲型常由于跌倒时,腕关节屈曲、手背着地受伤引起。也可由腕部受到直接暴力打击发生。桡骨远端关节面骨折是桡骨远端骨折的一种特殊类型。在腕背伸、前臂旋前位跌倒时,手掌着地受伤引起。

(二)临床表现

伸直型伤后局部疼痛、肿胀,可出现典型畸形姿势,即侧面看呈"银叉"畸形,正面看呈"枪刺样"畸形。检查局部压痛明显,腕关节活动障碍。屈曲型受伤后腕部下垂,局部肿胀,腕背侧皮下淤斑,腕部活动受限。

(三)辅助检查

X线片可明确骨折的部位,移位情况。

（四）治疗

1.手法复位,夹板或石膏固定

新鲜骨折要立即行手法复位,等待肿胀消退才手法复位的做法是错误的。复位后,固定时间为3～4周。

2.切开复位内固定

有以下情况可行切开复位内固定术:①严重粉碎骨折移位明显,桡骨远端关节面破坏;②手法复位失败或复位成功,外固定不能维持复位。

3.外固定架固定

外固定架可以维持骨端轴向的牵引,克服桡骨背侧皮质粉碎骨折端重叠移位,甚至嵌插,以及桡骨短缩等不利于稳定的因素而持续维持复位。所以,严重的桡骨粉碎性骨折若桡骨短缩明显,外固定架是首选方法。

（五）护理要点

1.术前护理

(1)加强营养:给予高蛋白、高热量、高钙、高铁、高维生素饮食,以供给足够营养。合并糖尿病、高血压、心脏病的患者,给予糖尿病饮食、低盐饮食、低脂饮食等。根据病情可适当增加膳食纤维的摄入,多饮水,防止便秘。

(2)生活护理:给予患者生活上的照顾,满足患者基本的生活需求,协助其起居、饮食、卫生等,保持个人卫生和室内环境清洁,以增加患者的舒适感。

(3)患肢护理:使用前臂吊带或三角巾抬高患肢,促进静脉及淋巴回流,减轻疼痛,并观察患侧上肢的感觉活动及血液循环情况。

(4)疼痛护理:护士做好疼痛的观察,主动倾听患者主诉,鼓励患者表达,指导并教会患者使用数字评分法,表达疼痛程度,遵医嘱给予镇痛药物,观察用药后的效果及不良反应。

(5)皮肤护理:入院后,护士首先评估患侧肢体的皮肤情况,创伤患者应评估全身皮肤情况,有无擦伤、挫伤等皮肤破损。开放性骨折应评估并记录伤口皮肤情况,通知医生对创面做好消毒、清创、保护等处理,并遵医嘱注射破伤风人免疫球蛋白。对肥胖患者,要特别做好腋窝处皮肤的护理,避免因患侧肢体活动障碍,腋窝出汗过多,导致皮肤淹红破溃,可使用棉垫等薄软的物品垫于腋下,保持局部皮肤干燥。使用绷带固定的患者,应做好绷带周围皮肤的护理,防止因长时间压迫造成皮肤损害。

(6)完善术前准备:①完善各项实验室检查和心电图、X线片。②胃肠道准备:全麻手术术前禁食禁水12小时。③皮肤准备:根据手术部位及麻醉方式进行皮肤准备;清洁皮肤(洗澡或擦浴);如局部皮肤有炎症等,应及时告知医生进行相应处理。④其他:术前摘除各类饰品、义齿,进入手术室前排空膀胱。

(7)心理护理:骨折多为突发事件,患者及其家属缺乏心理准备,加之疼痛和肢体活动受限,容易使患者产生焦虑情绪,护士应耐心讲述骨折相关知识,介绍成功病例,消除患者及其家属的紧张情绪,正确认识骨折及手术,增强信心,积极配合治疗。

(8)安全护理:由于桡骨远端骨折骨质疏松者多见,患者安全尤为重要。护士应在患者入院时,做好患者及其家属的安全宣教,床前悬挂"防范患者跌倒安全"提示牌,提示此患者存在跌倒风险,并填写"防范患者跌倒(坠床)观察记录表"并定时填写观察记录。保持病室整洁,物品摆放规范,保持地面清洁干燥。加强巡视。

2.术后护理

(1)病情观察:密切观察患者的神志、生命体征。观察患者有无因麻醉药物造成的恶心、呕吐等胃肠道反应,如有发生协助健侧卧位,避免误吸,并通知医生,必要时遵医嘱给予药物治疗。

(2)管路护理:留置伤口引流管、尿管的患者,护士应做好引流液、尿液的观察,包括颜色、性状、量并做好记录,在管路上贴好相应的标识并注明留置管路的名称和时间。保持管路通畅,妥善固定,如有异常立即告知医生。做好患者及其家属宣教,避免因患者人为因素造成活动时管路滑脱。护士在倾倒引流液时,应夹闭引流管,防止引流液倒流,逆行感染。

(3)伤口护理:护士每班巡视,观察伤口敷料有无渗血、渗液,伤口局部皮肤有无红肿热痛;术后3天内每日测量体温至少4次,如有异常及时通知医生。

(4)疼痛护理:责任护士常规进行疼痛评分,如分值≥4分,通过调整体位等不能缓解时应通知医生,遵医嘱给予镇痛剂。执行护理操作时,动作要轻柔、准确,避免粗暴操作。需患者移动或变换体位时,应取得患者配合,做好患肢的扶托保护,以免加重患者疼痛。

(5)患肢护理:术后严密观察患肢血液循环及感觉、运动功能。患肢适当抬高,可在前臂下垫软枕,以促进静脉及淋巴回流,减轻患肢肿胀。早期进行手指屈伸活动,也有利于减轻水肿。必要时,继续遵医嘱予以脱水剂静脉输注。

(6)石膏护理:观察石膏固定是否有效,石膏边缘皮肤有无受压或刺激现象,防止因石膏过紧造成皮肤压疮及影响患肢血液循环情况,石膏边缘须使用棉衬保护。随着患肢肿胀减轻,石膏会随之变松,如发生应通知医生立即调整。

保持石膏的清洁干燥,避免污染。如患者出现发热,石膏内发出腐臭气味,肢体邻近淋巴结有压痛等,要警惕感染的可能,要及时处理。

(7)外固定架护理:护士定时巡视,观察外固定架是否牢固,有无松动、针移位等现象;做好针道护理,予以75%乙醇消毒针孔,每日2次。若出现针道处渗血、渗液应立即告知医生。

(8)功能锻炼:术后应早期进行手指屈伸、对指、对掌主动练习,逐日增加动作幅度及用力程度。4～6周后可去除外固定,逐渐开始腕关节活动。

第二节 下肢骨折

一、股骨干骨折

股骨干骨折是指转子下2～5cm的股骨折。青壮年和儿童常见,约占全身骨折的6%。多由强大的直接暴力或间接暴力造成,直接暴力包括车辆撞击、机器挤压、重物击伤及火器伤等,引起股骨横断或粉碎骨折;间接暴力多是高处跌下、产伤等所产生的杠杆作用及扭曲作用所致,常引起股骨的斜形或螺旋骨折。

（一）病因及发病机制

股骨干是全身最粗管状骨，强度最高。多由于高能量直接暴力造成骨折，以粉碎型及横型骨折常见。交通事故是主要致伤原因，工农业创伤、生活创伤和运动创伤次之。坠落伤骨折多为间接暴力所致，斜形骨折或螺旋骨折常见，少年儿童可发生嵌插骨折或不全骨折。直接暴力打击或火器伤所致骨折周围软组织损伤重，出血多，闭合骨折的内出血量即可达到 $500 \sim 1000mL$，可并发休克。如有头、胸、腹部复合伤和（或）多发骨折则更易发生休克。

1.股骨干上 1/3 骨折

近位骨折片因髂腰肌、臀中肌及外旋肌牵拉而屈曲、外展、外旋。远位骨折片因内收肌群，股四头肌群后侧肌群作用而内收并向后上方移位。

2.股骨干中 1/3 骨折

近位骨折片由于同时受部分内收肌群作用，除前屈外旋外无其他方向特殊移位，远位骨折片由于内外及后侧肌群牵拉而往往有较明显重叠移位，并易向外成角。

3.股骨干中下 1/3 骨折

远位骨折片受腓肠肌牵拉向后倾斜移位，可损伤腘窝部血管和神经。非手术治疗难以复位固定。上述移位并非固定不变，骨折片因受各种外力的作用、肌群收缩和肢体重量及搬运等因素影响可发生各种不同方向的移位。但其固有的变位机制对手法复位和持续牵引治疗均有参考价值。

（二）临床表现

成人股骨干骨折多由强大暴力引起，内出血可达 $500 \sim 1000mL$，出血多时，可引起休克，应注意及时诊治。患肢剧烈疼痛、肿胀、成角、短缩、旋转畸形，髋及膝关节活动障碍，可出现假关节活动和骨擦音。股骨干下 1/3 骨折时，骨折远端因受到腓肠肌的牵拉而向后移位，有压迫或损伤腘动脉、腘静脉和腓神经、腓总神经的危险。

（三）辅助检查

1.X 线检查

包括髋、膝关节的股骨全长正、侧位 X 线片，可明确诊断并排除股骨颈骨折。

2.血管造影

如末梢循环障碍，应考虑血管损伤的可能，必要时做血管造影。

（四）治疗

在急诊处理时患肢可暂时用夹板固定。这样既利于减轻疼痛，又可防止软组织进一步损伤。治疗应尽可能达到较好的对位和对线，防止旋转和成角。

（五）护理要点

1.非手术治疗及术前护理

（1）心理护理：由于股骨干骨折多由强大的暴力所致，骨折时常伴有严重软组织损伤，大量出血、内脏损伤、颅脑损伤等可危及生命安全，患者多恐惧不安，应稳定患者的情绪，配合医生采取有效的抢救措施。

（2）饮食：高蛋白、高钙、富含维生素饮食，急症需手术者则禁食。

（3）体位：抬高患肢。

（4）保持牵引有效效能：不能随意增、减牵引重量，以免导致过度牵引或达不到牵引效果。小儿悬吊牵引时，牵引重量以能使臀部稍悬离床面为宜，且应适当约束躯干，防止牵引装置滑脱至膝下而压迫腓总神经。在牵引过程中，要定时测量肢体长度和进行床旁 X 线检查，了解牵引重量是否合适。

（5）指导、督促患者进行功能锻炼：

1）伤后 1～2 周内应练习患肢股四头肌等长收缩；同时被动活动髌骨（左右推动髌骨）；还应练习踝关节和足部其他小关节，乃至全身其他关节活动。

2）第 3 周健足踩床，双手撑床或吊架抬臀练习髋、膝关节活动，防止股间肌和膝关节粘连。

2.术后护理

（1）饮食：鼓励进食促进骨折愈合的饮食，如排骨汤、牛奶、鸡蛋等。

（2）体位：抬高患肢。

（3）功能锻炼：方法参见术前。

（六）健康指导

（1）体位：股骨中段以上骨折患者下床活动时，应始终保持患肢的外展位，以免因负重和内收肌的作用而发生继发性向外成角突起畸形。

（2）扶拐锻炼：由于股骨干骨折后的愈合及重塑时间延长，因此需较长时间扶拐锻炼。扶拐方法的正确与否与发生继发性畸形、再损伤，甚至臂丛神经损伤等有密切关系。因此，应教会患者正确使用双拐。

（3）拐杖是辅助步行的一种工具，常用的有前臂拐和腋拐。前臂拐轻便，使用方便，拐的把手位置可依患者上肢长短调节；腋拐靠腋下支撑，应用普遍。

用拐注意事项：

1）拐杖下端必须安装橡皮头，以免拐杖压在地上滑动而致不稳；拐杖上端的横梁上须垫软垫，以免使用时压迫腋下软组织。

2）腋拐高度：以患者直立时，拐从腋窝到地面并向身体两侧分开，橡皮头距足 20cm 为宜。过高，行走时拐杖将撑至腋下，引起疼痛不适，甚至难以行走；过低，则可发生驼背，感到疲劳。

3）单拐与双拐的选择与使用：腋拐可用单拐也可用双拐。单拐适用于因手术后恢复期患肢不能完全负重，而需借助单拐来增加健侧对整个身体重量的支持，大部分置于健侧。当一侧下肢完全不能负重时，必须使用双拐，这样可增加行走时的平衡，且省力。双腋拐使用方法：先将两拐同时稳放在两腿前方，然后提起健肢移到两拐的前方，再将两拐同时向前方移到健肢前方，如此反复，保持两拐及一健肢形成一个等边三角形。

4）防跌倒：患者初次下地时，应有护理人员在旁扶助，并及时给予帮助与鼓励，指导用拐，防止患者因不习惯而失去重心而跌倒及出现情绪低落。初次下地时间不可过长，以后逐渐延长下地时间。

（4）2～3 个月后行 X 线片复查：若骨折已骨性愈合，可酌情使用单拐而后弃拐行走。

二、股骨远端骨折

股骨远端骨折是指股骨下端 9cm 内的骨折,包括髁上和髁间骨折。易发生腘血管损伤,膝内、外翻畸形,关节粘连、僵直及继发骨关节炎等并发症。

(一)病因及发病机制

股骨远端骨结构主要是骨松质,骨密质甚薄。骨折后骨松质压缩形成骨缺损以及骨折端常有粉碎,这是骨折复位不稳定的主要原因。

(二)临床表现

1.全身症状

大多较股骨干骨折为轻,休克发生率为股骨干骨折的 $1/10 \sim 1/8$。

2.局部症状

(1)一般症状:主要表现为骨折局部之肿胀、疼痛及在股骨髁上部的环状压痛及传导叩痛。

(2)移位:表现为骨折远端侧向移位及膝端屈曲畸形。

(3)功能障碍:主要表现为患肢尤其是膝关节功能障碍。

(4)并发症:主要是有无伤及腘动脉或其他血管的表现。

(三)辅助检查

X 线检查可显示骨折及类型,涉及神经血管损伤者可行磁共振(MRI)或血管造影检查。

(四)治疗

1.保守治疗

一般采用骨牵引及石膏固定。

(1)骨牵引:与股骨干骨折牵引方法相似,因牵引力线偏低以放松腓肠肌而有利于复位。如胫骨结节牵引未达到理想对位,则改用股骨髁部牵引,使作用力直接作用到骨折端。如有手术可能者,则不宜在髁部牵引,以防引起感染。

(2)下肢石膏固定:牵引 $2 \sim 3$ 周后改用下肢石膏固定;2 周后换功能位石膏。拆石膏后加强膝关节功能锻炼,并可辅以理疗。

2.手术疗法

(1)开放复位:视手术目的不同可采取侧方或其他入路显示骨折断端,并对需要处理及观察的问题加以解决,包括血管神经伤的处理、嵌顿肌肉的松解等,而后将骨折断端在直视下加以对位及内固定。对复位后呈稳定型者,一般无须再行内固定术。

(2)固定:单纯复位者,仍按前法行屈曲位下肢石膏固定,$2 \sim 3$ 周后更换功能位石膏。对需内固定者可酌情选用 L 形钢板螺钉、Ender 钉或其他内固定物,然后外加石膏托保护 $2 \sim 3$ 周。

(五)观察要点

术后应加强血压、脉搏监测,及时排除尿潴留、输液过多等引起的血压升高的原因。对术前已经患有高血压或术后血压升高的患者,30 分钟测量血压、脉搏一次,并及时遵医嘱进行治疗。

（六）护理要点

1.术前护理

（1）心理护理：应及时做好解释工作，稳定患者情绪，悉心照顾患者，减轻、消除其恐惧心理，取得患者家属的配合。

（2）饮食护理：高龄患者胃肠功能减弱，食欲较差，根据患者情况制订合理的饮食。

（3）术前床上护理：术前训练患者床上利用头、双肘、健肢足底撑床用力抬起臀部，这样可以按摩背部、臀部，预防压疮，又方便放入气圈、便盆，训练床上排大小便。指导训练有效咳嗽，慢吸气，咳嗽时将腹肌收缩，腹壁内缩，1次吸气，连续咳3声，停止咳嗽，缩唇将余下的气体尽量呼出。反复几次，增加咳嗽效率。

2.专科护理

（1）一般护理：心电图、血压、血氧监测，吸氧，密切观察生命体征变化。

（2）预防术后并发症

①预防下肢深静脉血栓形成：术后听取患者的主诉，观察患肢肿胀程度、皮肤温度、颜色，及时发现病情变化，保持伤口引流通畅，避免局部血肿压迫血管，使血流变缓。术后早期进行患肢主动收缩，合理使用持续被动运动机伸屈关节，肌肉按摩，有利于血液回流。嘱咐患者进低脂、多纤维素食物，保持大便通畅，避免因排便困难造成的腹压增高影响下肢静脉血液回流。

②预防切口感染：术后密切观察切口敷料，保持敷料清洁干燥，引流管一般在术后48小时内拔除，遵医嘱应用抗生素，密切观察。

③预防肺部感染及压疮：保持病室环境清洁，空气新鲜，鼓励患者深呼吸，每2小时扣背1次，必要时雾化吸入，注意皮肤及床铺清洁，使用气垫床，骶尾部垫水囊，每4小时更换1次。教会患者自我调节方法，如挺腰法、抬臀法、自我按摩法等。

④防止假体脱落：术毕回病房搬运时，将患肢平放，保持外展中立位，防止内收外旋。做各种护理操作，应将整个患肢关节托起，不可单独抬动下肢，不宜过早过度屈伸髋关节。

⑤预防泌尿系统感染：定时清洗外阴、肛门、鼓励患者多饮水促进排泄，达到预防感染的目的。

⑥功能锻炼：早期锻炼可促进局部血液循环，避免肢体肿胀，肌肉萎缩，增进关节活动度，同时对改善全身机体功能状态和心理状态也有明显的效果。由于疼痛、牵引及担心活动时置换关节松动脱位，患者常不愿意活动肢体，必须正确指导消除其顾虑以配合锻炼。具体方法：术后第1日开始踝关节背伸、趾间关节屈伸活动，术后第2日陪护为患者做向心按摩，术后第3日床上股四头肌的舒缩活动，术后第3周可坐起行膝关节屈伸活动，但应避免屈髋大于90°，术后第4周扶拐活动，但避免患肢完全负重。

⑦康复训练：术后2~21天内，早期功能锻炼阶段，术后第2日鼓励患者做小腿和踝关节的自主活动，特别是患肢股四头肌的等长收缩，第3日可给予CPM机进行患肢肌肉及关节活动锻炼。术后2周拆线后指导患肢开始负重活动。

3.健康指导

嘱患者定期门诊复查，禁止盘腿位及交叉腿，适当控制体重，减少人工假体磨损，提高假体的使用寿命。

三、踝部骨折

踝部骨折是指构成踝关节的胫骨远端、腓骨远端和距骨所发生的骨折,包括内踝、外踝、后踝、前踝骨折。是最常见的关节内骨折,占全身骨折的5%,青壮年多见。多由间接暴力引起,大多数是在踝跖屈扭伤,力传导引起骨折,常合并韧带损伤。

(一)病因及发病机制

此种骨折多由间接暴力造成,如足于内翻或外翻位时负重,由高处坠落足在内翻、外翻或跖屈位着地。直接暴力引起的少见。

根据受伤时足的姿势和致伤方向及骨折部位可分为三型:

1. Ⅰ型

内翻内收型。受伤时,踝部极度内翻(即旋后)。首先外侧副韧带牵拉外踝,使腓骨下端在韧带联合水平以下撕脱。若暴力持续下去,距骨向内踝撞击,致使内踝发生骨折。

2. Ⅱ型

①外翻外展型:受伤时,踝关节极度外翻(即旋前)或被重物压于外踝,先是内侧副韧带牵拉内踝致撕脱骨折,暴力持续会使腓骨下端骨折,同时出现胫骨后唇(即后踝)骨折,造成三踝骨折;②内翻外旋型:伤力先造成外踝斜骨折,在韧带联合水平位,向上延伸,使胫骨后唇骨折,最后撕脱内踝,形成三踝骨折。

3. Ⅲ型

外翻外旋型。受伤使内踝撕脱骨折,接着造成下胫腓关节分离,腓骨发生斜骨折或粉碎骨折。

(二)临床表现

踝部疼痛,有肿胀、皮下出血斑和功能障碍。

(三)辅助检查

X线检查应拍摄踝关节正位、侧位和踝穴位片。

(四)治疗

踝关节既支持全身重量,又有较为灵活的活动。因此,踝部骨折的治疗既要保证踝关节的稳定性,又要保证踝关节活动的灵活性。这就要求踝部骨折后应尽量达到解剖对位,并较早地进行功能锻炼,使骨折愈合后能符合关节活动的力学要求。在治疗方法上,当闭合复位失败时,应及时考虑切开复位与内固定,从而恢复踝关节的稳定,并使踝穴结构能适应距骨活动的要求,避免术后发生关节疼痛。

(五)观察要点

观察患肢足背动脉搏动情况,以防足背动脉损伤导致缺血挛缩,影响患肢功能。及时倾听患者主诉,如果主诉疼痛剧烈,不能立即止痛,应先观察其疼痛的特点与创伤本身是否相符。有无进行性加重或持续性剧痛等。以防骨筋膜室内神经受压和缺血,导致患肢功能障碍。严密观察患肢情况,如发现肿胀,除及时遵医嘱给予脱水消肿外还必须抬高患肢,严格制动,使患肢肿胀减轻,避免皮肤产生张力性水疱加重患处软组织损伤。

（六）护理要点

1.非手术治疗及术前护理

（1）体位：因踝部骨折肿胀较甚，应抬高患侧小腿略高于心脏的位置，以利于肿胀消退。

（2）预防踝部压疮：踝部软组织少，在夹板或石膏固定前应在骨突处衬棉垫；行外固定后，应仔细倾听患者主诉，是否有骨折处以外的疼痛，以便及时发现异常。

（3）功能锻炼：早期功能锻炼，有促进功能恢复的作用，且对进入关节面的骨折端有"模造塑形"作用。骨折复位固定后即可做小腿肌肉收缩活动及足趾屈伸活动；3～4周后可做踝关节屈伸活动；去除外固定后，加强踝关节功能锻炼并逐渐负重行走。

2.术后护理

（1）体位：抬高患肢，稍高于心脏水平。

（2）功能锻炼：麻醉消退后，即对肿胀足背进行按摩，并鼓励患者主动活动足趾、踝背伸和膝关节伸屈等活动。双踝骨折从第2周开始，加大踝关节自主活动范围，并辅以被动活动。被动活动时，只能做背伸及跖屈活动，不能旋转及翻转，以免导致骨折不愈合；2周后可扶拐下地轻负重步行；三踝骨折对上述活动步骤可稍晚1周，以预防踝关节僵硬。

（七）健康指导

（1）饮食：宜高热量、高钙、维生素饮食，以利骨折修复。

（2）预防骨质疏松：对因踝部存在骨质疏松的骨折患者，每日到户外晒太阳1小时或补充鱼肝油滴剂或维生素D奶、酸奶等，以促进钙的吸收。

（3）继续功能锻炼：骨折愈合去固定后，可行踝关节旋转、斜坡练步、站立屈膝背伸和下蹲等自主操练，再逐步练习行走。

四、骨盆骨折

骨盆为环形结构，是由两侧的髂骨、耻骨、坐骨经Y形软骨融合而成的两块髋骨和一块骶尾骨，经前方耻骨联合和后方的骶髂关节构成的坚固骨环。骨盆骨折是指骨盆壁的一处或多处连续性中断。发病年龄呈两个高峰期：即20～40岁和65岁以后，发病率占全身骨折的1%～3%，其病死率在10%以上，是临床上较多见的骨折之一。

（一）病因及发病机制

常见的病因是创伤，如压砸、轧碾、撞挤和高处坠落等；其次是肌肉的撕脱伤。由于骨盆具有负重、保护盆腔内脏和传递人体力线的作用，因此严重的骨折不但会造成内脏损伤，而且对人体的负重会造成严重的影响。

（二）临床表现

1.疼痛

剧烈疼痛，在搬运或翻身时加重，髋关节活动也可引起疼痛。

2.肿胀与淤斑

常见于会阴部、腹股沟、臀部、腰部，这是合并腹膜后血肿的重要体征。

3.功能障碍

骨折后患者不能站立，床上翻身困难。

4.畸形

骨盆有旋转倾斜、下肢有短缩等畸形。

5.感觉运动障碍

因神经受到损伤所致。

(三)辅助检查

1.X线检查

X线检查是诊断骨盆骨折的主要手段,可显示骨折类型及移位情况。

2.CT检查

具有以下优点:

(1)能发现X线照片不能显示的骨折。

(2)能清楚地立体显示半侧骨盆移位情况。

(3)对髋臼骨折特别适用。

(4)对需行内固定的骨盆骨折,CT能准确显示复位情况、内固定位置是否恰当及骨折愈合进展情况。

3.B超检查

以了解腹腔及盆腔内脏器及大血管的情况。

(四)治疗

1.非手术治疗

(1)卧床休息:大多数骨盆骨折患者通过卧床休息数周可愈合。如单纯髂骨翼骨折患者,只需卧床至疼痛消失即可下床活动;稳定的耻骨支骨折及耻骨联合轻度分离者卧床休息至疼痛消失可逐步负重活动。

(2)牵引:牵引可解痉止痛、改善静脉回流、减少局部刺激、纠正畸形、固定肢体、促进骨折愈合,并方便护理。

(3)石膏外固定:一般用双侧短髋"人"字形石膏,固定时间为10~12周。

2.手术治疗

(1)骨盆骨折的外固定术。

(2)骨盆骨折的内固定。

(五)观察要点

1.入院后密切观察病情变化

严重骨盆骨折或合并其他脏器伤时,必须密切监测全身情况,如神志、脉搏、呼吸、血压、体温、尿量、甲床充盈时间,有无贫血征象等,化验血常规、血气分析等,必要时监测中心静脉压或肺动脉压。

2.并发症观察与护理

骨盆骨折可引起严重的并发症,而且常较骨折本身更为严重,是造成死亡的主要原因。

(1)腹膜后血肿:骨盆为松质骨,骨折后本身出血较多,其邻近有动脉及静脉丛,加之盆腔静脉丛多无静脉瓣阻挡回流,骨折后常引起广泛出血,出血量常达1000mL以上,积血沿腹膜后疏松结缔组织间隙蔓延到肾区或膈下,形成巨大腹膜后血肿,可引起腹痛、腹肌紧张,可抽出不凝血,观察可见腰背部淤斑,腹部叩诊呈浊实音,但无移动性浊音。如果合并损伤髂内、外动脉或股动脉,亦可引起盆腔内严重出血,导致休克,甚至因失血过多而迅速致死。因此要密切观察患者有无腹痛、腹胀、呕吐、肠鸣音的变化和有无腹膜刺激征等,必要时可做腹腔穿刺以明确诊断。严重的腹膜后血肿还可引起麻痹性肠梗阻,患者出现腹痛、呕吐、腹胀、不排气、不排便、肠鸣音消失,应常规禁食 2～3 天,必要时给予胃肠减压或肛管排气、甘油灌肠剂灌肠等。

(2)泌尿道损伤:观察有无血尿、尿道口滴血、排尿困难或无尿,以判断膀胱、尿道的损伤情况。如膀胱颈部或后壁破裂,尿液流入腹膜腔,可引起明显腹膜炎刺激征,导尿时膀胱内无尿;如前臂或两侧未被腹膜覆盖的部分破裂,尿液渗入膀胱周围,可引起腹膜外盆腔蜂窝织炎,患者还常伴有休克、下腹部疼痛等症状,直肠指诊有明显压痛,导尿时可有血性尿液;后尿道损伤时,因尿生殖膈限制,外渗尿液局限于膀胱周围;尿道球部破裂,外渗尿液可沿会阴浅筋膜至阴茎、阴囊和前腹壁;尿道断裂患者常表现有尿痛、尿道出血、排尿障碍、尿潴留和会阴部血肿,导尿往往不能成功。

(3)直肠及女性生殖道损伤:坐骨骨折可损伤直肠、肛管和女性生殖道,表现为大便带血、排便困难、腹膜刺激征,肛门指诊可以发现破裂口及骨折端,因此骨盆骨折必须检查肛门和会阴。

(4)腹腔内脏损伤:分为实质脏器和空腔脏器损伤,可表现为腹痛、腹膜刺激征,腹腔穿刺可抽出不凝血。

(5)神经损伤:神经损伤多为不全损伤,主要表现为某一神经分布区的痛觉障碍及运动障碍。

(六)护理要点

1.术前护理

(1)急救及一般处理:

1)患者入院后迅速建立有效的静脉通道,必要时 2 个或多个通道,输液通道应建立在上肢或颈部,不宜在下肢,以免液体不能有效进入血液循环。

2)迅速高流量给氧。

3)给予留置尿管。

4)注意保暖,提高室温或用棉被、毛毯,禁用热水袋,避免增加微循环氧耗。

(2)术前准备:

1)协助患者完善术前检查。

2)肠道准备:术前一天协助清洁肠道,予以甘油灌肠剂灌肠一次。术前 12 小时禁食禁水。

3)皮肤准备:协助患者清洁皮肤,更换干净病服。手术区域去除汗毛。

4)遵医嘱做好药敏试验、交叉配血等,提前备术中用药。

5)术前协助患者摘除饰品、义齿等,交予患者家属妥善保管。

(3)饮食护理:

1)伤后或术后常规禁食 48～72 小时,待排气后如无腹胀等症状,可进流食,逐步过渡到半流食直至普食。

2)宜进食高蛋白、富含维生素、高钙、高铁、粗纤维即果胶成分丰富的食物,以补充失血过多导致的营养失调。

3)食物应易消化,且根据受伤程度决定膳食种类,若合并有直肠损伤,则应酌情禁食。

(4)卧位:

1)不影响骨盆环完整的骨折,可取仰卧与侧卧交替,侧卧时健侧在下,严禁坐位,伤后1周可取半卧位。

2)影响骨盆环完整的骨折,伤后应平卧硬板床,并减少搬动,必须搬动时则应多人平托,以免引起疼痛、增加出血。

3)尽量使用防压疮垫,既能预防压疮,又能减少翻身次数。

(5)牵引护理:牵引可解痉止痛、改善静脉回流、减少局部刺激、纠正畸形、固定肢体、促进骨折愈合,并方便护理。

1)骨盆兜悬吊牵引:将兜带从后方包住骨盆,前方两侧各系一牵引绳,交叉至对侧上方滑轮上悬吊牵引;牵引重量以臀部抬离床面5cm为宜;在骨盆两侧的兜内置衬垫,预防压疮。

2)牵引方法:一般采用双侧或单侧下肢股骨髁上牵引或胫骨结节牵引。骨盆骨折中应用牵引治疗一般牵引重量较大,占体重的$1/7 \sim 1/5$,牵引时间较长,一般6周内不应减重,时间在$8 \sim 12$周。

(6)排便护理:

1)预防便秘,嘱患者多饮水(每日≥2500mL),按顺时针方向按摩腹部,促进肠蠕动,必要时服用缓泻剂;术前一天必须排出肠道内大便,促进肠蠕动,于术前当晚110mL甘油灌肠剂置肛排便一次,以利于手术操作和减轻术后腹胀;有直肠损伤者,应严格禁食或采用完全胃肠外营养,并遵医嘱应用抗生素预防感染,若行结肠造口术,注意保持造口周围皮肤清洁干燥,观察局部有无感染征象。

2)对疑有膀胱、尿道损伤患者,禁止自行排尿,以免加重尿液外渗;尿道不完全断裂,导尿成功后,应留置尿管$2 \sim 4$周,并妥善固定,预防瘢痕挛缩尿道狭窄;尿道大部分或完全断裂,经试插导尿管失败者,不可强行再插,应行膀胱造瘘及尿道会师术。a.术后患者常有血尿,产生的血凝块易堵塞引流管,可用生理盐水或1:5000呋喃西林液维持滴入,冲洗速度根据尿液颜色而定,一般术后3天内滴速较快,冲洗液量每日可达$3000 \sim 4000$mL,以后逐渐减慢滴速,至尿液澄清可改为每日冲洗2次,每次200mL左右,冲洗前应先放尿。b.造瘘管留置$1 \sim 2$周,保持引流管通畅,防止扭曲或打折;拔管前先夹管,观察能否自行排尿,如排尿困难或切口处有漏尿则延期拔管。c.术后留置尿管$2 \sim 3$周,待尿道破裂处愈合后拔除尿管;由于断裂处瘢痕收缩,易形成尿道狭窄,需要定期进行尿道扩张术。d.保持造瘘口周围皮肤清洁、干燥,切口周围分泌物较多或敷料浸湿时应及时更换敷料。

(7)心理护理:

1)骨盆骨折多为高能量损伤,患者伤势较重,易产生恐惧、焦虑心理,应给予心理护理,耐心听取患者的倾诉,理解、同情患者的感受,并共同分析恐惧产生的原因,尽可能消除其相关因素,同时以娴熟的抢救技术控制病情发展,减轻患者的恐惧及焦虑心理。

2)向患者耐心详细地介绍特殊检查、治疗、手术的程序及配合要点,对疾病的预后多给予明确、有效和积极的信息;让治疗效果较满意患者向其介绍经验,增强患者自信心。

2.术后护理

(1)伤口:注意观察伤口渗血情况和伤口引流情况,保持引流管通畅,及时引流出伤口积血,预防伤口感染。

(2)体位:术后平卧6小时,以后每2~3小时更换一次体位,尽量减少大幅度搬动患者,以防止内固定断裂、脱落;平卧和健侧卧位交替更换,也可使用聚合酯垫,预防压疮。

(3)预防感染:术后遵医嘱合理应用抗生素,一般5~7天;抗生素应足量使用,依照药物半衰期严格按时给药,保证有效的血药浓度;发现体温升高,及时报告医生,妥善处理,定期复查血象和红细胞沉降率,警惕感染发生。

(4)神经损伤的观察:坐骨神经损伤常表现为腘绳肌、踝背屈肌不能收缩及支配区痛觉迟钝;闭孔神经损伤表现为股内收肌麻痹及大腿内侧不规则痛觉减退。骶神经损伤表现为膀胱功能障碍及阳痿等。

(5)饮食:术后常规禁食2~3天,待排气后,开始进食清淡、易消化半流食,每日4~5餐,逐步过渡到普通饮食;指导患者多吃含粗纤维较多的蔬菜、果胶成分丰富的水果,预防便秘。

(6)心理护理:因术后卧床时间长,患者易产生厌烦情绪,应多开导,并取得家属的支持,共同为患者制订比较周密的康复计划并督促实施,适时鼓励,提高患者治疗的积极性。

(7)功能锻炼:

1)不影响骨盆环完整的骨折:a.单纯一处骨折,无合并伤,又不需复位者,卧床休息,仰卧与侧卧交替(健侧在下),早期可在床上做上肢伸展运动、下肢肌肉收缩以及足踝活动;b.伤后1周后练习半卧及坐位,并做髋关节、膝关节的伸屈运动;c.伤后2~3周,如全身情况尚好,可下床站立并缓慢行走,逐渐加大活动量;d.伤后3~4周,不限制活动,练习正常行走及下蹲。

2)影响骨盆环完整的骨折:a.伤后无并发症者,卧硬板床休息,并进行上肢活动;b.伤后第2周开始半坐位,进行下肢肌肉收缩锻炼,如股四头肌收缩、踝关节背伸和跖屈、足趾伸屈等活动;c.伤后第3周在床上进行髋、膝关节的活动,由CPM机被动锻炼逐渐过渡到主动锻炼;d.伤后第6~8周(即骨折临床愈合),练习扶拐行走;e.伤后第12周逐渐锻炼弃拐负重步行。

3)有腰骶或坐骨神经损伤的骨折:及早鼓励并指导患者做肌肉锻炼,定时按摩、理疗,促进局部血液循环,防止失用性肌萎缩及足下垂,保持踝关节功能位,防止跟腱挛缩畸形。

(七)健康指导

(1)对于轻症无移位骨折的患者,要告知患者卧床休息的重要性,禁止早期下床活动,防止骨折发生移位。

(2)对于耻骨联合分离而要求回家休养患者,应告知禁止侧卧,教会其家属如何正确使用骨盆兜,以及皮肤护理、会阴清洁的方法,预防压疮和泌尿系感染。

(3)嘱患者出院后1个月、3个月定期复查,检查内固定有无移位及骨折愈合等情况。

(4)根据具体情况,正确进行功能锻炼。

(5)生活规律,合理安排饮食;保持心情愉快和充足睡眠;提高免疫力,促进骨折愈合。

第三节　肩关节脱位

肩关节脱位由直接和间接暴力所致,占全身关节脱位的 40% 以上,且多发生于青壮年,男性多于女性。分前脱位、后脱位,以前者较多见。肩关节前脱位以间接暴力引起者最多见,有传导暴力和杠杆暴力两种。因脱位后肱骨头所在的位置不同,又分为肩胛盂下脱位、喙突下脱位和锁骨下脱位。

一、病情评估

(一)病史
(1)评估患者受伤的原因、时间;受伤的姿势;外力的方式、性质;骨折的轻重程度。
(2)评估患者受伤时的身体状况及病情发展情况。

(二)身体状况评估
(1)评估患者全身情况:评估意识、体温、脉搏、呼吸、血压等情况。观察有无休克和其他损伤。
(2)评估患者局部情况:局部有无肿胀、左肩畸形、肩峰异常突起。
(3)评估牵引、石膏固定或夹板固定是否有效,石膏变形或断裂,夹板或石膏固定的松紧度是否适宜等情况。
(4)评估患者自理能力、患肢活动范围及功能锻炼情况。

二、临床特点
(1)患肩疼痛、肿胀、活动障碍,肩部失去原有圆隆曲线,呈方肩畸形。肩胛盂处有空虚感,有时伴有血管神经损伤。
(2)杜佳斯征(Dugas 征)阳性:将患侧肘部紧胸壁时,手掌不能搭到健侧肩部;将手掌搭在健侧肩部时,肘部无法贴近胸壁,称 Dugas 征阳性。

三、辅助检查

X 线征象按肱骨头分离的程度和方向,分为以下几型:
(1)肩关节半脱位:关节间隙上宽下窄。肱骨头下移,尚有一半的肱骨头对向肩盂。
(2)肩关节前脱位:最多见。其中以喙突下脱位尤为常见。正位片可见肱骨头与肩盂和肩胛颈重叠,位于喙突下 0.5~1.0cm 处。肱骨头呈外旋位,肱骨干轻度外展。肱骨头锁骨下脱位和盂下脱位较少见。
(3)肩关节后脱位:少见。值得注意的是正位片肱骨头与肩盂的对位关系尚好,关节间隙存在,极易漏诊。只有在侧位片或腋位片才能显示肱骨头向后脱出,位于肩盂后方。

四、护理措施

（一）常规护理

1.心理护理

给予患者生活上的照顾,及时解决患者的困难,给患者精神安慰,减轻紧张心理。

2.活动指导

（1）抬高患肢,以利于静脉回流,减轻肿胀。

（2）指导患者进行正确的功能锻炼。

（3）协助医生及时复位,并向患者讲述复位后固定的重要性,防止习惯性脱位。

（二）病情观察

（1）石膏固定者,观察末梢血液循环情况,肢端出现肿胀、麻木、皮肤青紫、皮温降低及疼痛,说明有血液循环障碍,应报告医生及时处理。

（2）牵引患者应观察是否为有效牵引,有无压迫神经的症状,保持患肢的功能位。

（三）疼痛的护理

（1）疼痛时给止痛剂,局部早期可冷敷,超过 24 小时局部热敷以减轻肌肉痉挛引起的疼痛。

（2）抬高患肢,保持功能位,以利于消除肿胀。

（3）指导患者早期进行功能锻炼。

五、康复与健康指导

为了促进关节功能的早日恢复,防止关节功能障碍,避免发生再脱位,在关节脱位复位数日后,就要开始适当的关节周围肌肉的收缩活动和其他关节的主动运动。

第四节　髋关节脱位

髋关节脱位多由强大暴力所致,患者多为青壮年。根据脱位后股骨头的位置可分为前脱位、后脱位和中心脱位三种类型,以后脱位最常见。由于髋关节周围有强大的肌肉,因此,只有强大的暴力才会引起髋关节脱位。髋关节后脱位多由间接暴力引起;髋关节前脱位则以外力杠杆作用为主,前脱位偶尔能引起股动、静脉循环障碍或伤及股神经;中心型脱位则由外侧暴力作用于大粗隆或下肢呈外展屈曲姿势作用于膝部而致脱位。患者的预后与伤情、是否及时处理密切相关。

一、病因及发病机制

（一）遗传因素

有学者认为先天性髋关节脱位是一种单基因或多基因的遗传性疾病。

（二）原发性髋臼发育不良及关节囊、韧带松弛

是先天性髋关节脱位的主要发病原因。典型患儿,在胎儿期及出生后只有髋臼浅平、臼顶部发育不良、关节囊松弛等改变。随着年龄的增加,一部分患儿发展成为完全髋关节脱位。因此有学者认为髋臼发育不良、关节松弛是先天性、原发性改变,而髋关节脱位则是继发性改变,为髋臼发育不良的后果。

（三）机械因素

髋关节正常发育的前提是髋臼的正常发育,髋臼与股骨头保持良好的正常解剖关系。近年来,人们已开始注意到,胎儿在子宫内由于胎位异常或承受不正常的机械压力,可能改变甚至破坏了髋关节正常解剖关系,继而发生髋关节脱位。如臀位产的患儿先天性髋关节脱位的发病率高。

二、临床表现

（一）后脱位

(1)髋关节在屈曲内收位受伤史。

(2)髋关节疼痛,活动障碍等。

(3)脱位的特有体征:髋关节弹性固定于屈曲、内收、内旋位,足尖触及健侧足背,患肢外观变短。腹沟部关节空虚,髂骨后可摸到隆起的股骨头。大转子上移,高出髂坐线。

(4)有时并发坐骨神经损伤,髋臼后上缘骨折。晚期可并发股骨头坏死。

（二）前脱位

髋关节呈屈曲、外展、外旋畸形,患肢很少短缩,大粗隆亦突出,但不如后脱位时明显,可位于髂坐线之下,在闭孔前可摸到股骨头。

（三）中心脱位

畸形不明显,脱位严重者可出现患肢缩短,下肢内旋内收,大转子隐而不现,髋关节活动障碍。临床上往往需经 X 线检查后,方能确定诊断。常合并髋臼骨折,可有坐骨神经及盆腔内脏器损伤,晚期可并发创伤性关节炎。

三、辅助检查

X 线正侧位及斜位片可证实诊断,并显示有无合并骨折。近年来,CT 诊断逐渐用于髋部损伤,使诊断水平得以提高。

四、治疗

新鲜髋关节脱位在麻醉下手法整复,复位后下肢皮套牵引 3 周,3 个月内不负重行走,以避免股骨头坏死的发生,手法复位多次未能整复者,宜早期开放复位。

五、观察要点

(1)石膏托固定的患者,应抬高患肢,注意观察患肢末梢循环情况,定时按摩,防止压疮的发生。

（2）手术切开复位术后，注意观察患者的出血情况。有些髋关节脱位患者切开复位的同时还需要进行螺丝钉、钢针骨折内固定，手术比较大，术后应密切观察生命体征变化，尽早发现出血征象，及时处理。

六、护理要点

（一）非手术治疗及术前护理

1.心理护理

患者意外致伤，常常自责，顾虑预后，易产生焦虑。应给予耐心开导，介绍治疗方法，并给予悉心照顾，以减轻或消除心理问题。

2.牵引护理

（1）单纯髋关节前、后脱位：手法复位后，可用皮肤牵引固定 3～4 周，其中后脱位于轻度外展，前脱位于内收、内旋、伸直位。

（2）髋关节中心型脱位：股骨头突入盆腔明显者，在大粗隆侧方和股骨髁上纵向骨牵引同时进行，将患肢外展，做大牵引量骨牵引，争取 3 天内达到满意复位。髋臼粉碎骨折但股骨头未突入盆腔者，则在牵引下早期活动，以期用股骨头模造出适宜的髋臼，牵引持续 10～12 周。

3.功能康复

（1）复位后在皮牵引固定下行双上肢及患肢踝关节的活动。

（2）3 天后进行抬臀练习。

（3）单纯髋关节前、后脱位，去除皮牵引后，用双拐练习步行。但 2～3 个月内患肢不负重，以免缺血的股骨头因受压而塌陷；中心型脱位，肢体完全负重宜在 4～6 个月后。

（二）术后护理

（1）若伤口渗血过多，应及时更换敷料，保持干燥。

（2）伴有骨折的患者，维持股骨髁上牵引，外展中立位 6～8 周。

（3）伴有神经、血管损伤的患者，要经常观察血运、感觉、运动恢复情况。

七、健康指导

（1）休息、饮食：保持患肩制动 4 周，注意补充维生素。

（2）功能锻炼：固定期间进行前臂屈伸、手指抓捏练习；4 周后去除外固定，逐步活动肩关节。

（3）随诊：术后 4 周拍 X 线片复查。

（4）每半年复查 X 线片，至少观察 5 年以上，预防创伤后股骨头坏死。

第五节　血管损伤

四肢血管损伤是骨科临床常见的一种创伤。四肢血管损伤,不仅只在战时发生,在现代工农业迅速发展,交通运输繁忙,社会生活节奏加快的时期,四肢血管损伤亦较多见,并且有上升趋势。

四肢血管的损伤,尤其是主要的、大的血管损伤,可以导致大量出血甚至失血性休克,如抢救不及时,可危及生命。肢体由于缺血可出现坏死或功能障碍。四肢血管损伤常为动静脉同时损伤,常是四肢复合性损伤的伴发损伤。因此在处理四肢骨、关节、肌肉、神经等损伤时,应高度注意有无血管损伤,并及时诊断处理。

一、病因及发病机制

任何直接或间接暴力均可引起开放性或闭合性血管损伤,动脉损伤的机制和分类如下。

(一)直接损伤

直接损伤分为锐性及钝性损伤两类。

1.锐性损伤

锐性损伤是由尖锐武器或物件引起,约占70%。包括:①切割伤、刺伤、子弹和弹片伤;②医源伤:注射、插管造影、腔内治疗和手术等。这类损伤都伴有皮肤伤口和伤道,称为开放性或穿透性血管损伤。

2.钝性伤

钝性损伤并无皮肤伤口,故称为闭合性血管损伤。包括:①挫伤;②挤压伤(骨折、关节脱位);③缩窄伤(绷带、止血带、石膏、橡皮筋)。钝性血管损伤时血管外膜常保持完整而无出血征象使之易于漏诊,特别在合并骨折或关节脱位时,因肢体肿胀和功能障碍构成主征而忽略了动脉损伤的存在。

(二)间接损伤

(1)动脉痉挛(节段性、弥散性)。

(2)过度伸展性撕裂伤。

(3)过力性损伤。

(4)疾驰减速伤降主动脉。

(三)损伤后遗病变

(1)动、静脉血栓形成。

(2)损伤性动脉瘤。

(3)损伤性动静脉瘘。

1.血管壁切割、部分撕裂或穿孔伤

多由锐性损伤所致,偶见于闭合性损伤中,如骨折断端刺破附近血管而形成。血管壁部分损伤的主要特征是血管伤口发生持续或反复性出血。如发生在胸腔或腹腔,往往出现严重休

克。如在肢体,可在皮下及肌间隙出现膨胀性血肿,血块可堵塞血管破口使出血停止,血管腔保持通畅,故远端肢体不一定产生缺血征象。

2.血管壁完全断裂

此时两断端血管退缩于周围软组织中,又因血管断端环行肌层的收缩及血凝块形成而可使断端管腔闭合,出血停止。此时远端血管床血流减少、血流缓慢或中断,可引起血栓形成和蔓延,从而加剧肢端组织缺血。

3.血管内膜挫伤或断裂

不同程度的钝性暴力可引起不同程度的血管壁层挫伤。轻度者可导致局限性内膜挫伤,但可进而引起血栓形成。中度或重度钝性暴力可引起内膜撕裂、壁层血肿以及内膜、中层断裂,以致发生内膜卷曲和血栓形成,导致远端组织严重缺血。

4.损伤性动脉瘤及动静脉瘘

当动脉切割或撕裂伤形成血管周围血肿时,如动脉血流仍与血肿互相沟通,血流通过动脉裂孔进出于血肿内腔,其中残余血块逐渐被液化和吸收,血肿周围逐渐被增生的纤维组织所包绕,如此便形成了损伤性动脉瘤,形成时间一般需 6～8 周。当伴行动脉及静脉同时受到损伤时,动脉血液即流入低压的静脉腔内,遂形成了损伤性动静脉瘘。有时损伤性动脉瘤及动静脉瘘可合并存在。

二、临床表现

(一)开放性损伤

临床上动脉血管损伤后常有以下表现:

(1)损伤局部鲜红血液呈搏动性外溢,其远端肢体或组织很快出现血运不良。

(2)损伤局部血肿呈搏动性快速增大。

(3)胸腹部穿通伤后,血压很快下降至休克状态,经快速输血 1500mL 仍不能纠正休克时,除考虑该部位脏器损伤外,同时考虑有大血管损伤可能,要及时在抗休克同时进行手术探查。

(二)闭合性损伤

关节脱位、闭合性骨折、肢体受自体或外界重物挤压,均可使附近血管损伤出现以下征象:

(1)损伤平面以远端出现脉搏减弱或消失、皮温下降、皮肤苍白或出现花斑。

(2)损伤平面以远端肢体麻木、触觉减退或麻痹。

(3)损伤平面附近及远端逐渐或快速肿胀,剧烈疼痛。

(4)血管损伤部位或附近早期有时可闻及血管杂音。

三、辅助检查

(一)X 线检查

·关节脱位及骨折时,行 X 线检查,可根据脱位或骨折征象了解血管损伤的部位。

(二)多普勒血管超声探测仪检查

主要检测血管通畅程度,以了解血管是否有损伤。

（三）血管造影

较少用，仅在病情发展慢、其他检查难以确诊时可考虑采用。

四、治疗

（一）急救止血

使用敷料填塞加压包扎法等。

（二）抗休克

迅速输血补液，扩充有效循环血量。

（三）手术探查和血管重建术

充分暴露伤道和损伤血管，便于清创和控制血管出血，检查邻近气管有无损伤。

（四）抗感染

有伤口污染者应用有效抗生素。

五、观察要点

观察患肢有无皮肤苍白、指腹萎陷、皮温降低、毛细血管充盈时间延长、肢体残端搏动减弱及消失。一旦发生血管危象，应立即松开绷带敷料。若1~2小时未见好转，立即行手术探查。

六、护理要点

（一）术前护理

（1）迅速以无菌敷料加压包扎肢体残端，如有搏动性出血应使用止血带，减少出血量，每小时放松5分钟，以防止肢体缺血坏死。加强对脉搏、呼吸、血压、神志、尿量等全身情况的观察。迅速开放静脉通路做好抗休克准备，及时补充血容量，完成术前准备工作，包括皮肤准备、配血型、麻醉前用药、留置导尿及有关化验等。

（2）针对性做好解释工作，鼓励患者面对现实，并说明通过治疗和康复锻炼，术后患肢哪些功能将得到恢复，以树立患者的信心，使之配合治疗。

（二）术后护理

（1）抬高患肢超过心脏平面，辅以手法按摩和适量的被动活动，促进静脉回流；检查肢体有无受压。及时松解过紧的包扎，观察有无水疱、血肿等现象；同时配以高压氧、能量合剂及舒筋活血的中草药，缓解肢体缺氧和创伤反应。

（2）护理操作动作轻柔，抬高肢体并制动，必要时遵医嘱使用镇痛剂以减轻疼痛，注意肢体保暖，使用烤灯时注意灯距为30~40cm，防止烫伤；禁止吸烟，可适当使用血管舒张剂和抗凝血药物。

（3）患者住院期间应避免或减少感染，早期使用广谱抗生素，加强体温动态监测，鼓励患者进食高热量、高蛋白食物，增加抵抗力，术后对渗出物做细菌培养和药敏试验，合理选择和应用抗生素。

（4）高位截瘫或缺血时间延长的术后应特别注意全身情况变化，重点观察患者尿量、血钾、尿素氮、血 pH 值等,及时纠正水、电解质和酸碱平衡,观察神志、呼吸的变化,以防尿毒症发生。

(三)健康指导

1.早期(术后 2 周内)

预防感染,促进软组织愈合,多做深呼吸和健侧肢体活动,绝对卧床休息,禁止主动及被动吸烟。

2.中期(术后 4~6 周)

防止关节僵硬、肌肉萎缩和神经肌腱的粘连,主动活动为主。

3.后期(术后 6 周以后)

促进神经功能的恢复,主动和被动活动各关节,局部可用磁疗、超短波理疗等方法。

第六节 周围神经损伤

周围神经损伤,平时、战时均常见。根据第二次世界大战的战伤统计,四肢神经损伤占外伤总数的 10%,在火器伤骨折中约 60% 合并神经损伤。周围神经损伤多发生于尺神经、正中神经、桡神经、坐骨神经和腓总神经等。

一、分类

(一)Seddon 分类

1.神经失用

神经受伤轻微,常见于神经轻度挫伤、轻度牵拉伤、轻度短时间压迫、火器伤冲击波震荡等。神经轴突和鞘膜完整,神经可发生节段性脱髓鞘改变,但不发生轴突变性。其特征为:暂时传导功能丧失,以运动麻痹为主,感觉功能部分丧失,电生理反应正常。大多在数日内自动恢复。

2.轴突断裂

神经受伤较重,多见于挤压伤、骨折脱位压迫伤、较轻的牵拉伤、药物刺激或较轻的缺血损伤。神经轴突中断,但神经内膜仍保持完整,损伤的远侧端可发生变性。其特征为:神经完全性损伤,但近端再生轴突,可沿原来远端神经内膜管长至终末器官,因此可自行恢复。

3.神经断裂

神经损伤严重,可发生完全断裂或不完全断裂。多见于开放伤、暴力牵拉伤、严重缺血性损伤及化学性损伤。断裂远端发生变性。完全断裂者,其特征为:运动、感觉完全丧失;不完全断裂者为不完全性瘫痪,早期可有完全性瘫痪症状,数日后部分恢复;神经断裂,必须修复神经,才能恢复功能。

(二)Sunderland 分类

Ⅰ度:同上述 Seddon 神经失用。

Ⅱ度:同上述 Seddon 轴突中断。

Ⅲ度:神经轴突、髓鞘、神经内膜损伤,但神经束膜完整、正常。

Ⅳ度:神经轴突、神经内膜、神经束及束膜均损伤断裂,仅神经外膜连续性存在。

Ⅴ度:同 Seddon 神经断裂。神经干完全损伤断裂,失去连续性。

(三)Mackinnon-Dellon 分类

1988 年 Mackinnon 和 Dellon 提出了一条神经干可存在混合性损伤,即一条神经干有不完全性断裂,同时又有不同程度的损伤(即 Sunderland Ⅰ～Ⅳ度损伤)及部分完全断裂,将其归类为Ⅵ度损伤。

二、护 理 评 估

(一)收集资料

1.开放性损伤

(1)锐器伤:如刺刀、玻璃等割伤,多发生在手部、腕部和肘部,造成指神经、正中神经或尺神经完全或不完全断裂。

(2)撕裂伤:钝器损伤如机器绞伤等,造成神经断裂甚至神经缺损,伤口多不整齐,软组织损伤较重。

(3)火器伤:枪弹伤或弹片伤,常合并开放性骨折等。高速弹片造成广泛的软组织损伤,易伤及神经。

2.闭合性损伤

(1)牵拉伤:神经的弹性有限,超限度牵拉可引起神经损伤。肩关节、髋关节脱位和长骨骨折均可造成臂丛神经牵拉性损伤。

(2)挫伤:钝性暴力的打击,骨折脱位移位,均可引起神经挫伤,表现为完全性神经损伤,但可自行恢复。

(3)压迫挤压伤:骨折脱位压迫挤压神经致伤,尖锐的骨断端致神经断裂伤。小夹板、石膏压迫神经;昏迷或全麻时床边或手术台缘等,也可造成神经压迫伤。

3.物理性损伤

包括电击伤、放射性损伤及冷冻伤性神经损伤。

4.缺血性损伤

见于小夹板或石膏包扎过紧、止血带缚扎过久,血管主干断裂或血管栓塞,肌肉缺血坏死挛缩的同时神经缺血损伤。多见于前臂正中神经、尺神经、胫神经及腓总神经等。

(二)护理评估与判断

1.伤部检查

检查有无伤口。有伤口时应检查其范围和深度、软组织损伤情况以及有无感染。查明枪弹盲管伤(非贯通伤)或贯通伤的径路,有无骨折及脱位。如伤口已经愈合,将观察瘢痕情况和有无动脉瘤、动静脉瘘形成等。

2.受损体征

如桡神经伤后出现腕下垂;尺神经伤后有爪状指,即第 4、5 指的掌指关节过伸、指间关节屈曲;正中神经伤后出现"猿手"畸形,即鱼际肌瘫痪,拇指与其他诸指平行处于内收位;腓总神经伤后出现足下垂等。

3.运动功能检查

根据肌肉瘫痪程度判断神经损伤情况,一般采用6级法区分肌力。

M0级:无肌肉收缩。

M1级:肌肉稍有收缩。

M2级:关节有动作,在不对抗地心引力的方向,能主动向一定方向活动,该关节达到完全的动度。

M3级:在对抗地心引力的情况下,达到关节完全动度,但不能对抗阻力。

M4级:能对抗一定阻力达到关节完全动度,但肌力较健侧差。

M5级:正常。能对抗强阻力达到关节完全动度。

4.感觉功能检查

(1)神经的感觉纤维在皮肤上有一定的分布区,用以检查感觉减退或消失的范围,以判断为何神经损伤。

(2)相邻的感觉神经分布区有重叠支配现象,神经损伤后数日内感觉消失范围逐渐缩小,但并不能说明神经已有恢复,而是邻近神经的代替功能有限度地扩大。最后只有该神经单独的分布区无任何感觉恢复。

(3)检查时可与健侧皮肤对比。实体觉与浅触觉为精细感觉,痛觉与深触觉为粗感觉,神经修复后,粗感觉的恢复较早也较好。

(4)一般只检查痛觉及触觉即可。

(5)检查手指的精细感觉时,应做两点区别试验及取物试验。并闭目用手触摸辨识物体,触觉不良时,不易做到。

(6)感觉功能评定标准:S_0级:完全无感觉;S_1级:深痛觉存在;S_2级:有痛觉及部分触觉;S_{2+}级:痛觉和触觉存在,但有感觉过敏;S_3级:痛觉和触觉完全;S_{3+}级:痛觉、触觉完全,且有两点辨别觉,但距离较大(7~11mm);S_4级:感觉完全正常,构点辨别觉<6mm,实体觉存在。

5.反射

根据神经的受损情况,可出现深反射减退或消失。常用的深反射以及相应的神经脊髓节段如下:肱二头肌腱反射为肌皮神经、C_6;肱三头肌肌腱反射为桡神经、C_7;桡骨膜反射为$C_{7~8}$;尺骨膜反射为$C_8 \sim T_1$;膝腱反射为股神经、$L_{2~3}$;跟腱反射为颈神经、S_1。

6.营养改变

神经损伤后,自主神经功能障碍表现为其支配区皮肤温度低、无汗、光滑、萎缩,指甲起峭,呈爪状弯曲。坐骨神经损伤后,易发生足底压迫性溃疡及冻伤。无汗或少汗区一般与感觉消失的范围相符合。

7.神经干叩击试验(Tinel征)

神经损伤后或损伤神经修复后,在相应平面轻叩神经,其分布区会出现放射痛和过电感,这是神经轴突再生较髓鞘再生快,神经轴突外露,被叩击时出现的过敏现象。

三、护理措施

(一)非手术治疗与护理

非手术治疗适用于不需手术或暂时不宜手术的周围神经损伤及神经修复术后者。

1.目的

为神经和肢体功能的恢复创造条件,防止肌肉萎缩、纤维化和关节僵硬,促进神经再生。

2.方法

(1)解除压迫因素:骨折端的压迫,肢体骨折引起的神经损伤,应采用非手术疗法,将骨折手法复位固定,解除骨折端对神经的压迫。有的神经嵌入骨折断端间,如肱骨中下段骨折合并桡神经伤,应行手术探查,避免复位时挫断神经。

(2)防止瘫痪肌肉过度牵拉造成神经损伤:如桡神经瘫痪使用悬吊弹簧夹板,足下垂用防下垂支架时,适当将瘫痪肌肉保持在松弛位置。

(3)保持关节活动度:可预防因肌肉失去平衡而引起畸形,如腓总神经损伤足下垂可引起跖屈畸形,尺神经瘫痪引起爪状指畸形。应进行被动活动,锻炼关节活动度,4～5 次/天。

(4)保持肌张力:用电刺激、激光等方法保持肌肉张力,减轻肌肉萎缩,防止肌肉纤维化。

(5)体育疗法:可使用体育器材及体育运动方法,进行功能锻炼,防止肌肉萎缩,促进神经功能恢复。

(6)保护伤肢:避免烫伤、冻伤、压伤及其他损伤。

(7)应用神经营养药物:促进神经轴突生长。

(二)手术治疗与护理

手术治疗原则上愈早愈好。最佳修复时间是 1～3 个月内。晚期修复也可以取得一定的疗效。

1.神经松解术

神经被骨折端或骨折移位压迫,神经嵌入骨折断端间时;神经受压过久,周围有瘢痕形成,不仅要解除骨折端压迫,还要做神经松解术;神经周围创伤或感染,有瘢痕形成或粘连时,也需做神经松解术。

2.神经缝合术

可分为神经外膜缝合,神经束膜缝合和神经外膜、束膜联合缝合法。神经束膜缝合法,如能达到神经功能束对接,将会提高修复效果。

3.神经移位术及神经移植术

如缺损过大,用游离神经和屈曲关节等方法仍不能达到无张力的吻合,行神经移位术和神经移植术。

第七节　颈椎损伤

颈椎损伤包括颈椎脱位与骨折、颈脊髓损伤。

一、颈椎损伤分类

(一)颈椎脱位与骨折

有关颈椎脱位与骨折的分类法较多,但多有一定局限性。为了治疗上的需要,颈椎脱位与骨折按解剖部位和损伤机制两种方法进行分类。

1.根据解剖部位分类

(1)寰枕脱位:寰枕前脱位,寰枕后脱位。

(2)单纯寰椎骨折:寰椎后弓骨折,寰椎前弓骨折,寰椎前后弓骨折(Jefferson 骨折),侧块压缩性骨折。

(3)寰枢椎脱位:寰枢前脱位、后脱位及旋转脱位。

(4)枢椎骨折脱位:合并齿突骨折的寰枢前脱位,枢椎椎弓骨折(Hangman 骨折)。

(5)低位颈椎骨折脱位($C_{3\sim7}$):①后结构损伤:单侧小关节脱位,双侧小关节脱位,双侧小关节绞锁,关节突骨折,棘突骨折,椎板骨折;②前结构损伤:椎体压缩骨折(无脱位),椎体压缩骨折合并脱位,撕脱骨折;③椎间隙骨折(滑脱);④侧方结构损伤:如侧方结构骨折。

(6)火器性损伤。

2.根据损伤机制分类

(1)屈曲暴力:过屈性扭伤(向前半脱位),双侧小关节半脱位,单纯楔形骨折,屈曲状骨折(椎体前角大块三角形撕脱骨折),棘突撕脱骨折(多在 $C_6\sim T_1$)。

(2)屈曲旋转暴力:如单侧小关节脱位。

(3)伸展旋转暴力:单侧关节突关节骨折。

(4)垂直压缩暴力:寰椎爆裂性骨折(Jefferson 骨折),其他椎体爆裂骨折。

(5)过伸性脱位:过伸性脱位,寰椎前弓撕脱骨折,枢椎椎弓骨折。

(二)颈脊髓损伤分类

脊髓损伤从损伤的程度可分为完全和不完全两种类型。

1.完全型颈脊髓损伤

完全型脊髓损伤后,在损伤平面以下的运动、感觉、反射及括约肌和自主神经功能受到损害。

(1)感觉障碍:损伤平面以下的痛觉、温度觉、触觉及本体觉减弱或消失。

(2)运动障碍:脊髓休克期,脊髓损伤节段以下表现为软瘫,反射消失。休克期过后,若是脊髓横断伤,则出现上运动神经源性瘫痪,肌张力增高,腱反射亢进,出现髌阵挛和踝阵挛及病理反射。

(3)括约肌功能障碍:脊髓休克期表现为尿潴留,系膀胱逼尿肌麻痹形成无张力性膀胱所致。休克期过后,若脊髓损伤在脊髓平面以上,可形成自动反射膀胱,残余尿量少于 100mL 时,不会随意排尿。若脊髓损伤平面在圆锥部,脊髓或脊神经根损伤,则出现尿失禁,膀胱的排空需通过增加腹压(用于挤压腹部)或用导尿管来排空尿液。大便也同样出现便秘和失禁。

2.不完全型颈脊髓损伤

不完全型损伤平面远侧脊髓运动或感觉仍有部分保存时称之为不完全性脊髓损伤。临床上有以下几型。

(1)脊髓前部损伤:表现为损伤平面以下的自主运动和痛觉消失。由于脊髓后柱无损伤,伤者的触觉、位置觉、振动觉、运动觉和深压觉完好。

(2)脊髓中央性损伤:在颈髓损伤时多见。表现为上肢运动丧失,但下肢运动功能存在或上肢运动功能丧失明显比下肢严重。损伤平面的腱反射消失而损伤平面以下的腱反射亢进。

(3)脊髓半侧损伤综合征:表现为损伤平面以下的对侧痛温觉消失,同侧的运动功能、位置觉、运动觉和两点辨别觉丧失。

(4)脊髓后部损伤:表现为损伤平面以下的深感觉、深压觉、位置觉丧失,而痛温觉和运动功能完全正常。多见于椎板骨折。

附:颈髓损伤阶段水平定位

损伤节段的水平必须从皮肤感觉障碍或异常变化的水平,肌肉运动障碍和反射的变化来确定。脊髓节段和支配肌肉、皮肤感觉的关系如下:

1.支配的主要肌肉

C_1:头前、头侧直肌。

C_2:头下、头夹和颈头肌。

C_3:头半棘肌、斜方肌。

C_4:膈肌。

C_5:三角肌。

C_6:肱二头肌。

C_7:肱三头肌。

C_8:屈指肌。

T_1:小鱼际肌。

2.皮肤感觉分布区

C_2:枕部、颈部至下颌骨下缘和头顶。

C_3:耳后枕部,颈部、锁骨上方。

C_4:肩胛骨。

C_5:前臂和上臂外侧。

C_6:前臂部前面和示指。

C_7:前臂背侧、手 5 指,中指为主。

C_8:环、小指。

T_1:前臂尺侧。

二、颈椎损伤护理评估

(一)颈椎脱位评估

1.收集资料

了解受伤过程与方式。①一般高速行驶的车辆肇事和高处坠落伤是寰枕脱位的主要致伤原因。头面部遭受突然击打,而颈和躯干的惯性继续向前,可能在枕骨和寰椎连接处造成剪切作用,导致寰枕关节脱位。②当头颈部受到屈曲外力作用,受力作用节段的二椎体前方为压应力,而颈椎的后部结构为张应力。以椎间盘中央偏后为轴心,椎体前部为支点,张应力侧的关节囊、棘间韧带、黄韧带,甚者后韧带等撕裂。外力持续作用导致上位颈椎的两下关节突向前滑动并分离移位。外力中止后,因颈部肌肉收缩作用,使已半脱位的关节又缩回原位。但也有因关节囊的嵌顿或小骨折的阻碍,保持半脱位状态。③伸展暴力作用时,在前凸的顶部自后向前产生一个水平的剪切力,该力与伸展力共同作用致上位颈椎向后,而下位颈椎向前移位。

2.护理查体与判断

①脱位压迫脊髓导致颈髓损伤征象,四肢瘫痪和呼吸困难是主要体征。②伤后四肢瘫痪,头颈呈过伸位,不可向任何方向活动,呼吸较困难。③颈部疼痛,头颈伸屈和旋转功能受限;颈部肌肉痉挛,头颈呈前倾僵硬状;损伤节段的棘突和棘间隙压痛,椎前侧也有压痛。

(二)颈椎椎体骨折评估

1.收集资料

①寰椎骨折其发生率占整个颈椎损伤的 2%～4%。这种骨折常引起骨折块分离移位如爆裂状,故称寰椎爆裂性骨折。自上而下的传导暴力已被公认是造成寰椎骨折的主要作用形式。当暴力作用到头顶后,通过枕骨髁状突分别向下并向外到达寰椎两侧块的关节面。由于枢椎两关节对侧块作为人体纵轴对抗这种冲击暴力,致寰椎界于两个外力之间,就可能导致寰椎前后弓与其侧块连接处的薄弱带发生骨折。②损伤的具体原因有多种,如头顶直接遭到外力作用,最常见的重物击中头顶部、跌倒、交通事故及跳水等运动创伤,都有可能造成此类损伤。③直接暴力作用多出现在刀或子弹引起穿透性损伤,此时可因椎动脉和颈髓损伤立即死亡。④颈椎在中立位时,突然受到来自垂直方向暴力打击,通常从头顶传递到枕寰和下颈椎,也可以造成寰椎爆裂性骨折(Jefferson 骨折),引起下颈椎爆裂骨折。⑤暴力自上而下,垂直通过椎间盘,引起椎体破裂。骨折片可向四周分离移位,前后纵切带破裂。⑥爆裂性骨折是一种严重的椎体粉碎性骨折。周围韧带结构破坏,骨折片向外分离,突出至椎体后缘,挤入椎管和椎间孔,并引起脊髓和神经根损伤,椎体高度变低,其后的相应结构也会发生骨折。

2.护理查体与判断

①颈部僵硬和枕下区域疼痛是寰椎椎弓骨折的主要临床表现。②咽后血肿,但通常不会引起呼吸困难和吞咽障碍。③头部前倾呈强迫头位。④C_2 神经根受到压迫或刺激,可出现枕大神经分布区域放射性疼痛或感觉障碍。⑤局部压痛限于枕外隆突下方,被动头部运动以旋转受限最明显。⑥合并脊髓损伤,表现为严重四肢瘫痪和部分脑神经损伤症状,呼吸困难常常是损伤初期的致命原因。⑦颈部疼痛和运动功能丧失,压痛广泛,以损伤脊椎的棘突和前方的

椎体压痛最明显。神经根受压出现肩臂和手部麻木、疼痛或感觉过敏。脊髓损伤多比较严重，甚者脊髓完全性损伤，在损伤平面以下感觉、运动和括约肌功能障碍；在 C_4 损伤则表现严重呼吸困难。

3.影像学检查评估判断

①寰椎椎弓骨折的判断要结合 X 线检查特征性表现判断，同时咽后壁软组织肿胀阴影能在 X 线片上清晰显示出来，表示该部骨折出血的血肿。②侧位 X 线片显示椎体粉碎性骨折，骨折片向前突出颈椎前缘弧线，向后进入椎管，颈椎生理弯曲消失。正位片提示椎体压缩性骨折。③CT 扫描横断层面，可清楚显示椎体爆裂形态和分离移位情况，尤其能显示椎体内骨折片的大小和位置。④磁共振成像是通过某些特定的原子核置于静磁场内，受到一个适当的射频脉冲磁场的激励时，原子核产生共振，向外界发出电磁信号的过程。很好地显示中枢神经、肌肉、肌腱、韧带、半月板等组织，在脊柱、脊髓损伤检查方面应用广泛。

（三）颈脊髓损伤护理评估

1.受力损伤分析与评估

尽管在脊柱的不同部位，其解剖结构和生物力学不尽相同，但是在这些部位引起的损伤外力是近似的。一般而言，常常是复合方式的外力引起，很少是一种孤立的受力方式引起脊柱损伤。①轴性外力：即一种对受力材料的挤压方式的外力，单纯的轴性载荷损伤很少见，常伴随着屈曲、伸展或旋转力量。轴性载荷趋向于将椎体碎裂成多块。②牵伸外力：即一种使椎体、椎间盘或软组织牵伸开的力量。此力与伸展力很相似。牵伸外力常伴随屈曲或伸展外力。③伸展外力：一种使颈部或躯干强力后伸的力量。伸展力量下常发生棘突和椎板骨折。伸展外力时，也常有轴性载荷参与。少数情况下，颈椎的伸展损伤可不伴有神经损伤。④屈曲力：一种使颈部或躯干前屈的力量。在颈段脊柱，屈曲力引起的损伤常伴有神经损害。过屈的压缩力作用于脊柱前柱，可造成椎体骨折。由于构成骨松质的骨小梁有序地排列成一个以椎体前面为基底，以椎体中央为尖顶的锥形区，因此椎体的压缩性骨折常呈楔形。⑤剪力：指一种平行于某表面的力，可引起被剪切部分的移行或半脱位。剪力可施加于任意方向，通常引起被作用脊椎向前或侧方移位。⑥旋转力：指一种扭曲力，导致组织纤维旋转的张力。旋转力常伴有轴性载荷力。

2.损伤判断

结合脊髓损伤机制判断原发性与继发性损伤。原发性为外力直接或间接作用于脊髓所造成，继发性为外力所造成的脊髓水肿、椎管内小血管出血形成血肿、压缩性骨折以及破碎的椎间盘组织等形成脊髓压迫所造成的脊髓的进一步损害。实验研究证明，原发性损伤常常是局部的、不完全性的，而继发性损伤在局部有大量儿茶酚胺类神经递质如去甲肾上腺素、多巴胺等的释放和蓄积，使脊髓局部微血管痉挛、缺血，血管通透性增加，小静脉破裂，产生出血性坏死，引起脊髓损伤后脊髓中心部分大面积出血性"自毁现象"，导致神经元和神经纤维的严重损伤。

3.护理查体与判断

①伤者感觉受伤局部疼痛，颈部活动障碍，腰背部肌肉痉挛，不能翻身起立。②上颈段可有膈肌麻痹引起的呼吸困难、发声和咳嗽无力、四肢痉挛性瘫痪。③下颈段损伤时，两上肢可

有麻木、无力、肌萎缩、腱反射低等迟缓性瘫痪,下肢则为痉挛性瘫痪。

三、治疗要点

(一)救护固定方法

现场抢救人员不要随意搬动伤者,尽快使用简易、战备专用及专科器具进行颈部外固定,如颈围、颈托及颈部支具,严防颈部前屈、左右摆动或扭转。常用方法:①一人法:伤者取平卧、仰卧位,一手保护颈部,一手将器具压平,塞入颈下,然后固定。②双人法:一人双手保护颈部,另一人将器具塞入颈下并固定。

(二)冲击疗法应用

尽早采用冲击疗法,愈早愈好,一般认为伤后 6 小时内是救治黄金时期,24 小时内为急性期。大剂量甲泼尼龙(MP)注射治疗,于伤后 8 小时内应用于完全脊髓损伤和较重不完全损伤。美国脊髓损伤协会(ASIA)已将 MP 列为脊髓损伤(SCI)后的常规治疗,于伤者到急诊室即开始应用,首次剂量是 30mg/kg 体重,15 分钟静脉输入,间隔 45 分钟,然后5.4mg/(kg·h)静脉滴注持续 23 小时,如在伤后 3 小时内应用,则 24 小时治疗即可,在伤后 3~8 小时治疗者,可再继续 24 小时的 5.4mg/(kg·h)治疗,即共计治疗 48 小时,其作用主要是针对脊髓损伤后的继发损伤,如对抗氧自由基等。另一作用于 SCI 后继发损伤的药物是神经节苷脂(GM-1),在急性期 40~100mg/d,连续 20 天,静脉滴注。

(三)手术治疗

1.手术治疗

(1)及早解除对脊髓的压迫是保证脊髓功能恢复的首要问题。

(2)颈椎损伤的手术治疗方法有颈椎前、后路手术,适用于寰枢椎间不稳和寰枢椎间脱位合并或不合并脊髓损害;颈椎前、后减压和扩大椎管术,是解除颈脊髓压迫的重要进路和手术之一,应用于颈椎外伤、颈椎骨折脱位合并脊髓损伤等所致脊髓的压迫减压,颈椎脱位的复位和内固定术。

2.非手术治疗

颈椎骨折和脱位较轻者,用枕颌带卧位牵引复位;明显压缩移位者,持续颅骨牵引复位,保持正中位或仰伸位,可用沙袋固定颈部两侧,防止颈部侧旋。

四、护理措施

(一)术前护理

(1)术前评估伤者身体适应手术状况。

(2)尽快进行皮肤准备。

(3)完善各项实验室检查及影像检查。

(4)做好围术期器材与物品准备。

(5)手术室做好手术准备。

(二)术后护理

(1)持续监测生命体征,密切观察术后病情变化,观察损伤平面上升与下降的变化。每日或隔日检测血清钠的变化,及早发现或防止低钠血症的发生,特别是高位损伤者。

(2)按照不同的麻醉方式实施麻醉护理。

(3)保证有效的气体交换,防止呼吸骤停,加强观察和保持呼吸道通畅。脊髓损伤48小时内因脊髓水肿可造成呼吸抑制,需密切观察伤者的呼吸情况,做好抢救准备。无自主呼吸或呼吸微弱的伤者,应立即行气管插管或气管切开,用呼吸机维持呼吸。

(4)吸氧:给予氧气吸入,根据血气分析结果调整给氧浓度、量和持续时间,改善机体的缺氧状态。

(5)建立通畅、有效的输液输血静脉通道,保证及时有效的静脉用药及血容量的补充。

(6)减轻脊髓水肿:根据医嘱应用地塞米松等激素治疗,以减轻脊髓水肿。

(7)切口引流护理:保持引流管固定、通畅,防止折叠、扭曲,观察并记录引流液的性质、颜色及量。

(8)加强呼吸道护理:预防因呼吸道分泌物阻塞而并发坠积性肺炎及肺不张。①翻身叩背:每1~2小时帮助伤者翻身、叩背一次,促进痰液排出。②辅助咳嗽排痰:指导做深呼吸和用力咳嗽,促进肺膨胀和排痰。咳嗽排痰困难时辅助咳嗽排痰。③吸痰:不能自行咳嗽排痰或肺不张时,用导管插入气管吸出分泌物,必要时协助医生通过气管镜吸痰。④雾化吸入:根据医嘱并在药物过敏试验阴性的情况下将抗生素药物加入雾化吸入液中。

(9)深呼吸锻炼:指导练习深呼吸,防止呼吸活动受限引起的肺部并发症。每2~4小时用呼吸锻炼器进行一次呼吸锻炼。

(10)气管插管或切开护理:颈脊髓高位损伤导致呼吸困难、呼吸肌麻痹者,行气管插管或切开。①保持呼吸道通畅:及时吸出呼吸道内的分泌物,定期消毒更换内管和检查气囊。②妥善固定气管插管或套管:经常检查气管内插管或套管有无滑出。③避免呼吸道干燥:套管口用双层湿纱布覆盖,定时做湿化护理。

(11)体温调节障碍:颈髓损伤者对环境温度的变化丧失了调节能力,常产生高热。对体温高者,使用物理方法降温,如乙醇或温水擦浴、冰袋、冰水灌肠等;同时调节室温勿过高,在夏季采取通风和降温措施;对体温低者采用物理升温的措施,注意保暖并避免烫伤。

(12)尿潴留的护理:留置导尿管或间歇导尿,观察膀胱有无胀满。截瘫早期可给予留置导尿并记录24小时尿量,留置导尿管停止后行人工排尿。其方法:当膀胱胀满时,操作者用右手由外向内按摩伤者的下腹部,待膀胱缩成球状,紧按膀胱底向前下方挤压,使尿排出。待尿不再流出时,可松手再加压一次,将尿排尽。同时训练膀胱的反射排尿动作或自律性收缩功能。

(13)预防泌尿道感染:①鼓励多饮水,每天2000~4000mL,以稀释尿液、预防泌尿道感染和结石。精确记录24小时出入水量,以评价液体平衡。②定期做尿培养:每周做一次尿培养,以及时发现感染。③会阴部和膀胱护理:需要膀胱冲洗者,每日冲洗膀胱1~2次,以冲出膀胱内积存的沉渣;清洁和护理会阴部2~4次,每周更换一次导尿管并做标记。④应用抗菌药:需要时,按医嘱使用抗菌药物。

(14)预防便秘:脊髓损伤后72小时内易发生麻痹性肠梗阻或腹胀。①观察有无腹胀、肠鸣音降低或丧失等麻痹性肠梗阻的表现。由于胃肠动力降低,出现便秘、粪块嵌塞及大便失禁,故还应观察每日大便的性状、量、颜色和排便时间。②饮食:多食富含膳食纤维的食物、新鲜水果和蔬菜,多饮水,以利于大便通畅。③训练排便:指导或协助伤者在餐后30分钟做腹部按摩,从右到左,沿大肠行走的方向,以刺激肠蠕动。④药物通便:顽固性便秘者,可根据医嘱给予灌肠或使用缓泻药物。

(15)腹胀护理:调节饮食结构,注意钠的补充,维持电解质平衡,防止低钠血症。有麻痹性肠梗阻者,可留置胃管进行胃肠减压,但临床实践证明此类损伤者腹胀行置管胃肠减压时间不宜过久,否则引起难以纠正的或更加严重的电解质紊乱。必要时给予药物辅助治疗。

(16)加强皮肤护理:每1～2小时给予侧翻身,其方法:保持头、颈固定,腰部、臀部一侧垫软垫,形成腰及臀部小侧翻身。保持病床清洁干燥和舒适,床垫保持一定的柔软度、厚度和舒适性,有条件的可使用特制翻身床、明胶床垫、自动控制分区式充气床垫、波纹气垫等。注意保护骨突部位,使用气垫或棉垫等使骨突部位悬空,每日进行皮肤清洁、擦拭,保持床单平整、无碎屑。

(17)心理护理:由于颈部脊髓损伤,可能出现紧张、焦虑、恐惧多疑、担忧和绝望等心理改变,缺乏治疗信心。应与其进行有效沟通,解决心理问题。

五、健康指导

(一)功能锻炼

①不全瘫者并四肢有部分功能者,给予主动和被动相结合的功能锻炼。其方法是:上肢和下肢的各关节的屈伸活动,行肌肉锻炼的等长和等张活动。防止肌肉萎缩,保持关节功能。②全瘫者行被动的功能锻炼,保持关节功能,防止肌肉萎缩。③足下床尾处置防足下垂垫,使双足处于功能位。

(二)饮食护理

给予高营养、高蛋白、高维生素饮食,注意钠的补充,防止低钠血症的发生。禁止易引起肠胀气食物的摄入,如豆制品、奶制品、刺激性食物等,防止腹胀的发生。

第八节 脊柱骨折

脊柱骨折是指脊柱骨的连续性中断,常表现为椎体的压缩。是较为常见的骨折之一,占全身骨折的5%～6%。它可见于各年龄段,青壮年多见。脊柱骨折常见于创伤,尤其是暴力因素;椎体肿瘤、感染、骨质疏松等也可导致骨折。脊柱骨折按作用力方向分为以下三种:①屈曲性损伤;②垂直压缩性损伤;③过伸性损伤。骨折以胸腰段最为常见。

一、病情评估

(一)病史

①受伤史:有无从高空坠落或直接撞击致伤史。②受伤时所采取的急救措施、搬运及运送方式,以判断伤情是否加重,这点非常重要。③既往健康状况:注意有无胃溃疡病史。

（二）身体状况评估

（1）局部疼痛、肿胀、脊柱活动受限,骨折处棘突有明显压痛和叩击痛。

（2）胸、腰椎骨折常有后突畸形。

（3）合并截瘫时,损伤脊髓平面感觉、运动、反射障碍,高位截瘫可出现呼吸困难,设置呼吸停止。

二、临床特点

（1）局部疼痛、压痛、肿胀。胸腰段骨折椎体压缩超过 1/2 时可出现后突畸形。

（2）躯干活动受限,不能站立和翻身。

（3）合并有脊髓或马尾神经损伤者可表现为损伤平面以下运动、感觉及括约肌功能部分或完全消失。

（4）脊柱骨折可并发腹膜后血肿、血肿刺激腹腔神经节,可出现腹痛、腹胀、胃肠道功能紊乱等症状。

三、辅助检查

（一）X 线检查

常规摄脊柱正侧位,必要时照斜位。测量前部和后部的高度与上下邻椎相比较;测量椎弓根间距和椎体宽度;测量棘间距及椎间盘间隙宽度并与上下邻近椎间隙相比较。测量正侧位上椎弓根高度。X 线片基本可确定骨折部位及类型。

（二）CT 检查

有利于判定移位骨折块侵犯椎管程度和发现突入椎管的骨块或椎间盘。

（三）MRI 检查

对判定脊髓损伤状况极有价值。MRI 可显示脊髓损伤早期的水肿、出血,并可显示脊髓损伤的各种病理变化如脊髓压迫、脊髓横断、脊髓不完全性损伤、脊髓萎缩或囊性变等。

（四）体感诱发电位（SEP）

是测定躯体感觉系统（以脊髓后索为主）的传导功能的检测法,对判定脊髓损伤程度有一定帮助,现有运动诱发电位（MEP）。

（五）奎肯试验

颈静脉加压试验,对判定脊髓受伤和受压有一定参考意义。

四、治疗

（一）急救处理

脊柱骨折和脱位的正确急救处理,对患者的治疗及预后有重要意义。在受伤现场应就地检查,首先要明确脊柱损伤的部位。其次要观察伤员是否有截瘫并确定截瘫部位。以此作为搬运时的依据。搬运过程中,原则上脊柱保持平直,避免屈曲和扭转。可采用两人或数人在患者一侧,动作一致地平托头、胸、腰、臀、腿的平卧式搬运,或同时扶住患者肩部、腰、髋部的滚动方式,将患者移至硬性担架上。对颈椎损伤者,应由一人专门扶住头部或用沙袋固定住头部,以防颈椎转动。切忌用被单提拉两端或一人抬肩、另一人抬腿的搬运法,因其不但会增加患者的痛苦,还可使脊椎移位加重,损伤脊髓。由于导致脊柱损伤的暴力往往巨大,在急救时应特别注意颅脑和重要脏器损伤、休克等的诊断并优先处理,维持呼吸道通畅及生命体征的稳定。

(二)整复方法

根据脊柱损伤的不同类型和程度,选择不同的治疗方法。胸腰椎压缩骨折较稳定。如属年老体弱、骨质疏松的患者,一般不主张手法复位,仅需卧床休息 3 个月左右或适当的练功活动即可。如系年轻患者,功能要求高,恢复后要从事体力劳动,故应采取及时复位、良好的固定和积极的功能活动,才能获得满意疗效。复位方法总的原则是逆损伤的病因病理并充分利用脊柱的稳定结构复位。屈曲型损伤应伸展位复位,过伸型损伤应屈曲位复位。在复位时应注意牵引力的作用方向和大小,防止骨折脱位加重或损伤脊髓。颈椎损伤伴关节绞锁时,应首选颅骨牵引复位法,胸腰椎损伤则可选用下肢牵引复位法或垫枕,腰背肌锻炼复位法。在复位过程中,为了减少患者的痛苦和松弛痉挛的肌肉,可以适当给予止痛药物。

1.屈曲型脊椎骨折

(1)牵引过伸按压法:患者俯卧硬板床上,两手抓住床头,助手立于患者头侧,两手把持腋窝处,一助手立于足侧,双手握双踝,两助手同时用力,逐渐进行牵引,至一定程度后,足侧助手在牵引的基础上,逐渐将双下肢提起悬离床面,使脊柱呈现过伸位,得到充分牵引和后伸,使肌肉松弛、椎间隙及前纵韧带被拉开后,术者双手重叠,压于骨折后突部位,用力下压,借助前纵韧带的伸张力,将压缩之椎体拉开,同时后突畸形得以复平。

(2)二桌复位法:用高低不等的二桌,高低差为 25～30cm,平排在一起,将患者置于二桌上,患者头部朝高桌,然后将高桌边逐渐移至上臂中段近下颌处,将低桌渐移至大腿中段处,借助患者体重,使胸腰部悬空。此时术者可用手掌托住患者的腹部,慢慢下沉,以减轻疼痛,达到脊柱过伸的目的,2～5 分钟后,脊柱的胸腰部明显过伸,此时前纵韧带被拉紧,被压缩之椎体得以复位后,立即采用石膏背心或金属胸腰过伸支架固定。石膏背心要求上至胸骨上缘,下至耻骨联合。骨突处放一衬垫以防压伤,注意三点(胸骨部、耻骨部、下腰部)的固定和塑形。

(3)两踝悬吊复位法:患者俯卧于复位床上,将两踝悬空吊起。如没有复位床,亦可在屋梁上装一滑轮,将双足向上吊起,徐徐悬空,使胸腰段脊柱过伸,其原理与二桌复位法相同。复位后同样用支架固定脊柱于过伸位。

(4)垫枕法:让患者仰卧于手术台上,胸腰段置于肾托上,然后逐渐摇起肾托,将患者的胸腰段挺起呈拱桥形,使脊柱后伸。复位后,可在腰部置软枕,仰卧位休息。

(5)自身复位功能疗法:本法简便安全,效果可靠,患者恢复快,合并症少。同时能发挥患者在复位和治疗中的主动作用。以背伸肌为动力。增加前纵韧带及椎间盘前部纤维环的张力,使压缩的椎体逐渐张开。骨折畸形逐渐得以矫正。背伸肌力的加强,即形成一个有力的肌肉夹板,对脊柱的稳定起重要作用。此法可以免除长期石膏固定的痛苦,避免了骨质疏松。由于坚持背伸肌锻炼,骨折的后遗症也明显减少,同时也可改善全身血液循环。早期消除全身症状,增加饮食,恢复体力,有利于患者的康复。其具体方法如下:患者仰卧于硬床上,骨折处垫一软枕,如疼痛者可服中药或给止痛剂,待疼痛缓解后即可进行腰背肌锻炼。

(6)持续牵引法:对于轻度移位、无关节绞锁的颈椎骨折,一般采用枕颌布托牵引法。将其套住枕部与下颌部,通过滑轮进行牵引,头颈略后伸,牵引重量 2～3kg,持续牵引 4～6 周。如颈椎骨折伴有关节绞锁者,需用颅骨牵引。牵引重量逐步增加,并及时摄片了解复位情况,一般采用 5～10kg 可将绞锁整复,牵引方向先略加前屈,复位后,牵引方向改为后伸,重量可逐渐减至 1～2kg,继续牵引 4～6 周后换带颈托或石膏围领。

2.伸直型脊椎骨折

颈椎部损伤时,可采用颈椎中立位枕颌布托牵引法,必要时可使颈椎稍向前屈曲位。无脊髓损伤者,持续牵引 4～6 周后,换颈托或石膏围领保护。腰椎部损伤时,应避免脊柱后伸,根据需要将脊柱保持于伸直或略屈曲的位置。

(三)固定方法

一般单纯性胸腰椎压缩骨折,须仰卧硬板床,骨折部垫软枕。卧床时间为 3～4 周。对于不稳定胸腰椎骨折,可采用脊椎骨折夹板或石膏背心、金属支架固定,固定时间 4～6 个月,必要时也可手术治疗。颈椎骨折脱位者,屈曲型损伤用颅骨牵引结合头颈伸展位固定,过伸型损伤则需保持颈椎屈曲 20°～30°位;另外头-胸支架、头颈胸石膏、颈围领等均适用于颈椎损伤固定。

(四)药物治疗

1.初期

由于筋骨脉络的损伤,血离经脉,瘀积不散,经络受阻,局部肿胀、剧烈疼痛,故治宜活血化瘀,消肿止痛。若局部持续疼痛,腹满胀痛,大便秘结,苔黄厚腻,脉弦有力,证属血瘀气滞,腑气不通,治宜攻下逐瘀,方用桃核承气汤或大成汤加减。

2.中期

肿痛虽消而未尽,筋骨未复,故治宜活血和营,接骨续筋为主,方用续骨活血汤、接骨丹、接骨紫金丹。

3.后期

腰酸腿软,四肢无力,活动后局部隐隐作痛,属肝肾不足,气血两虚,治宜补益肝肾,调养气血,方用六味地黄汤、八珍汤或健步虎潜丸和续断紫金丹,外贴万应膏或狗皮膏。

(五)手术治疗的适应证

对于骨折脱位移位明显,闭合复位失败,或骨折块突入椎管压迫脊髓者应选择手术切开复位,在直视下观察脊柱损伤的部位和程度,复位准确,恢复椎管管径,解除脊髓压迫,重建脊柱稳定性,利于患者尽早康复训练,并且可减轻护理难度,预防并发症的发生。

(六)练功活动

屈曲型胸腰椎压缩骨折可采用下述方法。

1.仰卧式

(1)五点支撑法:在木板床上,患者仰卧,用头部、双肘及足跟支撑起全身,使背部尽力腾空后伸。伤后早期即可采用此法。

(2)三点支撑法:患者双臂置于胸前,用头部及双足跟撑在床上,使全身腾空后伸。本法是五点支撑法的基础上发展,适用于中后期。

(3)四点支撑法:用双手及双足支重,全身后伸腾空如拱桥式。此种练功法难度较大,青壮年患者经过努力,在伤后5～6周可以达到练功要求。

2.俯卧式

第一步:患者俯卧,两上肢置于体侧,抬头挺胸,两臂后伸。使头、胸及两上肢离开床面。

第二步:在双膝关节伸直的同时,后伸下肢,并使其尽量向上翘起,两下肢也可先交替后伸翘起,而后再一同后伸。

第三步:头、颈、胸及两下肢同时抬高,两臂后伸,仅使腹部着床,整个身体呈反弓形,如飞燕点水姿势。

练功法作为复位的一个重要部分,必须坚持早期进行练功,循序渐进,持之以恒,只要全身情况允许,一般伤后1～2天,即要指导伤员进行练功。并向患者讲明练功要领及必要性。解除病员的思想负担,充分调动患者的积极因素。一般经过2周后,骨折可大部分复位,4周后基本恢复,8～12周后骨折愈合。本法对合并附件骨折或不全脱位之不稳定骨折亦能达到复位目的,疗效满意。通过功能锻炼椎体在压缩1/3或不到1/2者,可基本恢复正常高度,后期脊柱功能恢复满意。

五、常见护理问题

(1)躯体移动障碍:与脊柱骨折、卧床有关。

(2)有引起或加重脊髓损伤的危险:与脊柱骨折可能压迫脊髓损伤有关。

(3)疼痛:与脊柱骨折、手术有关。

(4)知识缺乏:缺乏有关功能锻炼的知识。

(5)潜在并发症:压疮、肺部感染、泌尿系感染。

六、护理目标

(1)患者能最大限度地生活自理并在疾病允许范围内进行活动。

(2)无脊髓损伤或脊髓损伤程度减轻。

(3)患者疼痛缓解或减轻,舒适感增加。

(4)患者能说出正确功能锻炼的方法。

(5)并发症得到预防或早期发现及时处理。

七、护理措施

(一)心理护理

给予心理安慰,消除患者紧张恐惧情绪,使其配合手术。对悲观抑郁的患者做好心理疏导,使其面对现实,以配合治疗和护理。

(二)体位与搬动

(1)患者平卧硬板床,保持脊柱平直,防止畸形或进一步损伤。无移位的单纯压缩性腰椎骨折,可在腰部垫一枕头,使脊椎逐渐伸展,矫正骨折畸形。颈椎损伤患者的颈部、肩下应放置枕垫,头部两侧用沙枕固定,避免旋转及伸屈动作。

(2)搬动患者或给患者翻身时应保持脊柱伸直位,沿纵轴方向滚动,使损伤局部固定,避免脊柱扭曲,加重损伤程度。对于颈椎骨折者,应由1人固定并沿纵轴向上略加牵引头部,保持头颈、躯干在同一平面上。

(三)饮食护理

给予高蛋白、高营养、易消化的食物:多饮水、多进食水果、蔬菜等,防止便秘。患者有腹痛、腹胀时,可行肛管排气或根据病情给予胃肠减压。

(四)牵引

护理对颈椎骨折患者,给予颌枕带牵引或颅骨牵引,以促使骨折复位并防止进一步损伤。须观察患者的呼吸情况,有无呼吸困难。颈椎骨折患者可因脊髓损伤平面上升,而突然发生呼吸骤停,应密切注意观察。要保持牵引的有效性,经常检查牵引功能。颅骨牵引针眼处每日用乙醇消毒两次,防止感染。颌枕带牵引时注意防止下颌部皮肤压疮。

(五)手术前后护理

(1)做好手术前准备:如皮肤准备、交叉配血试验及常规检查等。手术前禁食,手术晨留置导尿管。

(2)手术后应严密观察患者的病情变化:监测血压、脉搏、呼吸,维持良好的呼吸循环功能。注意保持呼吸道通畅,颈椎骨折的患者伤口有较多渗血及血肿形成时,可压迫气管,导致呼吸困难甚至窒息,应立即行气管切开。密切观察伤口出血情况,渗血多时及时更换敷料,使患者平卧8小时后再翻身,可达到压迫止血的目的。观察四肢的感觉及各关节运动情况,判断有无脊髓损伤。遵医嘱应用抗生素治疗,预防感染的发生。

(六)生活护理

鼓励患者生活自理。根据患者的活动功能,协助并指导患者及其家属做好必要的生活护理,满足患者的需要。与患者协商制订自理目标,使患者逐步实现生活自理。

(七)预防并发症

协助患者每2小时翻身一次,注意保护骨隆突处,勤擦洗、按摩受压部位,保持床单平整、干燥无碎屑,使用便器时避免损伤皮肤,防止压疮。鼓励患者翻身及尽早功能锻炼,进行有效咳嗽、深呼吸,多饮水,防止肺部及泌尿系统并发症。

(八)康复功能锻炼

手术1周后开始腰背肌锻炼,其目的是增加腰背肌肌力,防止肌肉萎缩,增强脊柱稳定性。应注意循序渐进,以不增加患者的痛苦为原则。

腰背肌锻炼的方法有五点支撑法、三点支撑法、四点支撑法、背伸法等。

1.五点支撑法

患者取仰卧位,用头、双肘及双足撑起全身,使背部、臀部尽力离床背伸。

2.三点支撑法

患者双臂置于胸前,头及双足撑在床上,全身离床背伸。

3.四点支撑法

患者用双手及双足撑在床上,全身腾空,呈拱桥形状。

4.背伸法

患者俯卧,头与肩背尽量后伸,使胸部离开床面,上肢向背后伸,足及下肢翘起后伸,仅腹部着床。

如患者不能进行主动锻炼,应协助患者活动各关节,按摩肌肉。手术6～8周后可坐起,借助支具、助行器等练习站立和行走。

八、康复与健康指导

(一)继续功能锻炼

第1个月主要是在床上进行四肢活动及腰背肌锻炼,2～3个月后可下床进行步行及适度的活动。

(二)复查

定期复查X线片,了解内固定有无移位及骨折愈合情况。

第九节 颈椎病

颈椎病是指由于颈椎间盘的退变及其继发性椎间关节退行性改变,从而引起颈部脊髓、神经、血管损害而表现出的相应症状及体征的一类疾病。常见于30岁以上低头工作者,男性多于女性。引起颈椎病常见的原因是颈椎退行性改变,严重的退变可引起周围的神经、血管等组织的受压。另外,先天性颈椎管狭窄也可引起颈椎病。创伤为颈椎病的主要诱因。颈椎病分为神经根型、脊髓型、交感型、椎动脉型及混合型。

一、病因及发病机制

(一)颈椎间盘退行性改变

它是颈椎病发生和发展最基本的原因。颈椎间盘不仅退变出现最早,而且是诱发和促进颈部其他部分退变的重要因素。椎间盘变性后椎间关节不稳和异常活动而波及小关节,早期为软骨退变,渐而波及软骨下,形成骨关节炎,使关节间隙变窄,关节突肥大和骨刺形成,使椎间孔变窄,刺激或压迫神经根。钩椎关节侧前方退行性改变可刺激或压迫椎动脉,产生椎-基底动脉供血不全症状。在椎间盘、关节突发生退变的同时,黄韧带和前、后纵韧带亦增生肥厚,后期骨化或钙化,使椎管变窄;或在颈后伸时形成皱折,突向椎管,使脊髓及血管或神经根受到刺激或压迫。

(二)创伤

头颈部创伤与颈椎病的发病和发展有直接关系,可使原已退变的颈椎及椎间盘损害加重。睡眠体位的不良、工作姿势不当等慢性劳损则可加速颈椎退变的进程。

(三)先天性颈椎管狭窄

指在胚胎或发育过程中椎弓根过短,使椎管矢状径小于正常(14～16mm),因此,较轻的退变即可出现症状。颈椎畸形和颅底畸形与颈椎病的发生也有重要关系。

颈椎退变后是否出现症状,取决于椎管发育的大小和退变的程度。发育性颈椎管狭窄患者更易发病,轻微退变及创伤即可致病,症状与体征也较明显,而且非手术疗法难以使症状消失,即使消失也易于复发。合并颈椎管狭窄的颈椎病患者,在采用非手术疗法无效时,应及早手术治疗,手术时如果不同时扩大颈椎管,则效果常不佳。

二、临床表现

(一)神经根型颈椎病

临床上最常见,主要因椎间盘向后外侧突出,钩椎关节或关节突增生、肥大,压迫或刺激神经根,引起颈部疼痛及僵硬。表现为颈肩痛、颈项僵直,不能做点头运动、仰头及转头活动,疼痛沿神经根支配区放射至上臂、前臂、手及手指,伴有上肢麻木、活动不灵活,X线片可显示椎间隙狭窄,椎间孔变窄,后缘骨质增生,钩椎关节骨赘形成。压头试验:患者端坐,头后仰并偏向患侧,检查者用手掌在其头顶加压,可诱发颈痛及上肢放射痛。

(二)脊髓型颈椎病

其致病原因为后突的髓核、椎体后缘骨赘、增生肥厚的黄韧带及钙化的后纵韧带压迫或刺激所致,多发生于40~60岁的中年人,早期表现为单侧或双侧下肢发紧发麻,行走不稳,有踩棉花样感觉。继而一侧或双侧上肢发麻,持物不隐,所持物容易坠落,严重时可发生四肢瘫痪,小便潴留,卧床不起,自下而上的上运动神经元性瘫痪。X线检查可显示颈椎间盘狭窄和骨赘形成。

(三)椎动脉型颈椎病

因上行的椎动脉被压迫、扭曲,造成颅内一过性缺血所致。表现为头痛、头晕、颈后伸或侧弯时眩晕加重,视觉障碍,并可有恶心、耳鸣、耳聋,甚至突然摔倒等症状。X线检查可见正位片钩椎关节模糊,骨质硬化并有骨赘形成。

(四)交感型颈椎病

它是颈椎旁的交感神经节后纤维被压迫或刺激所致。表现有头痛、头晕、耳鸣、枕部痛、视物模糊、流泪、眼窝胀痛、鼻塞、心律失常、血压升高或降低、皮肤瘙痒、麻木感、多汗或少汗。

(五)混合型颈椎病

临床上共存两型以上症状,则称为混合型。

三、辅助检查

(一)实验室检查

脊髓型颈椎病者行脑脊液动力学试验显示椎管有梗阻现象。

(二)影像学检查

颈椎X线检查可见颈椎曲度改变,生理前凸减小、消失或反常,椎间隙狭窄,椎体后缘骨赘形成,椎间孔狭窄。CT和MRI可示颈椎间盘突出,颈椎管矢状径变小,脊髓受压。

四、治疗

神经根型、椎动脉型和交感神经型颈椎病以非手术治疗为主;脊髓型颈椎病由于疾病自然史逐渐发展使症状加重,故确诊后应及时行手术治疗。

(一)保守治疗

适用于神经根型、交感型颈椎病。

1.头部牵引

用枕颌带坐位或卧位牵引,重量 4～6kg,每日 1～2 次,每次 20～30 分钟,连续牵引 3 个月后休息 2 周。脊髓型颈椎病不宜牵引治疗,以免加重症状。

2.理疗、按摩

与牵引配合治疗,在牵引后进行。可以改善局部供血,松弛肌肉痉挛,解除疼痛症状。

3.局部制动

适用于症状较严重者,可以用颈托或支具制动。

4.药物治疗

应用消炎镇痛药及舒筋活血药。

5.加强颈部活动锻炼

疼痛好转后逐渐做颈部各方向活动,以增加颈部肌力。

6.体检

平时注意卧位的姿势和枕头的高度。

(二)手术治疗

手术治疗分为前路和后路两种方法。适用于长期非手术治疗无效、脊髓型有明显脊髓受压症状者。

五、护理措施

(一)术前护理

(1)给予骨科术前护理常规。

(2)颈椎前路手术前 7～10 天,在护士的指导下进行手术体位和推拉气管的练习。方法是仰卧位,将枕头放置在肩背部,头向后仰,颈部呈过伸位,每日 2 次,每次 15 分钟,逐渐达到每日 2 小时。推拉气管的方法是并拢四指,将气管向左或右推,手术切口在右侧气管向左推,切口在左侧气管向右推,每日 1 次,每次 5～10 分钟。

(3)颈椎后路的患者因手术时采用俯卧位,应练习俯卧位及深呼吸,每日 2 次,每次 30～60 分钟,为手术做好准备。

(4)戒烟:烟可刺激气管,使痰量增加,术后易引起肺部并发症。

(5)为了保证手术后颈部的稳定,术前一般给患者做颈托。其材料为聚丙烯,分前后两片,用尼龙搭扣连接。

(二)术后护理

(1)手术后返病室要保持脊柱水平位搬动患者,颈部制动两侧用沙袋固定。

（2）前路手术的患者可枕薄枕，使颈部呈轻度屈曲位，以防止骨滑脱。后路手术需去枕平卧或枕一薄棉垫。

（3）指导患者进行正确有效的咳嗽，痰液黏稠不易咳出时可做雾化吸入。

（4）由于手术过程中对咽喉和气管的牵拉，术后可出现咽部不适、吞咽和呼吸困难。症状轻的患者一般都能自愈，有喉头水肿的患者可做雾化吸入，每日 2～3 次，以减轻水肿。

（5）前路手术术后备气管切开包，注意观察患者的呼吸频率和节律。

（6）翻身时一定要护士协助，保持头、颈和躯干在同一平面，维持颈部相对稳定。

（7）患者在颈部制动的同时应尽早进行四肢功能锻炼。每日数次地进行上肢、下肢和手的小关节活动。

（8）术后卧床 3～5 天后，佩戴颈托可下床活动。下床的方法是先侧身坐起，逐渐将身体移至床旁，双足下垂，适应片刻，无头晕眼花感觉时再站立行走，避免长时间卧床后突然站立引起直立性低血压而摔倒。

六、健康指导

（1）佩戴颈托 3 个月。向患者解释颈椎病的恢复过程是长期和慢性的，并且在恢复过程中可能会有反复，应做好心理准备，不必过分担忧。

（2）告诉患者不要使颈部固定在任何一种姿势的时间过长，避免猛力转头动作。应保持正确的姿势，如伏案工作时间长，要每隔一段时间进行颈部多方向运动。

（3）保持正确睡眠姿势，枕头不可过高或过低，避免头偏向一侧。

（4）日常生活中注意加强体育锻炼，增强颈部及四肢肌力。颈部肌肉的锻炼方法：先慢慢向一侧转头至最大屈伸、旋转度，停留数秒钟，然后缓慢转至中立位，再转向对侧。每日重复数十次。

（5）对颈部每日早、晚进行自我按摩，采用指腹压揉法和捏揉法，增进血液循环，增强颈部肌力，防止肌肉萎缩。

（6）按医嘱服用药物，术后 1 个月复查。以后每 1～2 个月来院复查一次。

第十节　脊柱结核

脊柱结核是结核杆菌侵犯脊柱的一种继发性病变，占全身骨与关节结核的首位。其中椎体结核为 99％，是由于椎体负重大、劳损多；椎体上肌肉附着少，椎体内松质成分多，椎体营养动脉多为终末动脉所致。在整个脊柱中，又以腰椎发病率最高，胸椎次之，胸腰段居第三位。本病以儿童多见。

一、病因及发病机制

结核杆菌由体内其他结核病灶经血行播散至脊柱。

二、临床表现

（一）全身症状

患者常有午后低热、食欲减退、消瘦、盗汗、疲乏无力等症状。

（二）局部症状

1.疼痛

多为轻微钝痛，活动后加重，休息后减轻。在受累脊椎的棘突有压痛及叩击痛。脊髓及神经根受压时常有神经的放射痛。

2.姿势异常

因病变部位不同，患者所采取的姿势也不同。颈椎结核患者常有头前倾、颈缩短、双手托住头部的姿势；腰椎结核患者站立、行走时头向后仰，腰部僵直如板，拾物时不敢弯腰而取屈髋、屈膝位，以防腰背疼痛，称为拾物试验阳性。

3.脊柱畸形

脊柱结核最常见的畸形是后凸畸形，侧弯不常见。后凸畸形严重者，胸骨向前突出呈"鸡胸"畸形。

4.活动受限

由于病椎周围肌群保护性痉挛，导致受累脊柱活动受限。

5.寒性脓肿及窦道

脓肿可在局部扩散为椎旁脓肿，颈椎结核脓肿可汇聚于咽后壁及颈两侧，腰椎结核其脓肿可沿腰大肌向下引流到下腹部，成为腰大肌脓肿。脓肿破溃后可出现窦道，经久不愈。

6.脊髓压迫症状

当脓肿及病灶压迫脊髓时，患者可出现不同程度的感觉、运动、反射、括约肌功能障碍。

三、辅助检查

X线片可显示骨质破坏，椎间隙变窄或消失，椎体塌陷、空洞、死骨和软组织阴影等征象。CT、MRI检查能显示病椎与脊髓的关系、受累的程度及范围。

四、治疗要点

对结核活动期的患者需卧硬板床休息，病变静止者可用支架、围腰、石膏颈或石膏背心保护。对有手术指征的患者，非手术治疗是手术治疗必要的术前准备。手术治疗的目的是清除病灶、解除压迫、植骨融合、稳定脊柱。手术方式有很多种。根据病情选用病灶清除、脓肿刮除、窦道切除、植骨融合、内固定等手术。

五、观察要点

（一）体温和脉搏

患者入院后不管体温、脉搏正常与否，均应每日测3次且应准确，以便观察其变化，从而判断抗结核药物的疗效及选择手术时机,为医生制订下一步的治疗方案提供客观的依据。

(二)肢体及排便功能

观察患者四肢活动、感觉有无减退或消失,大、小便是否障碍等,从而判断病情是否好转或加重,以便医生调整治疗方案。

六、护理要点

(一)术前护理

1.心理护理

脊柱结核系慢性病,病程长,抗结核药应用时间可长达 2 年,用药过程中可出现副反应,加之患者体质弱,生活自理能力下降甚至丧失,而且大部分患者发病前生活即处于贫困状态,发病后则是"雪上加霜",容易产生悲观厌世情绪。医护人员应深入病房,耐心解释病情及预后,解除顾虑,取得患者及其家属的支持与配合,调动其主观能动性,配合治疗,对治疗充满信心。

2.饮食

告知患者及其家属,充足的营养是促进结核病治愈的重要措施之一。鼓励进食高蛋白、高热量、富含维生素的食物,如牛奶、鸡蛋、瘦肉、豆类、鱼、麦片、新鲜蔬菜和水果。同时注意饮食的多样化及色、香、味、形等,以促进消化液的分泌,增进食欲。保证总热量在 8368～12 552kJ/d,其中蛋白质 1.5～2.0g/(kg·d)。对于肝功能和消化功能差的患者,给予低脂、优质蛋白、清淡的膳食,以减轻胃肠及肝脏的负担。

3.体位

脊柱结核患者需卧硬板床休息。但患者往往难以遵守,需督促执行,并反复向患者及其家属强调卧床休息的必要性:预防瘫痪或瘫痪加重,降低机体代谢,减少消耗;对病变处于静止期,脊柱仍不够稳定的患者,可用颈托、腰围或石膏背心保护。

4.皮肤护理

脊柱结核患者由于长期卧床,营养低下,活动无耐力,极易出现皮肤破损。应经常为患者擦浴,按摩受压部位及骨隆突处;保持床单清洁、平整、干燥;鼓励患者在床上充分活动肢体,必要时协助翻身;当寒性脓肿向体外穿破形成窦道时,应及时更换敷料,防止脓液侵蚀局部皮肤引起溃烂。

5.用药护理

(1)大多数抗结核药物对肝脏都有一定的毒性作用,应定时进行肝功能监测。

(2)若出现指、趾末端疼痛、麻木等症状,系异烟肼引起的周围神经炎,可予以维生素 B_6 加以防治。

(3)若出现耳鸣、耳聋、眩晕症状,系链霉素、卡那霉素对听神经的损害,应及时停药。

(4)若视力有改变,系乙胺丁醇对视神经的损害,应及时停药。

(5)若出现胃肠道反应而影响食欲,系对氨基水杨酸钠引起,可使用碳酸氢钠减轻之。

6.备皮

手术前,根据手术方式给予相应的备皮。如颈椎前路手术需刮胡须,后路手术则需剃头;

胸、腰椎前路手术需剃胸毛，后路手术则需准备整个背部的皮肤；需植骨时，备会阴部皮肤。

（二）术后护理

1.体位

根据麻醉方式选择体位。颈椎结核术后需用颈托或沙袋固定颈部，以防颈部扭曲引起植骨块松动、内置物断裂。腰椎结核前路术后需用沙袋压迫伤口，以防病灶处渗血及无效腔形成。根据手术部位与方式决定卧床时间，一般为3～6个月。

2.潜在并发症的观察与护理

（1）休克：由于脊柱结核患者病程长，存在不同程度的营养不良，手术创面大，术后可能出现低血容量性休克。加之手术常使用全身麻醉，因此，术后3小时内需每30分钟测量一次脉搏、呼吸、血压，病情平稳后24小时内每1～2小时测量一次，同时观察肢端温度、皮肤弹性、皮肤及口唇色泽、毛细血管回流反应、尿量等，谨防低血容量性休克。一旦出现，应及时报告医生，加大氧气流量，加快输液速度或输血。

（2）窒息：颈椎结核并有咽后壁脓肿或全身麻醉术后未清醒时可出现窒息。应向患者及其家属说明颈椎结核出现咽后壁脓肿时可导致吞咽困难，应根据吞咽程度选择易消化、高营养的流食、半流食、软食，进食速度慢而均匀，防止食物呛入气管而窒息；全身麻醉术后患者在清醒前去枕平卧，头偏向一侧，并有专人守护，避免呕吐物误吸。一旦出现窒息，迅速吸出异物，必要时气管切开。

（3）瘫痪：当体位不当致脊髓受压或手术后脊髓水肿等均有可能引起瘫痪或使原有瘫痪加重。应观察患者的双下肢运动、感觉、大小便等情况，若功能改善，表示已解除脊髓受压；若功能变差，则可能为脊髓水肿等，应立即报告医生做相应处理。

（4）气胸：由于胸椎结核病灶清除术过程中易致胸膜破裂而出现呼吸困难等，不必惊慌。少量积气，可自行吸收；积气量较大时，出现呼吸音减低、呼吸短促、胸闷等缺氧症状，应及时报告医生，并协助做闭式抽气；合并有血气胸时，应做胸腔闭式引流，并给予高流量吸氧。

3.功能锻炼

鼓励卧床患者翻身，坐起或下床活动；合并偏瘫或脊柱不稳者，做抬头、扩胸、深呼吸、咳嗽和上肢运动，同时进行被动活动并按摩下肢各关节，以防止关节粘连、强直。进行功能锻炼时应注意：

（1）活动时间：术后1～2天内并有发热时不宜锻炼，以免引起疼痛，加重心脏负担，使病情恶化。

（2）活动量：根据患者耐受能力而定，以不感到疲劳为宜，且应循序渐进，持之以恒。

（3）观察反应：锻炼过程中，如出现活动后精神不振、疲乏无力、疼痛加剧、病情加重等，应暂停锻炼。

七、健康指导

由于骨与关节结核患者治疗时间长，且需采取综合措施才能彻底治愈，必须取得家属的重视与支持以及患者的配合，出院指导尤为重要。

（1）适当休息，保证营养供给。

（2）服药在医生指导下连续服用抗结核药 2 年左右，不可间断，并注意观察药物的副反应，每个月检查血常规、红细胞沉降率、肝功能和听力等。

（3）了解痊愈标准：全身情况良好，体温正常，食欲好，连续 3 次红细胞沉降率正常；局部症状消失，无疼痛，窦道闭合；X 线显示脓肿缩小乃至消失或已钙化；无死骨，病灶边缘轮廓清晰；起床活动已 1 年，仍能保持上述 4 项指标。符合上述标准可停止抗结核治疗，但仍需定期复查。

第十一节　先天性畸形

一、先天性马蹄内翻足

先天性马蹄内翻足亦称先天性畸形足，是比较常见的先天畸形。发病率约 0.1%，男女之比为（2～3）：1，单侧稍多于双侧。马蹄内翻足可单独存在，也可伴有其他畸形，如多指、并指等。本病的病因尚无定论，其学说繁多，有学者认为是胎位不正，宫内压力过高；也有学者认为是遗传因素；此外尚有足部软组织挛缩学说，血管异常学说，区域性生长紊乱学说等。马蹄内翻足的病理畸形包括足内收、踝关节马蹄、跟骨内翻几种，一般认为随着年龄的增加，病理过程逐渐加重。因此，应该早治疗、早矫正；否则负重时间越长，畸形越严重，手术越复杂，预后越差。

（一）病情评估

1.病史

（1）询问家庭成员中有无同样的畸形者。询问患者有无其他部位的畸形及因病变引起的足畸形病史。

（2）询问足部畸形出现时间及发展过程。

（3）询问以往的治疗过程及效果。

2.身体状况

（1）检查是否有马蹄内翻足的典型畸形。

（2）评估畸形程度。

（3）检查足部皮肤有无损害。

（4）评估患者步态。

（5）观察 X 线检查结果，评估足畸形的程度、主要畸形部位。

（二）临床特点

出生后即可发现足部畸形，足前部内收、下垂，足距面出现皱褶。随年龄增长出现患足内翻容易而外翻困难，马蹄内翻畸形明显，踝关节前外侧和足前部凸起，在足背可摸到距骨头，而足内侧凹陷，足内侧和足底有较深的皮纹。患者步态不稳，走路晚而跛行，站立时足外缘或足背着地；年龄稍长，足背负重部位磨损而形成胼胝。5～6 岁后小腿下部多有旋前畸形。

（三）X 线检查

拍 X 线片的目的不完全是为了明确诊断，而是为了了解下垂和内翻的机制和程度，便于制订正确的矫形方案。

一般可从正位 X 线片测量距跟角,若小于 30°,表明足后部没有内翻。测量第一跖骨纵轴与距骨纵轴所交叉的角,正常为 0°~20°。这表明跖骨的近侧排或远侧排有内向倾斜,单独看来,这角的意义不大,但对诊断有帮助。如果与距跟角结合起来,它对诊断有帮助。从 X 线侧位片测量距舟纵轴和跟骨跖面形成的角,如果小于 30°,表明足后部下垂。Simon 指出,如果距跟角小于 15°,第一跖骨与距骨纵轴交叉所成的角大于 15°,表明距舟关节有关节脱位,这称为 15°定律。

(四)常见护理问题

(1)恐惧:与环境陌生、担心治疗效果有关。

(2)知识缺乏:疾病及治疗的相关知识缺乏。

(3)有皮肤受损的危险:与石膏固定有关。

(4)有窒息的危险:与麻醉、呕吐有关。

(5)有周围神经血管功能障碍的危险:与石膏包扎过紧有关。

(五)护理目标

(1)患者及其家属情绪稳定,配合治疗。

(2)患者及其家属了解治疗及功能锻炼知识。

(3)患者皮肤完整无破损。

(4)患者生命体征稳定保持呼吸道通畅。

(5)患者肢体血管神经功能正常。

(六)护理措施

1.心理护理

根据患者的心理特征、心理过程及年龄针对性地实施心理护理,关心患者,消除其恐惧感,鼓励其接受治疗。由于治疗和功能锻炼的长期性,要做好家属的思想工作,解除其思想负担。

2.饮食护理

指导患者多进食高蛋白、高热量、高维生素的食物,如瘦肉、鱼、鸡蛋、牛奶、豆制品、新鲜水果及蔬菜等,以增加营养,提高患者对手术的耐受性,以促进身体恢复。

3.手法矫形

采用轻柔的手法,使膝关节固定,一手握双踝及足跟,另一手将足外展,矫正前足内收,然后握住足跟使之外翻,最后以手掌托住足底背伸,矫正内翻和跖屈畸形,并对足外缘的软组织及肌肉进行按摩,每日 2 次。

4.手术前后护理

(1)手术前护理:做好各项常规检查。皮肤准备,手术前禁食水。由于长期足外缘或足背着地行走,足部皮肤角化增厚,易形成胼胝及滑囊,因此入院后即开始用温水泡脚,每日 3 次,注意保持鞋袜清洁。手术前 1 日彻底清洁皮肤、剃毛、剪趾甲。

(2)手术后护理:由于手术多在全身麻醉下进行,因此术后应密切观察患者意识、面色、麻醉清醒状态、瞳孔、尿量、呼吸频率和节律变化。如发现患者烦躁不安、发绀及呼吸异常,应立即查明原因及时处理。全麻易引起呼吸抑制、保护性反射消失、分泌物增加、支气管平滑肌松弛容易发生舌根后坠而阻塞呼吸道,因此麻醉清醒前患者应取去枕平卧位,头偏向一侧,肩部垫一软垫,并给予氧气吸入,及时清除呼吸道内分泌物、呕吐物,以保持呼吸道通畅,防止误吸和窒息。必要时采用口咽或鼻咽导管直至清醒。

5.石膏固定的护理

(1)以软枕抬高患肢,促进血液循环,减轻肿胀。

(2)观察患肢足趾的颜色、温度、感觉和运动情况,若发现皮肤苍白或发绀,皮温低,感觉麻木或剧烈疼痛、不能活动足趾等周围循环障碍的症状,应及时告知医生处理。

(3)观察伤口出血情况。观察石膏表面的渗血情况,注意有无血液从石膏边缘流出,判断伤口是否继续出血。

(4)由于儿童下肢肥短不易固定,容易造成石膏滑脱,应注意石膏的松紧和塑形。保持石膏清洁,避免大小便污染。

(5)促进石膏早干,可用烤灯烤石膏或使用电吹风,注意烤灯及电吹风的距离和使用时间,防止烫伤。

(6)患者机体抵抗力低下或石膏潮湿受寒等因素可引起感染及肺部感染,因此需注意保暖。

(7)对患者及其家属说明石膏固定的注意事项。应保持石膏清洁干燥,避免污染、潮湿、变形、折断。患肢应抬高。如发现皮肤苍白或发绀、冰冷,患肢剧烈疼痛、麻木、不能活动时,应及时通知医护人员。

6.功能锻炼

指导患者进行患肢肌肉的等长收缩运动及足趾运动,并加强健肢各关节的活动,以预防并发症。

(七)康复与健康指导

拆除石膏后应继续手法矫形及功能锻炼,做足外展、外翻、背伸活动,恢复关节活动,逐渐练习行走,双足负重,注意及时纠正站立和行走时的不良姿势。术后每个月复查一次,6个月后改为每3个月一次,坚持1年以上。

二、先天性髋关节脱位

先天性髋关节脱位是指婴儿出生后或生后不久股骨头从髋臼脱出的一种畸形,病变累及髋臼、股骨头、关节囊、髋关节周围的肌肉和韧带,造成髋关节松弛、脱位。先天性髋关节脱位在我国发生率约为4‰。男女比例为1:6,左侧多于右侧,主要是后脱位。

(一)病情评估

1.病史

(1)询问畸形出现的时间及发展过程。

(2)询问以往的治疗过程及效果。

2.身体状况

(1)观察患者患侧大腿内侧及臀纹有无加深上移。

（2）观察步态。对已会走路的幼儿观察其步态,单侧髋脱位有无跛行或双侧髋脱位鸭行步态。

（3）观察脊柱有无异常弯曲。双侧髋脱位时,腰部脊柱前凸增加,臀部后耸;单侧髋脱位时脊柱呈侧弯状态。

（4）检查髋关节活动受限,牵拉患肢时可闻及髋关节弹响声。

（5）评估牵引及石膏固定效果。

（6）辅助检查 Allis 征阳性;Ortolani 及 Barlow 征阳性,适用于 3 个月以内的婴幼儿;Trendelenburg 征阳性,影像学检查如 B 超、X 线检查可明确诊断。

3.心理及认知状况

观察患者有无因担忧预后而出现的焦虑等异常情绪反应,了解患者及其家属对疾病治疗及术后功能锻炼知识的认知程度。

（二）临床特点

（1）患侧髋关节外展外旋活动限制或者两侧髋、膝关节屈曲 90°后并拢,可以发现脱位的一侧膝部低于健侧。

（2）患侧髋关节活动有弹响感。

（3）X 线片显示患侧髋关节半脱位或脱位征。

（三）常见护理问题

1.有窒息的危险

与麻醉、呕吐有关。

2.有周围神经血管功能障碍的危险

与牵引、石膏固定有关。

3.有皮肤完整性受损的危险

与牵引和身体活动受限有关。

4.知识缺乏

缺乏治疗及功能锻炼知识。

5.焦虑、恐惧

与环境陌生、担忧治疗效果有关。

（四）护理目标

（1）患者生命体征稳定保持呼吸道通畅。

（2）维持牵引及固定的有效性。

（3）患者肢体神经血管功能正常。

（4）患者皮肤完整无破损。

（5）患者及其家属获得治疗及功能锻炼知识。

（6）患者及其家属情绪稳定,配合治疗。

（五）护理措施

1.术前护理

（1）心理护理:由于先天性髋关节脱位治疗周期长,效果不十分理想,家属顾虑,患儿恐惧,护理人员应关心、体贴他们，与其亲切交谈，讲故事，做游戏，消除其对治疗与陌生环境的恐惧心理，获得信任，使其配合。

（2）饮食护理：髋部手术创伤大，恢复时间长，应多进食，不偏食，注意热量、维生素、钙的补充。

（3）体位：更换外固定装置时，应特别注意保持髋关节的稳定，防止变换体位时过度移动而使髋关节再脱位。

2.治疗时的护理

（1）应经常检查固定支架是否对局部皮肤压迫过紧.肢体皮肤有无摩擦、卡压现象；冬季做皮肤牵引及骨牵引或蛙式石膏固定治疗时，应注意肢体末端保暖，防止冻伤；防止大小便、食物残渣等污染石膏，而致变形和折断。应注意倾听患儿啼哭及主诉，以便及时发现皮肤压疮或血液循环障碍。

（2）由于治疗所需，婴幼儿躯体长期固定于特殊体位，必须勤换尿布，保持会阴部及臀部皮肤清洁、干爽。

3.术后护理

（1）心理护理内容同术前。

（2）饮食应重视营养供给，多吃高蛋白、高维生素、高钙饮食，如鱼、肉、排骨汤、新鲜蔬菜和水果等，以促进伤口愈合和生长发育。

（3）体位全身麻醉术后应平卧6小时，头偏向一侧，防呕吐物引起窒息；术后24小时内石膏干固之前不要抓捏石膏，以免石膏变形；石膏干固后，患儿进食、玩耍、小便时可由家长抱起。

（4）病情观察：

1）认真倾听、分析患儿的哭声及主诉，判断疼痛的部位、性质及原因，分别给予调整固定或止痛等处理，以解除疼痛。

2）密切观察肢体末梢血液循环，如皮肤出现苍白、发绀、冰凉、毛细血管回流时间延长、足背动脉搏动扪不到、感觉迟钝等情况时，立即报告医生处理。

3）观察伤口引流液的量、颜色及气味。

4）石膏固定后，应重视并观察石膏里面的出血情况，可沿石膏上血迹的边界标明出血的范围，记录时间，以便及时发现活动性出血并处理。

（六）康复与健康指导

1.饮食与休息

继续补充高钙、高营养素饮食；多晒太阳；石膏拆除早期，避免过度负重，防止髋关节发生再脱位。

2.石膏护理

一定要向患者及其家属交代石膏固定的注意事项，并教会家属观察患肢末梢血液循环，以便发现异常，及时就诊。

3.功能锻炼

鼓励患者进行固定范围以外的肌肉收缩和关节的主动活动，功能锻炼可以同玩游戏结合起来。

4.复诊

术后 3 个月复诊,若发现石膏内皮肤局限性疼痛、末梢血液循环障碍或石膏折断等情况,随时复诊。

5.预防宣教

对孕妇做好产前检查,尽可能纠正和减少臀位;废除传统的双下肢伸直内收位的襁褓固定方法;禁止胎儿娩出母体后倒立位悬吊婴儿下肢拍背排羊水防窒息的方法;普及新生儿髋关节检查,以便早发现、早治疗,全面促进儿童的健康。

三、先天性肌斜颈

先天性肌斜颈是一侧胸锁肌发生纤维性挛缩后形成的畸形,是由胎儿在宫内胎头不正,加之宫内姿势性压力所致;生产时致胎儿一侧胸锁乳突肌出血、机化、纤维变性而挛缩。先天性肌斜颈是小儿斜颈中最常见的一种,其基本病理改变是胸锁乳突肌不同程度的变性。若发现早、治疗早,预后较好,否则畸形将随着年龄的增长而加重。

(一)病因及发病机制

(1)多数认为胎位不正或受到不正常的子宫壁压力,使头颈姿势异常而阻碍一侧胸锁乳突肌的血液循环,致该肌缺血、萎缩、发育不良、挛缩引起斜颈。

(2)分娩时一侧胸锁乳突肌受产道或牵引、产钳挤压而受伤出血,血肿机化等。

(3)胸锁乳突肌静脉回流受阻或营养动脉栓塞,导致肌纤维发生退行性变而致。

(二)临床表现

新生儿出生后 7～10 天内即可发现受累的胸锁乳突肌的中下部出现梭形肿块,质硬、边缘清楚,5～6 个月后逐渐消失。胸锁乳突肌挛缩,变为无弹性的纤维素。头部逐渐向一侧倾斜,下颌和面部转向对侧,颈部向患侧旋转和向对侧倾斜均受限制。面部短而宽,两侧不对称,患侧耳、眉、眼、口角低下。患侧胸锁乳突肌挛缩加剧及颈部其他肌肉也继发挛缩,严重者导致颈椎侧凸畸形。

(三)辅助检查

行颈椎 X 线片以排除骨质异常。

(四)治疗

(1)非手术疗法:手法矫正治疗,也可辅以局部理疗。经一年左右的保守治疗,76%～86% 患儿可得到矫正。

(2)手术治疗:经保守治疗无效或未经治疗的 1 岁以上患儿,由于肌肉已纤维化,面部出现畸形,只有通过手术才能矫正其畸形。

(3)5 岁以上者,因继发畸形较重,面部变形较难恢复。常采用的手术方法有胸锁乳突肌的锁骨头和胸骨头切断松解术、胸锁乳突肌"Z"形延长术等。

(4)术后处理:颈托固定 3 个月,如 6 岁以上者应将头部固定在过度矫正的位置,2 岁以下者每日坚持头颈部被动锻炼,以维持头颈部活动范围。有些学者主张术后 4 周,夜间穿支具,白天头颈部功能活动锻炼。

（五）观察要点

全身麻醉未清醒之前，密切观察呼吸、脉搏、血压的变化。同时密切观察伤口渗血情况，警惕颈部伤口血肿压迫气管而影响呼吸。

（六）护理措施

1.术前护理

（1）心理护理：患儿住院后，常对住院环境陌生，对治疗、护理过程恐惧。护理人员应以热情的态度对待患儿，使之消除不良心理，取得合作。

（2）体位：患儿卧床时，应将健侧靠近墙壁，以吸引其颈部有意转向患侧；同时也可在患者患侧上方悬吊彩色气球，以获同样效果。

（3）局部按摩和热敷：用拇指指腹轻轻缓慢按摩患侧胸锁乳突肌肿块部位，时间不限，每日重复多次；在患者睡眠时，将头置于矫形位，头偏向健侧，下颌转向患侧，然后用45℃左右的热沙袋置于患侧颈部，既行热敷，又起固定作用。注意沙袋温度不宜过高，以防烫伤皮肤。

（4）手法牵拉矫正：胸锁乳突肌手法牵拉是治疗<1岁斜颈患儿的主要措施。因此，应指导患者家属，使之熟练掌握，而且应手法轻柔，防止损伤颈部软组织。方法是操作者一手固定患侧肩关节，另一手逐渐将头拉向健侧，继之再将下颌转向患侧。如此手法，每日进行100～200次，分4～8次完成，坚持6个月至1年以上。

（5）手术前一天剃头，颈部皮肤清洁。

2.术后护理

（1）体位：术后平卧6小时，头偏向一侧，防呕吐物误入气管，引起窒息。其后平卧时，应将上身稍垫高，以保证体位的舒适。

（2）饮食：术后6小时即可恢复正常饮食。饮食结构合理，营养丰富。

（3）治疗时的护理：

1）安全防护：全身麻醉未醒前，妥善约束四肢并上护栏，防躁动时抓物、拔管甚至坠床。

2）颌枕带牵引：牵引装置应牢固，牵引量为1～2kg，维持1～2周。颌枕带内面应放衬垫，以防皮肤压疮。牵引过程中要密切观察呼吸情况，防止颌枕带松脱压迫气管而窒息。

3）头颈胸固定：石膏固定或颈部矫形支架固定1～2个月，应保护胸、背、腋下的皮肤，防止压疮；若发生呕吐、呼吸困难，遵医嘱给予吸氧及止吐等对症处理。

（七）健康指导

（1）石膏护理：对带石膏出院的患者应保持石膏清洁，防折断。

（2）功能锻炼：去除牵引或石膏固定后，应立即进行颈肌的手法牵拉训练，避免松解的颈肌软组织再度粘连挛缩，时间不少于1年。

（3）复诊2个月后复诊。

（4）预防宣教：积极向社会做好宣传工作，避免产伤，提高疾病检出率，尽早治疗。

参考文献

1.吴欣娟.外科护理学.6版.北京:人民卫生出版社,2017.

2.申海燕,罗迎霞.泌尿外科护理健康教育.北京:科学出版社,2019.

3.胡慧.中医临床护理学.北京:人民卫生出版社,2016.

4.丁淑贞,姜秋红.泌尿外科临床护理学.北京:中国协和医科大学出版社,2016.

5.王慧,梁亚琴.现代临床疾病护理学.青岛:中国海洋大学出版社,2019.

6.彭晓玲.外科护理学.2版.北京:人民卫生出版社,2016.

7.徐其林.外科护理学.合肥:中国科学技术大学出版社,2017.

8.徐红.外科护理学.北京:科学出版社,2019.

9.冯丽华,史铁英.内科护理学.4版.北京:人民卫生出版社,2018.

10.魏秀红,张彩虹.内科护理学.北京:中国医药科技出版社,2016.

11.胡艺.内科护理学.北京:科学出版社,2019.

12.黄人健,李秀华.内科护理学高级教程.北京:科学出版社,2018.

13.田姣,李哲.实用普外科护理手册.北京:化学工业出版社,2017.

14.魏革,刘苏君,王方.手术室护理学.北京:化学工业出版社,2020.

15.孙育红.手术室护理操作指南.2版.北京:科学出版社,2019.

16.郭莉.手术室护理实践指南.北京:人民卫生出版社,2020.

17.赵伟波,苏勇.实用急诊科护理手册.北京:化学工业出版社,2019.

18.金静芬,刘颖青.急诊专科护理.北京:人民卫生出版社,2018.

19.皮红英,何丽,孙建荷.手术室护理指南.北京:科学出版社,2017.

20.缪景霞,蔡娇芝,张甫婷.肿瘤内科护理健康教育.北京:科学出版社,2019.

21.刘书哲,卢红梅.肿瘤内科护理.郑州:河南科学技术出版社,2017.

22.郭庆忠.图解实用中医科临床护理.北京:化学工业出版社,2017.

23.邓曼丽,常丹丹.实用麻醉护理技术操作规范30项.北京:科学出版社,2019.

24.马涛洪,韩文军.麻醉护理工作手册.北京:人民卫生出版社,2017.

25.刘素霞,马悦霞.实用神经内科护理手册.北京:化学工业出版社,2019.

26.杨蓉,冯灵.神经内科护理手册.2版.北京:科学出版社,2019.

27.洪洋,谢晋东.医用放射防护学.2版.北京:人民卫生出版社,2018.

28.李玉翠,任辉.护理管理学.北京:中国医药科技出版社,2016.

29.李伟,穆贤.护理管理学.北京:科学出版社,2019.

30.孙建萍,张先庚.老年护理学.4版.北京:人民卫生出版社,2018.

31.王芳.老年护理学基础.北京:化学工业出版社,2018.